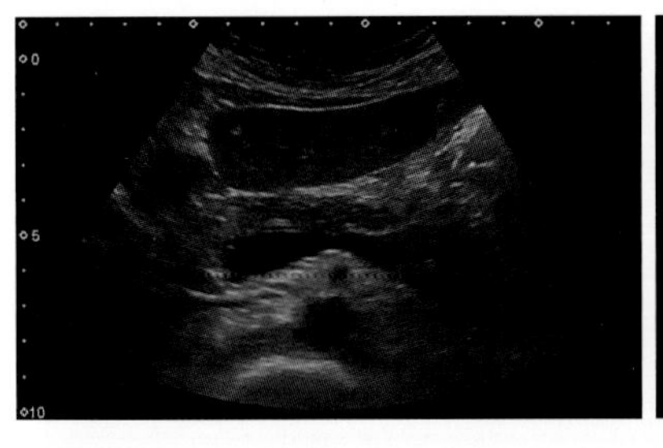
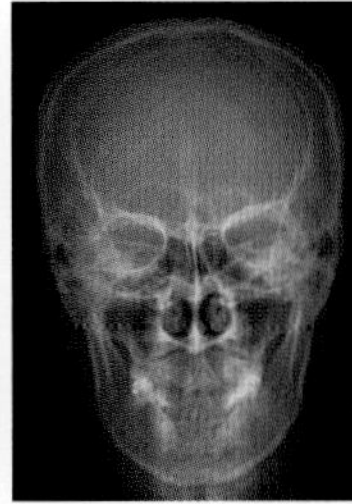
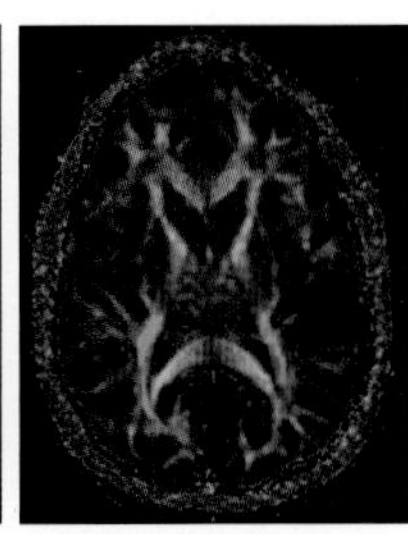
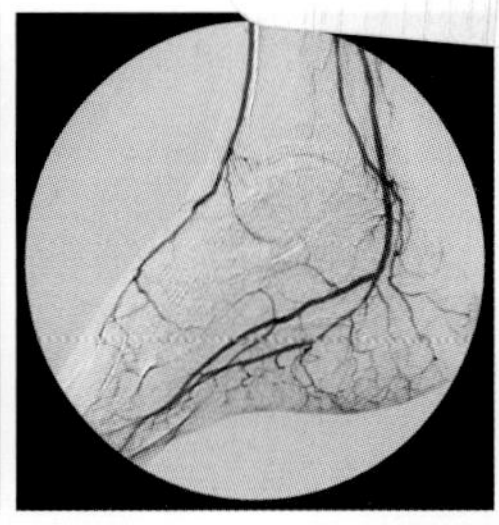
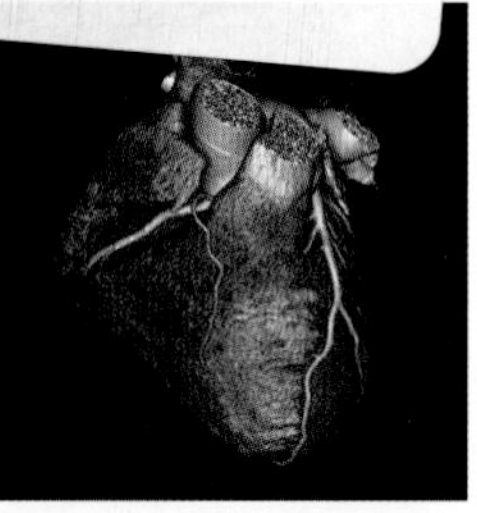

Weir & Abrahams'
Imaging Atlas of Human Anatomy

Weir & Abrahams
人体解剖影像图谱

（第 6 版）

原　著　Jonathan D. Spratt
Lonie R. Salkowski
Marios Loukas
Tom Turmezei
Jamie Weir
Peter H. Abrahams

主　译　袁慧书　卢　洁

副主译　郎　宁　张　苗

北京大学医学出版社

Weir & Abrahams RENTI JIEPOU YINGXIANG TUPU（DI 6 BAN）

图书在版编目（CIP）数据

Weir & Abrahams 人体解剖影像图谱：第 6 版 /（英）乔纳森 D. 斯普拉特（Jonathan D. Spratt）等原著；袁慧书，卢洁主译．—北京：北京大学医学出版社，2023.8

书名原文：Weir & Abrahams' Imaging Atlas of Human Anatomy

ISBN 978-7-5659-2544-3

Ⅰ. ① W… Ⅱ. ①乔… ②袁… ③卢… Ⅲ. ①影像－人体解剖学 Ⅳ. ① R813

中国国家版本馆 CIP 数据核字（2021）第 256024 号

北京市版权局著作权合同登记号：图字：01-2021-6229

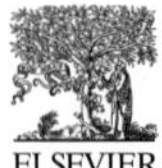

Elsevier（Singapore）Pte Ltd.
3 Killiney Road，#08-01 Winsland House I，Singapore 239519
Tel:（65）6349-0200；Fax:（65）6733-1817

Weir & Abrahams 人体解剖影像图谱（第 6 版）

主　　译：袁慧书　卢　洁
出版发行：北京大学医学出版社
地　　址：（100191）北京市海淀区学院路 38 号　北京大学医学部院内
电　　话：发行部 010-82802230；图书邮购 010-82802495
网　　址：http://www.pumpress.com.cn
E-mail：booksale@bjmu.edu.cn
印　　刷：北京信彩瑞禾印刷厂
经　　销：新华书店
责任编辑：畅晓燕　**责任校对：**靳新强　**责任印制：**李　啸
开　　本：889 mm × 1194 mm　1/16　**印张：**18.5　**字数：**507 千字
版　　次：2023 年 8 月第 1 版　2023 年 8 月第 1 次印刷
书　　号：ISBN 978-7-5659-2544-3
定　　价：135.00 元

译者名单

主　译　袁慧书　卢　洁

副主译　郎　宁　张　苗

译　者（按姓名汉语拼音排序）

毕　晟（首都医科大学宣武医院）
曹丽珍（首都医科大学宣武医院）
戴鑫雨（首都医科大学宣武医院）
郭　歌（北京大学第三医院）
郭　炜（北京大学第三医院）
郎　宁（北京大学第三医院）
卢　洁（首都医科大学宣武医院）
彭　靖（首都医科大学宣武医院）
王　丰（北京大学第三医院）
王　莹（北京大学第三医院）
袁慧书（北京大学第三医院）
袁　丽（首都医科大学宣武医院）
张　苗（首都医科大学宣武医院）
周　延（北京大学第三医院）
朱　巧（北京大学第三医院）

秘　书　王　丰

译者前言

影像解剖学是人体解剖学和影像诊断学之间的桥梁课程，是影像医学基础的重中之重。尽管人体解剖结构是不变的，医学成像技术在过去这些年却有了巨大的进步，在临床中的应用也更加广泛，这些变化都意味着影像科医师和临床医师更需要了解基本的解剖学知识。

本书就是一部覆盖全身各个常用部位的解剖学专著，并涵盖了所有相关的现代影像学技术，包括X线、CT、MRI、血管造影、超声、核医学成像等。书中图像对所有关键的组织结构进行了详尽的标注，以帮助医务工作者在临床实践中定位和识别所关注的解剖结构。对于某些部位的CT和MRI，本书会提供多个连续层面的图像，使读者可以追踪到连续出现的结构，有助于深入理解其空间位置及毗邻关系。每章末尾以表格形式展示了各部位常见的解剖变异及其临床意义，这些变异有时对临床诊治是至关重要的。最后一章还引进了功能成像的内容，帮助读者拓展思维。本书还提供了一套高质量的电子资源，包括放射影像图集、超声视频、自测题和病理教程，对于加强解剖的学习非常有价值。

本书内容简明易读，要点精炼，适用于医学本科生、研究生以及有相关学习需求的专业人员，也能为放射科医生、技师及其他科室医生在日常工作中提供快速参考。我们希望这本书有助于增进医生对影像解剖的理解，从而提高诊治水平。

原版书中一些解剖名词与中文存在差异，为了便于理解，这些名词按照中文表达习惯进行了调整。金无赤金，纰漏在所难免，恳请各位读者不吝赐教，以便本书不断改进和完善。

诚挚感谢各位译者和北京大学医学出版社为本书出版所做的贡献。

袁慧书　卢　洁

2021年10月20日于北京

附赠强化电子资源指南

我们相信印刷本仍然是驱动自我教育和探索的重要媒介。然而，目前，医学成像技术的发展已经进入了数字时代，这种进步令人惊叹但不可避免。这一领域的变化源于 20 世纪 90 年代远程放射学革命的推动，并在 21 世纪初的临床实践中得以实现，那时本书的第 3 版刚刚出版。在数字化空间观看图像有其固有的优点和缺点，但观看方法也在不断进步。因此，我们在第 5 版强化电子资源的基础上，增加了更多的新动态以及互动式且可导航的图像集。

您将能够通过 **X 线特征幻灯片**查看全身所有常见部位，显示其重要的解剖结构、特征和位置。此版本增加了识别牙齿的正位全景体层摄影照片。我们丰富了**断层影像图集**，您可以像使用影像工作站一样查看断层图像，此版本更全面地覆盖了临床中常用的全身主要部位和关节。这个功能可以加强读者对相邻结构之间关系的认识，这种认识是深入理解解剖结构的关键，并且在临床工作中非常有用，比如癌症分期和评估一些结构的病理累及，这些结构可能在单层图像上看不清楚，但在连续图像上可以追踪，如神经、血管、肌肉及其肌腱。与第 5 版一样，本书第 6 版包括了**多层标注解剖结构幻灯片**，为初学者至专家知识水平的人员均提供了自我测试的工具。自第 5 版起，本书还增加了带有标注的**超声视频**，主要是上肢和下肢，显示了超声探头下的动态解剖（插图）。这些视频可以播放观看，也可以通过控制滑块来回移动来理解动作。此版本的新增内容还包括：非均匀致密乳腺组织的数字乳腺断层摄影（digital breast tomosynthesis，DBT）视频。

强化内容包括每一章（除了功能成像）的**单选自测题**，题目内容要么基于成像方面，要么旨在强调理解人体解剖对于建立良好临床规范的重要性。本书还强调了“正常”的解剖在现实中存在变异。我们在某些章节的结尾列出了常见的和临床上重要的**解剖变异表**，希望能激发读者的自主研究和观察能力，让他们知道至少 20% 的人存在至少一个临床上重要的解剖变异。如果读者认为有重要的变异被遗漏，我们将很高兴收到他们的来信指出这些变异。我们还提供了**摘自本书第 4 版的一些页面**，以加强对关键主题的理解。最后，我们很高兴纳入了一套优秀的**病理学教程**，可以帮助您理解正常解剖和改变的异常解剖之间的关系，这些改变的异常解剖是病理学的基础。基于 9 个关键概念，这些教程形成了包括解剖学、影像学和病理学的循环。

开发新的辅助电子资源背后的一个重要动机是反映临床实践中当前的标准，但数字成像在所有医疗专业人员解剖教学中的重要性同样也激励了我们。我们希望这将有助于丰富您的经验。

要获取这些电子资源，请参阅封面内页上的说明。另外，请注意书中所有的图标，包括这个图标， 它们指明了哪里有相关的电子资源（也请参阅前言）；我们在每一章末也提供了电子资源总结框。

原著第 6 版前言

要成为一名优秀的诊断专家，放射科医生必须是一名优秀的解剖学家。我们相信，保留简单的传统图谱形式来构建第 6 版及基于网络的强化电子资源，对于不同解剖理解水平的人来说是非常宝贵的工具。

放射学成像作为应用活体病理解剖学的研究，是对人体进行无创检查最重要的方法。在手术台、尸检台或解剖台上演示的解剖学越来越局限于较小的专业群体。如本书所展示的，理解在连续断层图像上观察到的关键解剖关系，有助于了解放射科专业医生是如何评阅图像的。在多学科团队会议上，通过集体决议做出的关键决策更为准确；而在更个性化的报告工作站环境中，敏锐的解剖学知识是做出有针对性的、有效诊断的框架。

正如本书所展示的，成像硬件和软件的不断发展使图像的空间分辨率和对比度越来越高，导致放射学、组织病理学和外科解剖学之间的界限变得模糊，这一点越来越多地反映在肿瘤的统一描述性分期分类中。特别是 3T MRI 已将影像解剖学提升到前所未有的高度。

放射学成像将继续为重要的解剖结构关系提供清晰的视角，并为解剖学研究提供动态视角。与解剖学研究相比，影像学能更清楚地显示淋巴管、喉、咽、支气管树、女性乳腺、冠状动脉循环、中耳、脑室系统、关节内部结构、肝段和心腔结构。超声的动态观察能力可以将患者的症状和体征直接与解剖病理联系起来，而在三维成像中对解剖关系的深入实时理解能更好地提升放射诊断技能。未来的版本无疑将纳入更多的断层动态成像，以进一步加强读者对解剖的理解。

第 6 版的一般格式保持不变。在本书中，我们在重要页面强调了医学生最需要关注的核心解剖和基本位置关系。基于网络的电子资源得到了扩展，包括动态视频和 34 个教程，将以简单而全面的放射病理学分析方法为中心，提供基于病例的内容目录。这些教程基于 9 个概念——正常结构的推移、牵拉、附加、缺失、增大、缩小、局部或弥漫的结构异常、形态异常和最终看不见的结构（错误模式或无法解决的显微病理学）。在本书附赠的电子资源中，断层影像图集和自我测试集都已扩展，以涵盖更广泛的常见临床影像检查。在附赠电子资源中新添加的放射学幻灯片为牙科放射学提供了关键解剖信息。包括临床照片和病例在内的大约 60 个高质量的 USMLE 主题，已被添加至附赠电子资源中，与本书中标记了“听诊器”图标的图像相关（图片来自 *Abrahams' and McMinn's Clinical Atlas of Human Anatomy*）。在本书中标记了“解剖刀”图标的内容，表示相关解剖图像可以在附赠电子资源中查看。

本版书在每章末以表格形式扩展了常见变异的解剖学表现及其对临床实践的影响。我们希望这将激励读者进一步阅读，并有助于在临床实践中对活体解剖学有更全面深入的理解。

我们相信通过本书，您对影像解剖学的理解将显著提高，将有助于您对所有患者的诊断和干预，有助于提高诊断准确性，并减少并发症。

Jonathan Spratt，Tom Turmezei，
Marios Loukas，Lonie Salkowski，
Peter Abrahams，Jamie Weir
2020 年 5 月

原著第 1 版前言

过去几十年来，用于显示正常人体解剖结构的影像方法有了显著的改进。利用磁共振成像、X 线计算机断层扫描和超声波等现代技术展示组织结构的能力极大地促进了我们对解剖室内显示的解剖结构与临床实践所面对的解剖结构之间联系的理解。我们之所以制作这本图谱是因为新技术的发展以及由此带来的解剖学教学正在发生的根本性变革。这本图谱可以用于尚未进入临床的医学生学习基础解剖学，同时可以为影像学的临床解读提供全面的学习指南，本图谱适用于所有医学本科生和研究生。

本图谱几位杰出的作者为这本书做出了贡献，他们是影像领域的专家。这本书还得益于编辑对内容的整合，这确保了各部分内容的平衡和精炼。该图谱旨在完善和补充《McMinn 人体解剖学临床图谱》（第 6 版）（*McMinn's Clinical Atlas of Human Anatomy*，6th edition）。

本图谱只在需要展示解剖结构的重点或难点时才会出现重复的图片。类似地，只在有助于更好地理解某一解剖区域时，本图谱才会展示对同一解剖区域利用不同影像学技术成像的图片。同时，本图谱也包括了显示肢体骨化中心发育重要标志的 X 线图片，以及一些常见先天性异常的示例图片。在某些章节中，尤其是 MRI 和 CT，图片注释可能会与多页图片相对应，从而读者可以在不同水平和切面上连续追踪某些特殊的结构。

人体解剖学并没有改变，但我们证明和展示它的方法已经发生了重大的变化。现代影像学技术第一次使我们能够直接看到某些结构及其与周围组织结构的相互关系，这有助于我们更好地理解这些解剖结构。不论是护士、相关护理人员、医学生还是临床医生，学习和理解影像解剖学知识对所有参与患者诊治护理过程的成员都是至关重要的。

Jamie Weir 和 Peter H. Abrahams
1992 年 2 月

致谢

感谢 Alison Murray 教授授权图像在病理学在线教程中的使用。感谢东芝医疗系统提供了导言部分的两幅图像：人体 MRA 和 MR 纤维束示踪成像。感谢爱思唯尔的 Jeremy Bowes、Kim Benson 和 Joanna Souch 在制作中的礼貌耐心。感谢在 2014—2015 年新年前夕，Elizabeth Matunda 在 Spire Washington 医院准备上肢和下肢的 8 h“磁共振建模”课程中表现出来的毅力。

我们要感谢 Scott Nagle、Sean Fain 和 Robert Cadman 提供图像并分享 MR 肺灌注和通气技术成像知识，还要感谢 Aaron Field、Vivek Prabhakaran 和 Tammy Heydle 提供和开发图像，以展示大脑 MR 功能成像技术的范围和能力。

关于校对和审查，我们非常感谢许多以前的学生和放射学同事的火眼金睛，包括来自三大洲的教授和医生，他们努力减少 12 000 多个标注中的错误——J Cleary、RML Warren、B Dhesi、SJ Fawcett、A Vohrah、J Chambers、R Wellings、J Roebuck、S Greenwood、B Hankinson、M Khan、T Peachy 以及来自珀斯的 Fiona Stanley 医院的团队，即 L Celliers、M Chandratilleke、O Chin、D McKay、J Runciman、R SekHon、M van Wyk、Nor Fariza Abu Hassan、Drs Fatima Alves-Pereira、James Waugh 和 Nathan Chan，以及所有 Norwich 放射学会的放射学学员。

我们还要感谢 James Tanner 博士和 Timothy Sadler 博士，在第 5 版出版时他们二位正在剑桥接受放射学培训，感谢他们在第 6 版和辅助电子资源中再次使用新超声图像所做出的宝贵贡献。

Tom Turmezei 还想感谢 Norfolk and Norwich 大学医院基金会的支持并提供图像。

Tulane 大学医学院临床神经科学中心神经外科教授 R Shane Tubbs 博士和 Tufts 大学医学院放射学系助理教授、肌肉骨骼成像和介入主任 Robert J Ward 博士，他们一直是我们伟大的朋友和同事。他们持续的支持、评论、批评和热情，为该项目的完成做出了巨大贡献。

献词

献给我们的学生——过去、现在和未来。

导言——影像学在教学和诊断中的作用：技术方面和应用

影像学在解剖学教学中的作用

自 20 世纪 60 年代以来，影像学已成为医学解剖学教学领域中一个日益重要的组成部分，并且在今天的大多数医学课程中，它已被整合为解剖学教学的一部分，虽然教学中使用了各种各样的方法，在时间分配、内容和讲解方面都有很大的差异。医学生一致认为，早期接触影像学不仅有利于他们的解剖学学习，而且有利于他们的职业生涯，早期接触多模态影像技术尤其有益。特别是，临床影像学教程已被科学地证明可以加强解剖学教学，自学的影像学教程（如本书附带的电子资源）在整个医学院的灵活教学环境中正在成为一种初级医生培训甚至更高级的培训中越来越有前途的学习方法，特别是解剖学教学时间在纵向整合不断增加的情况下总体呈减少趋势。

大多数出版物得出结论认为，影像学提高了人体解剖学教学的质量和效率，相对标准化有助于改进影像解剖学的教学，促进教学评估，从而提高教学效率。尽管全世界越来越多的医学院校使用医学影像学来教授解剖学，但一些地区，如美国，放射科医生教授影像学的比例有所下降。放射学作为一门专业，必须克服几个挑战，才能更多地参与解剖学教学，包括教学激励和保证教学时间。

诊断影像学的最新技术进展，如多平面成像、虚拟内镜和功能、分子和光谱磁共振成像（magnetic resonance imaging，MRI），如本导言后面所述，提供了将影像学用于教学的新方法。这些与图像存档和通信系统的广泛传播相结合，使得医学院可以随时获得这些启发性图像，为将诊断影像学纳入本科医学课程提供了新的机会。在英国建立新医学院的背景下，当前的改革进一步强调了影像学在医学教育中发挥更大作用的前景。

X 线平片和诊断性辐射照射的法律责任

“平片”是在不使用含钡或含碘对比剂的情况下拍摄的 X 线片。在 X 线管中，来自加热阴极的电子在千伏电压下加速后形成高速电子，与旋转的钨靶碰撞，产生穿过身体的 X 线，如今由数字探测器而不是摄影胶片捕获。四种密度可被显示：气体（黑色）、脂肪（深灰色）、软组织 / 液体（浅灰色），以及骨、釉质和钙化（白色）。

在诊断能量下，通过较低能量的光电效应并伴有光子吸收（伴随高能量电子的出现），或者通过更高 X 线能量下的康普顿散射——释放能量较低的外部电子和能量较低的偏转 X 线光子，X 线光子与组织原子内的电子发生相互作用。这些突现的电子产生高度反应性的离子，改变组织中的化学键，在暴露后几年或几十年内诱发癌症。

1895 年，德国人威廉 · 伦琴（Wilhelm Roentgen）发现了 X 射线，1901 年，他获得了首届诺贝尔物理学奖。1896 年，John Hall-Edwards 少校在伯明翰总医院首次使用 X 线进行诊断，当时他拍摄了一根插在同事手中的针。1 个月后，他用这第一张 X 线片指导外科手术。1908 年，由于 X 线皮炎，他的左臂被截肢。

如今在英国，电离辐射（医疗照射）法规规定了分析患者辐射照射风险 / 收益比的法律标准和目的，无论是 X 线平片、计算机断层扫描（computed tomography，CT）或增强扫描、核医学或正电子发射断层扫描（positron emission tomography，PET）图像。刑法规定，申请人负责提供足够的临床信息以证明其正当性，包括考虑每项申请的适当性、优化成像策略、分析风险与效益、了解即时和累积辐射效应、考虑特定年龄的问题（例如，在儿童和青年人中寻求替代的非电离辐射检查）、暴露的紧迫性（例如，备孕或已经怀孕）、不同临床情况下的成像效果和适当的授权。申请人有法律责任确保与患者病情相关的数据的完整性和准确性，并充分了解患者病史、主诉和相关体征、既往病史和既往影像学。如果发生不适当的暴露，法律上称为“辐射事件”，必须依法向当地辐射防护顾问报告，然后向伦敦卫生部报告。

完整、清晰、准确的临床信息大大提高了X线平片的诊断价值。最佳做法是在医疗记录中保存对X线平片的即时解读，如果没有安排正式报告，即时解读报告在法律上是强制性的。

血管造影术/介入放射学

1927年，内科医生和神经病学家Egas Moniz发明了血管造影术，并引入了X线脑血管造影术。1949年，他因这项工作获得诺贝尔奖。1953年，随着Seldinger技术的出现，血管造影领域发生了革命性的变化，在这项技术中，成像期间血管腔内没有进入任何尖锐的针头。

虽然血管造影领域开始于向血液中注射不穿透X线的对比剂后对人体血管和器官进行X线和透视成像，但它已经发展到如此之多。许多血管造影术都可以进行诊断，随着新技术的出现，通过影像导航进行的微创手术也应运而生，因此这门学科的名称也改为“介入放射学”（或者血管和介入放射学）。

血管造影通常通过血管途径进行，是通过股动脉、股静脉还是颈静脉取决于要成像的感兴趣区域。例如，脑血管的影像可以通过脑血管造影获得，心脏血管的影像可以通过冠状动脉造影获得，肺血管的影像可通过肺血管造影获得。手臂和腿部的动脉和静脉循环影像可以显示周围血管疾病。一旦进入血管，通过使用导丝，导管就被引导到体内特定位置成像。对比剂通过这些导管注入，通过X线成像显示血管或器官。

除了诊断成像外，治疗和（或）手术干预通常可以通过类似的导管检查进行。这类手术可能涉及血管成形术，其中球囊装置被放置在血管或管腔的狭窄区域。通过控制球囊的膨胀，可以扩大变窄区域。通常，为了防止这些区域再次变窄，支架可以放置在血管腔内，甚至气管或食管内。

诊断或介入手术中的成像可以是静止图像或运动（电影）图像。常用的技术称为“数字减影血管造影”。在这种类型的成像中，图像以每秒2～30帧的速度拍摄，以达到对血管中的血流进行成像。在注入对比剂之前，先拍摄该区域的初步图像，然后通过数字化方式从所有图像中减去该“蒙片”图

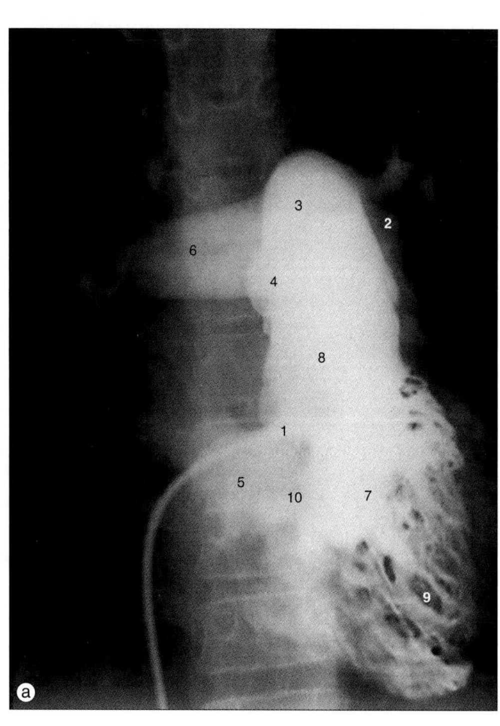

左图：右心室造影（第132页）

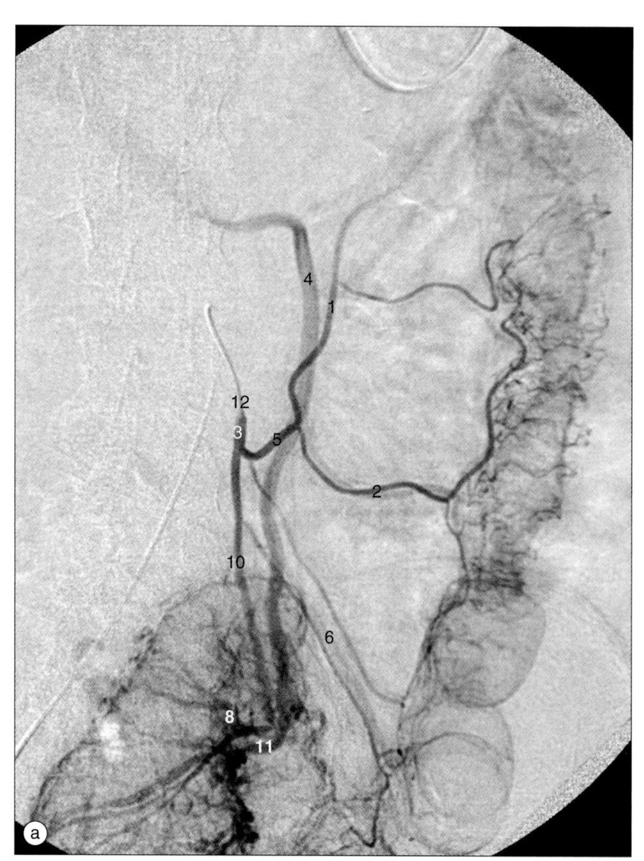

右图：肠系膜下动脉造影（第198页）

像，仅留下充满对比剂的血管图像。为了达到满意的减影效果，这种技术要求患者保持静止不动。

心脏可以进行血管造影，以显示心腔的大小和收缩性以及冠状动脉的解剖结构。还可以研究胸部，以评估肺动脉和肺静脉是否存在血管畸形、血凝块以及咯血的可能来源。在有关动脉粥样硬化性疾病、血管畸形和肿瘤血液供应的研究中，颈部成像可以显示脑的供血血管，从主动脉弓到脑内血管。肾动脉成像可以解释部分患者高血压的原因，肠系膜血管成像可以发现胃肠道出血或肠系膜绞痛的原因。

除了血管造影和静脉造影外，介入放射学领域还可以进行以下操作：动脉瘤和血管畸形的线圈栓塞、球囊血管成形术和支架置入术、肿瘤化疗栓塞、引流导管插入、动脉（如用于治疗肌瘤的子宫动脉）栓塞、溶解血块的溶栓、组织活检（经皮或经血管）、射频消融和肿瘤冷冻消融、特殊血管通路的导管置入、下腔静脉滤器置入、椎体成形术、肾造口术、用于管饲的胃造口管置入、透析通路、经颈静脉肝内门体分流术（transjugular intrahepatic porto-systemic shunt，TIPS）的放置、胆道干预以及最新的静脉内激光消融治疗静脉曲张。

计算机断层扫描（CT）

所有X线平片技术的局限性在于三维结构的二维表示：即X线束路径中所有组织的线性衰减系数形成图像。CT获得一系列不同角度的X线投影，这些投影由计算机处理，以给出特定厚度的断面。CT图像由体积元素（体素）的规则矩阵组成。体素中包含的所有组织使X线投影衰减，并产生体素的平均衰减值。该值与水的衰减值进行比较，并显示在Hounsfield刻度上。根据定义，水的衰减为0 Hounsfield单位（HU），空气通常为－1000 HU，脂肪约为－100 HU，而软组织在＋20 ～＋70 HU范围内，骨骼＞＋400 HU。

现代多排螺旋CT扫描仪可以在几秒内获得全身的图像，允许在注射静脉对比剂后的不同时间对动脉和静脉进行动态成像。螺旋CT扫描数据的连续采集允许在任何平面上重建图像［多平面重建（multi-planar reconstruction，MPR）］，通常为矢状位、冠状位和轴位。这种正交成像极大地提高了对病理放射解剖学三维方面的理解。

大多数脑部、脊柱或肌肉骨骼系统的CT检查不需要特殊准备。对胸部、腹部、骨盆以及有复杂病史的大脑的扫描通常需要静脉注射含碘对比剂，以确定血管关系，并在更大程度上辨别正常和病理性软组织。腹部和骨盆CT检查中的肠道准备可通过检查前24 h口服水溶性对比剂显示结肠，并在扫描前0 ～ 60 min进一步口服对比剂，以勾勒出胃和小肠的轮廓。最新一代的扫描仪可以精确区分增强后的肠壁各层，但这种扫描应用的频率较低。CT结肠造影术，即在扫描前于结肠预先注入对比剂和气体，也被称为虚拟结肠镜，已成为部分患者进行肠癌筛查的一种越来越流行的替代方法。

通常，所有扫描都是在患者仰卧位的情况下进行的，图像是在横向或轴向平面上获得的。现代CT扫描仪允许多达25°的机架角度，这在脊柱成像中特别有价值。偶尔，在研究颅颌面异常时，可直接获得冠状面图像；在这些情况下，患者俯卧位，颈部伸展，机架角度适当，但这种技术已被上述正交成像技术所取代。检查尿路结石的CT可在俯卧位获得，以显示结石没有滞留在膀胱输尿管交界处；而CT结肠造影包括在几个不同位置进行扫描，例如仰卧位和侧卧位。

磁共振成像（MRI）

磁共振成像的方法是先将患者置于强磁体内磁化，然后以46.3 MHz的频率发射短脉冲射频能量，这是在人体软组织和骨髓的脂肪、蛋白质和水中发现的移动质子（氢核）的共振频率。磁对齐的自旋氢核质子发生共振是因为它们的行为类似于微小的条形磁铁，与磁场对齐或反对齐，产生一个小的磁矢量网。这种暂时的能量储存在改变的共振核状态中，很快被放弃作为无线电波“射频回波”，这使得这些单质子氢核的密度和位置可以通过复杂的数学算法（傅里叶变换）精确地关联到一个图像矩阵。

来自不同类型线圈的射频能量，有些内置在扫描仪中，有些附在特定的身体部位，产生第二个垂直于静磁场的磁场，它旋转或“翻转”质子离开静磁场。一旦射频脉冲被关闭，质子就会翻转（弛豫）到原来的平衡位置，将它们获得的射频能量发射到患者周围的线圈中，然后将信号放大、数字化，最后由阵列处理器进行空间编码。

磁共振成像系统根据它们产生的磁场强度进行

分级。常规的高场系统是使用浸泡在液氦中的超导电磁铁，能够产生 3 ～ 8 T（特斯拉）的磁场强度。幽闭恐惧症患者使用开放式磁体，四肢扫描仪使用 0.2 ～ 0.75 T 的永磁体。相比之下，地球磁场的变化范围为 30 ～ 60 μT。MRI 没有发现任何已知的生物危害。有任何形式的起搏器或植入电感受器、铁磁性颅内动脉瘤夹、某些类型的心脏瓣膜置换术和眼内金属异物的患者，由于存在导致死亡或失明的高风险，是禁止做磁共振检查的。许多颅外血管夹和骨科假体现在是“MRI 友好型”，但这些可能导致局部严重伪影，即使新的序列可以在一定程度上减少伪影。松动的金属物品、对“MRI 不友好”的麻醉设备和信用卡必须在进入检查室前去掉或移除。已知含有金属螺旋弹簧的枕头会使患者窒息。由于医护人员的疏忽，沉重的地板抛光设备可能被卡在磁铁孔中。

T1 加权图像最能突出脂肪和其他软组织，放射科医生在解剖学教学中称为“解剖学加权”。T1 加权图像中液体是低信号，T2 加权图像显示液体和脂肪都是高信号。使用 T2 脂肪饱和（T2 fat saturation，T2FS）或短 tau 反转恢复（short tau inversion recovery，STIR）的脂肪抑制序列对突出软组织或骨髓水肿非常敏感，这些几乎总是伴随炎症或肿瘤等的病理改变。钆对比增强成像主要用于 T1 脂肪饱和（T1FS）序列，能精确地直接反映血管过度增生，特别是与肿瘤和炎症相关的血管增生，病理学上可以导致神经轴索的血脑屏障破坏。减轻金属伪影序列（metallic artefact reduction sequences，MARS）在关节置换术或其他骨科金属制品植入后的假体周围软组织成像方面具有优势。

高场强可以显著提高空间分辨率和对比度。在 8 T 高场强中获取的活体人脑微血管磁共振图像，接近组织学的效果。这对再灌注损伤的治疗和实体肿瘤生理学和血管生成的研究具有重要意义。我们有充分的理由相信，不断推动高场强的应用，将为永无止境的潜在临床应用开辟新的前景。

分析脑正常和病理解剖的新方法目前处于研究的前沿，例如磁共振波谱成像（MR spectroscopy，MRS）、功能磁共振成像（functional MRI，fMRI）、弥散张量成像（diffusion tensor imaging，DTI）和用于磁共振纤维束示踪成像（MR tractography，MRT；见下文）的高角度分辨率弥散成像（high angular resolution diffusion imaging，HARDI），以及分子磁共振成像（molecular MRI，mMRI），后者自人类基因组揭示以来有了新的发展方向。MRS 可以用于评估活体大脑功能。

磁共振波谱成像（MRS）利用了处于不同化学环境中的质子具有轻微不同的共振特性（化学位移）。这些在恒定体积的大脑中分布的质子共振可以显示为一个光谱。某些神经递质可以看到明显的峰值：N- 乙酰天冬氨酸在多发性硬化症、卒中和精神分裂症中存在差异，而胆碱和乳酸水平已被用于评估某些脑肿瘤。

血红蛋白在含氧时是反磁的，而在缺氧时是顺磁的，这是功能磁共振成像的基础。通过使用更大的磁场，这些不同的信号可以加权到更小的血管，从而更接近活跃的神经元。mMRI 使用生物标志物，它们与周围环境发生化学作用，并根据感兴趣区域内发生的分子变化改变图像，并且可以进行定量检测，可能使疾病的早期检测和治疗以及基础药物开发成为可能。

磁共振纤维束示踪成像（MRT）是一种三维建模技术，使用弥散张量成像和最新的 HARDI 采集的数

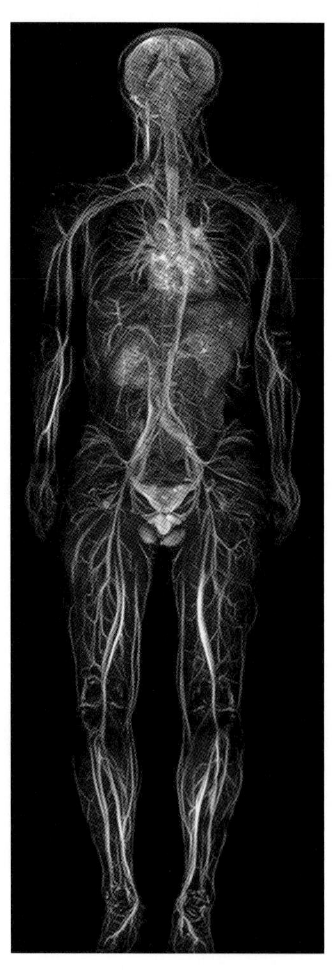

人体 MRA

据直观地显示神经束，结果以二维和三维图像显示。

除了连接大脑和身体其他部位的长束外，不同的皮质和皮质下区域之间的短连接还形成了复杂的神经网络，组织化学和尸检揭示了它们的存在。中枢神经系统神经束不能通过 CT 或常规 MRI 识别，导致神经解剖学图册中对其描述的缺乏和对其功能的理解不足。

MRI 序列可以观察脑内水分子扩散的对称性。纤维束使水以“张量”（与纤维方向平行的主轴）不对称扩散，纤维束的数量与各向异性的程度有直接关系。DTI 假定限制最小的方向是白质束的方向。弥散磁共振成像在 1985 年引入，最近进展到 DTI 技术，DTI 假定水分子的相对流动从原点模型化为一个椭球形而不是一个球体，水分子在三维空间扩散，形成纤维束图。白质中主要的屏障是轴突髓鞘，屏障造成不均匀的各向异性扩散。轴突束是水分子沿纤维束方向扩散的垂直屏障，也是水分子平行扩散的路径。在轴突高度成熟的区域和诸如创伤导致髓鞘或轴突本身结构被破坏的情况下，各向异性扩散有望增加；肿瘤和炎症降低了各向异性，产生的 DTI 数据用于对大脑纤维束的示踪图评估，包括弓状纤维、上纵束和放射冠的发育。数据集可以连续旋转到不同的平面，以更好地欣赏结构，伪彩可以根据纤维的主导方向分配。MRT 的一个主要临床应用是在术前对脑特定功能区进行定位。术中电刺激（intra-operative electrical stimulation，IES）为功能性运动通路的存在提供了临床金标准，可用于确定纤维示踪算法的准确性和敏感性。

DTI 无法准确描述包含多个纤维群的复杂白质体素中的微观结构，这是由于交叉束或具有不同纤维走向的相邻通路共用体积，例如在半卵圆中心，主要白质束如锥体束、上纵束和胼胝体在此相交。这阻碍了脑瘤患者术前锥体束的定位。

最近，HARDI 已经更准确地描述了白质复杂区域内的通路。HARDI 数据的 q-ball 重建提供了一个

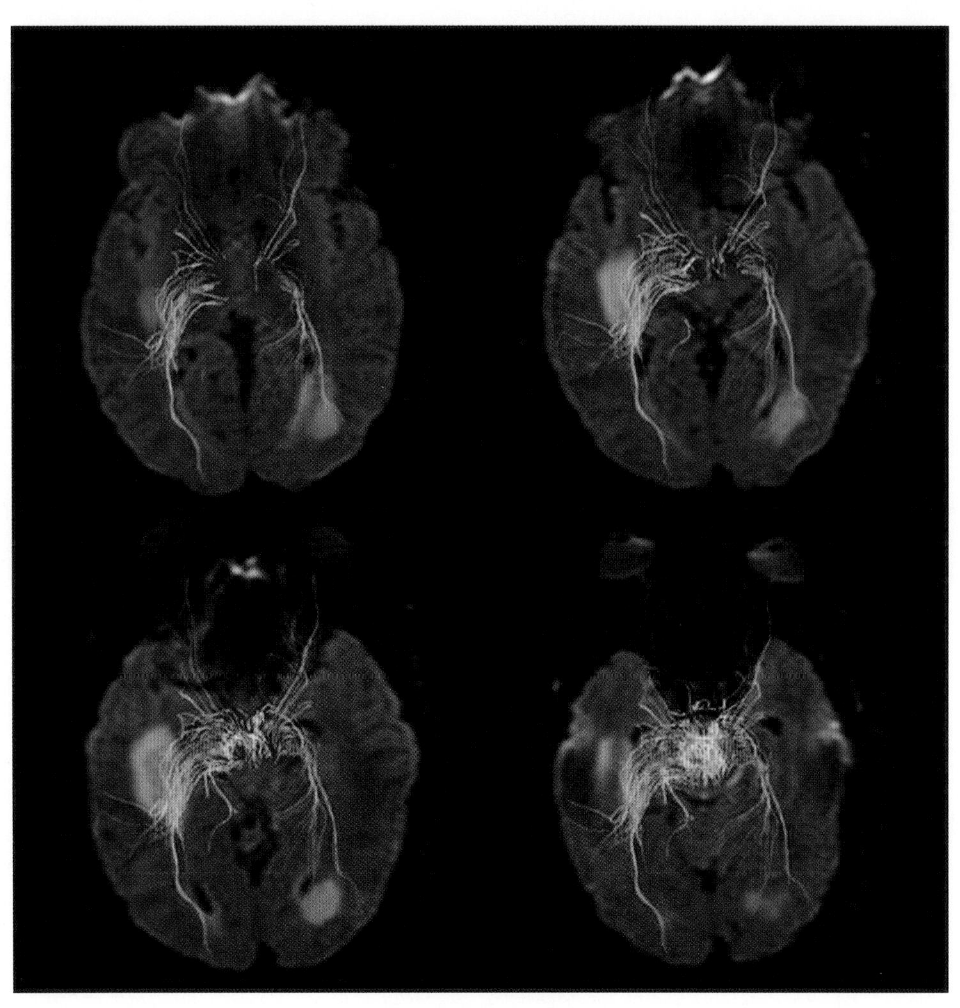

MR 纤维束示踪图

方向分布函数（ODF），可用于确定构成体素扩散MR信号的多个纤维群的方向，在临床可行的时间框架内绘制通过复杂组织结构区域的纤维轨迹。

超声

超声图像具有不依赖于电磁波形式的独特形式。它利用高频声波（纵波）的特性及其与生物组织的相互作用，形成这些“回声图”。

适当频率（诊断范围 3.5 ～ 20 MHz）的声波是由压电原理产生的，即某些晶体可以改变其形状并产生电压电位，反之亦然。当声束通过组织时，两个重要的效应决定了图像的产生：衰减和反射。衰减是由于软组织的吸收、反射和折射造成的能量损失，从而导致信号强度的降低。声波在接收器范围内的反射产生图像，其回声纹理依赖于不同组织间声阻抗的微小差异。血流和流速可以在双功能模式下测量（使用多普勒原理）。

谐波成像和超声对比剂（稳定微泡）的使用使心肌灌注的无创测定成为可能。这些对比剂明显提高了肝和脾转移的检出率。超声是产生弹性图的最常用的医学成像技术，其中软组织的硬度或应变图像可以用于检测或分类肿瘤。癌症的硬度是正常软组织硬度的 5 ～ 28 倍。当施加机械压缩或振动时，肿瘤的变形小于周围组织。例如，弹性成像可用于测量活体肝的硬度，或用于检测乳腺或甲状腺肿瘤。肝弹性与肝硬化评分之间存在相关性。

实时超声视频已经包括在本书第 6 版的电子资源中。通过静态超声图像解释解剖和病理与通过其他成像方式不同，因为该技术高度依赖于操作者，并提供了从其他影像技术无法获得的关于组织结构和形式的独特信息。

核医学

核医学始于 1946 年，当时放射性碘被用作“原子鸡尾酒”来治疗甲状腺癌。从那时起，核医学得到了发展，并在 20 世纪 70 年代早期成为诊断亚专业。

核医学不同于诊断影像学，诊断影像学是通过从外部源穿过身体的能量来产生图像，而核医学是通过测量从内部的示踪剂发出的辐射来产生图像。总的来说，辐射剂量与 CT 相当，并因检查而异。

核医学也不同于大多数其他成像方式，它可以显示身体某一特定区域的生理功能。在某些情况下，这种生理信息可以与更多的 CT 或 MRI 解剖成像相融合，从而结合解剖和功能的优势进行诊断。

核医学使用标有放射性核素的药物（放射性药物），而不是用于成像的对比剂，这些药物通过静脉注射、口服或吸入的方式给予患者。给药的方法取决于检查的类型和要成像的器官或器官路径。发射的辐射可以通过专门的设备进行检测和成像，如 γ 照相机、正电子发射断层扫描（PET）和单光子发射计算机断层扫描（SPECT）。在某些试验中，辐射可以通过使用探头从身体的某些部位测量，或者可以从患者身上采集样本，并在检查台中测量。

核医学成像的前提涉及功能生物学，因此，此项研究不仅可以对疾病过程进行成像，而且还可以用于治疗疾病。用于成像的放射性药物会发射 γ 射线，用于治疗的放射性药物会发射 β 粒子。γ 射线具有较高的能量，可以通过人体并被探测相机探测到，而 β 粒子只能移动很短的距离，并向目标器官发出辐射剂量。例如，锝 -99m 或碘 -123 可用于检测甲状腺疾病，但某些甲状腺疾病或甲状腺癌可通过碘 -131 单独或部分治疗。所用药剂的不同取决于放射性核素所释放的辐射粒子的类型和能量水平。

核医学中使用的放射性核素或放射性粒子，通常在化学上与一种被称为示踪剂的复合物结合，因此当使用时，它会以一种独特的方式在体内发挥作用。身体处理示踪剂的方式可能因疾病或病理过程的不同而不同，因此在疾病状态下显示的图像也不同于正常的图像。例如，骨显像中使用的示踪剂是亚甲基二磷酸盐（MDP），MDP 将使用锝 -99m 进行骨显像。MDP 黏附于骨中的羟基磷灰石。如果骨因为骨折、转移性骨疾病或关节炎而发生生理变化，骨活动性会增加，与正常骨相比，示踪剂在该区域的积累会更多。这导致骨扫描中局部区域的放射性药物“浓聚”。

锝 -99m 是核医学最主要的放射性核素。它可以从储存在核医学部门内的钼 / 锝发生器中进行洗脱，以便于获取。它的半衰期短（6 h），便于医学成像和处理。它的药理学特性使它能够很容易地与各种示踪剂结合，并发射出适合医学成像的 γ 射线。

除锝 -99m 外，核医学中最常用的静脉注射放射性核素是碘-123和-131、铊-201、镓-67、18-氟脱氧葡萄糖（FDG）和铟-111标记的白细胞。最常使用的气体/气溶胶放射性核素为氙-133、氪-81m、锝-99m和锝-99m二乙烯–三胺–五乙酸酯（DTPA）。

核医学成像获得的图像可以是一幅或多幅图像。图像集可以表示为时间序列成像（如电影），如动态成像或心脏门控序列，或空间序列成像，γ照相机相对于患者移动，如SPECT成像。空间序列成像允许图像以图像断层的形式呈现，类似CT或MRI图像的显示方式。空间序列成像也可以与CT或MRI相结合，提供生理和解剖的综合影像。时间和空间序列成像提供了一个有关身体生理过程的独特视角。

PET扫描是核医学成像的一种特殊类型，它可以测量重要的身体功能，如血流、氧气消耗和葡萄糖代谢，以评估器官和组织的功能。PET成像包括短寿命的放射性示踪同位素，它会发射“反电子”——实际的反物质！这些放射性同位素被化学整合入生物活性分子中，最常见的是糖FDG。注射1 h后，FDG在感兴趣的组织中浓聚，当同位素经历正电子发射衰变时，成像就发生了。正电子只移动了几毫米，就与电子湮灭，产生一对向相反方向移动的γ光子。PET扫描探测器只处理那些同时被检测到的光子对（重合检测）。然后对这些数据进行处理，以生成与特定同位素有关的组织活动的图像。这些图像可以与CT甚至MRI图像融合。

PET成像的一个局限性是同位素的半衰期短。因此，靠近回旋加速器产生同位素对PET扫描仪的适宜定位起着重要作用。在医学影像中使用的典型同位素及其半衰期是：碳-11（约20 min）、氮-13（约10 min）、氧-13（约2 min）、氟-18（约110 min）。

目录

第 1 章　脑和脑神经　1

第 2 章　颅骨、眼眶、鼻窦和面部　23

第 3 章　颈部　42

第 4 章　脊柱和脊髓　53

第 5 章　上肢　65

第 6 章　乳腺和腋窝　91

第 7 章　胸部：不含心脏　100

第 8 章　胸部：心脏　125

第 9 章　腹盆部：断层　135

第 10 章　腹盆部：非断层　185

第 11 章　下肢　214

第 12 章　功能成像　243

中英文专业词汇对照索引　259

第 1 章 脑和脑神经

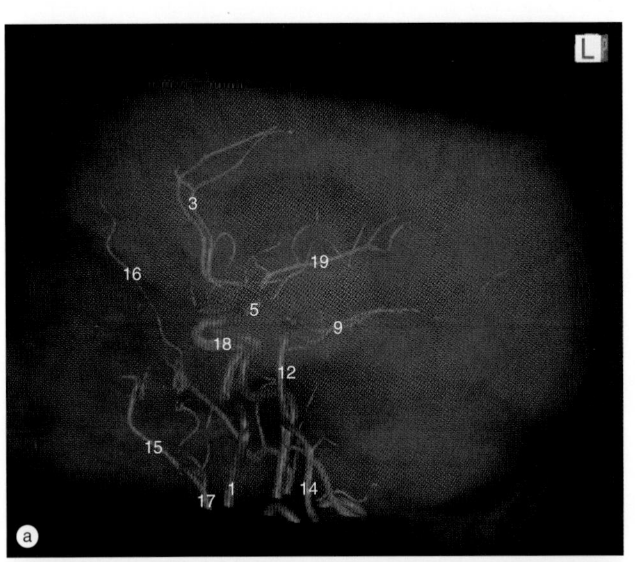

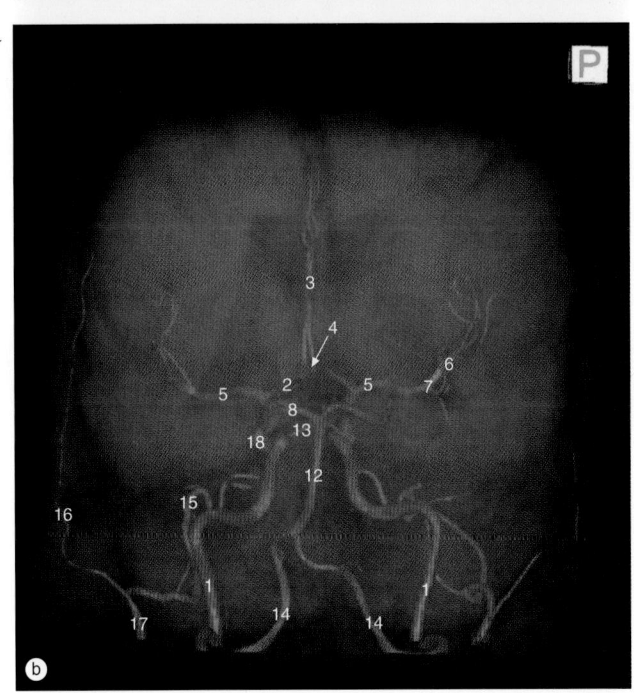

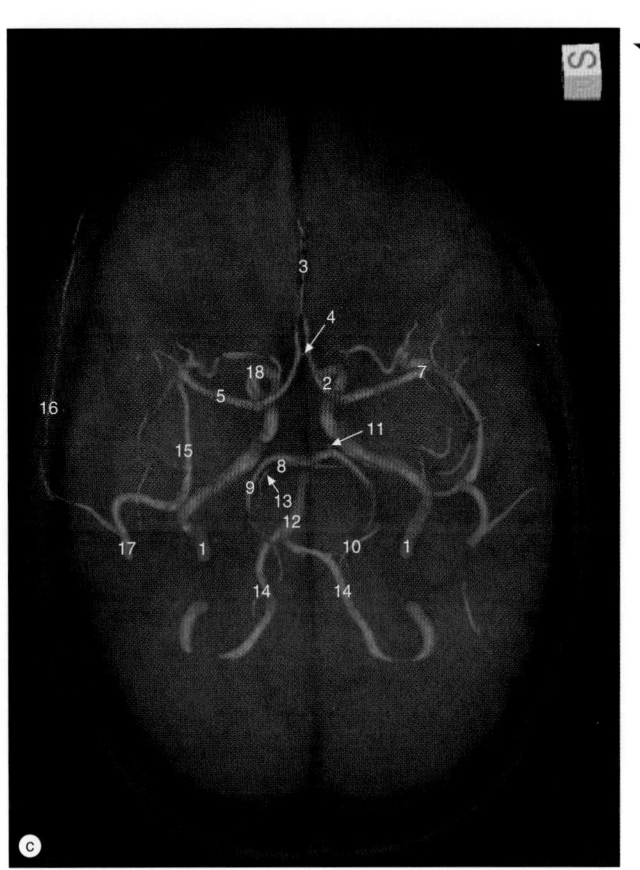

脑，三维 CT 血管造影。（**a**）侧位;（**b**）枕颏位;（**c**）Willis 环

注释见第 4 页。

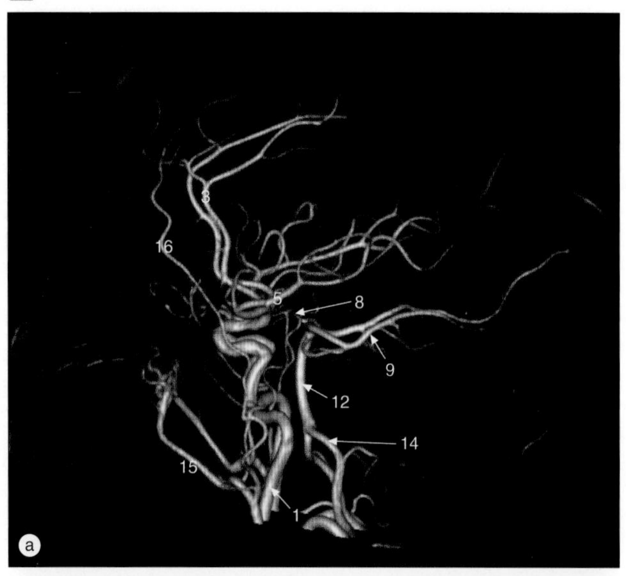

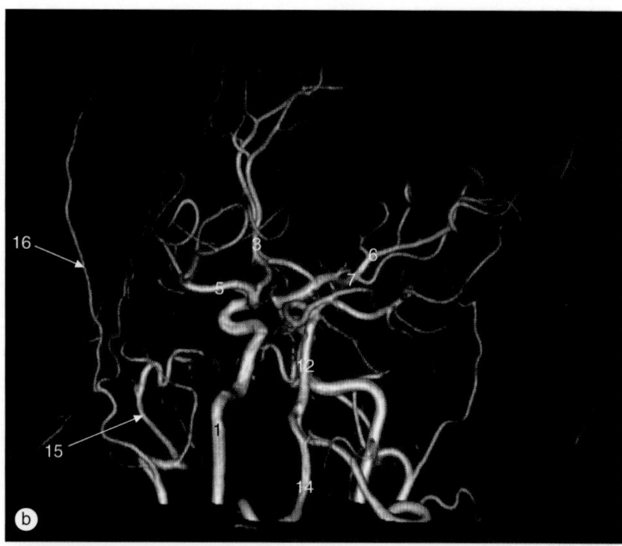

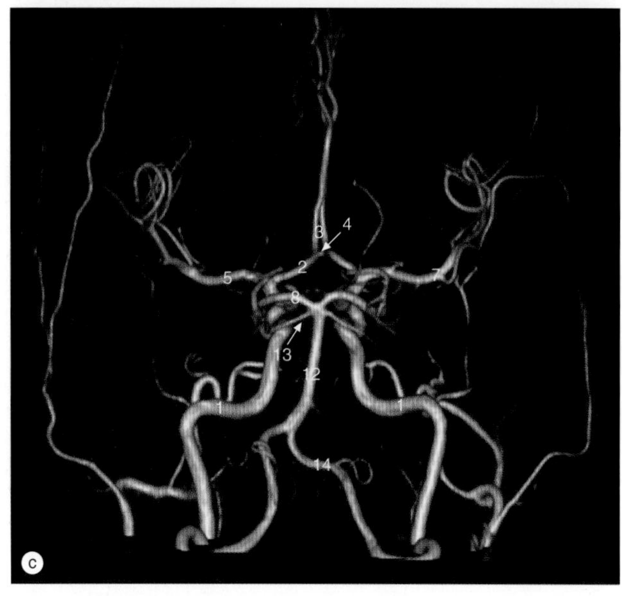

脑，三维CT血管造影。(**a**)侧位;(**b**)矢状位(后外侧);(**c**)枕颏位;(**d**)Willis环

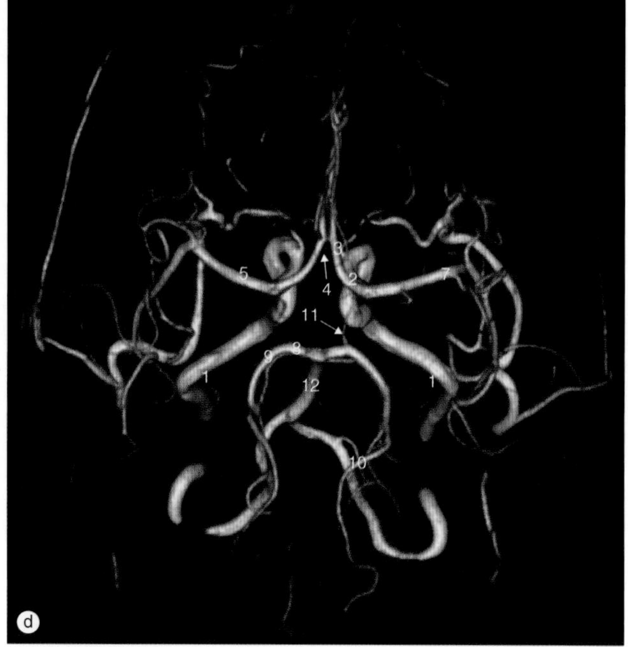

注释见第4页。

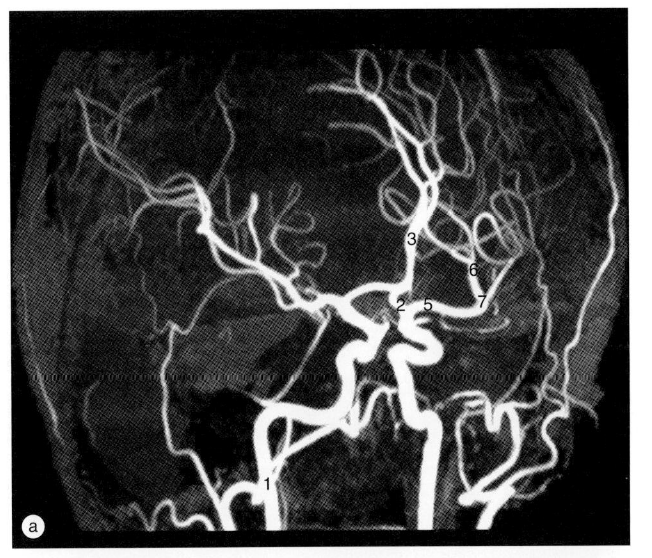

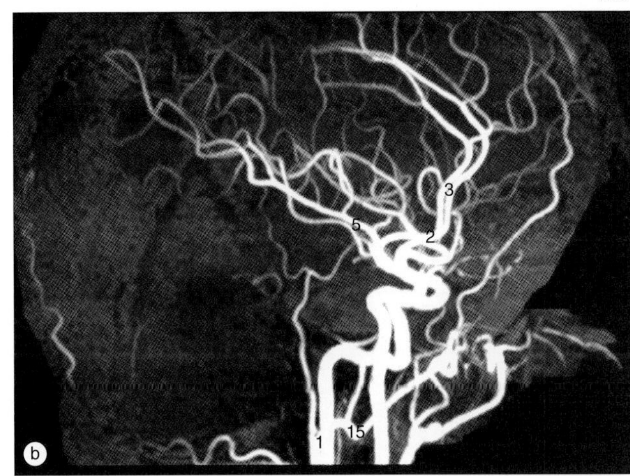

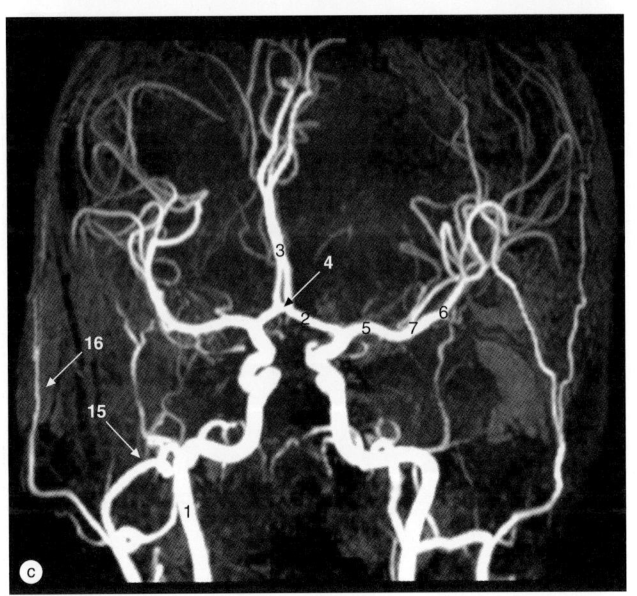

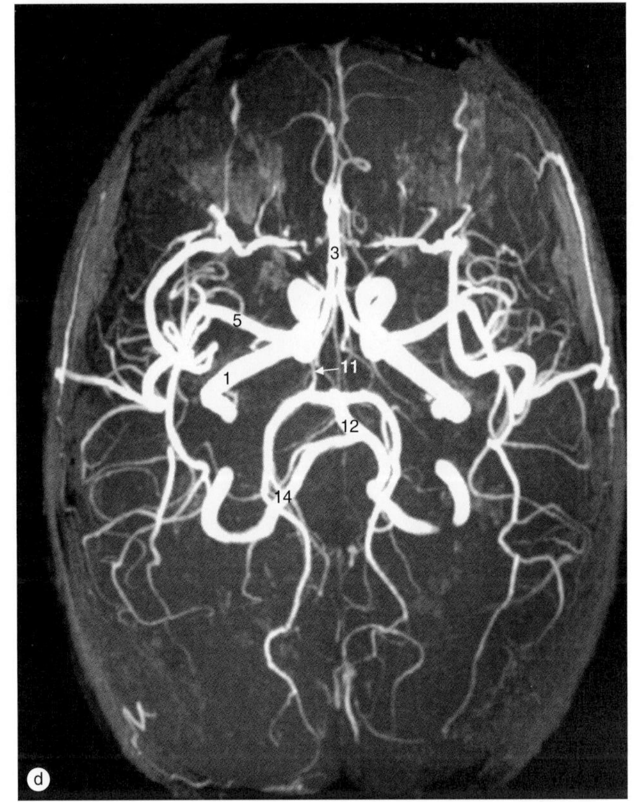

脑，MR 血管造影。(**a**) 矢状位旋转；(**b**) 侧位；(**c**) 冠状位；(**d**) 轴位

注释见第 4 页。

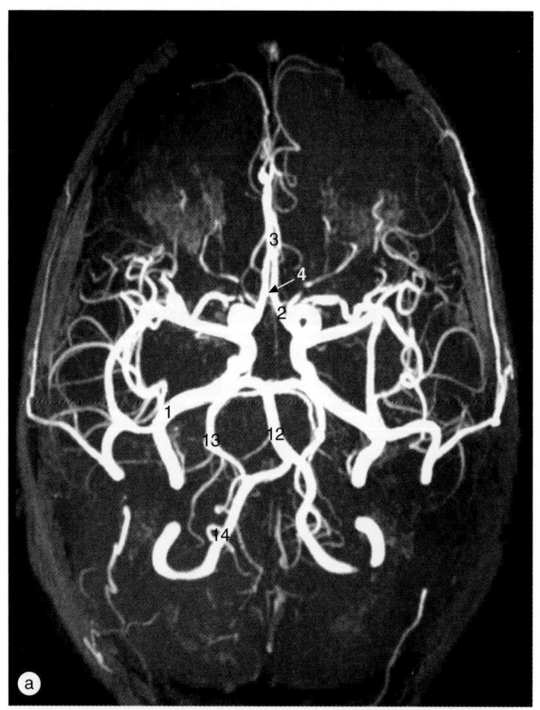

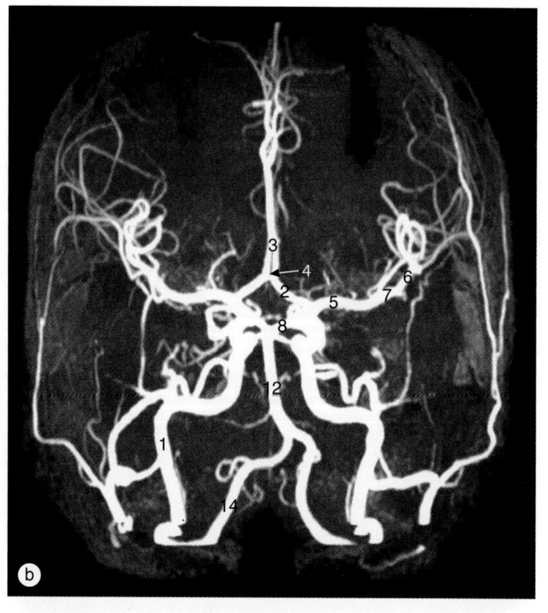

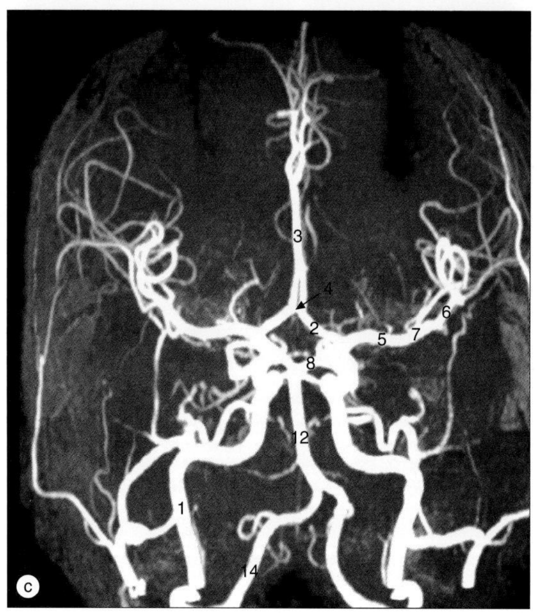

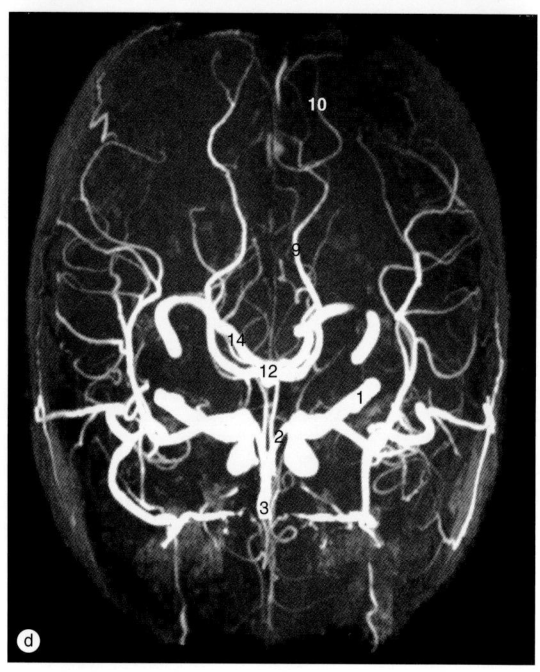

脑，MR 血管造影。(**a**) 轴位;(**b**) 正位;(**c**) 正位;(**d**) 头侧

1. 颈内动脉
2. 大脑前动脉（ACA）水平段（A1）
3. ACA 垂直段（A2）
4. 前交通动脉
5. 大脑中动脉（MCA）水平段（M1）
6. MCA 脑岛段（M2）
7. MCA 膝部（分叉）
8. 大脑后动脉（PCA）交通前段（P1）
9. PCA 环池段（P2）
10. PCA 四叠体段（P3）
11. 后交通动脉
12. 基底动脉
13. 小脑上动脉
14. 椎动脉
15. 上颌动脉
16. 颞浅动脉
17. 颈外动脉
18. 颈动脉虹吸部
19. 大脑中动脉上干和下干

第 1 ～ 4 页共用编号 1 ～ 19 的注释。

★

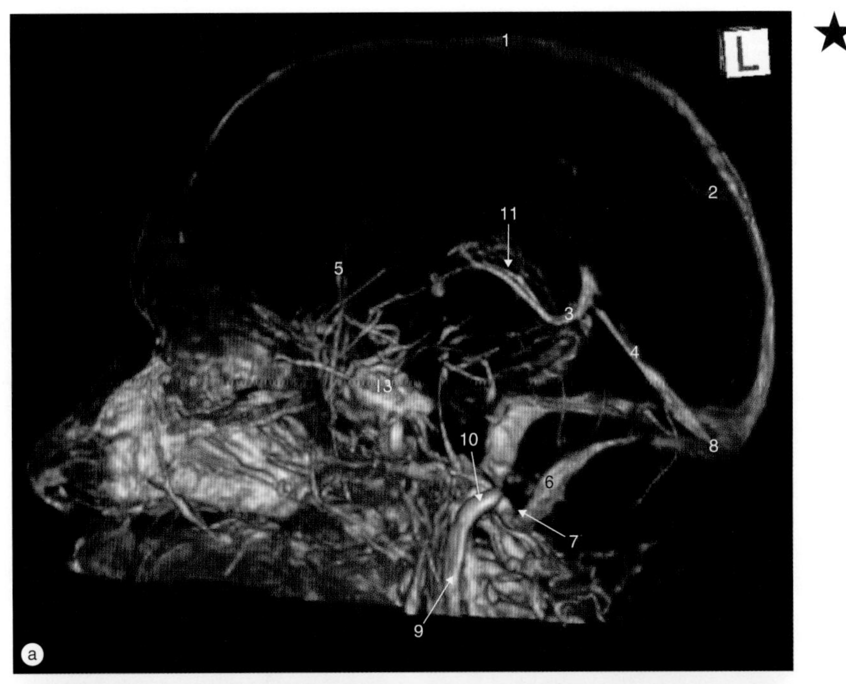

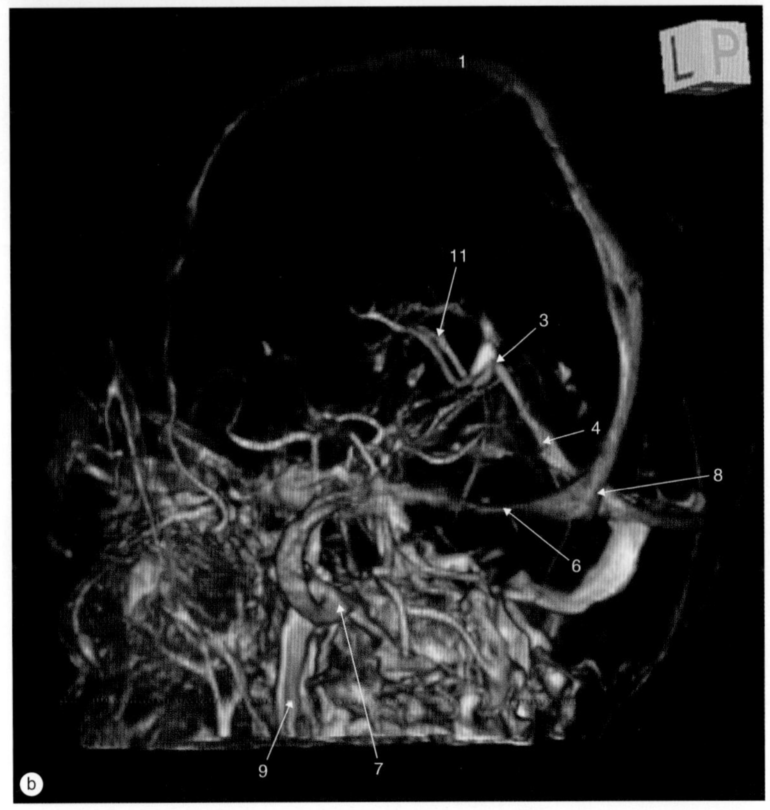

三维 CT 静脉造影（a ~ f）。(**a**) 左侧位；(**b**) 左后外侧位

注释见第 6 页

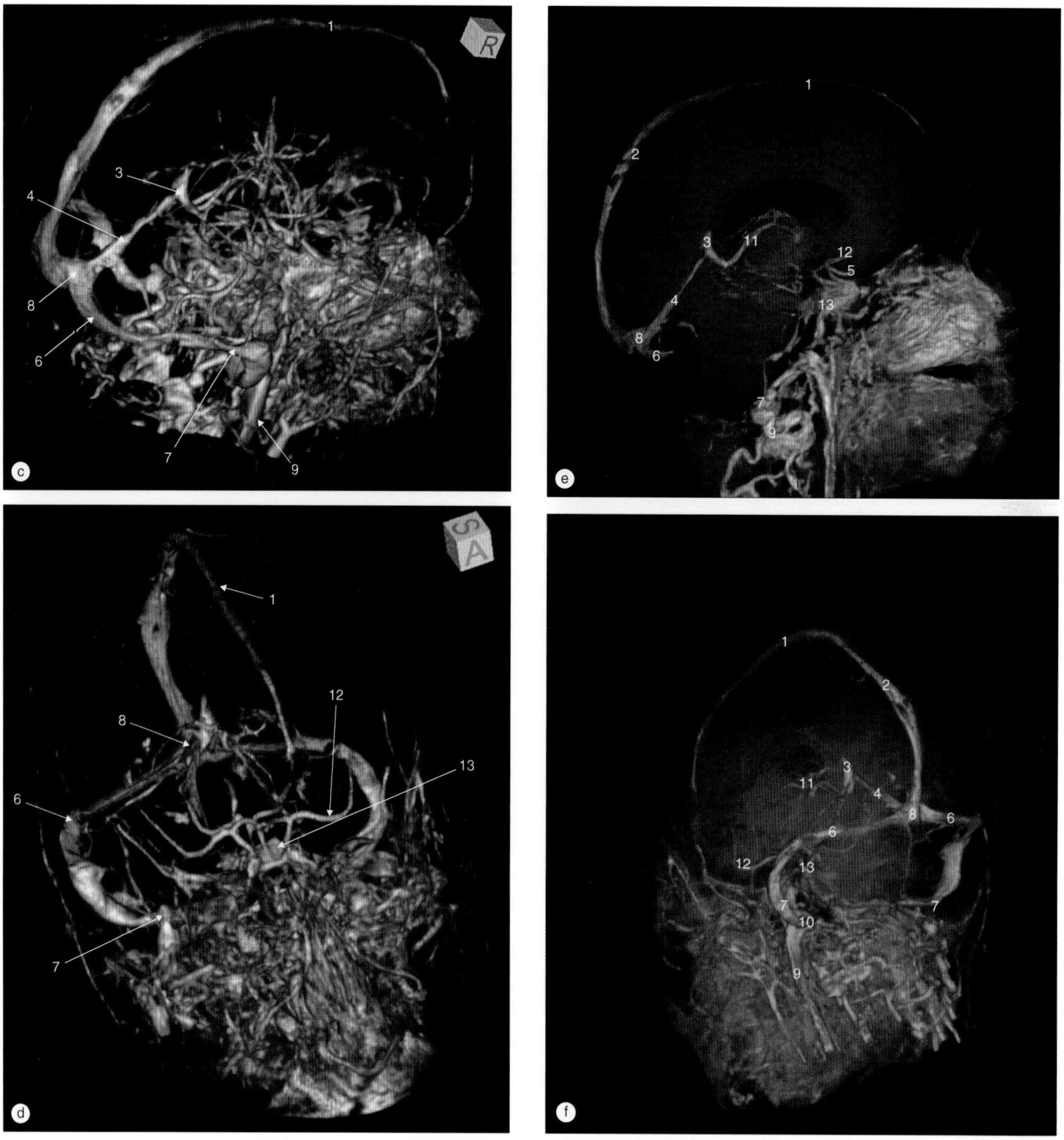

三维 CT 静脉造影。(**c**) 右后外侧位;(**d**) 正位;(**e**) 右侧位;(**f**) 左后外侧位

1. 上矢状窦
2. 桥静脉
3. 大脑大静脉 (Galen 静脉)
4. 直窦
5. 蝶顶窦
6. 横窦
7. 乙状窦
8. 窦汇
9. 颈内静脉
10. 颈静脉上球
11. 大脑内静脉
12. 岩上窦
13. 海绵窦

第 5 ~ 6 页共用编号 1 ~ 13 的注释。

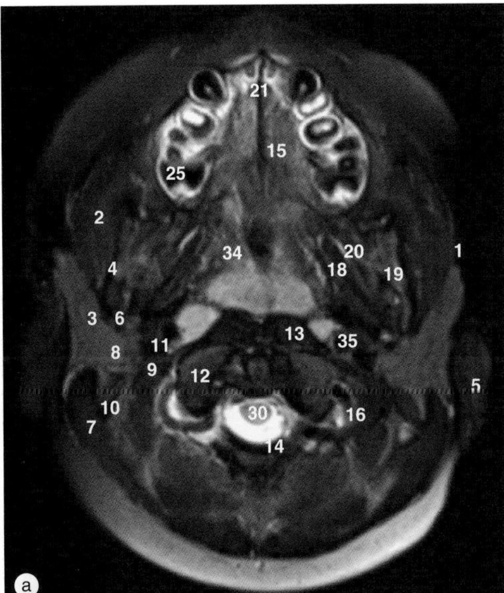

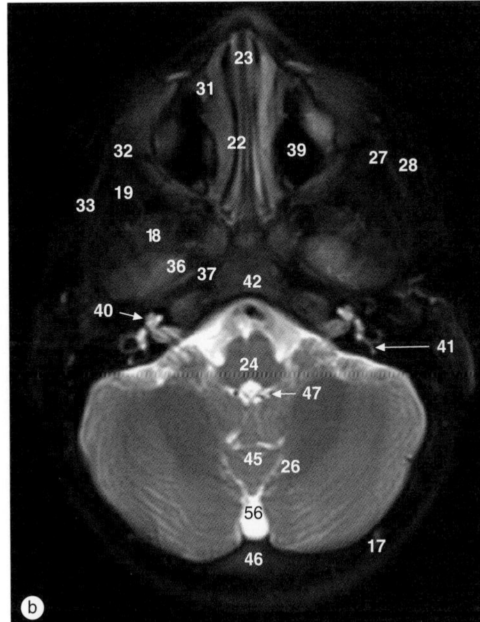

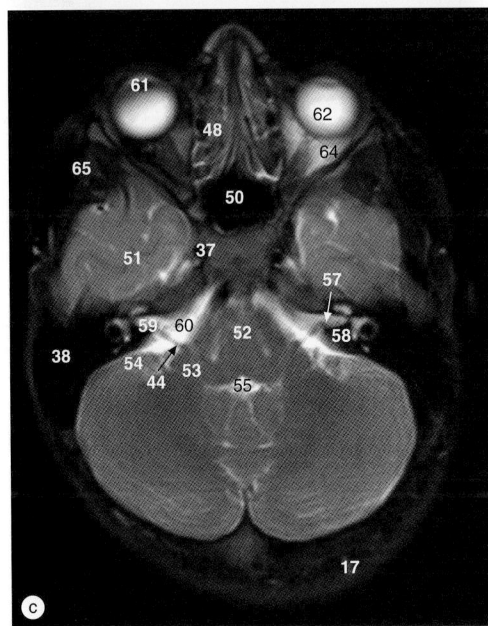

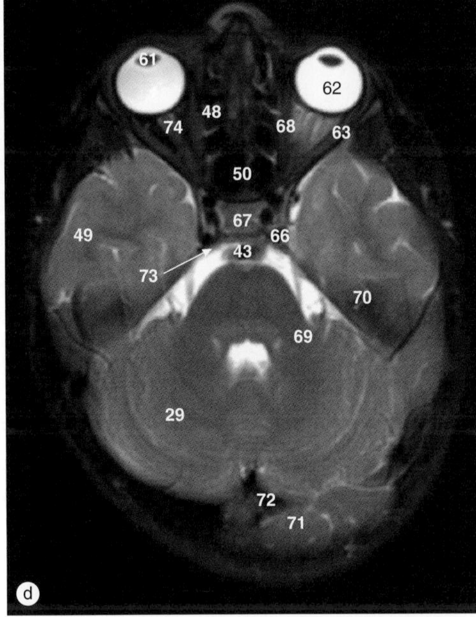

脑，MR 轴位 T2WI，从下至上

1. 腮腺管
2. 咬肌
3. 腮腺（浅叶）
4. 下颌支
5. 耳廓
6. 下颌后静脉
7. 胸锁乳突肌
8. 腮腺（深叶）
9. 颈内静脉
10. 乳突
11. 颈内动脉
12. 枕髁
13. 头长肌
14. 枕骨大孔
15. 硬腭
16. 椎动脉
17. 枕导静脉
18. 翼内肌
19. 翼外肌
20. 翼突外侧板
21. 切牙孔
22. 下鼻甲
23. 鼻中隔
24. 延髓
25. 牙槽窝
26. 小脑扁桃体
27. 下颌骨冠突
28. 颞肌
29. 小脑半球
30. 脊髓
31. 鼻泪管
32. 颧弓
33. 下颌骨髁突
34. 翼突内侧板
35. 颈静脉孔
36. 颞骨岩部
37. 颈内动脉
38. 乳突气房
39. 上颌窦（腔）
40. 耳蜗
41. 后半规管
42. 斜坡
43. 基底动脉
44. 迷路动脉
45. 小脑下蚓部
46. 枕骨隆凸（枕内隆凸）
47. Luschka 孔
48. 筛窦
49. 颞中回
50. 蝶窦
51. 颞叶
52. 脑桥
53. 小脑中脚
54. 小脑绒球小结叶
55. 第四脑室
56. 枕大池
57. 面神经（第Ⅶ对脑神经）
58. 前庭蜗神经（第Ⅷ对脑神经）
59. 内耳道
60. 小脑脑桥角
61. 晶状体
62. 玻璃体
63. 外直肌
64. 眶后脂肪
65. 颞肌
66. 颈内动脉（海绵窦段）
67. 蝶骨体
68. 内直肌
69. 小脑上脚
70. 上半规管
71. 枕叶距状裂皮质
72. 窦汇
73. 岩斜韧带
74. 视神经（第Ⅱ对脑神经）

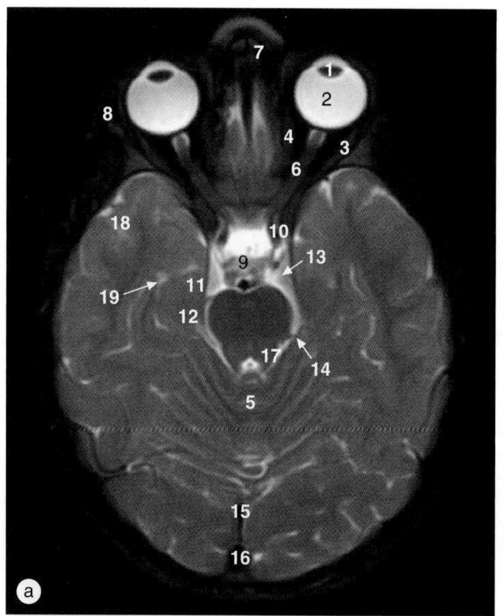

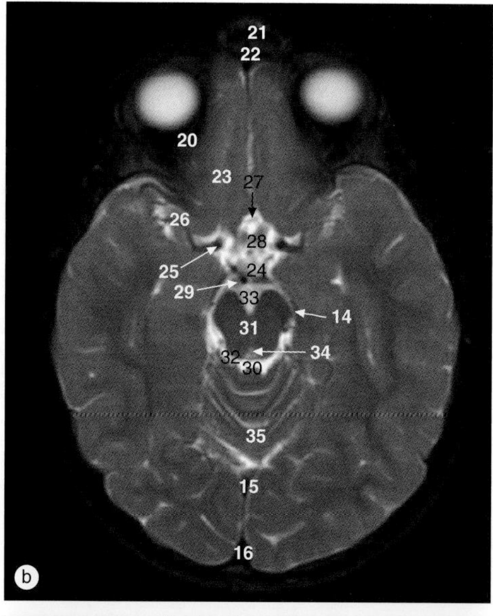

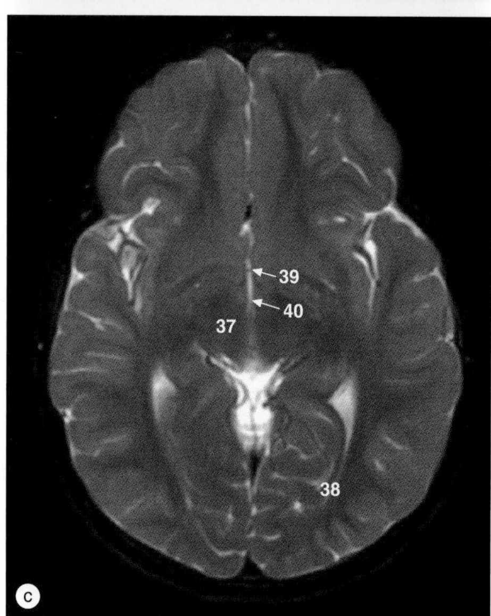

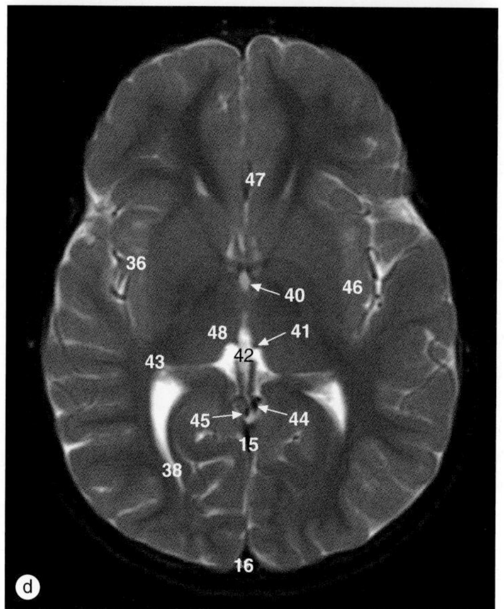

脑，MR 轴位 T2WI，从下至上

1. 晶状体
2. 玻璃体
3. 外直肌
4. 内直肌
5. 小脑上蚓部
6. 视神经（第 II 对脑神经）
7. 额窦漏斗
8. 泪腺
9. 垂体
10. 颈内动脉（床突上段）
11. 颞叶钩回
12. 海马
13. 环池
14. 大脑后动脉
15. 直窦
16. 上矢状窦
17. 下丘
18. 大脑外侧裂（外侧沟）
19. 侧脑室颞角
20. 上直肌
21. 额窦
22. 鸡冠
23. 嗅束
24. 鞍上池
25. 颈内动脉分叉部
26. 大脑中动脉
27. 前交通动脉
28. 视交叉
29. 基底动脉分叉部
30. 四叠体池
31. 中脑
32. 上丘
33. 脚间池
34. 中脑导水管（Sylvius 水管）
35. 小脑叶
36. 岛回
37. 大脑脚
38. 侧脑室枕角
39. 前连合
40. 第三脑室
41. 后连合
42. 松果体
43. 侧脑室三角区
44. 基底静脉（Rosenthal 静脉）
45. 大脑内静脉
46. 屏状核
47. 大脑前动脉
48. 丘脑

★

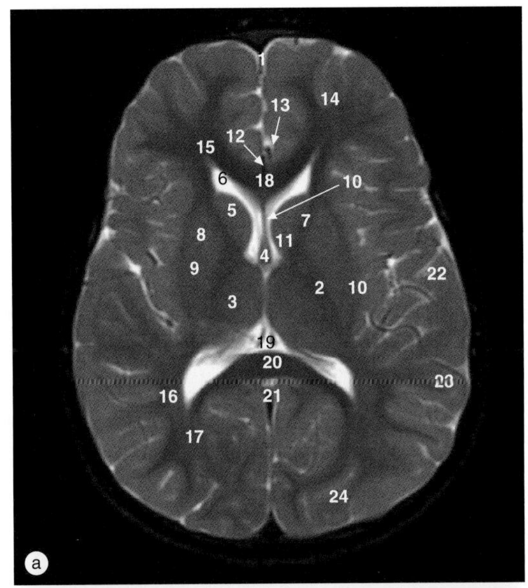

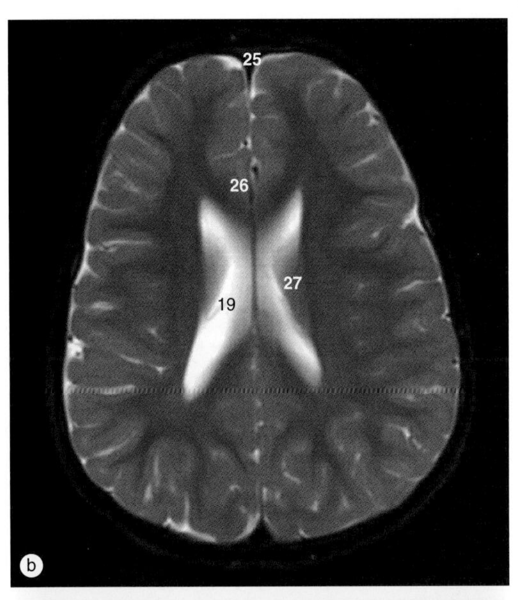

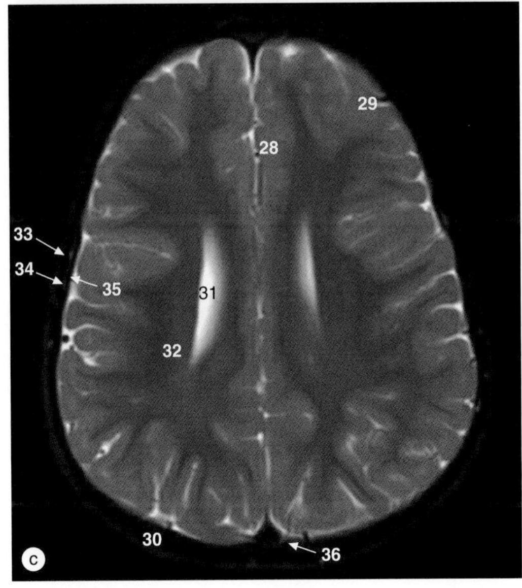

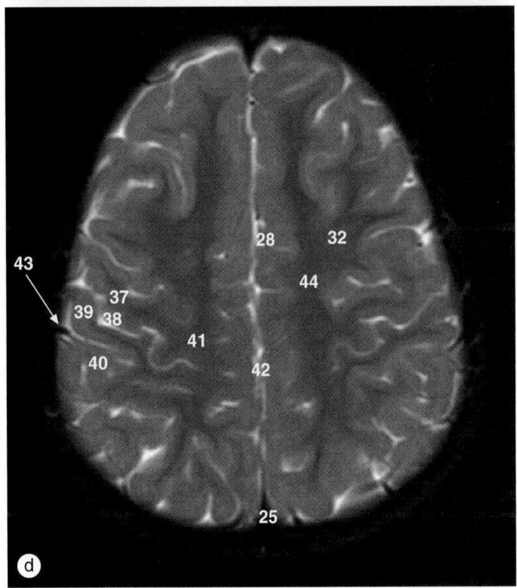

脑，MR 轴位 T2WI，从下至上

1. 纵裂
2. 内囊后肢
3. 丘脑
4. 后连合
5. 尾状核头
6. 侧脑室前角
7. 内囊前肢
8. 苍白球
9. 壳核
10. 外囊
11. 尾状核体
12. 胼缘动脉
13. 额极动脉
14. 额叶
15. 小钳
16. 视辐射
17. 大钳
18. 胼胝体膝部
19. 脉络膜血管
20. 胼胝体压部
21. 下矢状窦
22. 颞叶
23. 顶叶
24. 枕叶
25. 上矢状窦
26. 扣带回
27. 脉络丛
28. 大脑前动脉
29. 皮质静脉
30. 颅盖
31. 侧脑室体部
32. 辐射冠
33. 颅骨外板
34. 板障
35. 颅骨内板
36. 蛛网膜粒
37. 中央前回
38. 中央沟
39. 中央后回
40. 灰质
41. 白质
42. 大脑镰
43. 大脑中动脉（二级分支）
44. 半卵圆中心

★

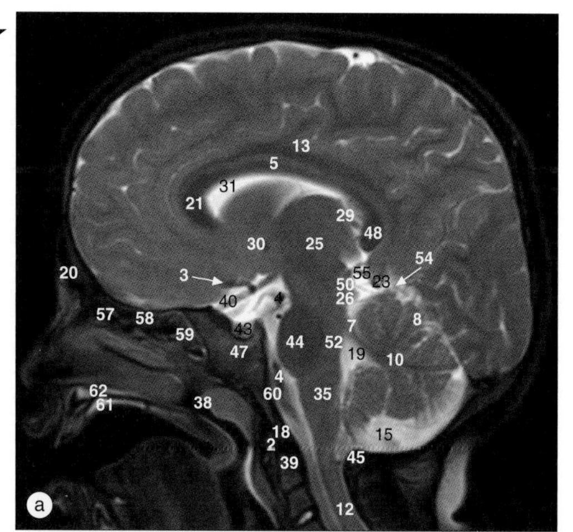

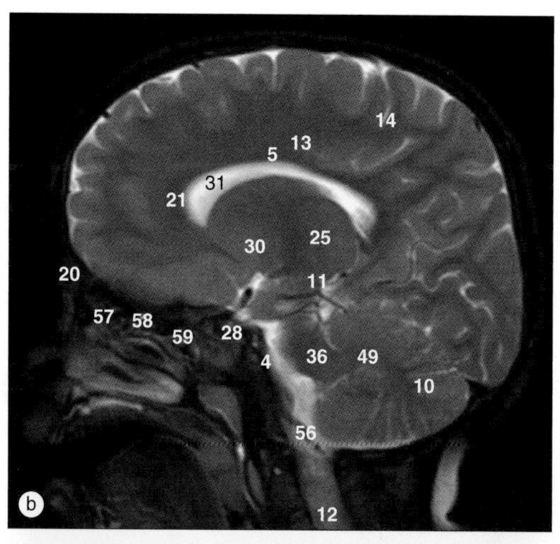

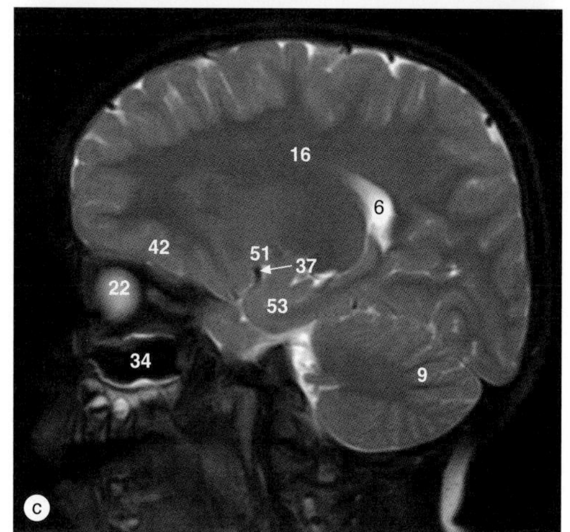

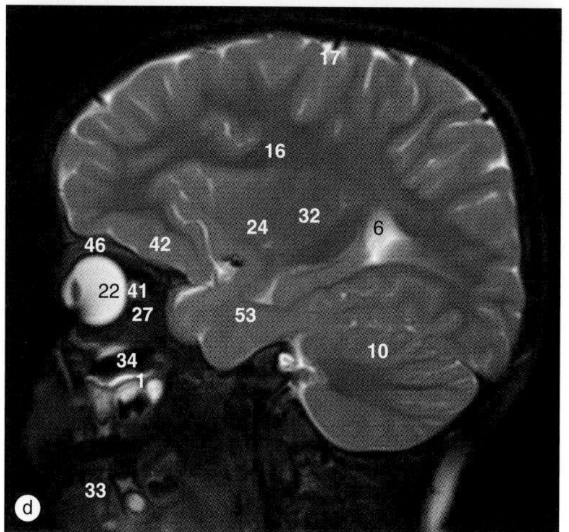

脑，MR 矢状位 T2WI

1. 牙槽嵴
2. 寰椎（第 1 颈椎）前弓
3. 大脑前动脉
4. 基底动脉
5. 胼胝体体部
6. 侧脑室体部
7. 上髓帆
8. 小脑叶
9. 小脑半球
10. 小脑
11. 大脑脚
12. 颈髓
13. 扣带回
14. 扣带沟
15. 枕大池（小脑延髓池）
16. 辐射冠
17. 皮质静脉
18. 枕骨大孔
19. 第四脑室
20. 眼球
21. 胼胝体膝部
22. 眼球
23. 大脑大静脉（Galen 静脉）
24. 尾状核头
25. 中间块
26. 下丘
27. 下直肌
28. 颈内动脉（海绵窦内）
29. 大脑内静脉
30. 室间孔（Monro 孔）
31. 侧脑室
32. 豆状核
33. 下颌骨
34. 上颌窦（腔）
35. 延髓
36. 小脑中脚
37. 大脑中动脉
38. 鼻咽
39. 齿突
40. 鞍上池视交叉
41. 视神经
42. 额叶眶皮质
43. 垂体
44. 脑桥
45. 寰椎后弓
46. 上直肌
47. 蝶枕软骨结合
48. 胼胝体压部
49. 小脑上脚
50. 上丘
51. 大脑外侧裂（外侧沟）
52. 脑桥被盖
53. 颞叶
54. 小脑幕
55. 松果体
56. 椎动脉
57. 前组筛窦
58. 中组筛窦
59. 后组筛窦
60. 桥前池
61. 硬腭
62. 切牙管

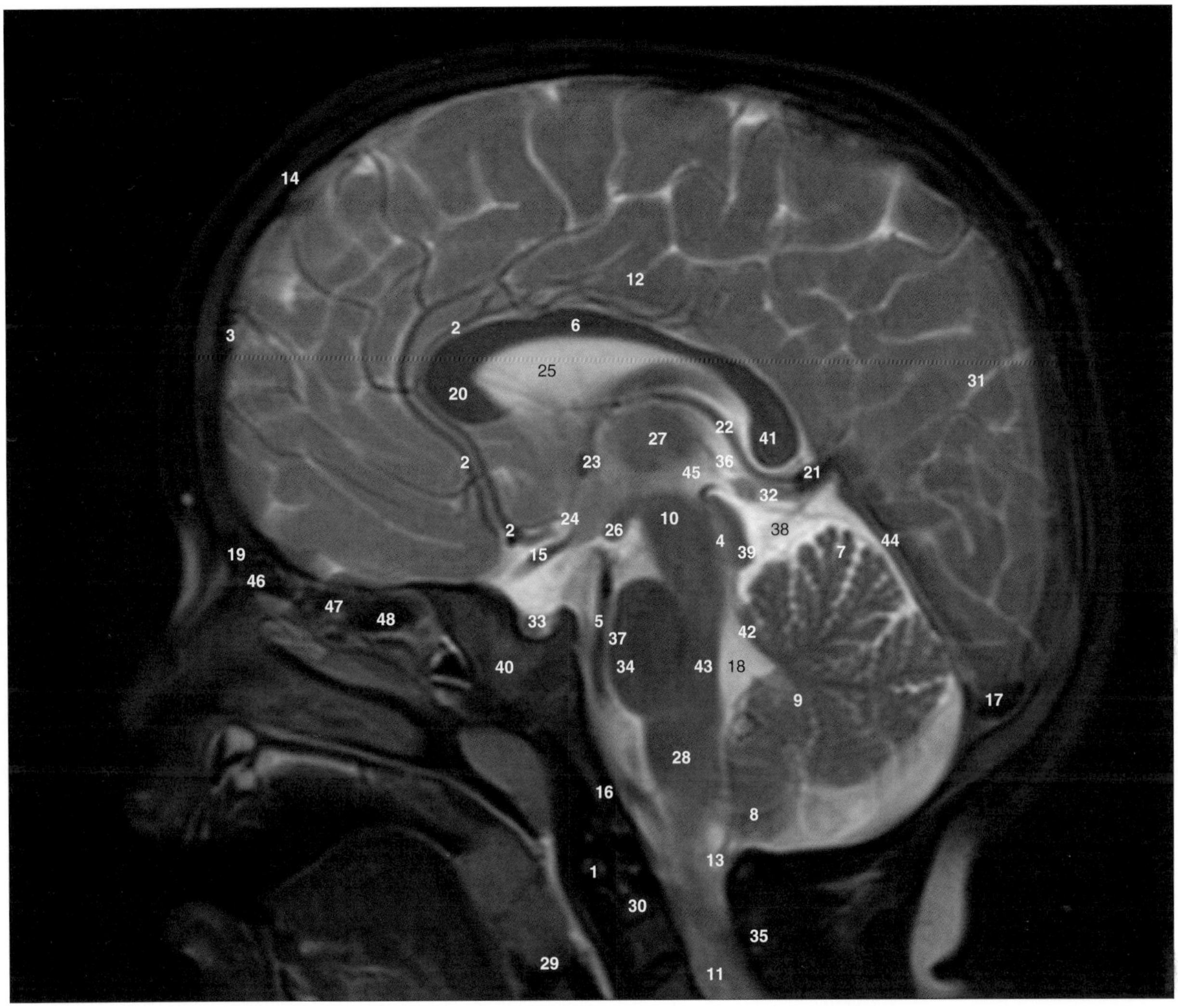

儿童脑 MR 正中矢状面 T2WI

1. 寰椎（第 1 颈椎）前弓
2. 大脑前动脉
3. 上矢状窦
4. 中脑导水管
5. 基底动脉
6. 胼胝体体部
7. 小脑叶
8. 小脑扁桃体
9. 小脑
10. 中脑大脑脚
11. 颈髓
12. 扣带回
13. 枕大池（小脑延髓池）
14. 颅骨板障
15. 视交叉
16. 枕骨大孔
17. 窦汇
18. 第四脑室
19. 额窦
20. 胼胝体膝部
21. 大脑大静脉（Galen 静脉）
22. 大脑内静脉
23. 室间孔（Monro 孔）
24. 终板
25. 侧脑室
26. 乳头体
27. 中间块
28. 延髓
29. 喉咽
30. 齿突（未融合）
31. 顶枕裂
32. 松果体
33. 垂体
34. 脑桥
35. 寰椎后弓
36. 后连合
37. 桥前池
38. 四叠体池
39. 中脑顶盖
40. 蝶骨体（未气化）
41. 胼胝体压部
42. 上髓帆
43. 脑桥被盖
44. 小脑幕
45. 第三脑室
46. 前组筛窦
47. 中组筛窦
48. 后组筛窦

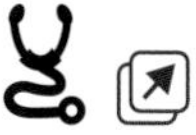

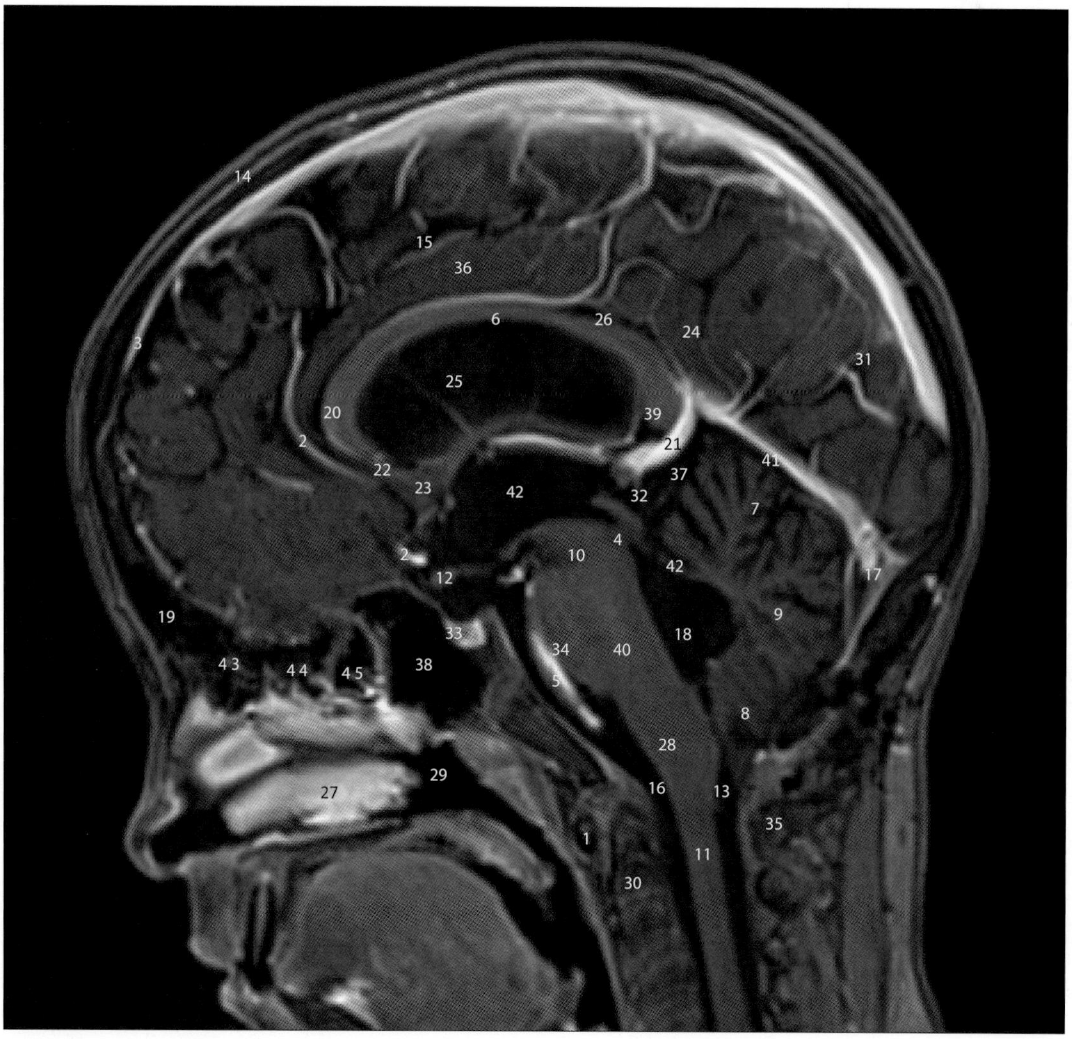

脑，MR 正中矢状面 T1WI，对比增强

1. 寰椎（第 1 颈椎）前弓
2. 大脑前动脉
3. 上矢状窦
4. 中脑导水管
5. 基底动脉
6. 胼胝体体部
7. 小脑叶
8. 小脑扁桃体
9. 小脑
10. 中脑大脑脚
11. 颈髓
12. 视交叉
13. 枕大池（小脑延髓池）
14. 颅骨板障
15. 扣带沟
16. 枕骨大孔
17. 窦汇
18. 第四脑室
19. 额窦
20. 胼胝体膝部
21. 大脑大静脉（Galen 静脉）
22. 胼胝体嘴
23. 前连合
24. 顶下沟
25. 侧脑室
26. 胼胝体周围池
27. 下鼻甲
28. 延髓
29. 鼻咽
30. 齿突
31. 顶枕裂
32. 松果体
33. 垂体
34. 脑桥
35. 寰椎后弓
36. 扣带回
37. 四叠体池
38. 蝶窦
39. 胼胝体压部
40. 脑桥被盖
41. 小脑幕
42. 第三脑室
43. 前组筛窦
44. 中组筛窦
45. 后组筛窦

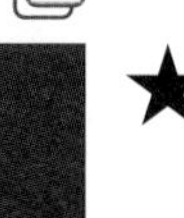

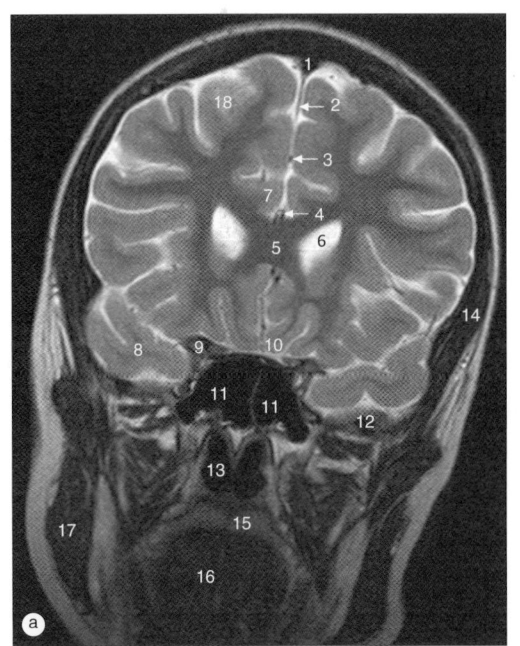

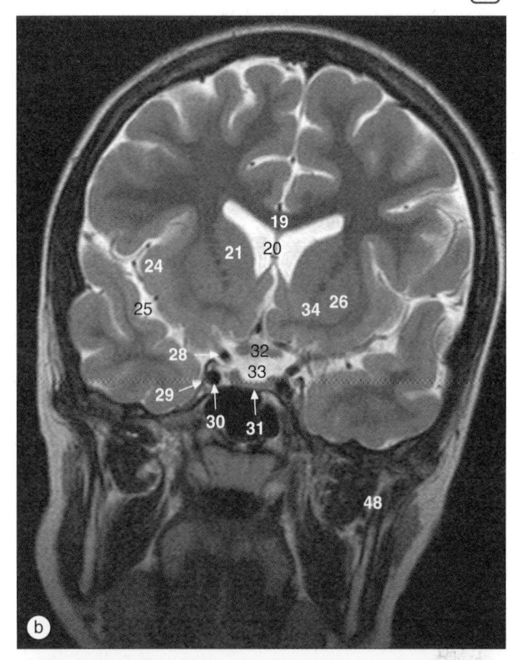

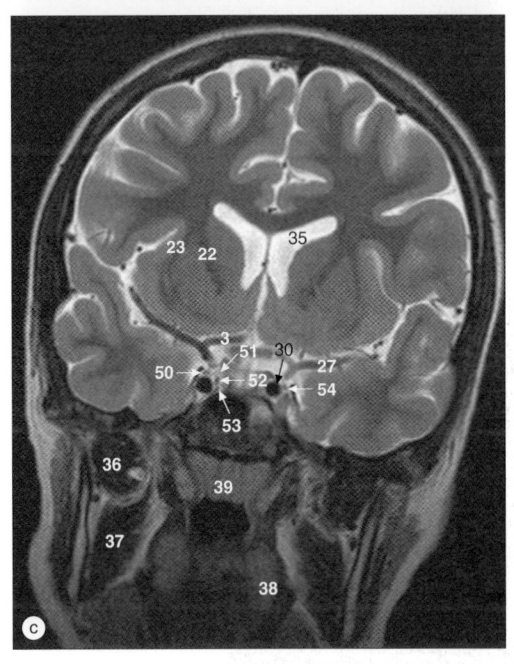

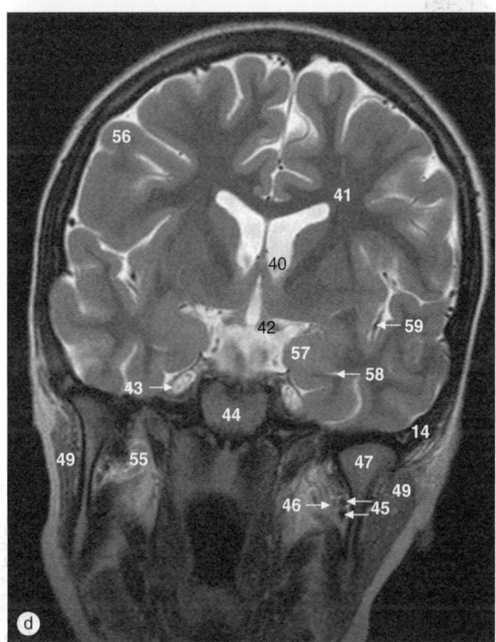

（**a**）～（**p**）脑，MR 冠状位 T2WI，从前至后

1. 上矢状窦
2. 大脑镰
3. 大脑前动脉
4. 胼缘动脉
5. 胼胝体膝部
6. 侧脑室前角
7. 扣带回
8. 颞叶
9. 前床突
10. 嗅皮质
11. 蝶窦
12. 蝶骨大翼
13. 鼻咽
14. 颞肌
15. 硬腭
16. 口咽
17. 咬肌
18. 额叶
19. 胼胝体体部
20. 透明隔
21. 尾状核头
22. 内囊前肢
23. 外囊
24. 岛回
25. 大脑外侧裂（外侧沟）
26. 壳核
27. 大脑中动脉
28. 颈内动脉床突上段
29. 海绵窦外侧壁
30. 颈内动脉
31. 垂体
32. 视交叉

第 13 ～ 16 页共用编号 1 ～ 129 的注释。

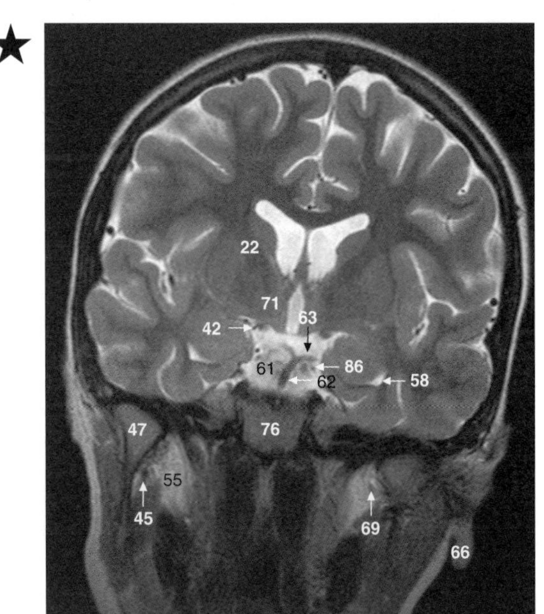

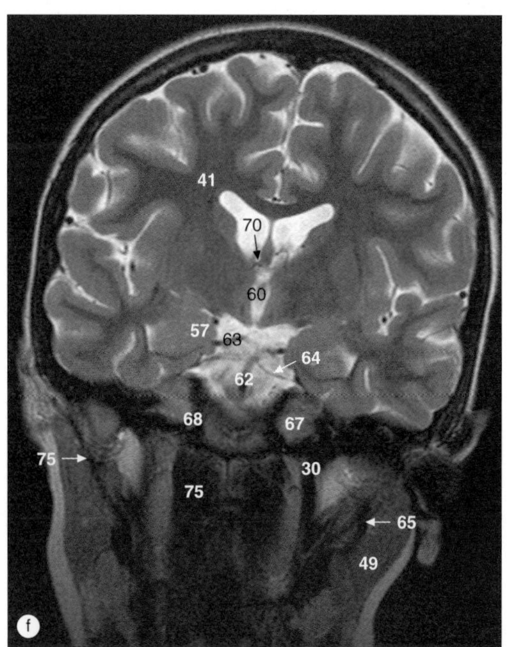

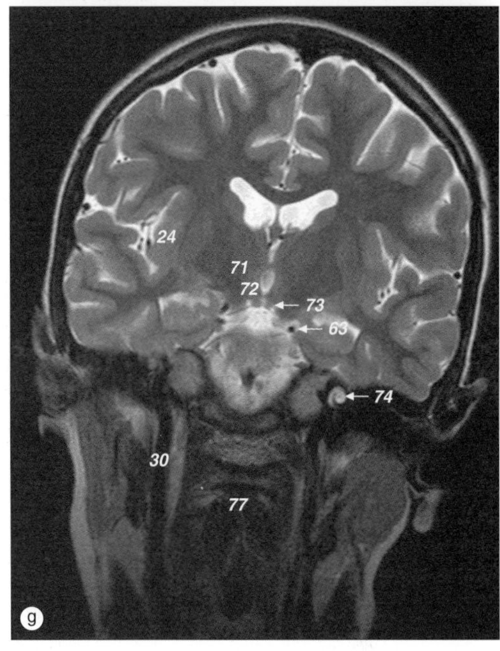

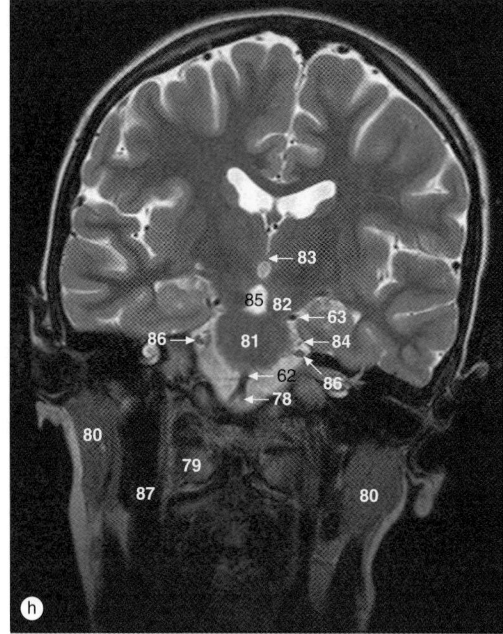

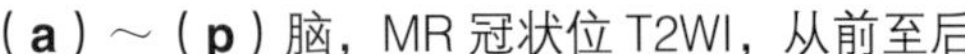
(**a**)～(**p**)脑，MR 冠状位 T2WI，从前至后

33. 鞍上池
34. 苍白球
35. 侧脑室体部
36. 翼外肌
37. 翼内肌
38. 舌
39. 软腭
40. 脉络丛
41. 辐射冠
42. 视束
43. Meckel 腔内的三叉神经节
44. 蝶骨体
45. 下牙槽血管
46. 下牙槽神经
47. 下颌头
48. 下颌骨冠突
49. 腮腺
50. 动眼神经（第Ⅲ对脑神经）
51. 滑车神经（第Ⅳ对脑神经）
52. 眼神经（第Ⅴ对脑神经第一分支）
53. 上颌神经（第Ⅴ对脑神经第二分支）
54. 展神经（第Ⅵ对脑神经）
55. 颞下窝
56. 顶叶
57. 海马
58. 侧脑室颞角
59. 大脑中动脉（二级分支）
60. 第三脑室

第 13～16 页共用编号 1～129 的注释。

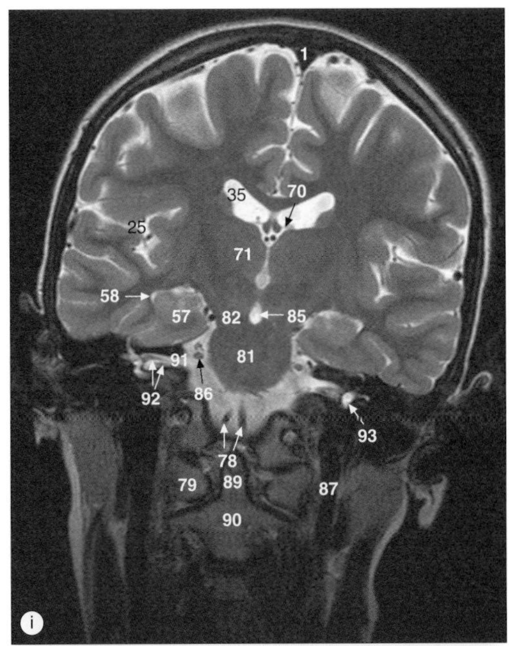

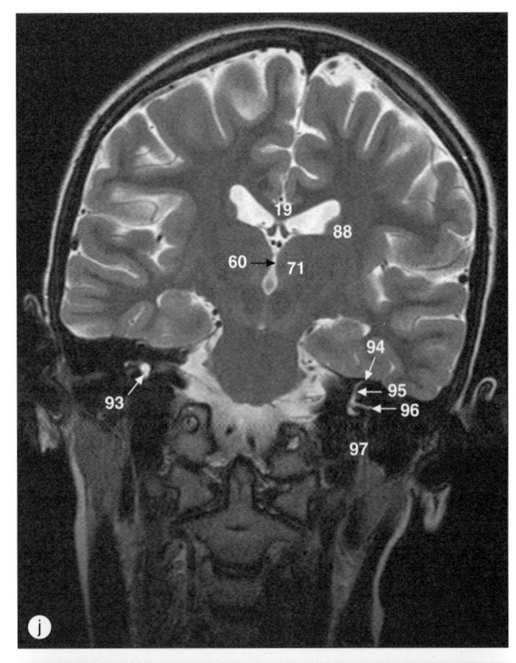

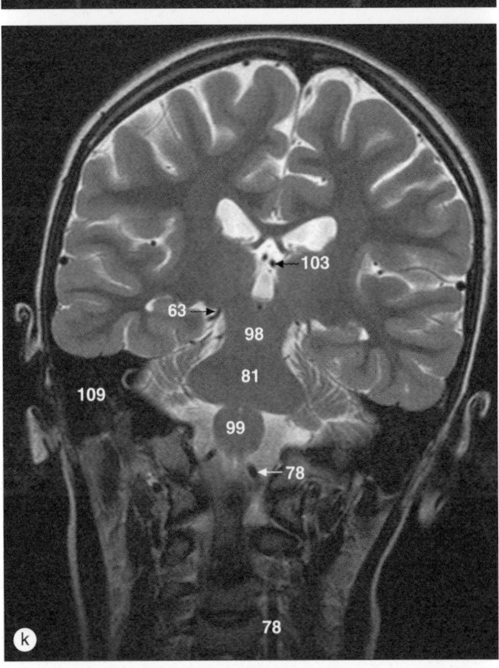

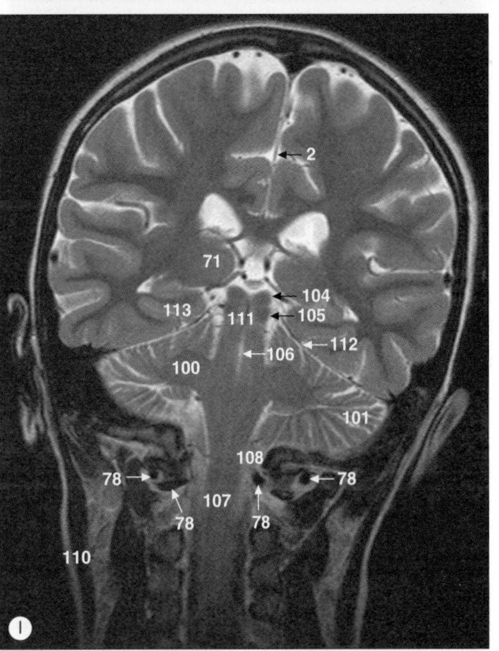

(a)～(p)脑，MR 冠状位 T2WI，从前至后

61. 桥前池
62. 基底动脉
63. 大脑后动脉
64. 小脑上动脉
65. 下颌后静脉
66. 外耳耳屏
67. 枕骨基底部
68. 蝶枕软骨结合
69. 耳颞神经
70. 室间孔（Monro 孔）
71. 丘脑
72. 下丘脑
73. 乳头体（下丘脑）
74. 耳蜗
75. 咽基底缝
76. 蝶骨底
77. 寰椎（C1）前弓
78. 椎动脉
79. 寰椎（C1）侧块
80. 胸锁乳突肌
81. 脑桥
82. 大脑脚
83. 中间块
84. 环池中的滑车神经（第Ⅳ对脑神经）
85. 脚间池
86. 三叉神经（第Ⅴ对脑神经）
87. 颈内静脉
88. 尾状核体
89. 枢椎（C2）齿突
90. 枢椎（C2）椎体
91. 内耳道
92. 面神经（第Ⅶ对脑神经）和前庭蜗神经（第Ⅷ对脑神经）
93. 前庭器官的前庭
94. 弓状隆起
95. 上半规管

第 13～16 页共用编号 1～129 的注释。

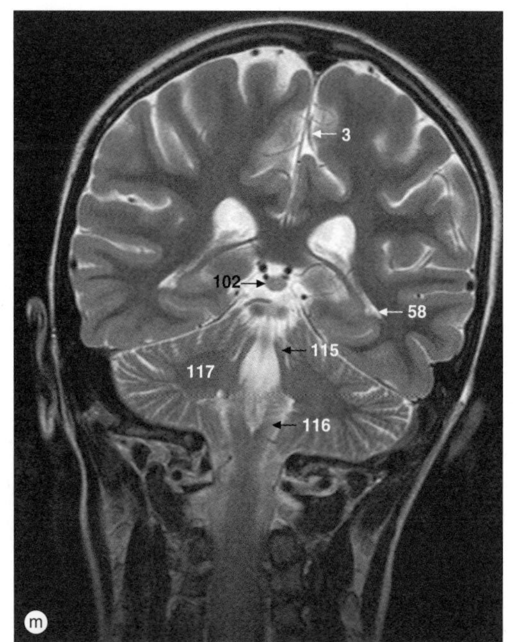

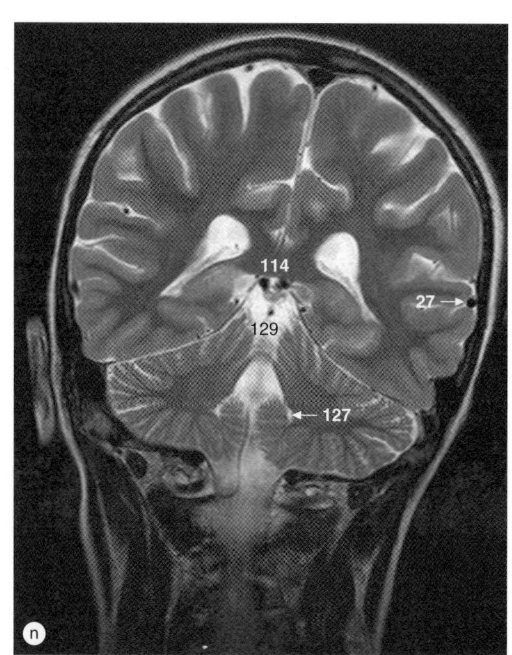

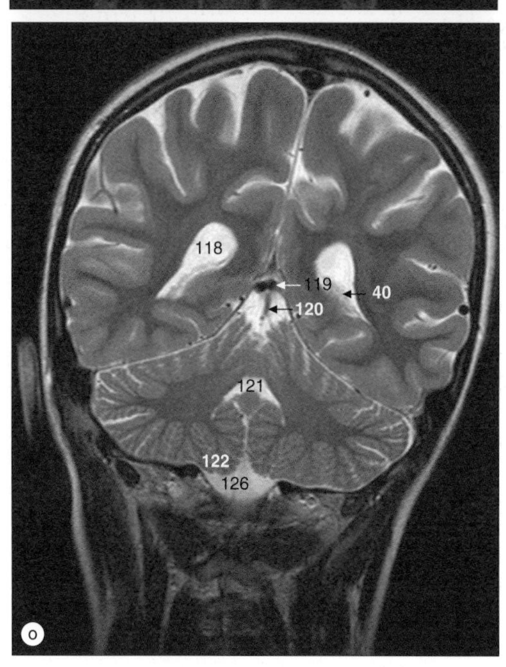

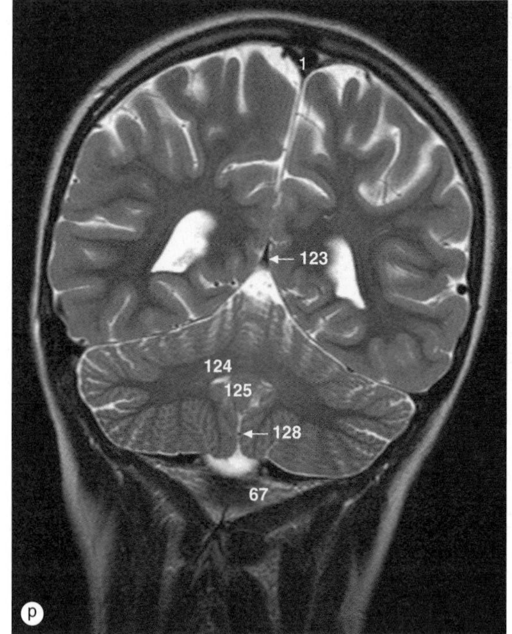

（**a**）～（**p**）脑，MR 冠状位 T2WI，从前至后

96. 外半规管
97. 后半规管
98. 中脑
99. 延髓
100. 小脑中脚
101. 小脑叶
102. 松果体
103. 大脑内静脉
104. 上丘
105. 下丘
106. 中脑导水管（Sylvius 水管）
107. 脊髓
108. 枕骨大孔
109. 乳突气房
110. 斜方肌
111. 中脑顶盖
112. 小脑幕
113. 颞叶钩回
114. 胼胝体压部
115. 小脑上脚
116. 小脑下脚
117. 小脑半球
118. 侧脑室三角区
119. 大脑大静脉（Galen 静脉）
120. 基底静脉（Rosenthal 静脉）
121. 第四脑室
122. 小脑扁桃体
123. 下矢状窦
124. 小脑齿状核
125. 小脑小结
126. 枕大池
127. 外侧孔（Luschka 孔）
128. 正中孔（Magendie 孔）
129. 四叠体池

第 13 ～ 16 页共用编号 1 ～ 129 的注释。

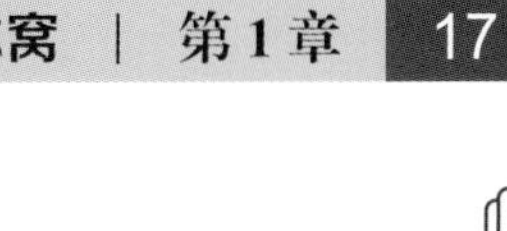

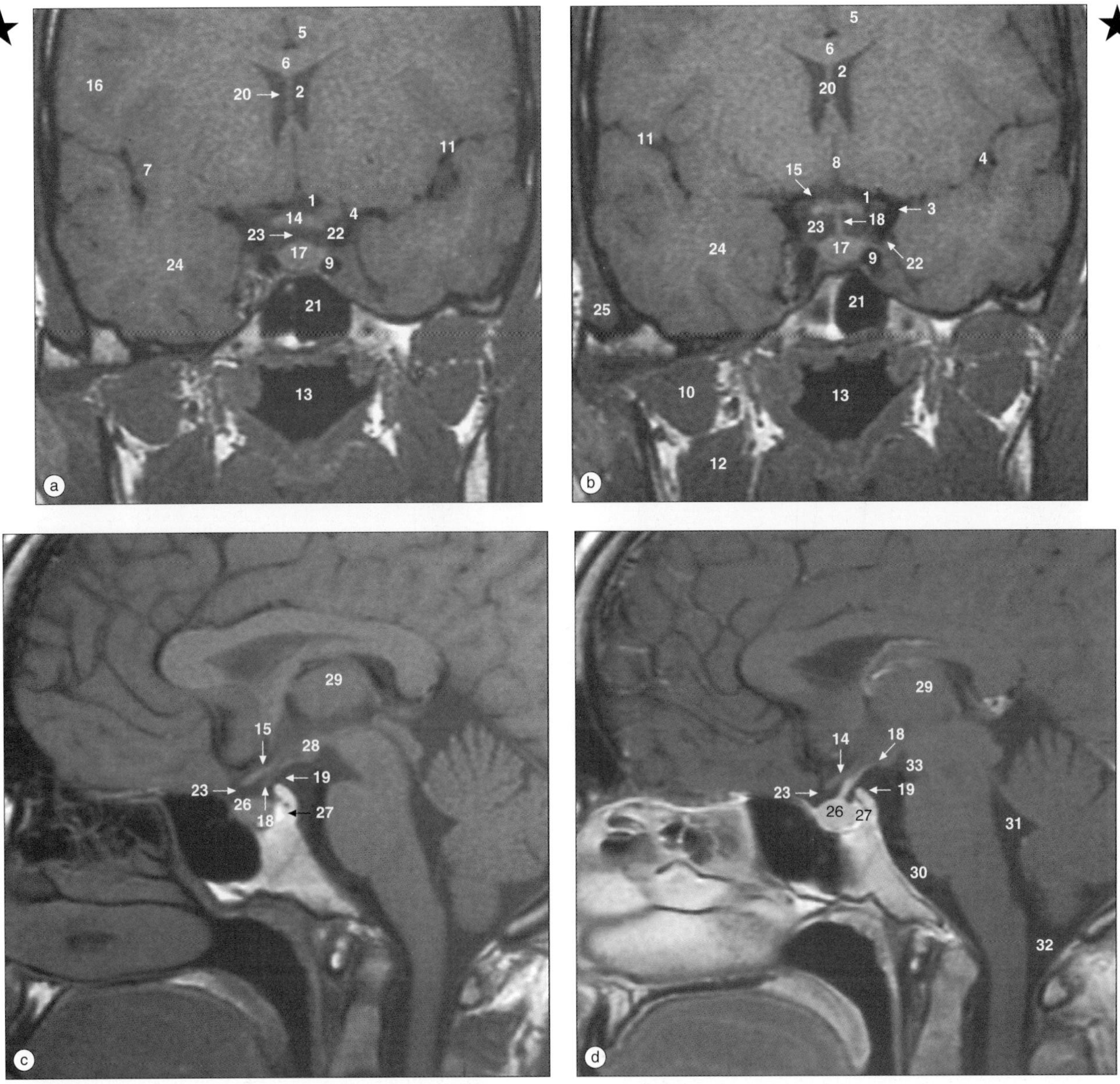

垂体窝 MRI T1WI。(**a**)和(**b**)冠状位;(**c**)矢状位;(**d**)矢状位增强

1. 大脑前动脉
2. 侧脑室前角
3. 颈内动脉分叉部
4. 外侧沟(外侧裂)内的大脑中动脉分支
5. 扣带回
6. 胼胝体
7. 脑岛
8. 纵裂
9. 颈内动脉海绵窦段
10. 翼外肌
11. 外侧沟(外侧裂)
12. 翼内肌
13. 鼻咽
14. 视交叉
15. 视束
16. 大脑顶叶
17. 垂体
18. 垂体柄
19. 后床突
20. 透明隔
21. 蝶窦
22. 颈内动脉床突上段
23. 鞍上池
24. 颞叶
25. 颞肌
26. 垂体前叶
27. 垂体后叶
28. 乳头体
29. 丘脑
30. 桥前池
31. 第四脑室
32. 枕大池
33. 脚间池

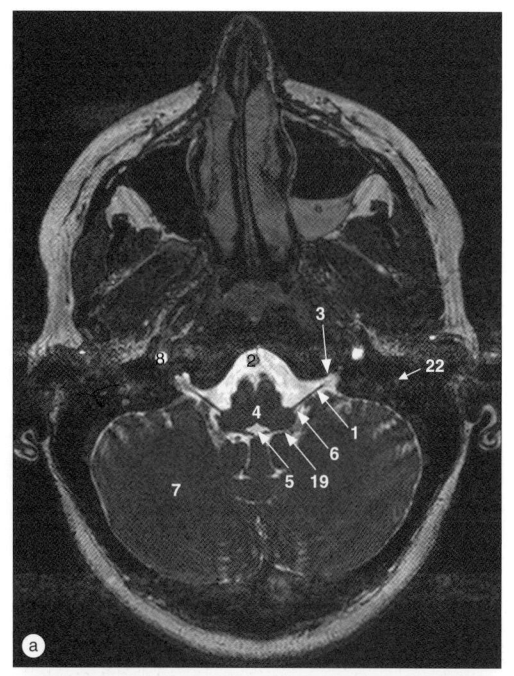

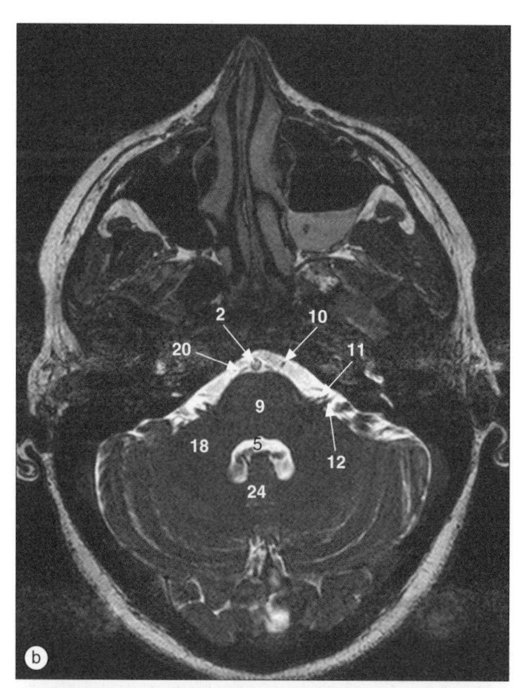

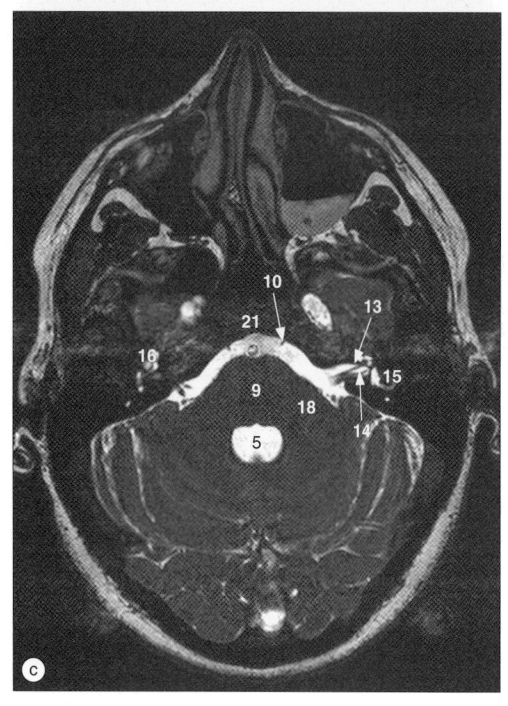

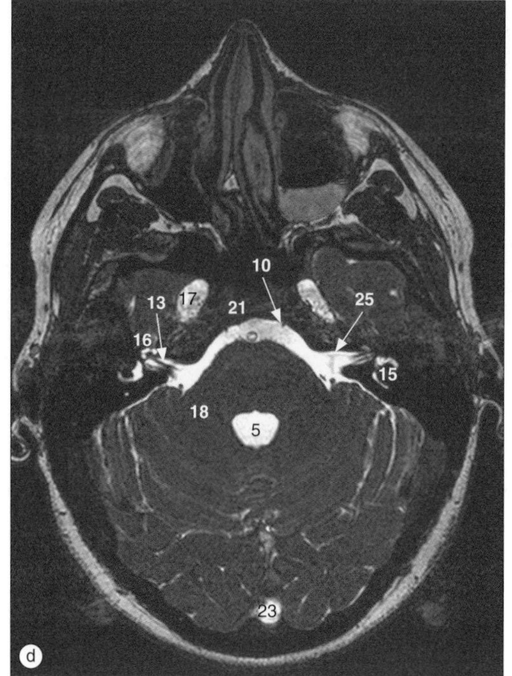

（**a**）～（**h**）轴位 MRI，从下至上

1. 舌咽神经（第Ⅸ对脑神经）
2. 基底动脉
3. 颈静脉孔
4. 延髓
5. 第四脑室
6. 迷走神经（第Ⅹ对脑神经）
7. 小脑半球
8. 颈内动脉
9. 脑桥
10. 展神经（第Ⅵ对脑神经）
11. 面神经（第Ⅶ对脑神经）
12. 前庭蜗神经（第Ⅷ对脑神经）

第 18～21 页共用编号 1～47 的注释。

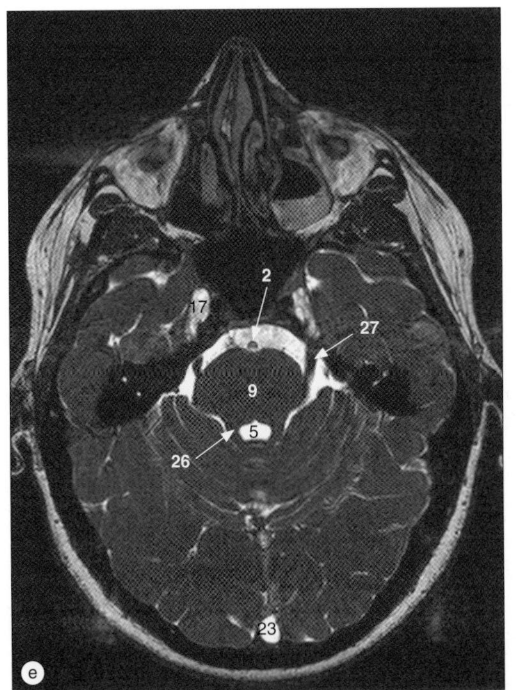

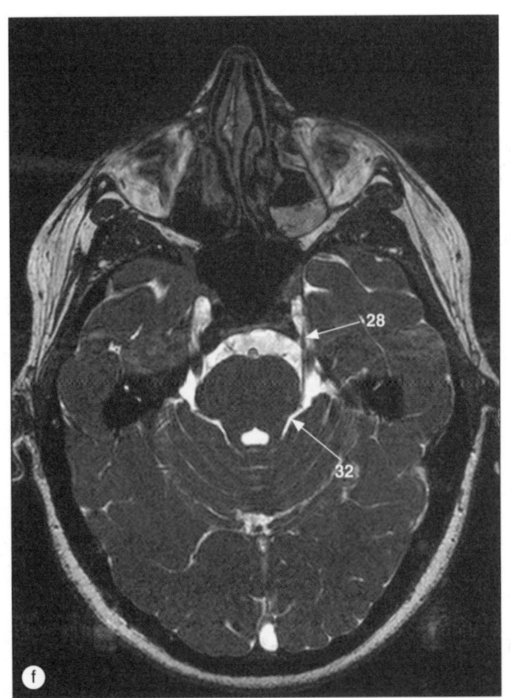

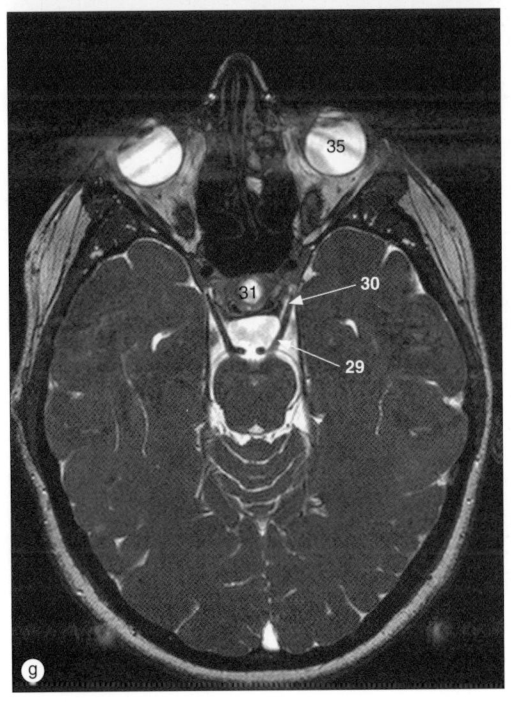

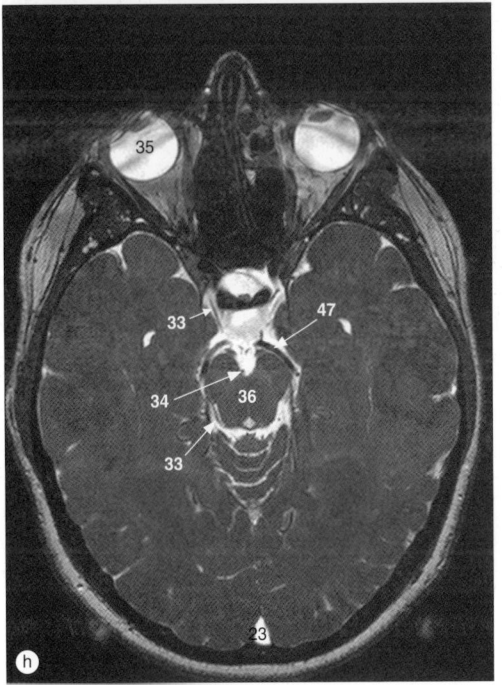

（**a**）～（**h**）轴位 MRI，从下至上

13. 蜗神经	17. Meckel 腔	21. 斜坡
14. 前庭神经	18. 小脑中脚	22. 茎乳孔内的面神经
15. 半规管	19. Luschka 孔	23. 上矢状窦
16. 耳蜗	20. 小脑前下动脉	24. 小脑蚓部

第 18 ～ 21 页共用编号 1 ～ 47 的注释。

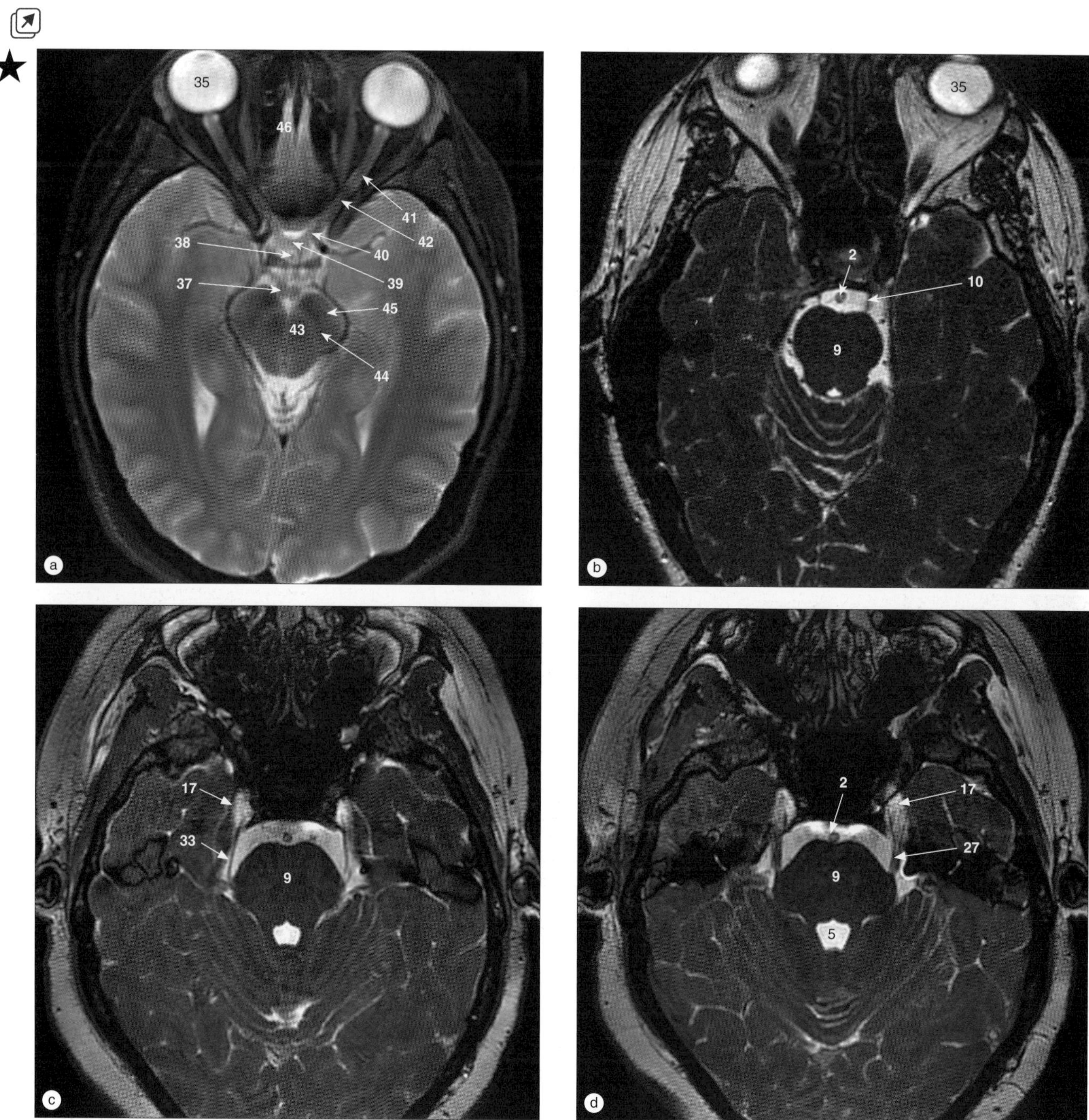

脑神经（CN）MRI。（**a**）嗅神经和视神经；（**b**）动眼神经；（**c**）滑车神经；（**d**）三叉神经；（**e**）和（**f**）展神经、面神经和听神经；（**g**）和（**h**）舌咽神经和迷走神经

25. 内耳道
26. 小脑上脚
27. 三叉神经（第Ⅴ对脑神经）脑池段
28. 三叉神经进入 Meckel 腔
29. 动眼神经（第Ⅲ对脑神经）
30. 动眼神经池内的第Ⅲ对脑神经
31. 垂体
32. 环池
33. 滑车神经（第Ⅳ对脑神经）
34. 脚间池
35. 眼球
36. 中脑

第 18～21 页共用编号 1～47 的注释。

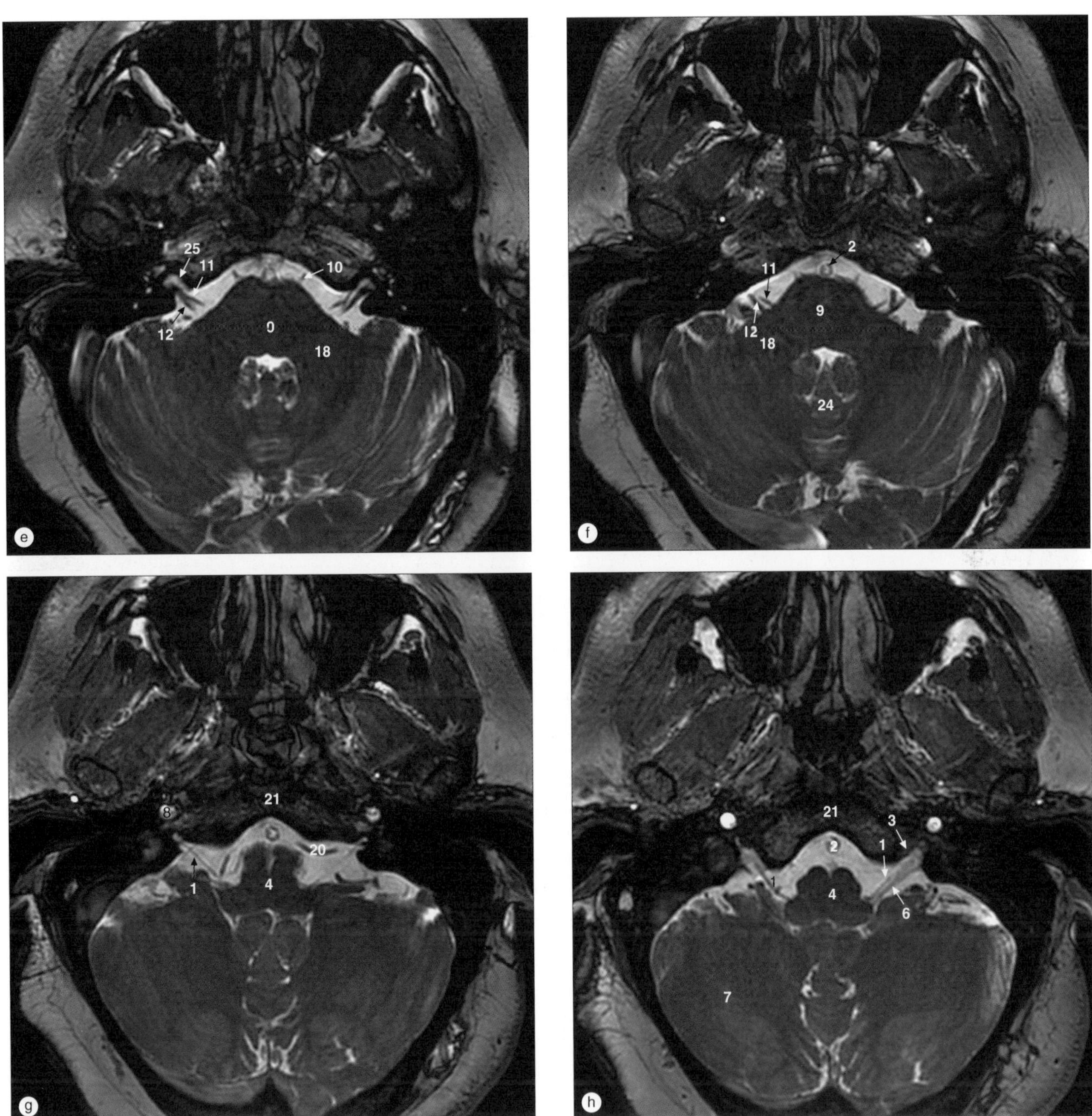

脑神经（CN）MRI。(**a**) 嗅神经和视神经；(**b**) 动眼神经；(**c**) 滑车神经；(**d**) 三叉神经；(**e**) 和 (**f**) 展神经、面神经和听神经；(**g**) 和 (**h**) 舌咽神经和迷走神经

37. 乳头体
38. 漏斗
39. 视交叉
40. 视神经，颅内段
41. 视神经，眶内段
42. 视神经，管内段
43. 中脑红核
44. 黑质
45. 大脑脚
46. 嗅束和嗅球
47. 大脑后动脉

第 18～21 页共用编号 1～47 的注释。

附赠电子资源

1. 断层影像图集：头部轴位 CT（平扫）、头部轴位 MR PDWI
2. 多层标注解剖结构“幻灯片”及自我测试：脑 MR 正中矢状位 T1WI 增强
3. 摘自本书第 4 版的页面
4. 病理学教程：教程 2c、2d、2e、2f
5. 单选自测题

颅内解剖变异（血管和非血管）

随着动脉造影术应用得越来越多，揭示了形态变异的普遍存在，并引发了人们对其在临床疾病中作用的推测：

- **Willis 环发育不全（24%）和重复畸形（12%）**——90% 的人可见 Willis 环，其中 50% 可见发育良好的对称环。60% 的人至少有一个组成部分发育不良，改变了卒中和动脉瘤的易感性、症状严重性和治疗选择。这些知识可以帮助避免医源性损伤，指导神经外科血管分流术和选择患者。囊性动脉瘤的发生常与 Willis 环的变异有关。最常见的变异是：后交通动脉（PCOM）发育不良（17%）、胚胎型大脑后动脉（11%）以及后交通动脉缺如（7%）。
- **左侧横窦发育不良（21%）和未发育（4%）**。
- **大脑前动脉**——A2 段重复占 13%，A1 段发育不良占 10%，一侧 A1 段完全缺如占 1% ～ 2%。
- **大脑中动脉**——71% 分为 2 支，20% 分为 3 支，9% 分为 4 支。
- **大脑后动脉**起源于粗大的后交通动脉，并仅通过细长的血管与基底动脉相连，发生于右侧占 5.5%，发生于左侧占 4.5%，双侧为 2%。
- **右侧横窦发育不良（5.5%）和未发育（0.7%）**——不要与血栓混淆（双侧横窦发育不良占 1.6%）。
- **上矢状窦变异（2.3%）**——不要与血栓混淆（前 1/3 闭锁占 0.9%，中 1/3 发育不良占 0.7%，前 1/3 发育不良占 0.4%，前 2/3 发育不良占 0.2%，前半部分发育不良占 0.1%）。
- **MRV/CTV 显示明显蛛网膜粒（2.8%）**——不要与局限性血栓形成或窦内新生物相混淆（最常见部位：左横窦外侧占 1.3%，左乙状窦占 0.7%，右横窦外侧占 0.6%，上矢状窦中部占 0.5%）。
- **巨大枕大池（1%）**——正中矢状面＞ 10 ～ 12 mm。不要与以下疾病混淆：蛛网膜 / 表皮样囊肿、小脑萎缩、Dandy Walker 综合征（伴小脑蚓部萎缩）、Blake 囊肿——可能与颅后窝扩大有关。
- **起源于颈内动脉（ICA）的胚胎型大脑后动脉或永存原始三叉动脉（0.1% ～ 0.6%）**——通常是单侧的，并与 ICA 的囊性动脉瘤发生有关，后交通动脉正常由 ICA 发出（没有相关的特殊临床神经综合征）。在胎儿时期，三叉动脉在后交通动脉和椎动脉发育之前供应基底动脉，出生后通常消失。
- **直窦发育不良（0.2%）**——不要与血栓形成混淆。
- **胼胝体缺如（＜ 0.01%）**——不是真的正常变异（怀孕 3 ～ 12 周的先天损害），并与空洞脑（colpocephaly）（侧脑室枕角扩大）有关；不要与脑积水混淆；与多种颅面疾病或临床综合征有关。

第 2 章 颅骨、眼眶、鼻窦和面部

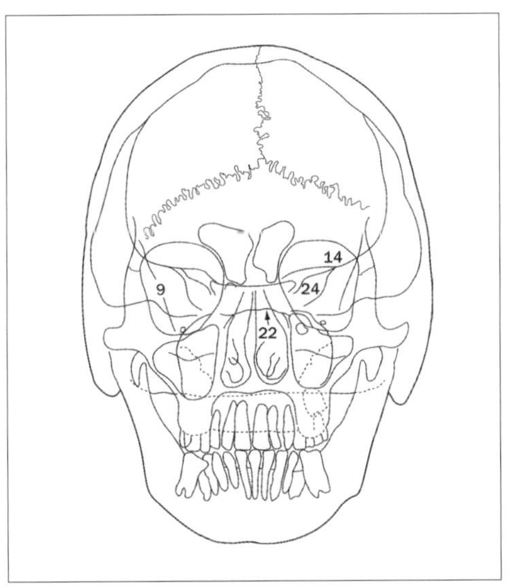

(a) 颅骨，枕额位 X 线片
(b) 颅骨，枕额位 X 线片显示圆孔

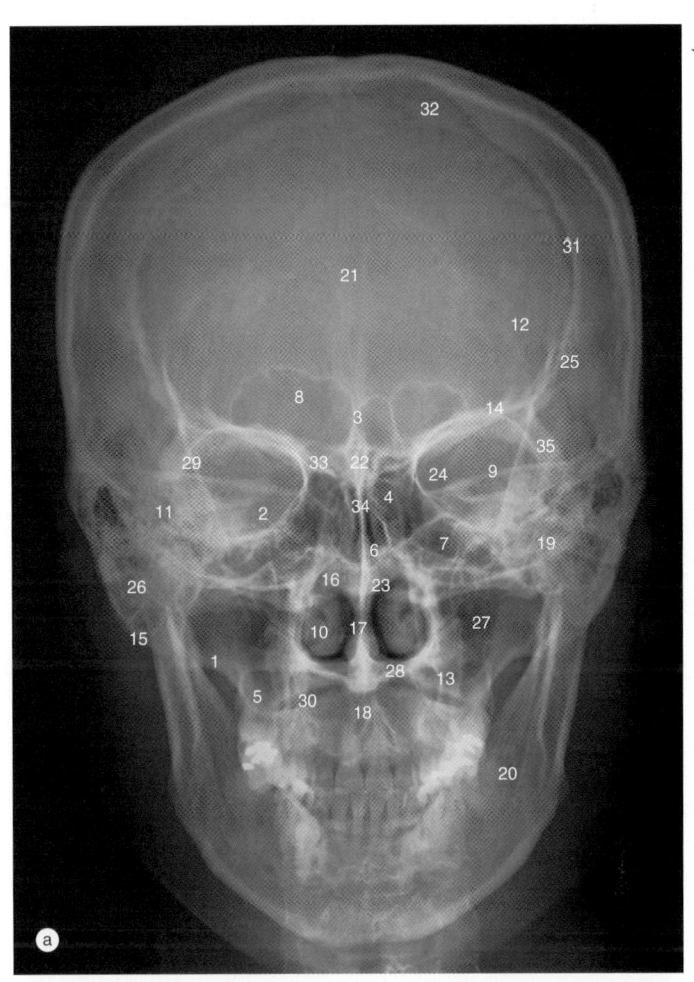

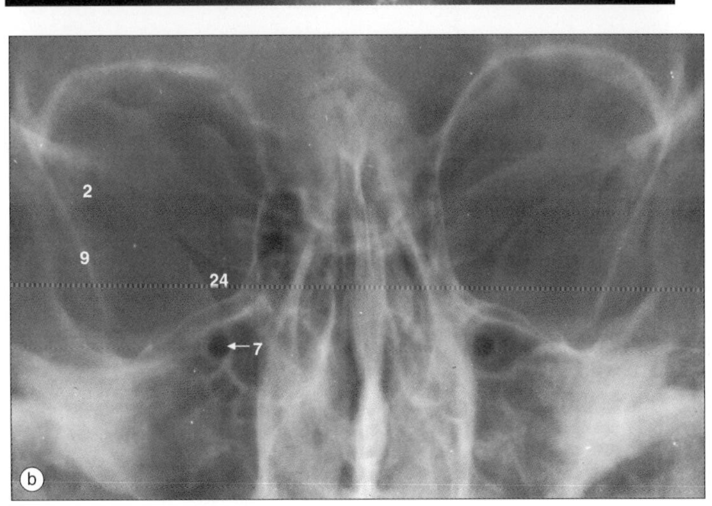

1. 枕骨基底部
2. 蝶骨体
3. 鸡冠
4. 筛窦
5. 上颌窦底
6. 垂体窝底
7. 圆孔
8. 额窦
9. 蝶骨大翼
10. 下鼻甲
11. 内耳道
12. 人字缝
13. 寰椎（第 1 颈椎）侧块
14. 蝶骨小翼
15. 乳突
16. 中鼻甲
17. 鼻中隔
18. 枢椎（第 2 颈椎）齿突
19. 颞骨岩部
20. 下颌支
21. 矢状缝
22. 蝶骨平台
23. 蝶窦
24. 眶上裂
25. 蝶骨大翼颞面
26. 乳突气房
27. 上颌窦
28. 硬腭
29. 无名线
30. 寰枢关节
31. 冠状缝
32. 缝间骨（沃姆骨）
33. 蝶骨联嵴
34. 筛骨垂直板
35. 颧骨额突

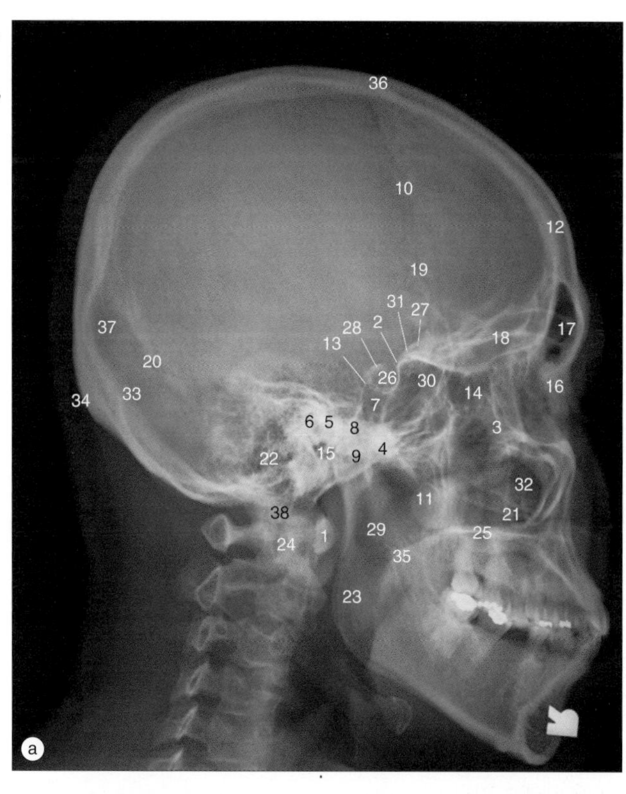

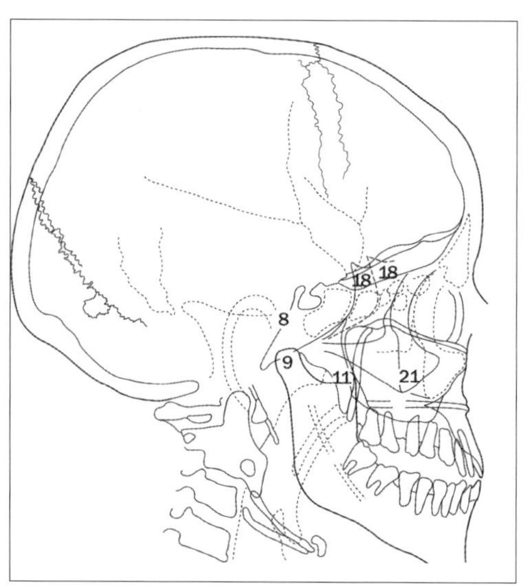

（**a**）颅骨，侧位片

垂体窝（蝶鞍）侧位片，（**b**）7 岁儿童，（**c**）23 岁女性

1. 寰椎（第 1 颈椎）前弓
2. 前床突
3. 颧弓
4. 颞下颌关节结节
5. 枕骨基底部
6. 蝶枕软骨结合
7. 颈动脉沟
8. 斜坡
9. 下颌骨髁突
10. 冠状缝
11. 下颌骨冠突
12. 板障
13. 鞍背
14. 筛窦
15. 外耳道
16. 颧骨额突
17. 额窦
18. 蝶骨大翼
19. 脑膜中动脉沟
20. 人字缝
21. 上颌骨颧突
22. 乳突气房
23. 下颌角
24. 枢椎（第 2 颈椎）齿突
25. 上颌骨腭突
26. 垂体窝（蝶鞍）
27. 蝶骨平台
28. 后床突
29. 下颌支
30. 蝶窦
31. 鞍结节
32. 上颌窦
33. 枕内隆凸
34. 枕外隆凸
35. 软腭
36. 前囟
37. 横窦沟
38. 乳突

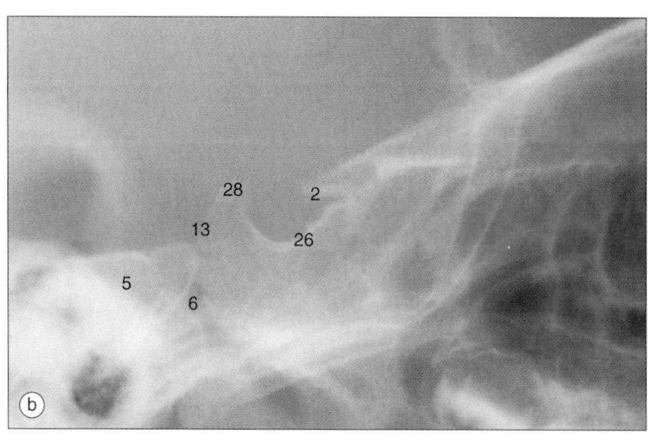

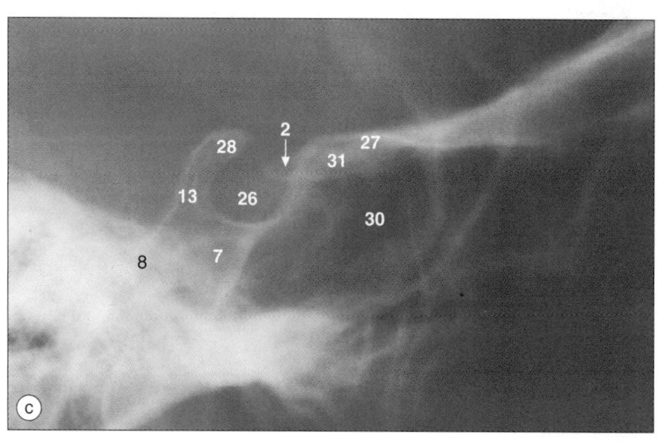

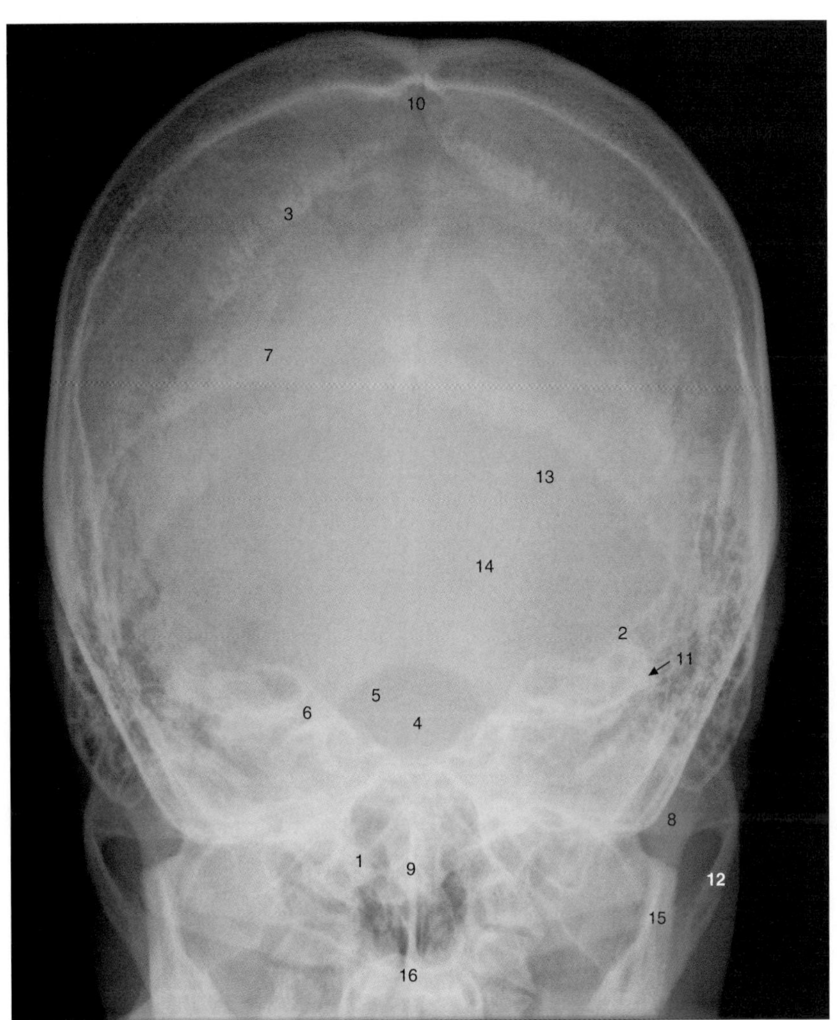

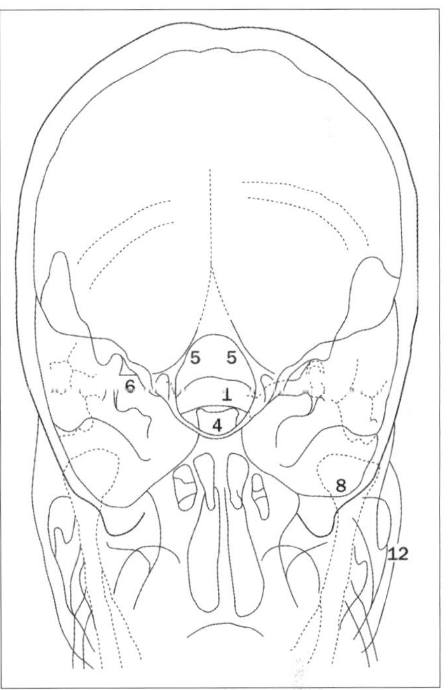

颅骨，30°额枕位（汤氏位）。注意寰椎后弓在X线片上位于枕骨大孔下方

1. 寰椎（第1颈椎）弓
2. 颞骨弓状隆起
3. 冠状缝
4. 鞍背
5. 枕骨大孔
6. 内耳道
7. 人字缝
8. 下颌骨髁突
9. 枢椎（第2颈椎）齿突
10. 矢状缝
11. 上半规管
12. 颧弓
13. 横窦沟
14. 枕骨鳞部
15. 下颌骨
16. 鼻中隔

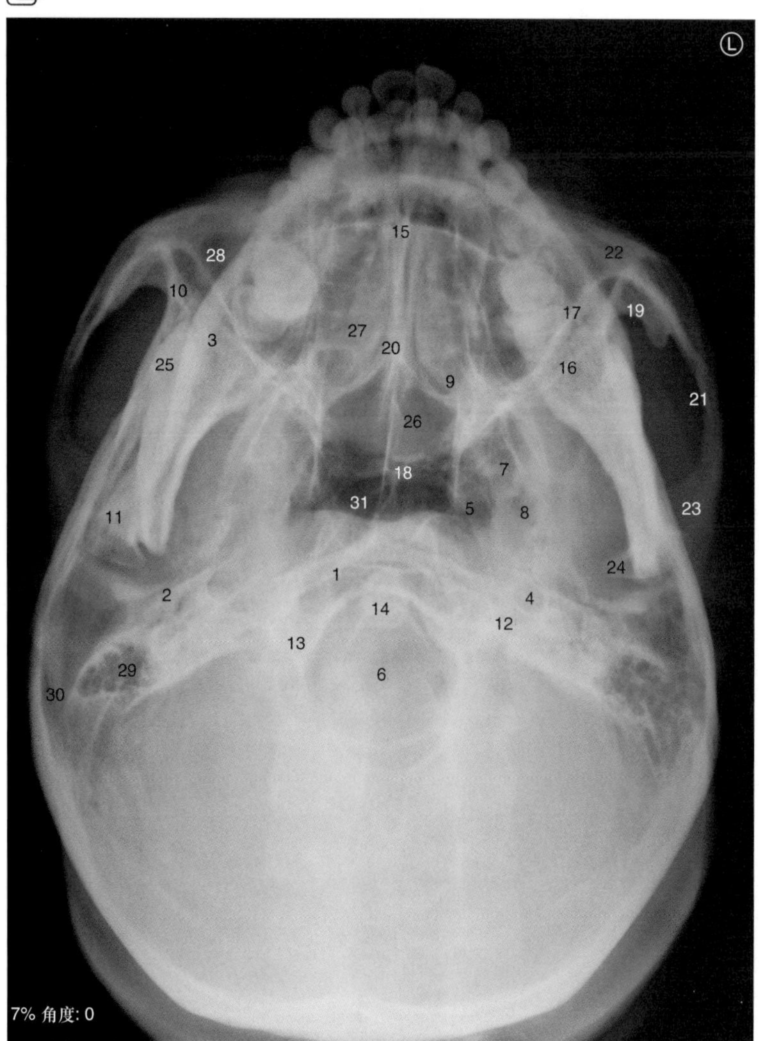

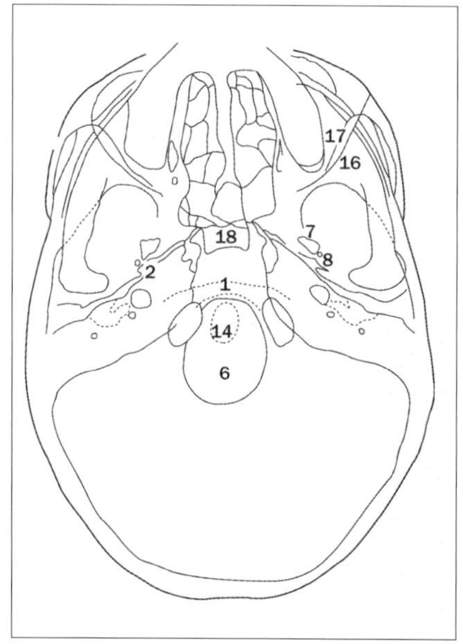

颅骨，颏顶位

1. 寰椎（第 1 颈椎）前弓
2. 咽鼓管（欧氏管）
3. 下颌体
4. 颈动脉管
5. 破裂孔
6. 枕骨大孔
7. 卵圆孔
8. 棘孔
9. 腭大孔
10. 蝶骨大翼
11. 下颌骨髁突
12. 颈静脉孔
13. 枕髁
14. 枢椎（第 2 颈椎）齿突
15. 筛骨垂直板
16. 眶后缘
17. 上颌窦后壁
18. 蝶窦
19. 颧骨颞突
20. 犁骨
21. 颧弓
22. 颧骨
23. 颞骨颧突
24. 下颌骨髁突
25. 下颌骨冠突
26. 筛窦
27. 硬腭
28. 上颌窦
29. 岩骨气化
30. 乳突气房
31. 鼻咽气体

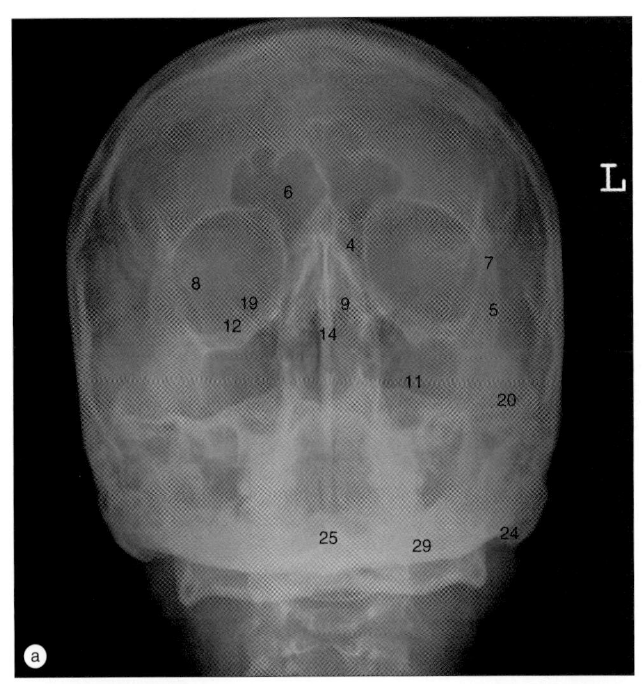

(a) 改良的枕额位

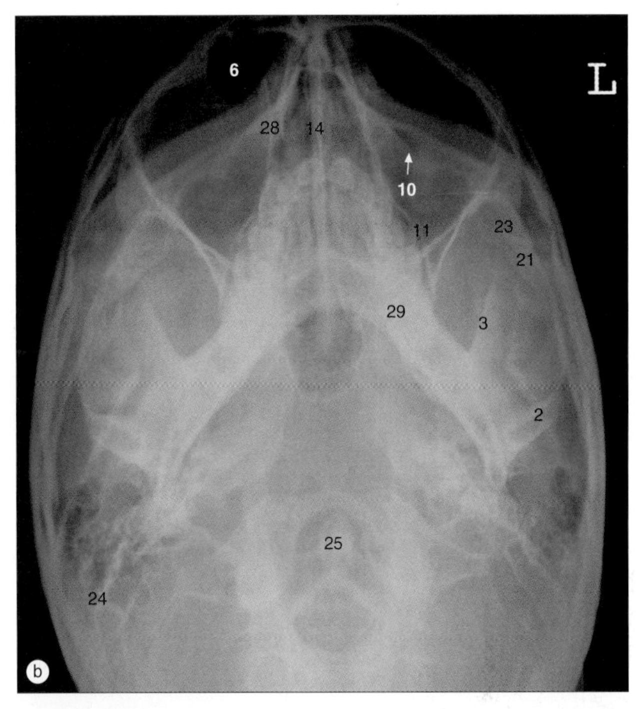

(b) 枕颏位

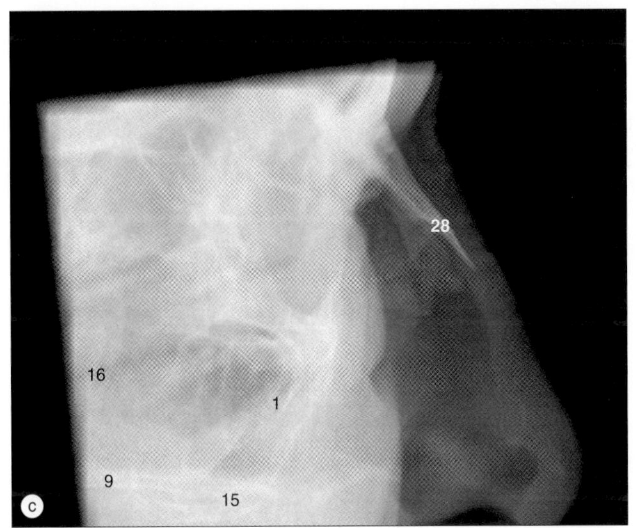

(c) 鼻骨侧位

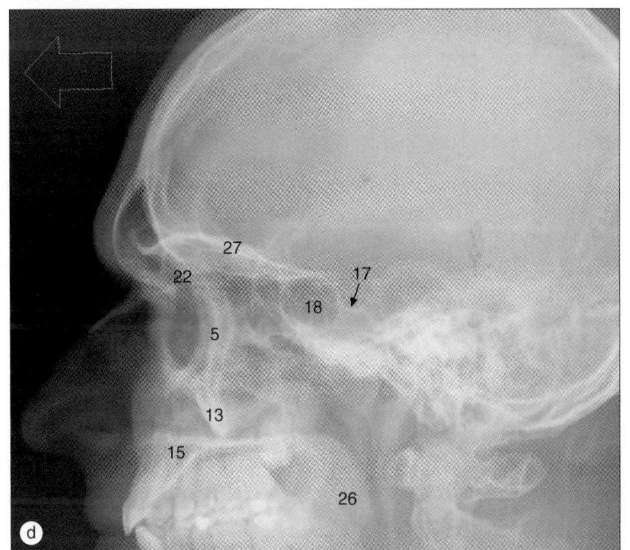

(d) 鼻窦侧位

1. 上颌窦前壁
2. 下颌骨髁突
3. 下颌骨冠突
4. 筛窦
5. 颧骨额突
6. 额窦
7. 颧额缝
8. 蝶骨大翼
9. 腭骨水平板
10. 眶下孔
11. 左侧上颌窦
12. 蝶骨小翼
13. 上颌骨颧突
14. 鼻中隔
15. 上颌骨腭突
16. 上颌窦后壁
17. 蝶鞍
18. 蝶窦
19. 眶上裂
20. 颧骨颞突
21. 颧弓
22. 额骨颧突
23. 颞骨颧突
24. 乳突
25.（枢椎）齿突
26. 软腭
27. 颅前窝底
28. 鼻骨
29. 下颌骨

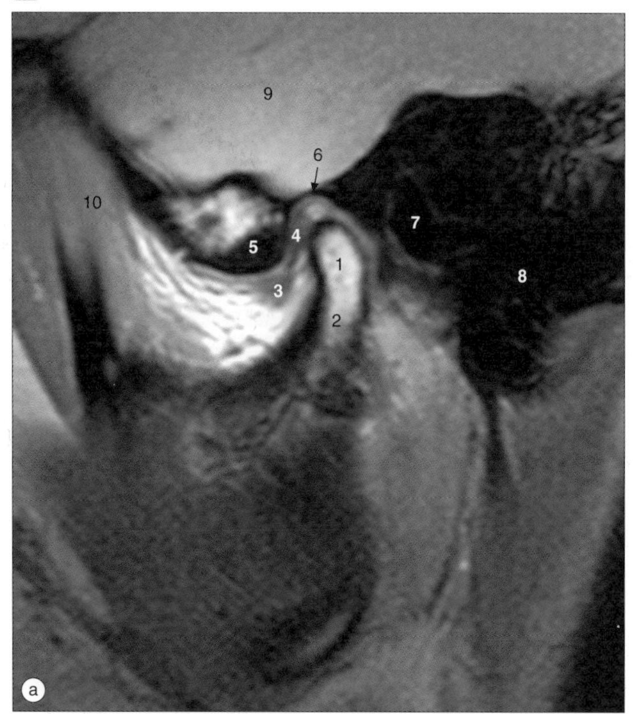

（**a**）闭口位

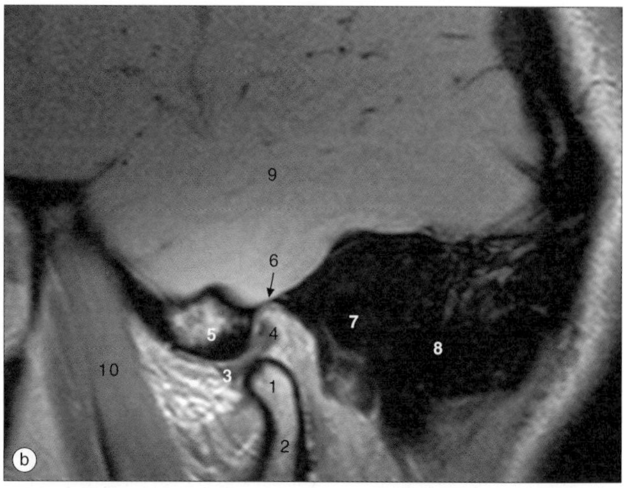

（**b**）开口位，下颌骨髁突前移至关节结节下方

颞下颌关节，被检者左侧面部 MR 矢状位 T1WI

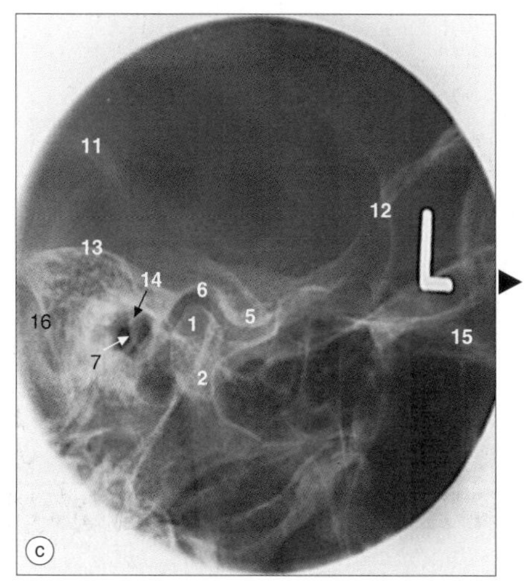

（**c**）闭口位

1. 下颌骨髁突
2. 下颌骨髁突颈
3. 关节盘前带
4. 关节盘后带
5. 关节结节
6. 下颌窝
7. 外耳道
8. 颞骨乳突
9. 大脑颞叶
10. 颞肌
11. 耳廓
12. 蝶骨大翼
13. 鼓室盖
14. 锤骨
15. 颞骨颧突
16. 窦板

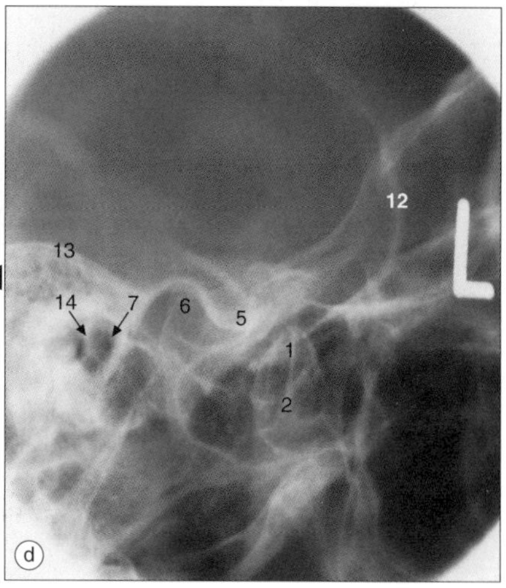

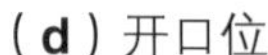

（**d**）开口位

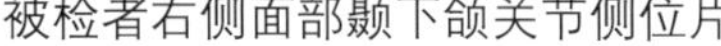

被检者右侧面部颞下颌关节侧位片

面骨和鼻窦，轴位 CT 图像显示以下层面：(**a**) 上颌骨牙槽突，(**b**) 硬腭，(**c**) 鼻腔，(**d**) 上颌窦，(**e**) 中鼻甲，(**f**) 颧弓，(**g**) 蝶窦，(**h**) 筛窦

1. 切牙管
2. 牙槽缘
3. 牙槽窝
4. 翼内肌
5. 咬肌
6. 下颌支
7. 口咽
8. 枢椎
9. 茎突
10. 硬腭
11. 上颌窦
12. 上颌窦外侧壁
13. 翼突外侧板
14. 翼突内侧板
15. 翼窝
16. 鼻咽
17. 犁骨
18. 枢椎齿突
19. 鼻孔
20. 鼻中隔
21. 下鼻甲
22. 下颌骨冠突
23. 下颌骨髁突颈
24. 寰椎（第 1 颈椎）前弓
25. 咽旁间隙
26. 翼外肌
27. 咽鼓管圆枕
28. 下鼻道（位于鼻泪管开口位置）
29. 颧骨
30. 鼻腔
31. 上颌窦内侧壁
32. 颞肌
33. 下颌骨髁突头
34. 乳突气房
35. 枕髁
36. 中鼻甲
37. 中鼻道
38. 上鼻甲

第 29～30 页共用编号 1～70 的注释。

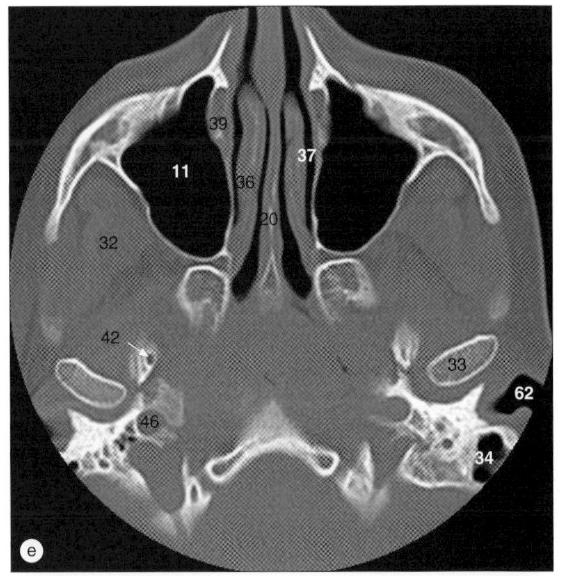

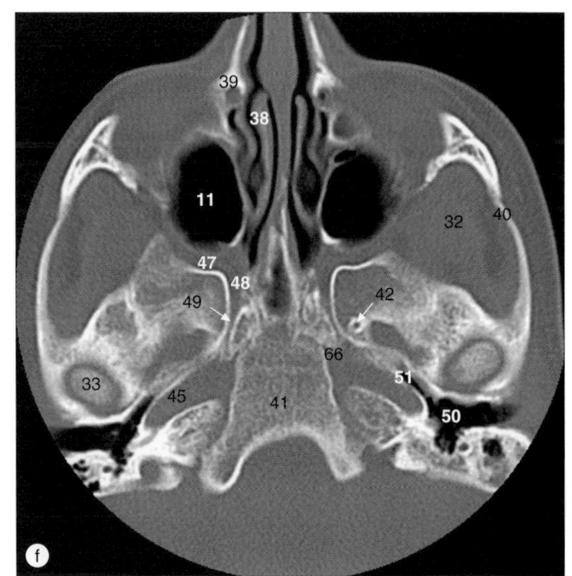

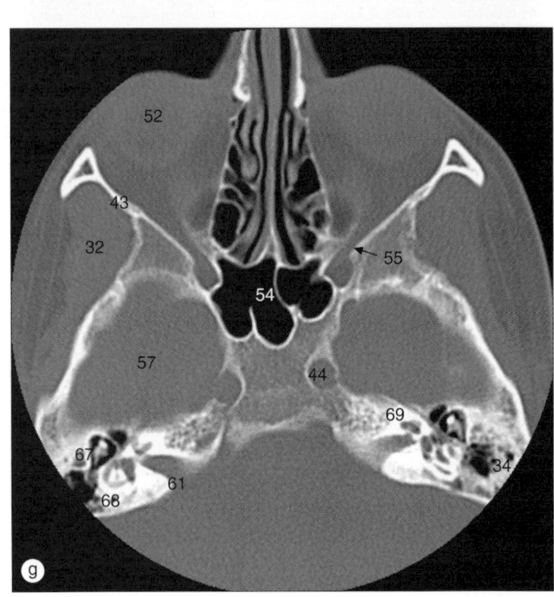

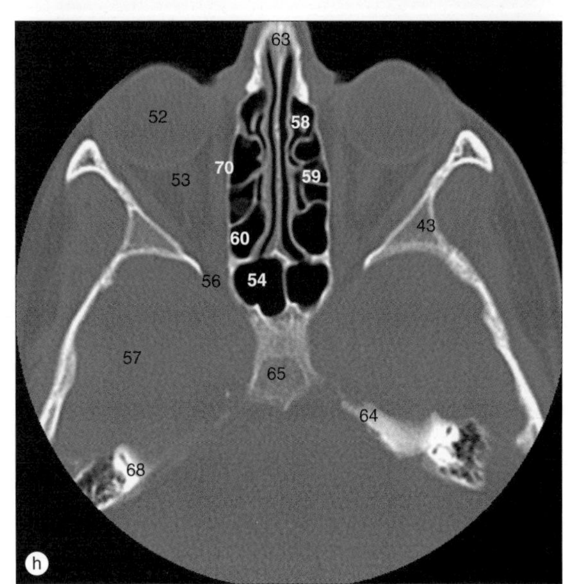

39. 鼻泪管
40. 颧弓
41. 斜坡
42. 棘孔
43. 蝶骨大翼
44. 颈内动脉破裂孔段
45. 颈内动脉管水平岩骨段
46. 颈内动脉管垂直岩骨段
47. 翼腭窝
48. 圆孔
49. 翼管
50. 中耳
51. 咽鼓管（欧氏管）
52. 眼球
53. 视神经
54. 蝶窦
55. 眶下裂
56. 眶上裂
57. 颞叶
58. 前组筛窦
59. 中组筛窦
60. 后组筛窦
61. 内耳道
62. 外耳道
63. 鼻骨
64. 岩尖部
65. 蝶鞍底
66. 破裂孔
67. 中耳听小骨（砧骨和锤骨）
68. 内耳半规管
69. 内耳耳蜗
70. 筛骨纸板

第 29 ～ 30 页共用编号 1 ～ 70 的注释。

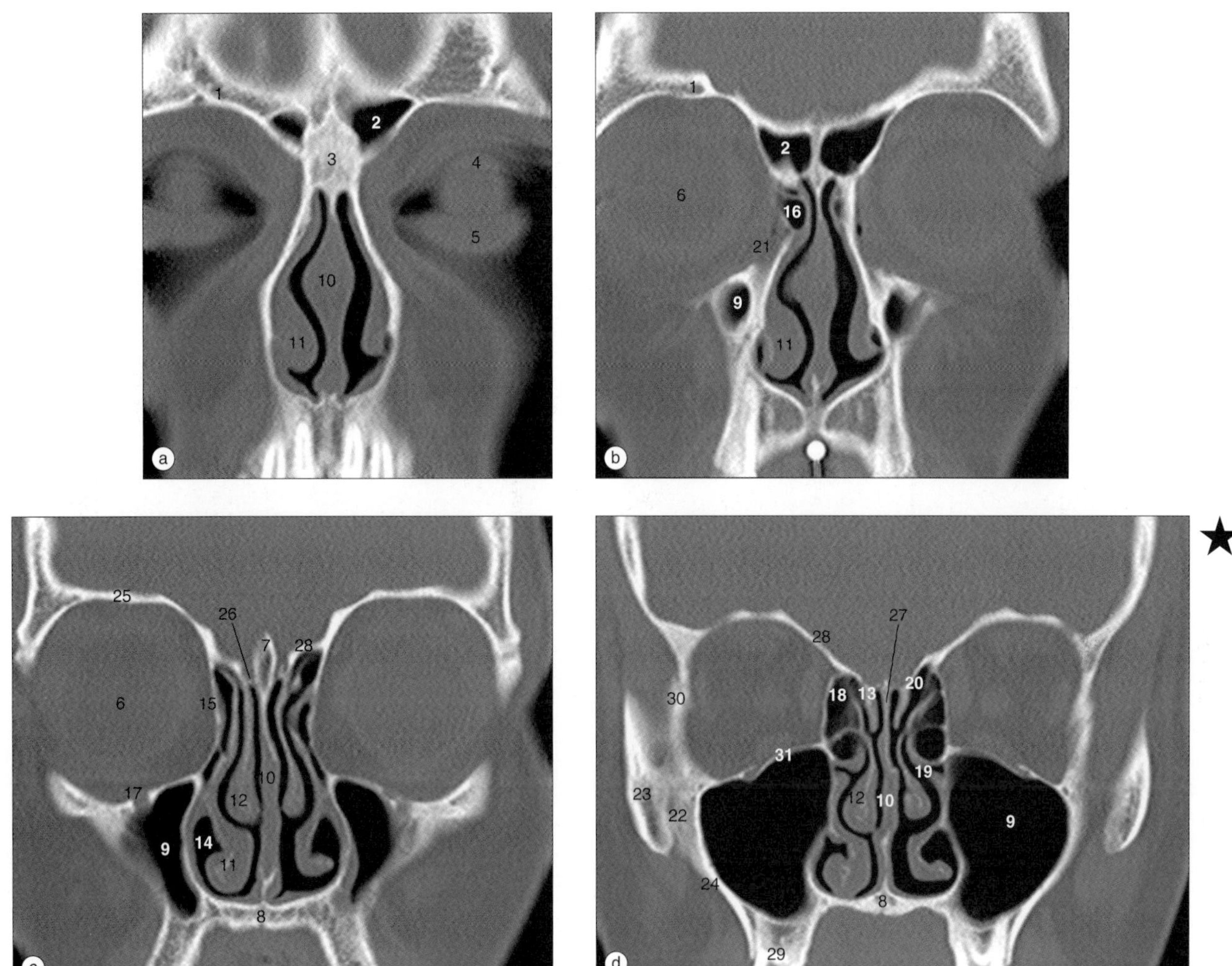

鼻窦，冠状位 CT 图像显示以下层面：（**a**）额窦，（**b**）鼻泪管，（**c**）筛状板，（**d**）前组筛窦，（**e**）中组筛窦，（**f**）翼腭窝，（**g**）蝶窦，（**h**）鼻咽

1. 额骨
2. 额窦
3. 鼻骨
4. 上眼睑
5. 下眼睑
6. 眼球
7. 鸡冠
8. 硬腭
9. 上颌窦
10. 鼻中隔
11. 下鼻甲
12. 中鼻甲
13. 上鼻甲
14. 下鼻道
15. 筛骨纸板
16. 鼻泪囊内气体
17. 眶下管
18. 前组筛窦
19. 中鼻道
20. 上鼻道

第 31 ～ 32 页共用编号 1 ～ 52 的注释。

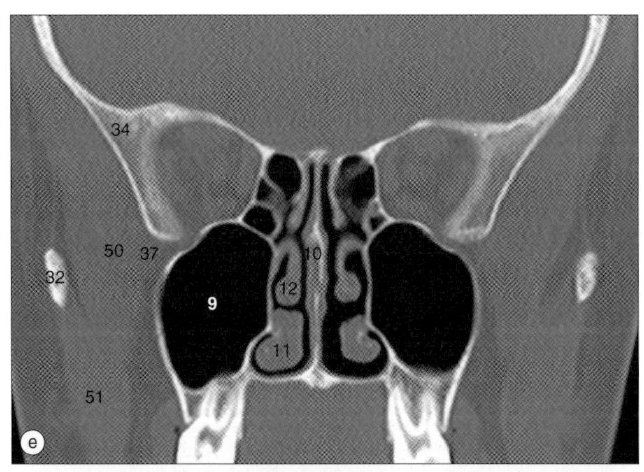

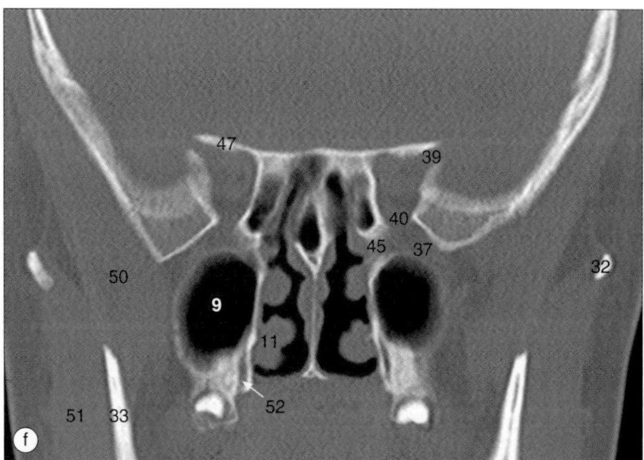

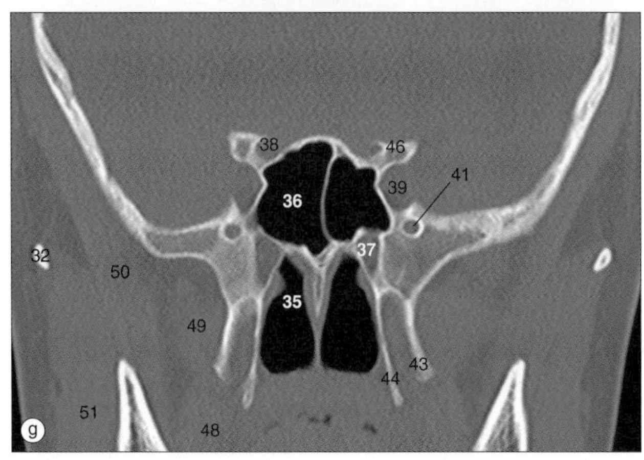

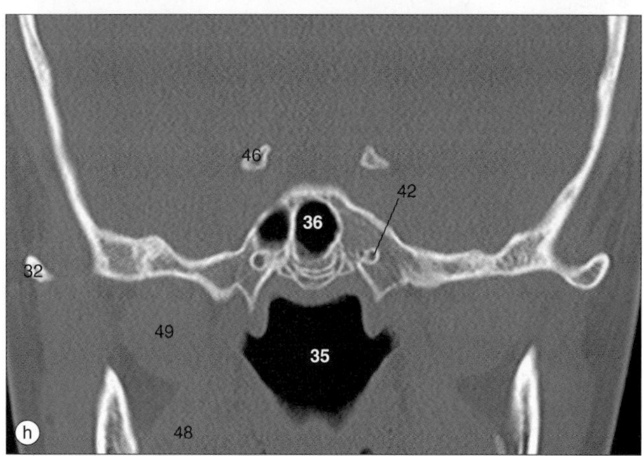

鼻窦，冠状位 CT 图像显示以下层面：(**a**) 额窦，(**b**) 鼻泪管，(**c**) 筛状板，(**d**) 前组筛窦，(**e**) 中组筛窦，(**f**) 翼腭窝，(**g**) 蝶窦，(**h**) 鼻咽

21. 鼻泪管
22. 上颌骨
23. 颧骨
24. 上颌窦外侧壁
25. 额骨眶顶
26. 筛骨筛状板
27. 筛骨垂直板
28. 额骨筛凹
29. 上颌骨上牙槽嵴
30. 颧骨眶外侧壁
31. 上颌骨眶底
32. 颧弓
33. 下颌支
34. 蝶骨大翼
35. 鼻咽
36. 蝶窦
37. 翼腭窝
38. 视神经管
39. 眶上裂
40. 眶下裂
41. 圆孔
42. 翼管
43. 翼突外侧板
44. 翼突内侧板
45. 蝶腭孔
46. 前床突
47. 蝶骨小翼
48. 翼内肌
49. 翼外肌
50. 颞肌
51. 咬肌
52. 腭大孔

第 31 ～ 32 页共用编号 1 ～ 52 的注释。

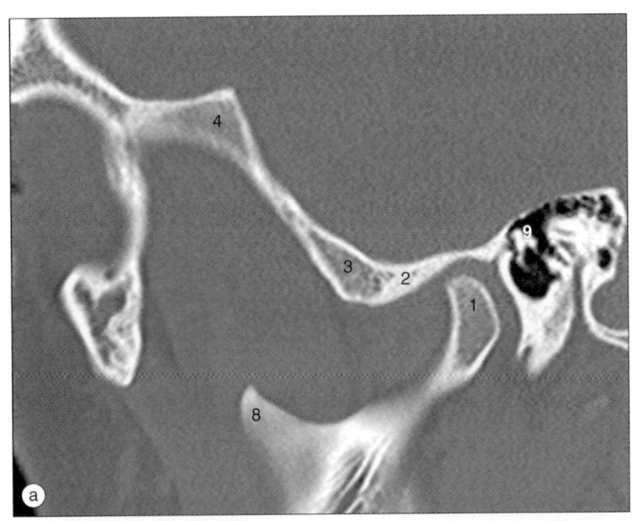

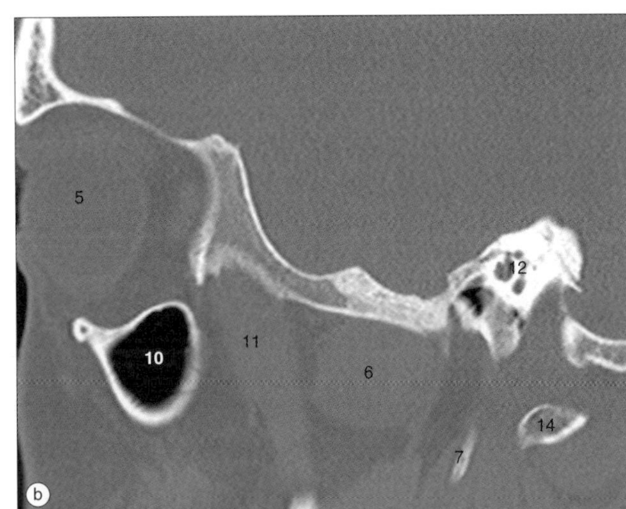

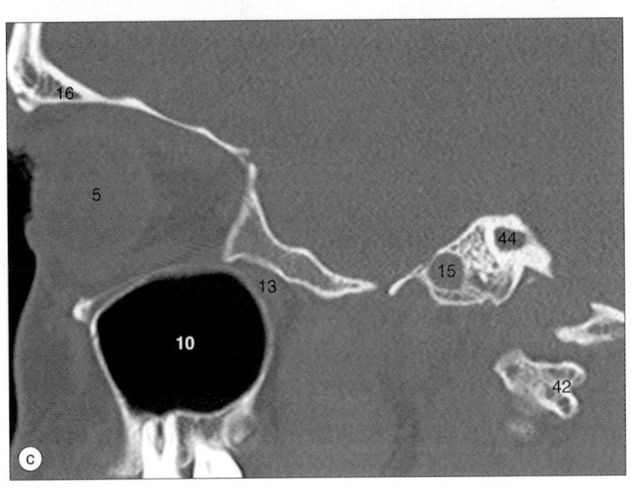

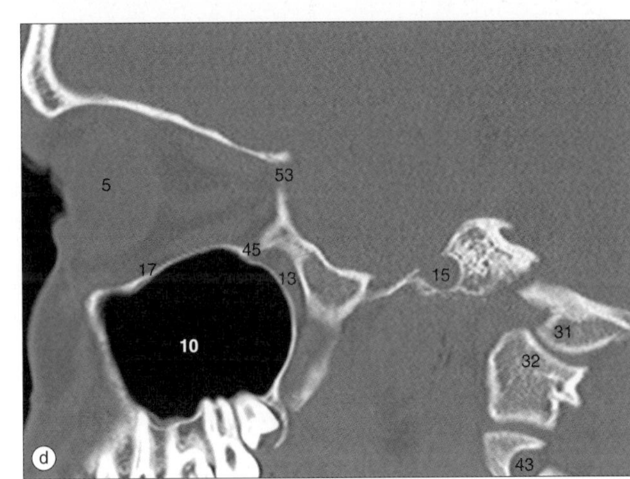

（**a**）～（**h**）鼻窦，矢状位 CT 图像，从外侧到中线

1. 下颌骨髁突
2. 关节结节
3. 颧弓
4. 颧骨
5. 眼球
6. 翼外肌
7. 茎突
8. 下颌骨冠突
9. 中耳
10. 上颌窦
11. 咬肌
12. 内耳
13. 翼腭窝
14. 寰椎横突
15. 颈内动脉（岩骨内水平段）
16. 额骨眶顶
17. 上颌骨眶底
18. 硬腭
19. 软腭
20. 舌
21. 口咽
22. 鼻咽
23. 蝶窦
24. 额窦
25. 后组筛窦
26. 前组筛窦
27. 腭大孔
28. 下鼻甲

第 33～34 页共用编号 1～53 的注释。

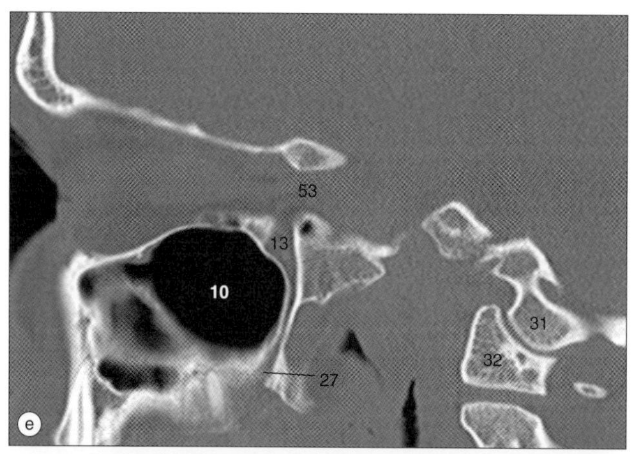

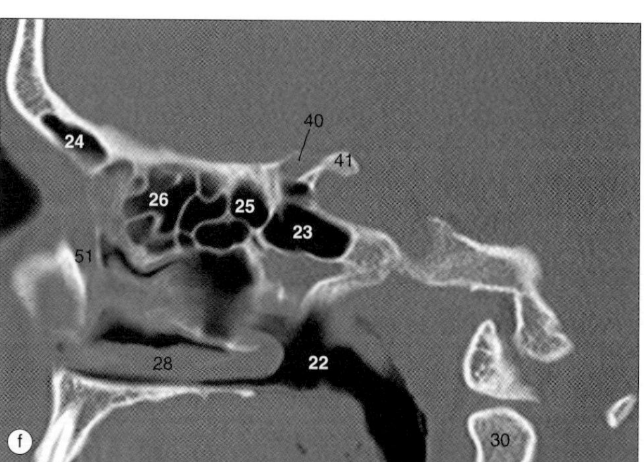

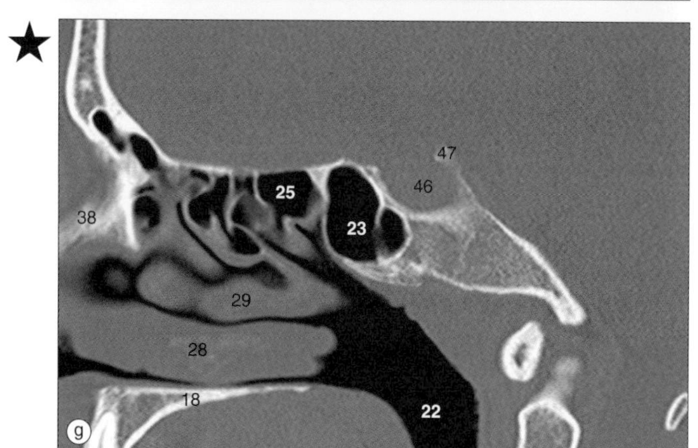

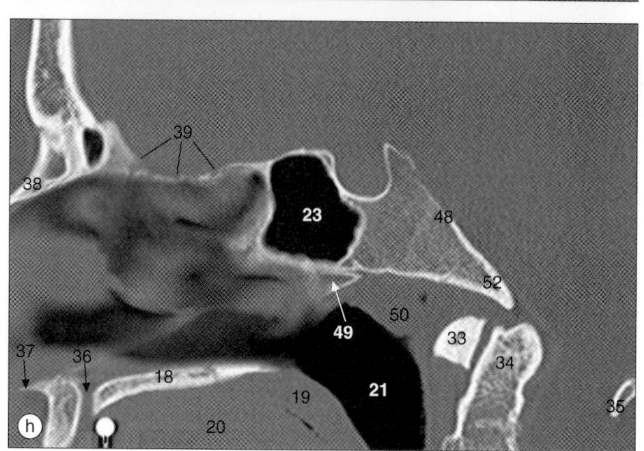

（**a**）～（**h**）鼻窦，矢状位 CT 图像，从外侧到中线

29. 中鼻甲
30. 枢椎基底部
31. 枕髁
32. 寰椎侧块
33. 寰椎前弓
34. 枢椎齿突
35. 寰椎后弓
36. 切牙孔（包含鼻腭神经——V2 感觉分支）
37. 上颌骨前鼻棘
38. 鼻骨
39. 筛状板
40. 视神经管
41. 前床突
42. 寰椎横突结节
43. 枢椎横突孔
44. 内耳道
45. 眶下裂
46. 垂体窝
47. 鞍背
48. 斜坡
49. 犁骨
50. 咽扁桃体
51. 鼻泪管
52. 颅底点（枕骨大孔前缘中点）
53. 眶上裂

第 33 ～ 34 页共用编号 1 ～ 53 的注释。

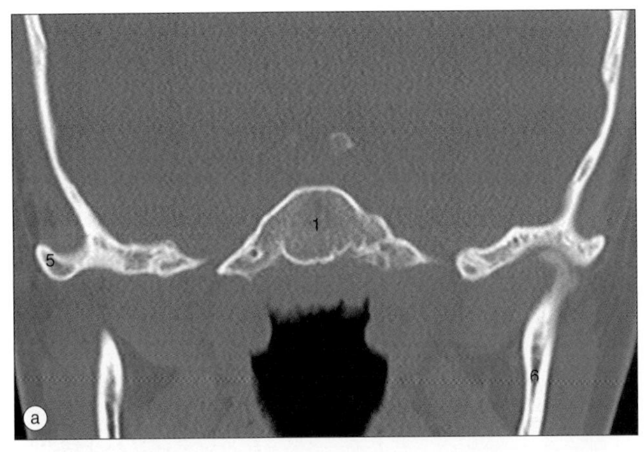

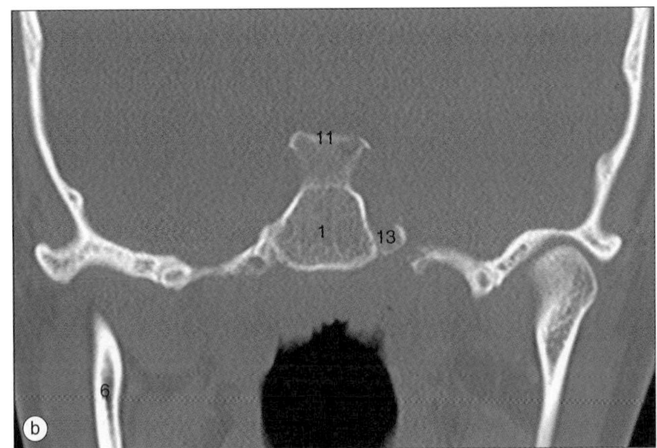

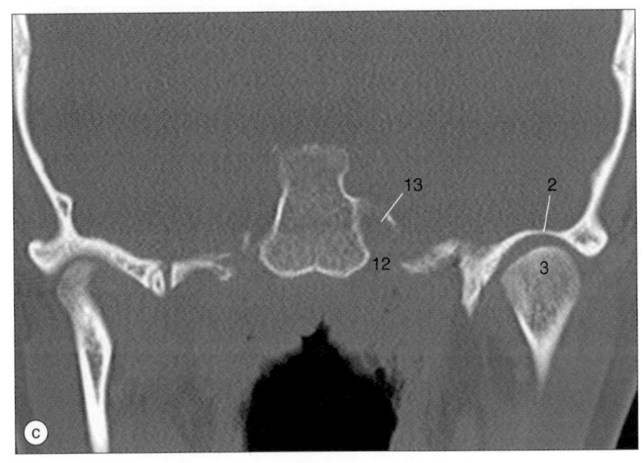

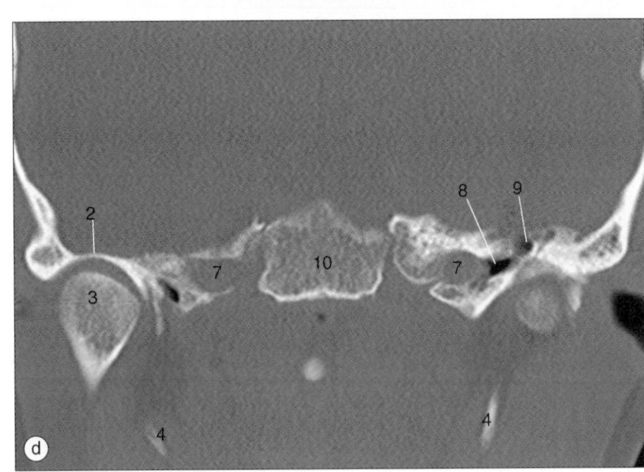

（**a**）～（**h**）冠状位 CT 图像，从前到后

1. 蝶骨体
2. 下颌窝
3. 下颌骨髁突头
4. 茎突
5. 颧弓
6. 下颌支
7. 颈内动脉（岩骨内水平段）
8. 下鼓室
9. 鼓室上隐窝
10. 枕骨基底部（下斜坡）
11. 鞍背
12. 破裂孔
13. 颈内动脉（破裂孔段）
14. 寰椎前弓
15. 枢椎齿突
16. 枢椎椎体

第 35 ～ 36 页共用编号 1 ～ 31 的注释。

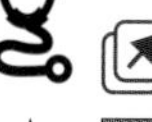

★

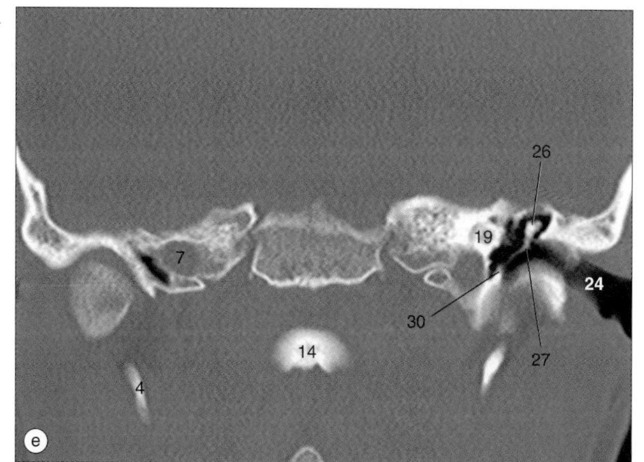

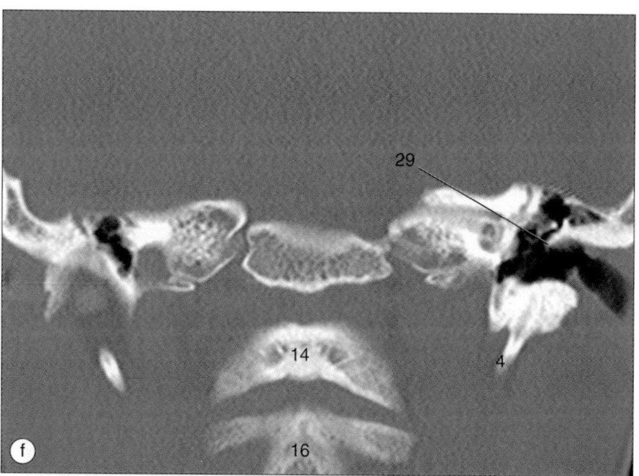

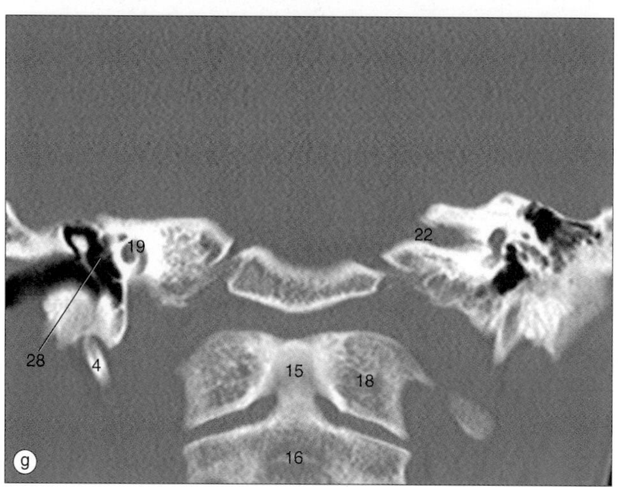

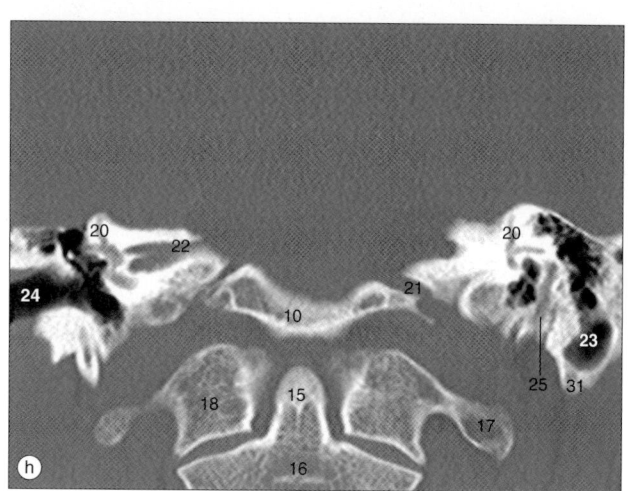

（**a**）～（**h**）冠状位 CT 图像，从前到后

17. 寰椎横突
18. 寰椎侧块
19. 耳蜗
20. 半规管
21. 颈静脉孔
22. 内耳道
23. 乳突气房
24. 外耳道
25. 茎乳孔（CN Ⅶ乳突段的位置）
26. 砧骨
27. 锤骨
28. 鼓膜张肌腱
29. 鼓室盾板
30. 鼓环
31. 乳突

第 35 ～ 36 页共用编号 1 ～ 31 的注释。

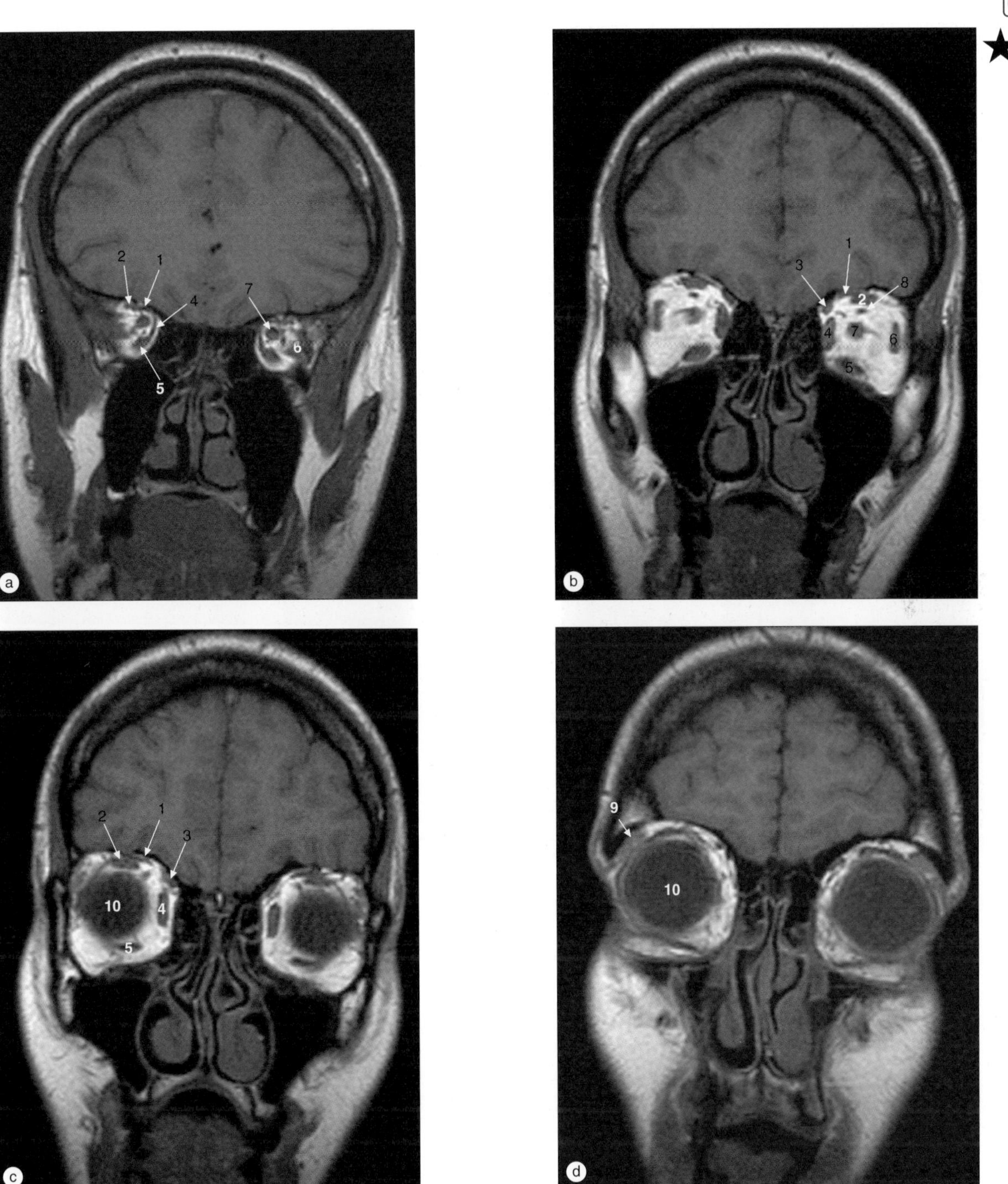

（**a**）～（**d**）冠状位 MRI，从后向前

1. 上睑提肌
2. 上直肌
3. 上斜肌
4. 内直肌
5. 下直肌
6. 外直肌
7. 视神经 / 鞘复合体
8. 眼上静脉
9. 泪腺
10. 眼球

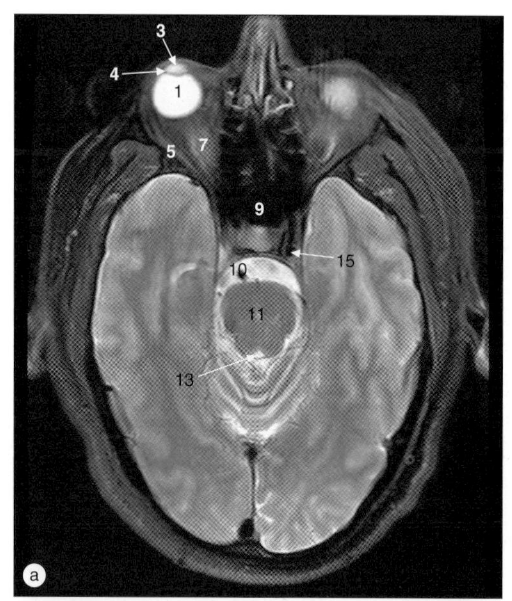

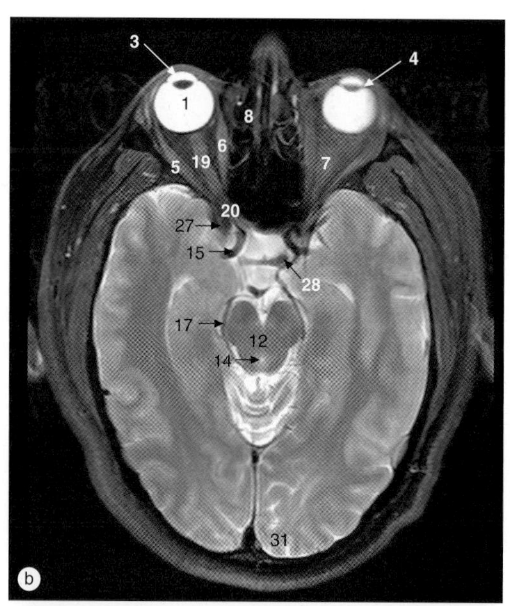

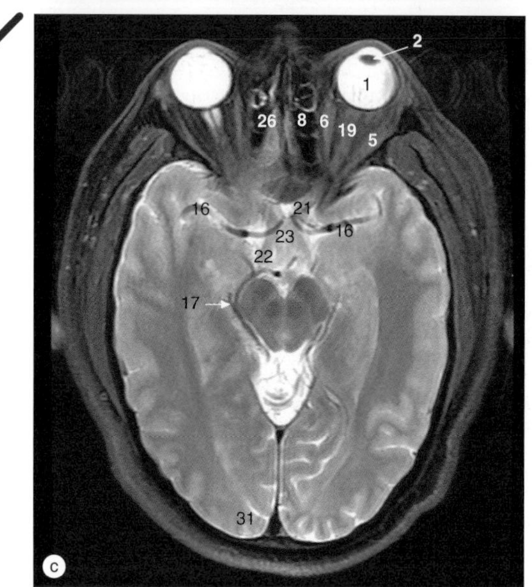

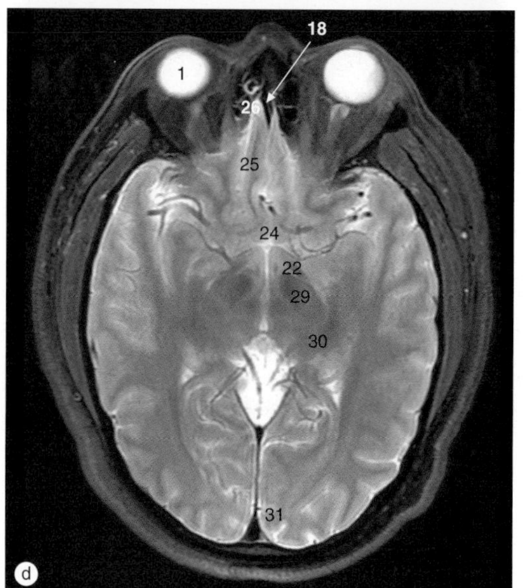

（**a**）～（**d**）眼眶，轴位 MRI，从下到上

1. 眼球玻璃体腔
2. 晶状体
3. 眼球前房
4. 睫状体
5. 外直肌
6. 内直肌
7. 上直肌
8. 筛窦
9. 蝶窦
10. 基底动脉
11. 脑桥
12. 中脑
13. 第四脑室上隐窝
14. 中脑导水管（Sylvius 水管）
15. 颈内动脉
16. 大脑中动脉
17. 大脑后动脉
18. 鸡冠
19. 视神经（CN Ⅱ，眶内段）
20. 视神经（CN Ⅱ，管内段）
21. 视神经（CN Ⅱ，颅内段）
22. 视束
23. 视交叉
24. 前连合
25. 直回
26. 嗅束（CN Ⅰ）
27. 前床突
28. 鞍背
29. 大脑脚
30. 内侧和外侧膝状体
31. 视觉（距状沟）皮质

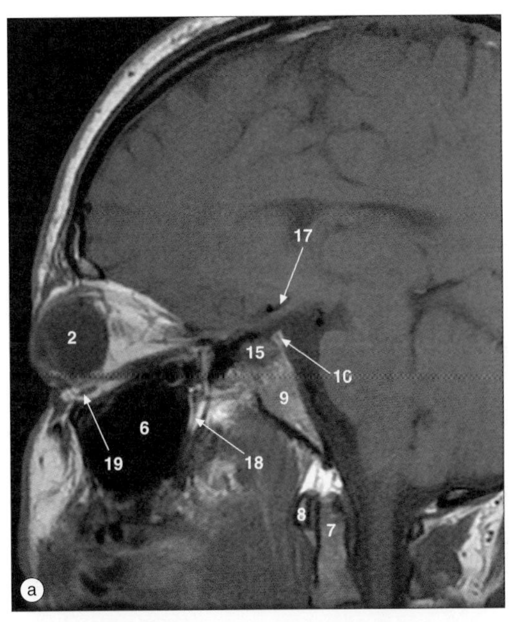

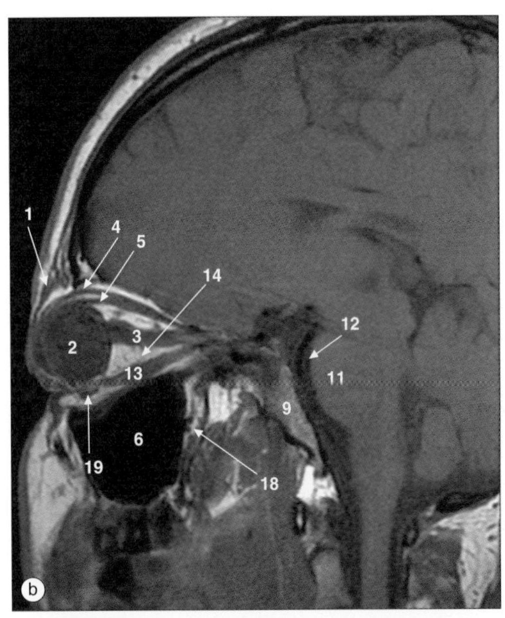

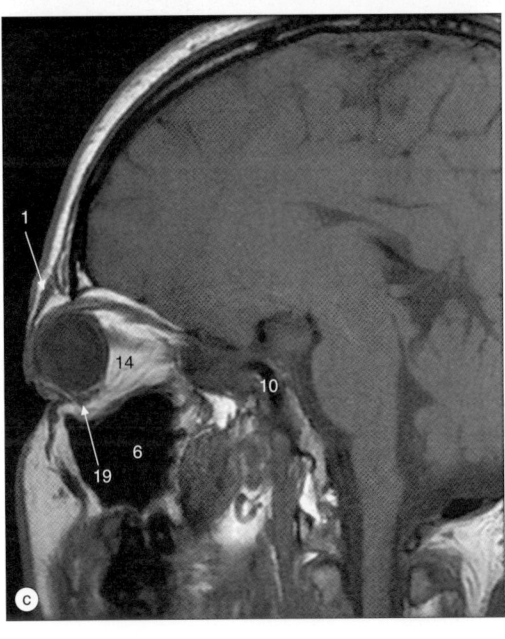

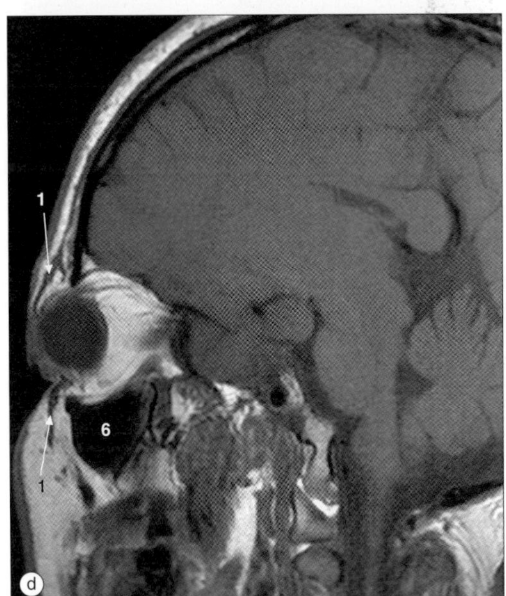

（**a**）～（**d**）眼眶，矢状位 MRI，从内到外

1. 眼轮匝肌
2. 眼球
3. 视神经（眶内段）
4. 上睑提肌
5. 上直肌
6. 上颌窦
7. 枢椎齿突
8. 寰椎前弓
9. 斜坡
10. 颈内动脉
11. 脑桥
12. 基底动脉
13. 下直肌
14. 球后脂肪
15. 垂体
16. 鞍背
17. 视神经颅内段
18. 翼腭窝
19. 下斜肌

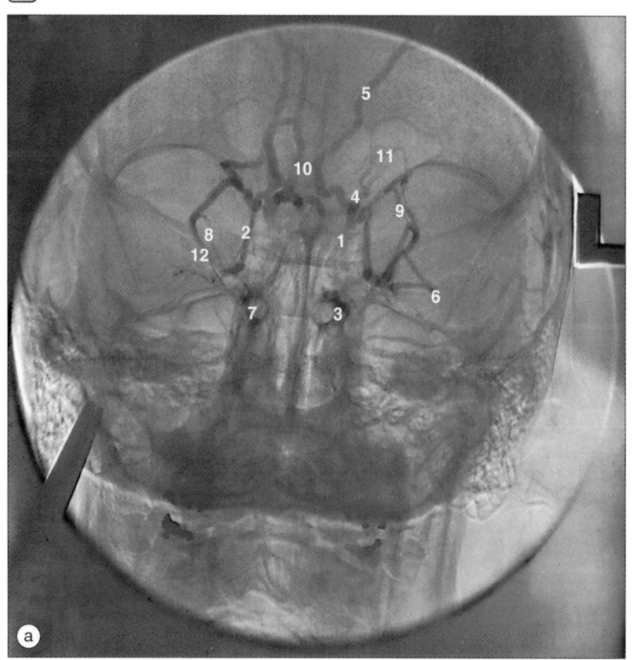

(a) 眼眶静脉造影

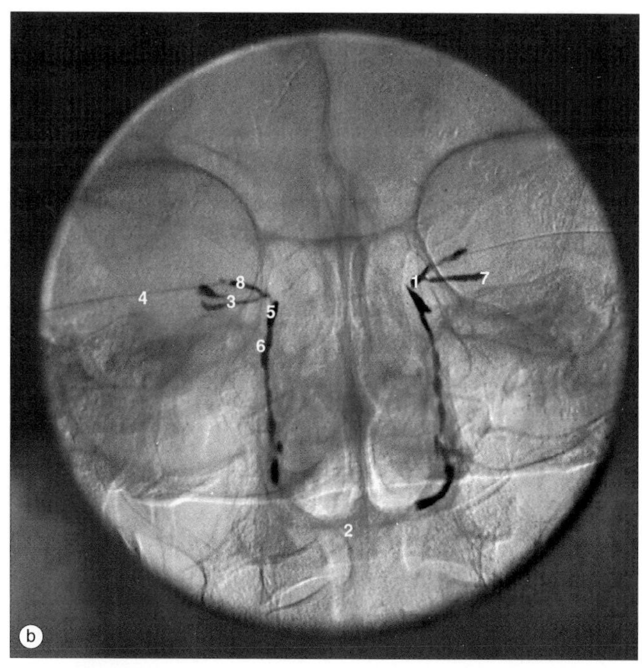

(b) 泪囊造影片

1. 内眦静脉
2. 前连结静脉
3. 海绵窦
4. 眼上静脉第 1 段
5. 额叶静脉
6. 眼下静脉
7. 颈内动脉
8. 内侧连结静脉
9. 眼上静脉第 2 段
10. 浅连接静脉
11. 眶上静脉
12. 眼上静脉第 3 段

1. 总泪小管
2. 硬腭
3. 下泪小管
4. 泪导管
5. 泪囊
6. 鼻泪管
7. 泪点位置
8. 上泪小管

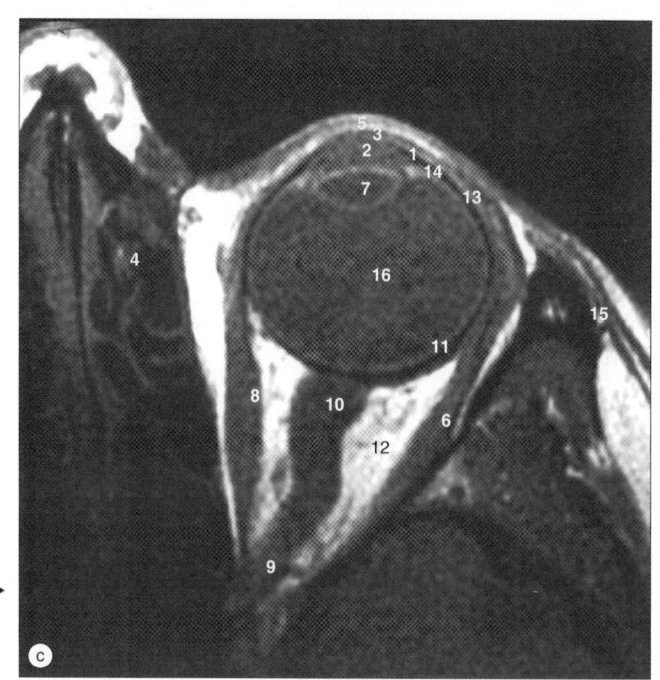

(c) 眼球，轴位 MRI

1. 前房
2. 房水
3. 角膜
4. 筛窦
5. 眼睑
6. 外直肌
7. 晶状体
8. 内直肌
9. 眼动脉
10. 视神经
11. 视网膜和脉络膜
12. 球后脂肪间隙
13. 巩膜
14. 晶状体悬韧带
15. 颞肌
16. 玻璃体

附赠电子资源

1. 解剖结构 X 线特征“幻灯片”：颅骨枕额位 X 线片
2. 摘自本书第 4 版的页面
3. 病理学教程：教程 2a、2b、2g、2h
4. 单选自测题

解剖变异

变异	发生率	临床意义
中鼻甲气化	35%	干扰经鼻手术；呼吸道上皮组织内容易发生阻塞（黏液囊肿）、感染和癌变；与鼻中隔偏曲相关，鼻中隔偏曲会增加鼻窦疾病的风险
鼻中隔偏曲	29%	严重时鼻甲受压，引起炎症和感染
Haller 气房（眶下筛窦气房 / 筛上颌窦气房）	20%	感染时可破入眼眶；内镜手术时不注意可能会进入眼眶；狭窄的窦口鼻道复合体扩大时，会引起同侧上颌窦阻塞
鼻丘气房	16%	扩大时可引起鼻额管阻塞和慢性额窦炎
面动脉发育不良	10%（1% 退化）	改变微血管游离皮瓣手术方案（对侧面动脉或同侧面横动脉供血）
Onodi（蝶筛）气房	10%	内镜进入蝶窦时易误入其中，多通过筛窦最后部，有损伤视神经和颈内动脉的风险。黏液囊肿、癌变和鼻窦炎等病变可造成视神经早期受累
缝间骨	10% 儿童	缝间骨较常见，有时可有很多个，并不一定代表成骨不全，10% 儿童至少有 4 块缝间骨。其他罕见原因有佝偻病、甲状腺功能减退症、唐氏综合征、致密性骨发育不全和锁骨颅骨发育不良等
蝶窦形态变异	5%	蝶窦气房可延伸至蝶骨大翼，形成外侧隐窝，这可成为黏膜潴留囊肿或息肉发生的部位。此外，气房也可延伸至眶后壁、翼突和蝶骨小翼。蝶窦的气化方式显著影响蝶鞍入路的安全性，过度气化可能会扭曲正常的解剖结构，所以这些病例在打开蝶鞍时尤其要注意中线结构，避免意外损伤颈动脉和视神经
单发低密度颅骨病变：蛛网膜粒、静脉湖、导静脉、顶骨变薄	5%	与多发性骨髓瘤或转移瘤类似
颅底气化不良	1%	颅底气化不良与有意义的颅底病变过程容易混淆。当蝶骨底、翼突、斜坡的非膨胀性病变伴有硬化边，内含脂肪和曲线状钙化灶时，放射科医生应重视这种变异——非典型脂肪骨髓经常被视为跨越多个蝶窦亚区的连续病变。微囊成分在 MRI 上也很典型
嗅球窝 3 型筛板（8 ～ 16 mm 深）	1%	局部鼻部手术或眼眶减压术时增加筛板损伤的风险。在慢性良性颅内高压时，这种变异的变薄筛板更容易发生 CSF 漏
副顶枕缝	＜ 1%	类似骨折：顶骨和枕骨有多个骨化中心，因此是常见的副颅缝区。顶骨从 2 个骨化中心开始骨化，而枕骨从 6 个骨化中心骨化。副顶内缝和矢状下缝较罕见，此时可见顶骨分离，可以用 2 个独立骨化中心不完全融合来解释。通常是双侧、对称的

CSF：脑脊液；MRI：磁共振成像

第 3 章 颈部

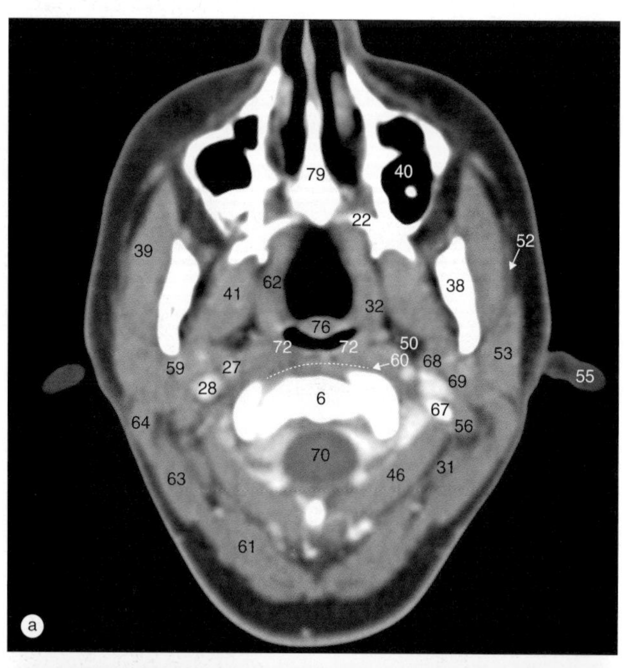

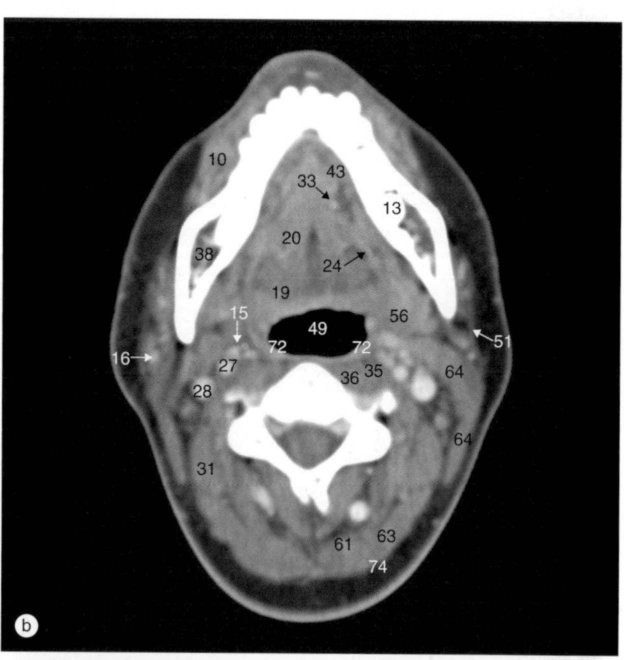

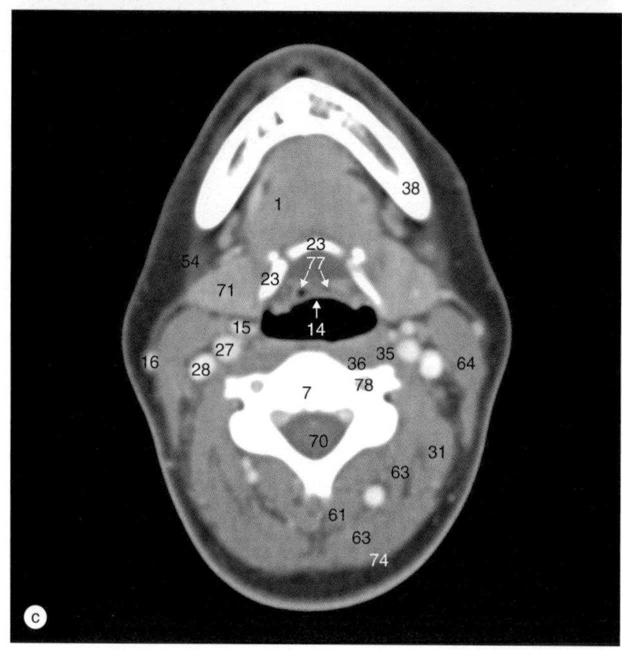

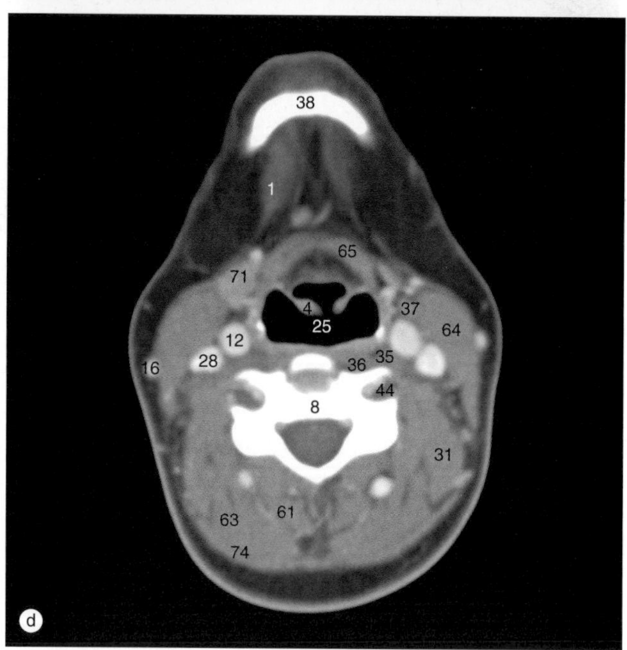

（**a**）～（**h**）颈部轴位增强 CT 图像，由上到下

1. 二腹肌前腹
2. 颈前静脉
3. 前斜角肌
4. 杓状会厌皱襞
5. 杓状软骨
6. 第 2 颈椎（C2）椎体
7. 第 4 颈椎（C4）椎体
8. 第 5 颈椎（C5）椎体
9. 第 1 胸椎（T1）椎体
10. 颊肌
11. 锁骨
12. 颈总动脉
13. 牙根
14. 会厌
15. 颈外动脉
16. 颈外静脉
17. 假声带
18. 第 1 肋骨
19. 颏舌肌
20. 颏舌骨肌
21. 声门
22. 硬腭
23. 舌骨

第 42 ～ 43 页共用编号 1 ～ 79 的注释。

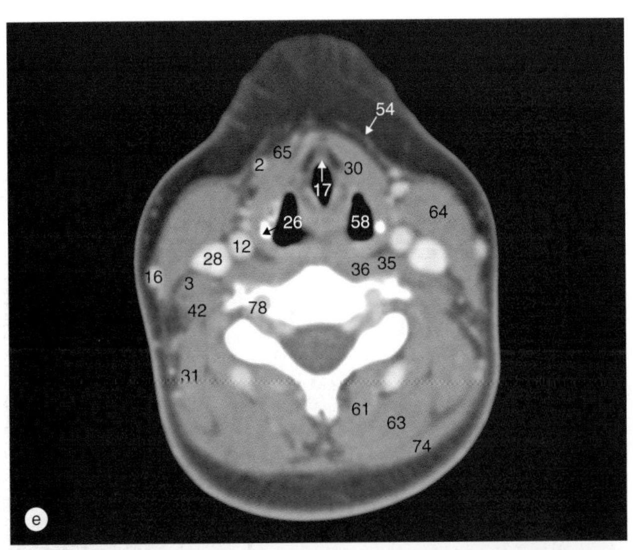

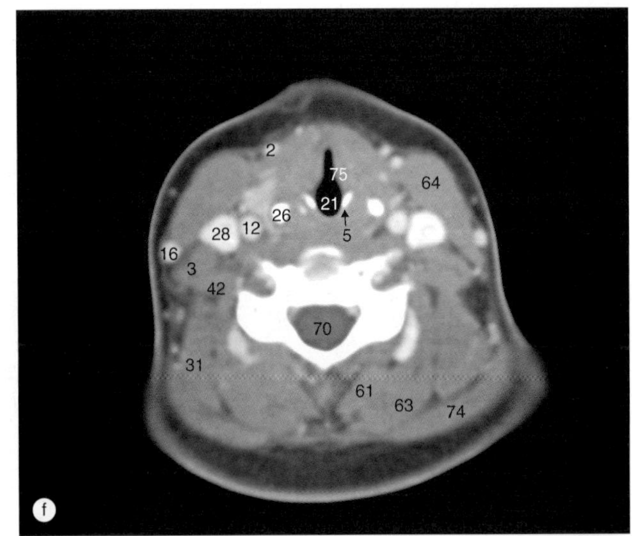

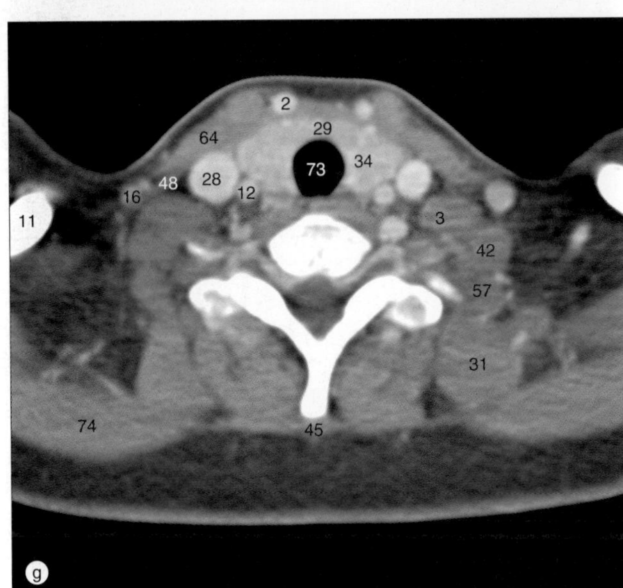

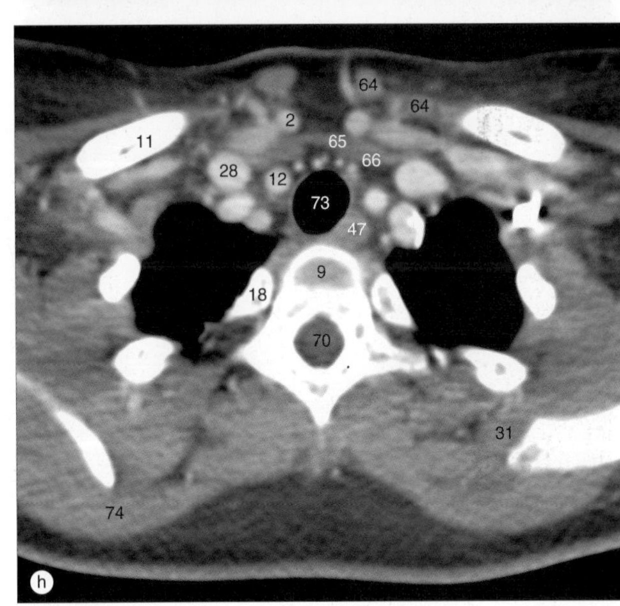

（**a**）～（**h**）颈部轴位增强 CT 图像，由上到下

24. 舌骨舌肌
25. 下咽部
26. 甲状软骨下角
27. 颈内动脉
28. 颈内静脉
29. 甲状腺峡部
30. 甲状软骨板
31. 肩胛提肌
32. 腭帆提肌
33. 舌血管
34. 甲状腺叶
35. 头长肌
36. 颈长肌
37. 淋巴结
38. 下颌骨
39. 咬肌
40. 上颌窦
41. 翼内肌
42. 中斜角肌
43. 下颌舌骨肌
44. C5 神经根
45. 项韧带
46. 头下斜肌
47. 食管
48. 肩胛舌骨肌
49. 口咽
50. 咽旁间隙
51. 腮腺囊
52. 腮腺管
53. 腮腺
54. 颈阔肌
55. 耳廓
56. 二腹肌后腹
57. 后斜角肌
58. 梨状窝
59. 下颌后静脉
60. 咽后间隙
61. 头半棘肌
62. 软腭
63. 头夹肌
64. 胸锁乳突肌
65. 胸骨舌骨肌
66. 胸骨甲状肌
67. 茎突
68. 茎突舌肌
69. 茎突舌骨肌
70. 脊髓
71. 下颌下腺
72. 咽上缩肌
73. 气管
74. 斜方肌
75. 真声带
76. 腭垂（悬雍垂）
77. 会厌谷
78. 椎血管（横突孔内）
79. 犁骨

第 42 ～ 43 页共用编号 1 ～ 79 的注释。

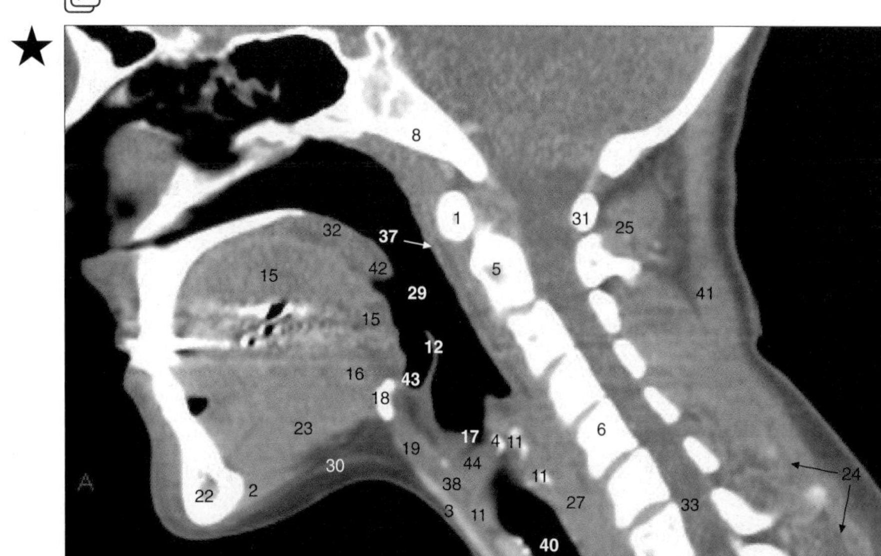

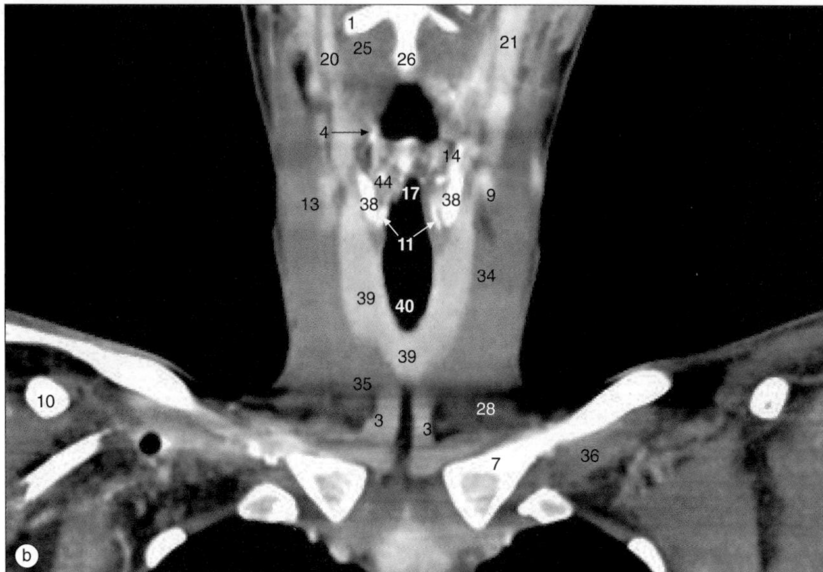

颈部，(**a**) 正中矢状位和 (**b**) 正中冠状位增强 CT 图像

1. 寰椎前弓
2. 二腹肌前腹
3. 颈前静脉
4. 杓状软骨
5. C2（枢椎）椎体
6. C5 椎体
7. 锁骨
8. 斜坡
9. 颈总动脉
10. 肩胛骨喙突
11. 环状软骨
12. 会厌
13. 颈外动脉
14. 颈外静脉
15. 颏舌肌
16. 颏舌骨肌
17. 声门
18. 舌骨
19. 舌骨下肌群
20. 颈内动脉
21. 颈内静脉
22. 下颌骨
23. 下颌舌骨肌
24. 项韧带
25. 头下斜肌
26. C2（枢椎）齿突
27. 食管
28. 肩胛舌骨肌
29. 口咽
30. 颈阔肌
31. 寰椎后弓
32. 软腭
33. 脊髓
34. 胸锁乳突肌
35. 胸骨舌骨肌
36. 锁骨下肌
37. 咽上缩肌
38. 甲状软骨（板）
39. 甲状腺
40. 气管
41. 斜方肌
42. 腭垂
43. 会厌谷
44. 声带肌

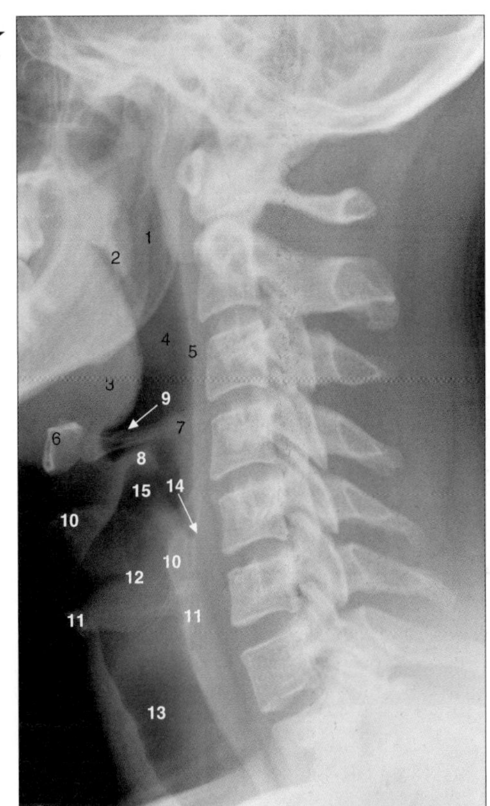

1. 鼻咽
2. 软腭
3. 舌根
4. 口咽
5. 咽后软组织
6. 舌骨体
7. 舌骨大角
8. 会厌
9. 会厌谷
10. 甲状软骨
11. 环状软骨
12. 喉间隙
13. 气管
14. 食管入口
15. 喉咽

(**a**) 颈部软组织，侧位片

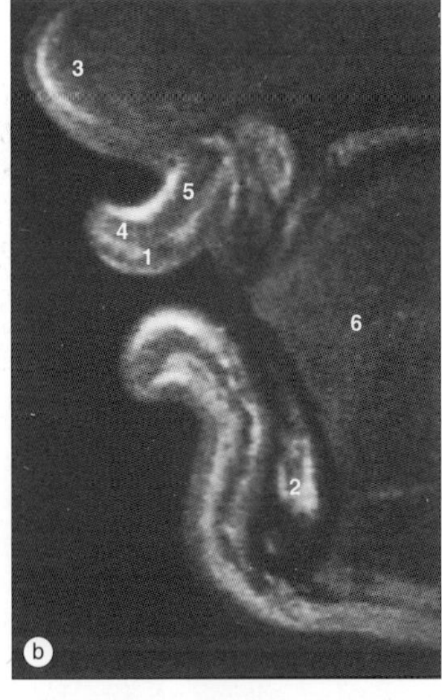

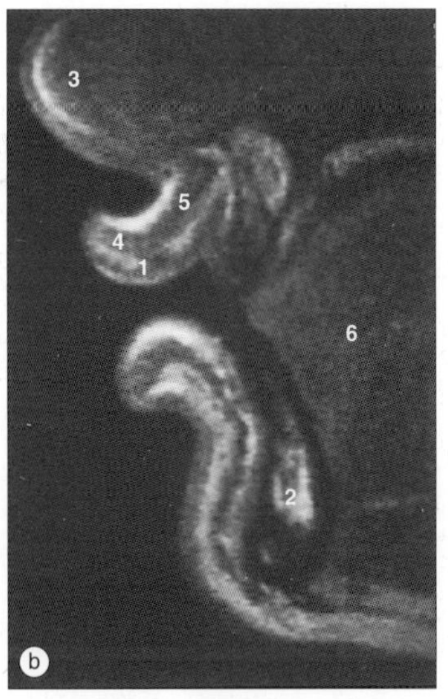

1. 提肌三角止点
2. 下颌骨
3. 鼻
4. 口轮匝肌边缘部
5. 口轮匝肌外周部
6. 舌

(**b**) 唇部，矢状位 MRI

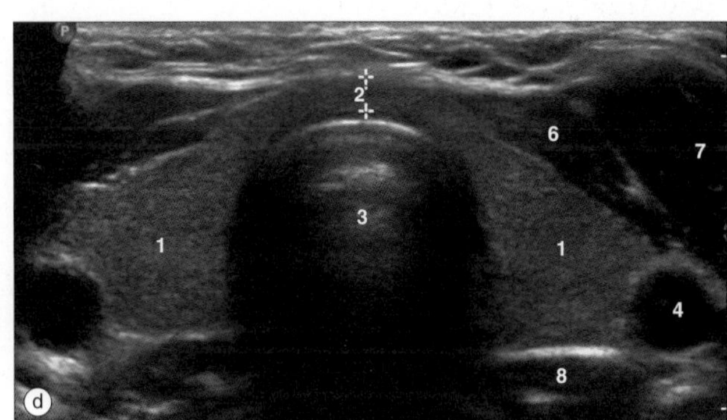

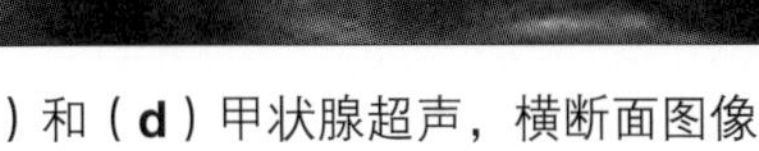

(**c**) 和 (**d**) 甲状腺超声，横断面图像

1. 甲状腺叶
2. 甲状腺峡部
3. 气管
4. 颈总动脉
5. 颈内静脉
6. 舌骨下肌群
7. 胸锁乳突肌
8. 椎前肌肉

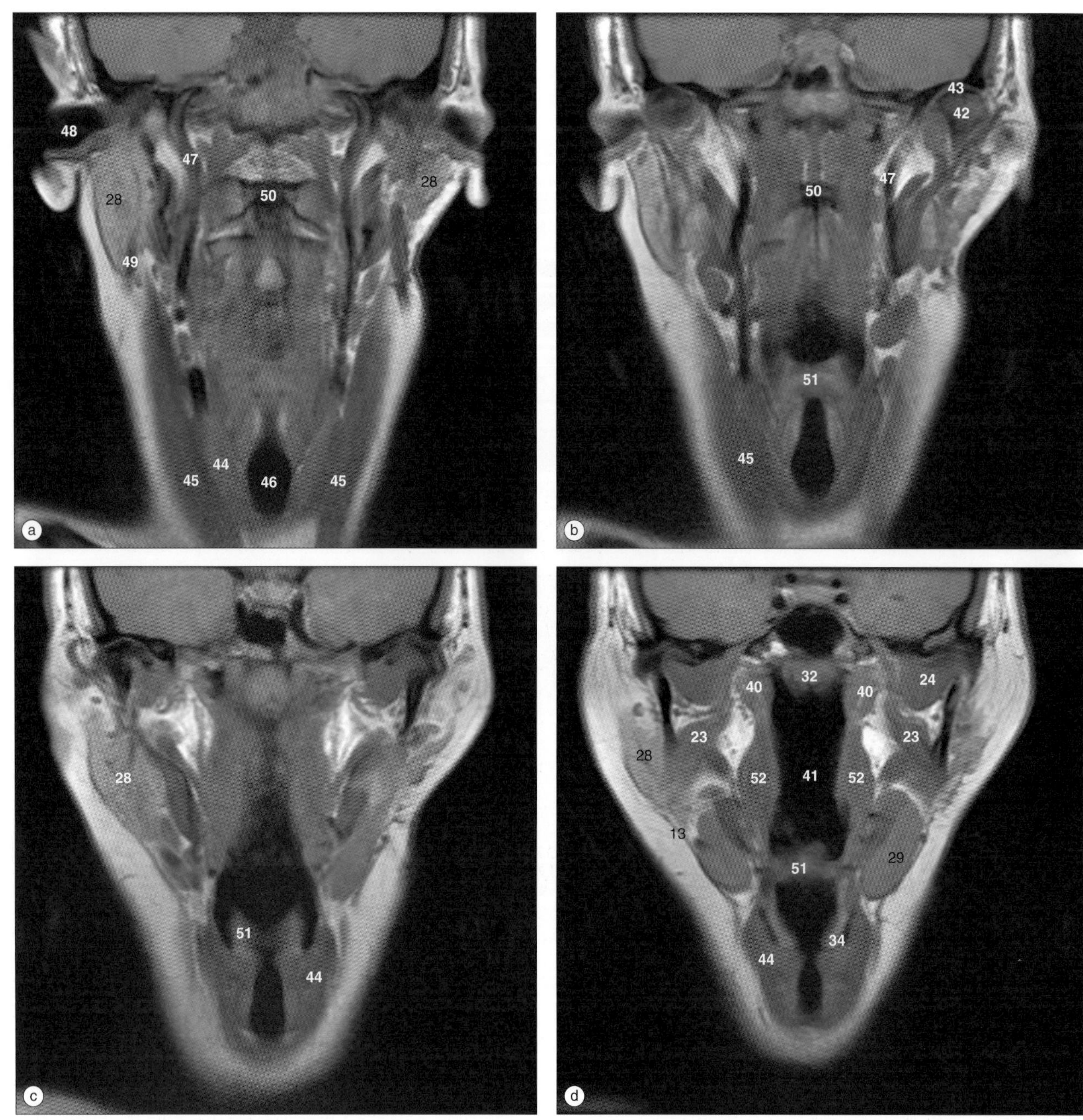

（**a**）～（**l**）咽部，冠状位 MRI，从后向前

1. 上颌窦
2. 硬腭
3. 下颌骨
4. 上颌骨牙槽嵴
5. 口腔
6. 下鼻甲
7. 中鼻甲
8. 鼻中隔
9. 颏舌肌
10. 颏舌骨肌
11. 二腹肌前腹
12. 舌中隔
13. 颈阔肌
14. 舌骨舌肌

第 46 ～ 48 页共用编号 1 ～ 53 的注释。

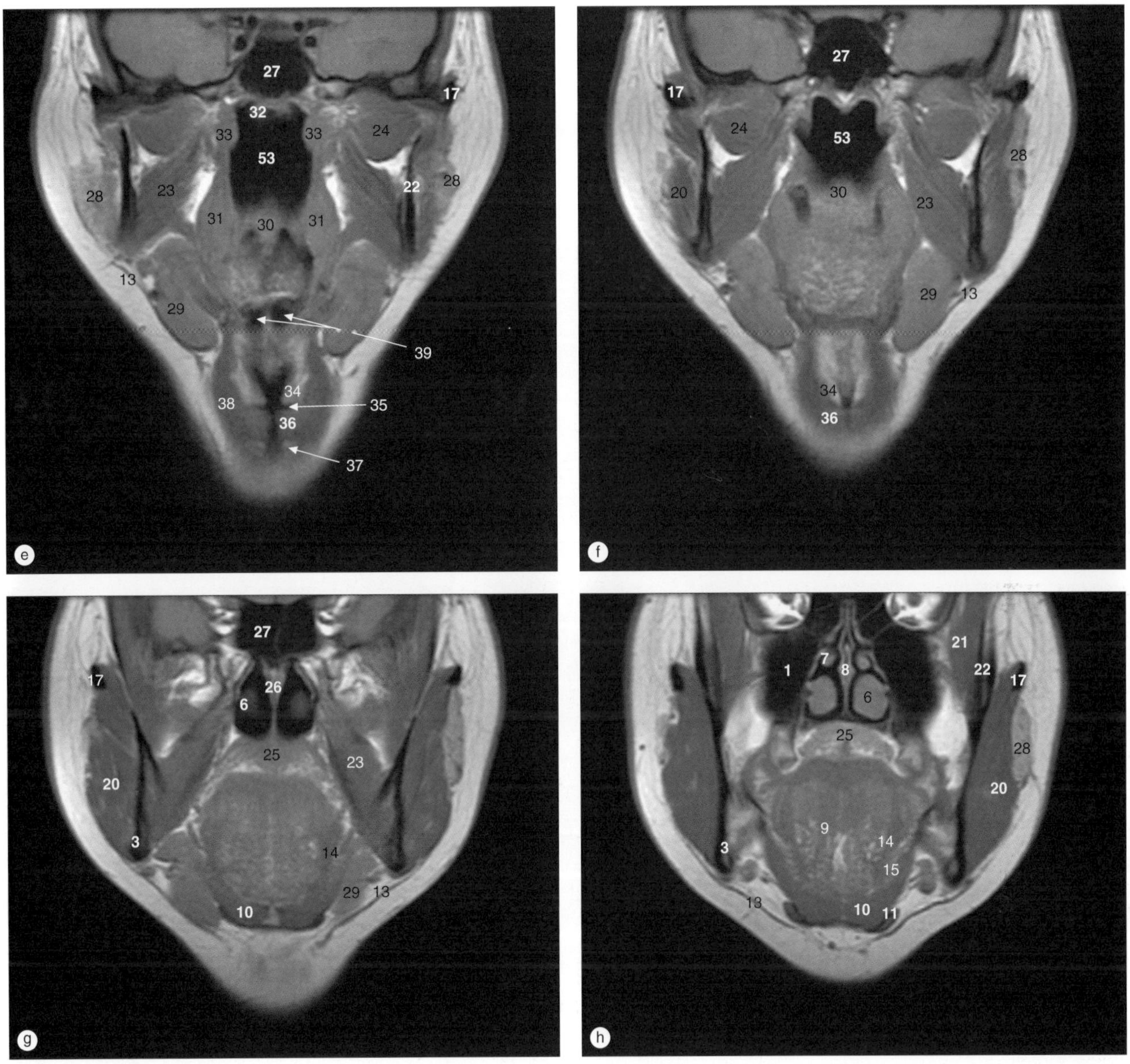

（a）～（l）咽部，冠状位 MRI，从后向前

15. 下颌舌骨肌	24. 翼外肌
16. 颧骨	25. 软腭
17. 颧弓	26. 犁骨
18. 舌横肌	27. 蝶窦
19. 舌纵肌	28. 腮腺
20. 咬肌	29. 下颌下腺
21. 颞肌	30. 腭垂
22. 下颌支	31. 腭咽肌
23. 翼内肌	32. 咽扁桃体

第 46 ～ 48 页共用编号 1 ～ 53 的注释。

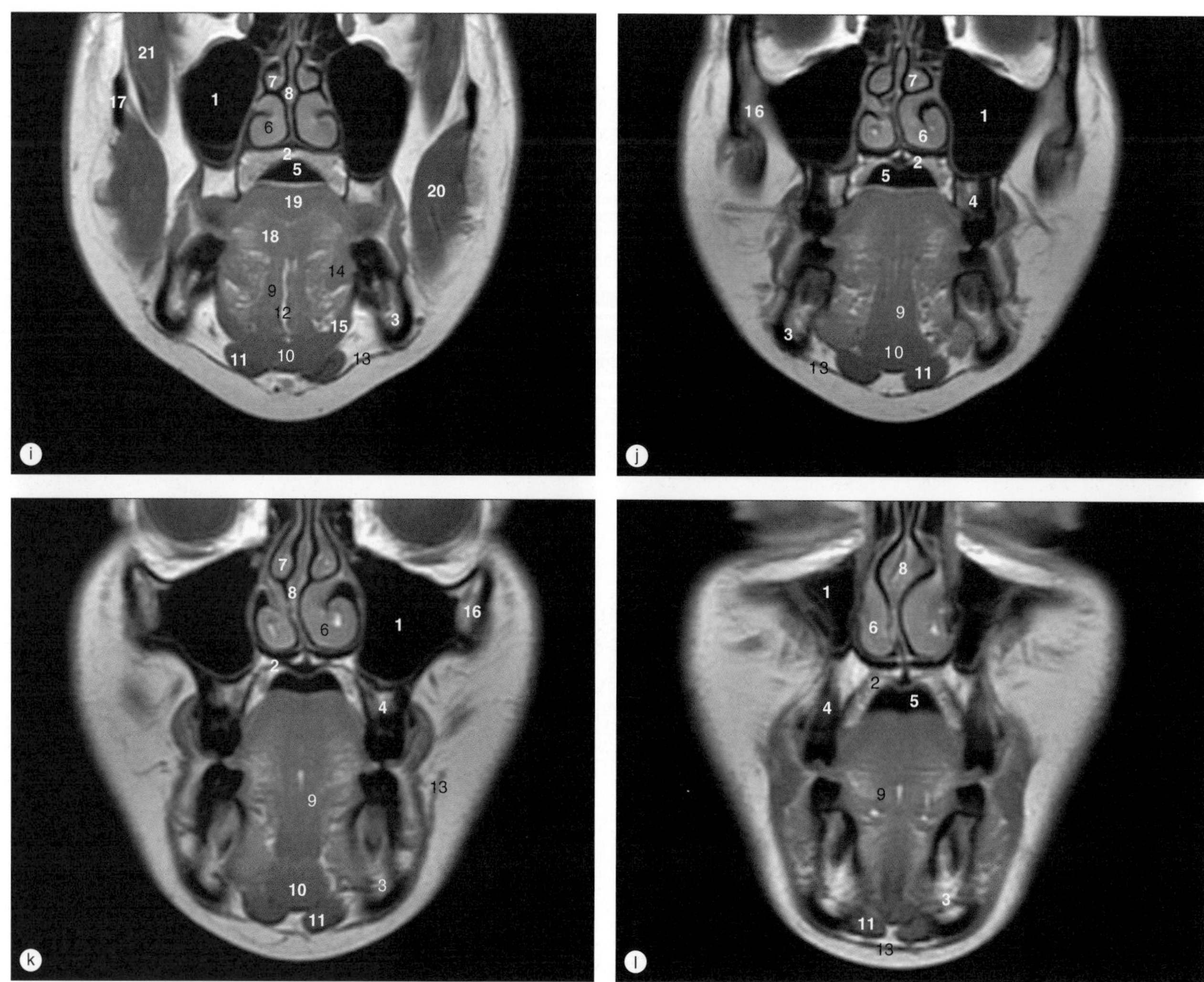

（**a**）～（**l**）咽部，冠状位 MRI，从后向前

33. 腭帆提肌
34. 前庭襞
35. 喉室
36. 声带肌
37. 环状软骨
38. 甲状舌骨肌
39. 会厌谷
40. 咽鼓管
41. 口咽
42. 下颌骨髁突
43. 颞下颌关节
44. 甲状腺
45. 胸锁乳突肌
46. 气管
47. 颈内动脉
48. 外耳道
49. 下颌后静脉
50. 寰椎前弓
51. 会厌
52. 腭扁桃体
53. 鼻咽

第 46 ～ 48 页共用编号 1 ～ 53 的注释。

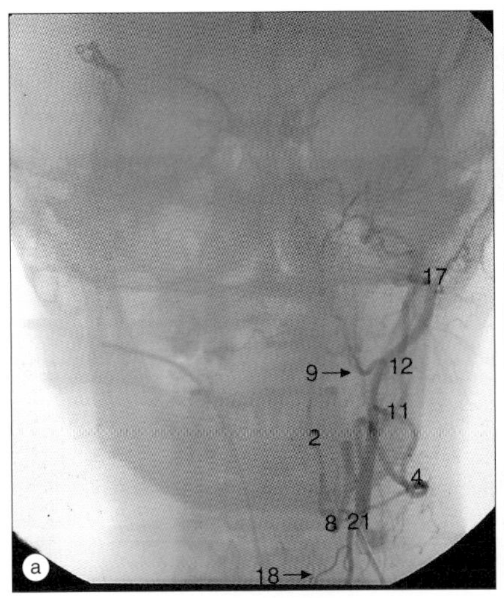

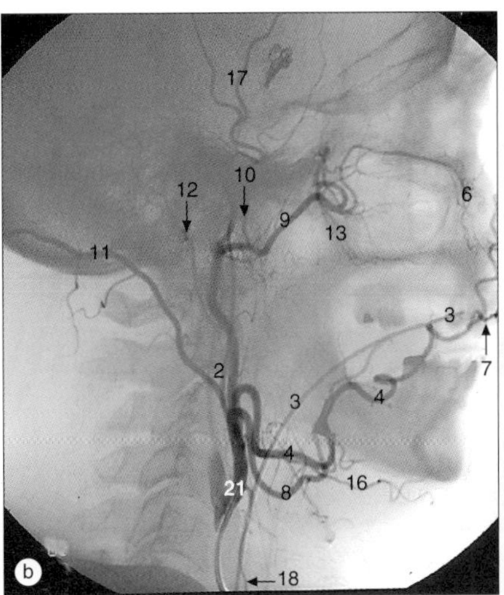

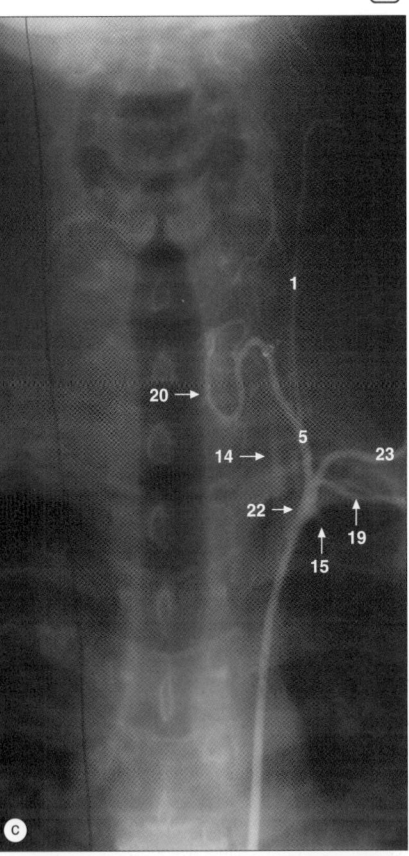

颈外动脉数字减影血管造影：（a）正位；（b）侧位；（c）甲状腺动脉造影

1. 颈升动脉
2. 咽升动脉
3. 气管内插管
4. 面动脉
5. 甲状腺下动脉
6. 眶下动脉
7. 面动脉唇支
8. 舌动脉
9. 上颌动脉
10. 脑膜中动脉
11. 枕动脉
12. 耳后动脉
13. 上牙槽后动脉
14. 对比剂反流至椎动脉
15. 锁骨下动脉
16. 颏下动脉
17. 颞浅动脉
18. 甲状腺上动脉
19. 肩胛上动脉
20. 甲状腺下动脉甲状腺支
21. 颈外动脉内导管末端
22. 甲状颈干内导管末端
23. 颈横动脉

1. 左头臂静脉
2. 气管
3. 甲状腺下静脉
4. C7 横突
5. 颈内静脉
6. 舌静脉
7. 甲状腺上静脉
8. 甲状腺中静脉内导管末端
9. 右侧第 1 肋骨

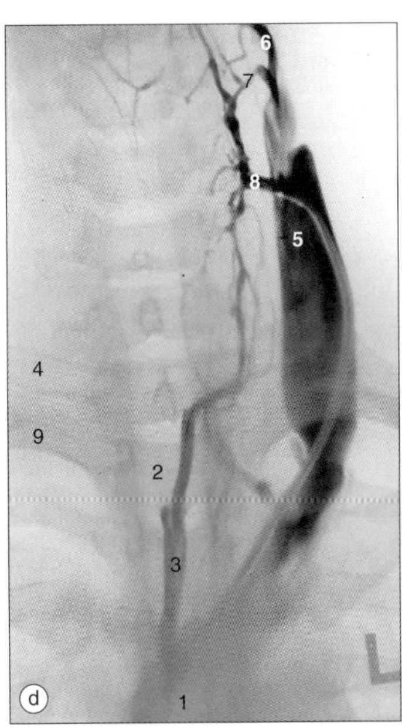

（d）颈静脉造影

1. 主动脉弓
2. 头臂动脉
3. 左颈总动脉
4. 左锁骨下动脉
5. 左胸廓内动脉
6. 右胸廓内动脉
7. 右头臂静脉
8. 甲状腺右叶
9. 肋颈干
10. 右椎动脉
11. 右颈总动脉
12. 左椎动脉
13. 上腔静脉
14. 颈外动脉
15. 颈内动脉
16. 基底动脉
17. 乙状窦
18. 颈内静脉
19. 右锁骨下静脉
20. 颈内动脉岩部
21. 右锁骨下动脉
22. 颈静脉球

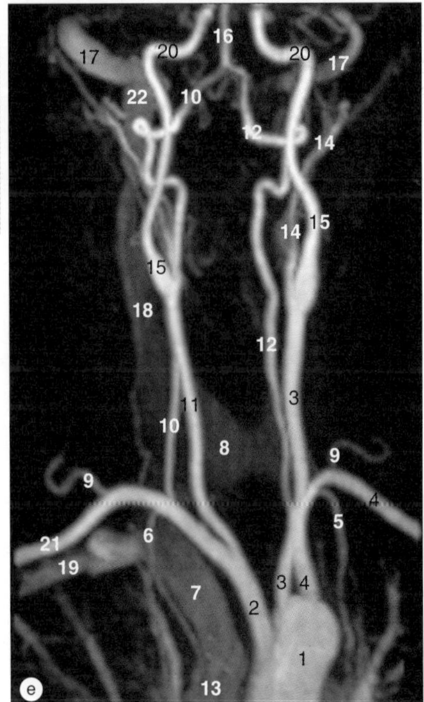

（e）颈部血管，MR 血管成像

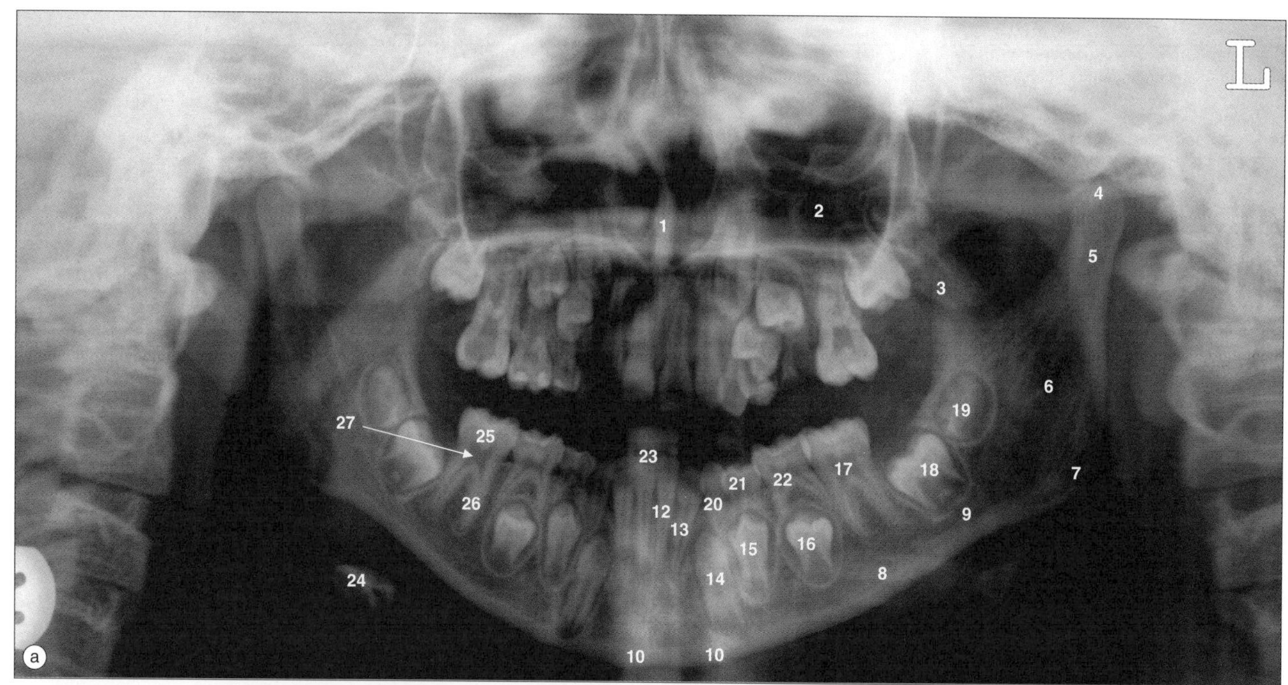

★

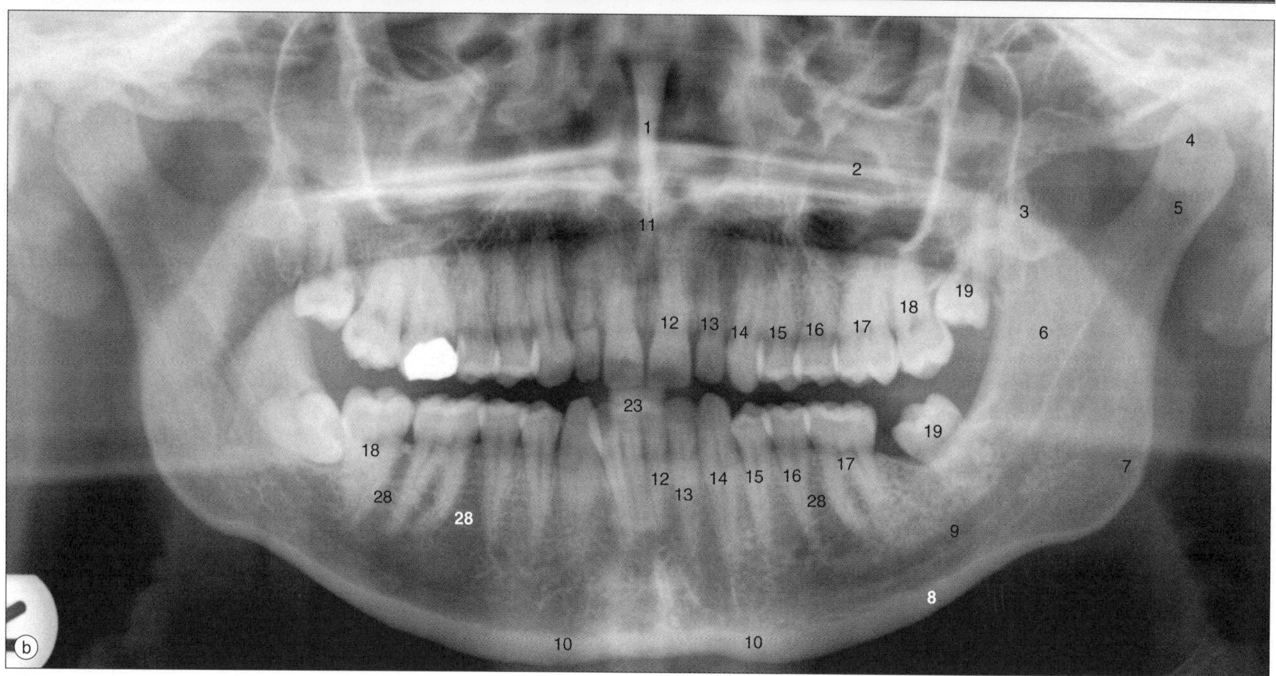

口腔全景断层照片（正位全景体层摄影照片）。（**a**）6 岁儿童，（**b**）成人

1. 鼻中隔
2. 上颌窦
3. 下颌骨冠突
4. 下颌骨髁突头
5. 下颌骨髁突颈
6. 下颌支
7. 下颌角
8. 下颌体
9. 下颌管
10. 颏结节
11. 鼻前棘
12. 中切牙
13. 侧切牙
14. 犬牙
15. 第一前磨牙
16. 第二前磨牙
17. 第一磨牙
18. 第二磨牙
19. 第三磨牙（智齿）
20. 乳尖牙
21. 乳牙第一前磨牙
22. 乳牙第二前磨牙
23. 咬合块
24. 舌骨
25. 牙冠
26. 牙根
27. 牙髓腔
28. 牙槽骨

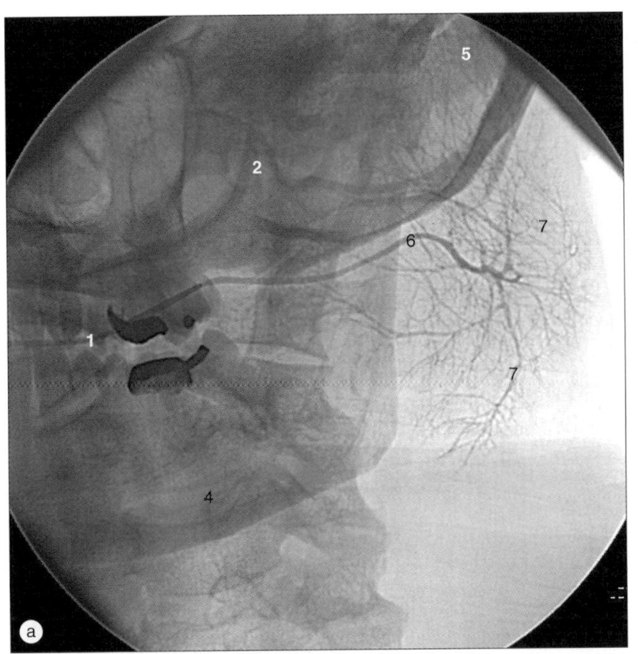

（a）腮腺造影

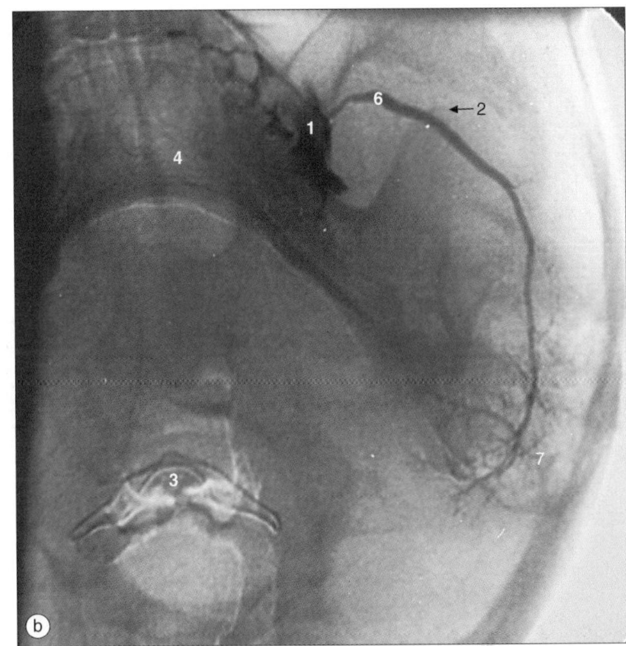

（b）腮腺造影，颏顶位

1. 导管
2. 下颌骨冠突
3. 舌骨
4. 下颌骨
5. 乳突
6. 腮腺（Stensen）管
7. 次级微导管

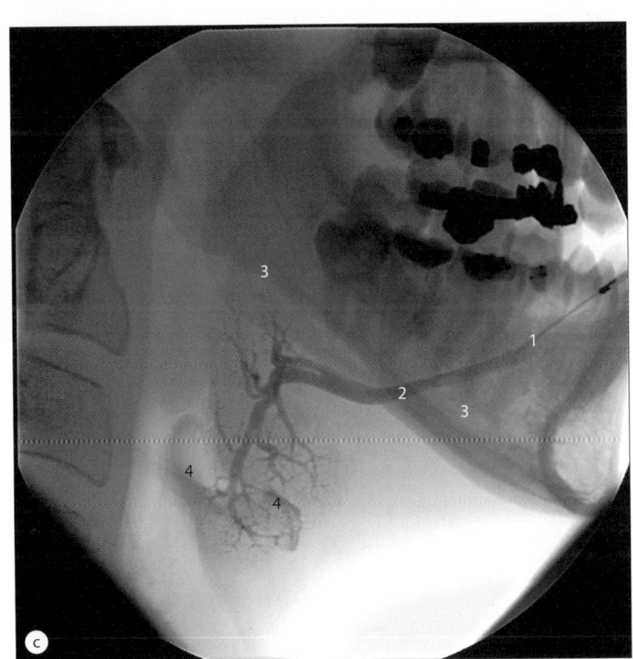

（c）颌下腺造影

1. 导管
2. 下颌下腺主导管（Wharton 导管）
3. 下颌骨
4. 次级微导管

附赠电子资源

1. 解剖结构 X 线特征“幻灯片”：颈椎正位 X 线片、颈椎侧位 X 线片、正位全景体层摄影照片
2. 断层影像图集：颈部轴位增强 CT、鼻窦轴位 CT 平扫（采用骨重建算法）
3. 摘自本书第 4 版的页面
4. 病理学教程：教程 2i
5. 单选自测题

解剖变异

变异	发生率	临床意义
甲状腺：Zuckerkandl 结节	66%	可被误诊为甲状腺结节、肿块或淋巴结，是从甲状腺后方或侧方突出的正常甲状腺组织。由于此结节邻近喉返神经和上甲状旁腺，可作为重要的手术标志。在 CT 图像上对结节的正确识别可避免活检，避免喉返神经的潜在损伤。然而，需要注意病变（如甲状腺癌）可发生在这种正常变异的组织中
甲状腺：锥状叶	10% ～ 30%	看似甲状腺第三叶，可能与甲状舌管残留有关。它常起源于峡部，沿着中线或转向颈部左侧向上生长，多位于甲状软骨前方
面舌动脉共干	20%	在面部皮瓣手术时注意避免切断面动脉或舌动脉
甲状腺最下动脉	1.5% ～ 12.5%	甲状腺最下动脉可从头臂干、右侧 CCA、主动脉弓或胸廓内动脉发出，它在气管前缘上行，给气管和甲状腺供血。甲状腺最下动脉常伴有甲状腺下动脉缺如。如果在术中未识别出甲状腺最下动脉，切断的动脉可能回缩到胸骨后方，变成活跃出血点，可发生潜在的难以控制的出血
甲状舌管残留（异位甲状腺，包括舌内）	7%	甲状舌管残留是颈部最常见的先天性无症状性肿块。40% 的中线甲状舌管囊肿与异位甲状腺有关。导管残留可能导致发声异常和上皮癌变。
		异位甲状腺作为孤立的病理学改变，在影像上非常罕见（尽管显微镜下多达 10% 异位甲状腺沿着甲状舌管分布）。90% 的甲状舌管病例只存在于舌根部，为边界清楚的舌后部肿块。这种舌异位甲状腺是正常甲状腺原基从盲孔迁移时完全失败所致，它存在正常的组织和功能。MR 上信号特征为 T1 呈等至高信号（与肌肉信号相比），T2 上信号多变，增强后均匀强化。甲状腺同位素扫描不仅可以明确诊断，还能显示颈部其他位置的甲状腺组织
颈总动脉分叉处位置高低变异	超高位：3% 高位：12% ～ 31% 低位：11% ～ 15%	选取颈部和颅底手术路径时需注意，高位在舌骨（C2）处，低位在甲状软骨上缘下方
颈外和颈内动脉起源处位置变异	ECA 位于 ICA 的： 内侧：37% 前侧：10% 前外侧：1.7% ～ 4%	51.7% 的病例中 ECA 位于 ICA 前内侧，1.7%ECA 起源处位于 ICA 外侧。在准备所有颈部手术前必须重视这些变异，从而避免术后并发症。在颈动脉评估时，颅内和颅外循环的多普勒波形特点应避免混淆
颈内静脉重复和开窗	0.4%	这些变异可在 CTA 上进行诊断。在下方，肩胛上动脉可穿过位于其右侧的两段静脉和位于其左侧的肩胛舌骨肌之间（也有文献表明穿过的是 C2 ～ 3 前支和脊髓副神经外侧支）。在临床工作中经常对颈内静脉操作，因此这些变异有重要临床意义

CCA，颈总动脉；CT，计算机断层显像；CTA，CT 血管成像；ECA，颈外动脉；ICA，颈内动脉；MR，磁共振

第 4 章 脊柱和脊髓

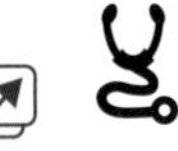

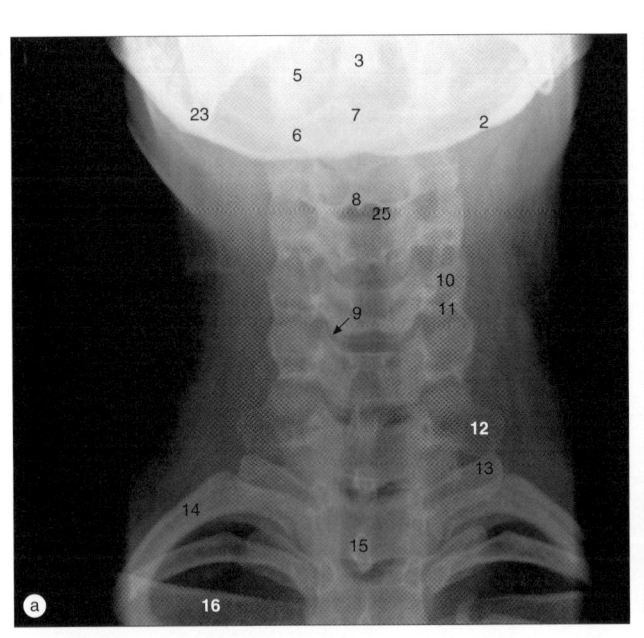

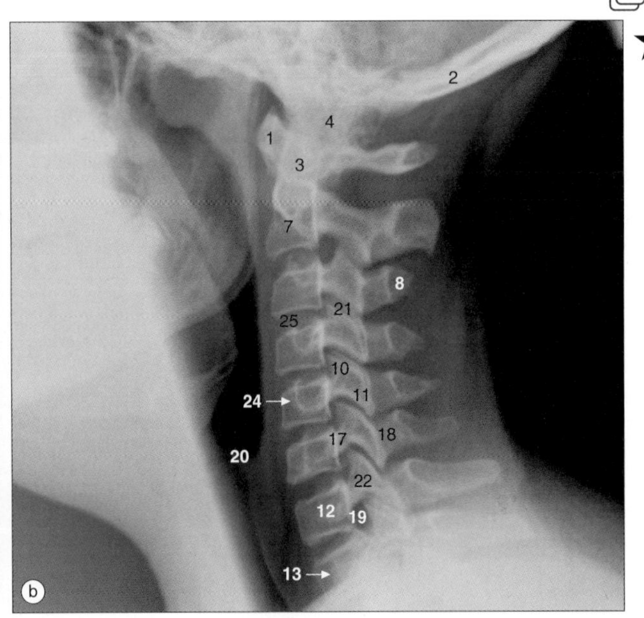

(**a**)颈椎，正位 X 线片；(**b**)颈椎，侧位 X 线片

1. C1（寰椎）前弓
2. 枕骨基底部
3. C2（枢椎）齿突
4. 枕骨髁
5. C1 侧块
6. C2 侧块
7. C2 椎体
8. C3 棘突
9. C5/6 钩椎（Luschka）关节
10. C5 上关节突
11. C5 下关节突
12. C7 横突
13. T1 横突
14. 第 1 肋骨
15. T1 棘突
16. 锁骨
17. C6 椎弓根
18. C6 椎弓板
19. C7/T1 椎间孔（走行 C8 神经根）
20. 会厌
21. C3/4 小关节（关节突关节）
22. C7 椎弓峡部
23. 下颌角
24. C5 横突
25. C3/4 椎间盘

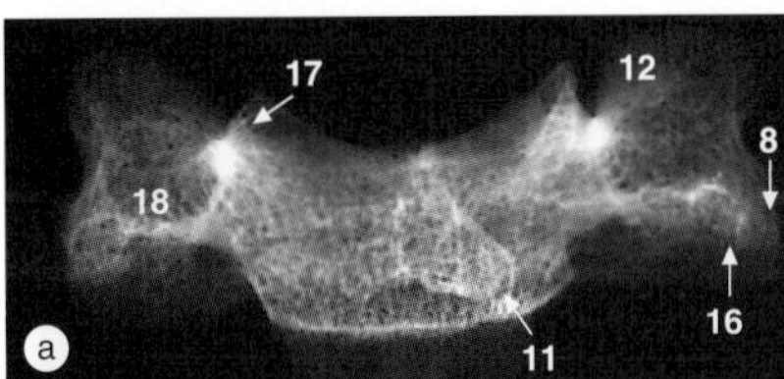

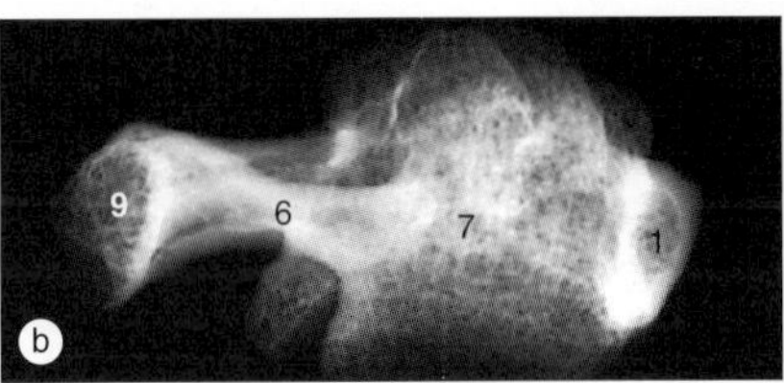

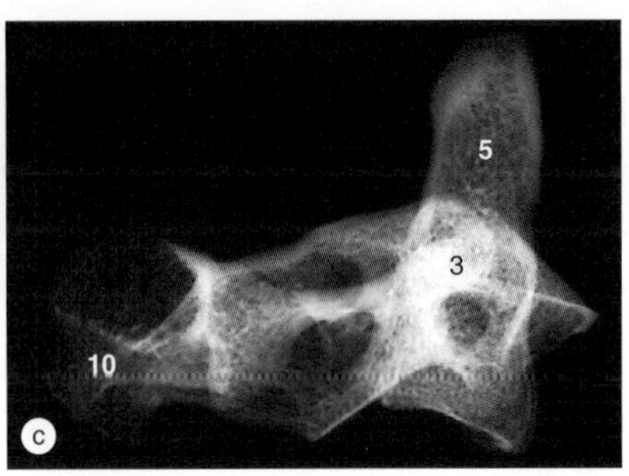

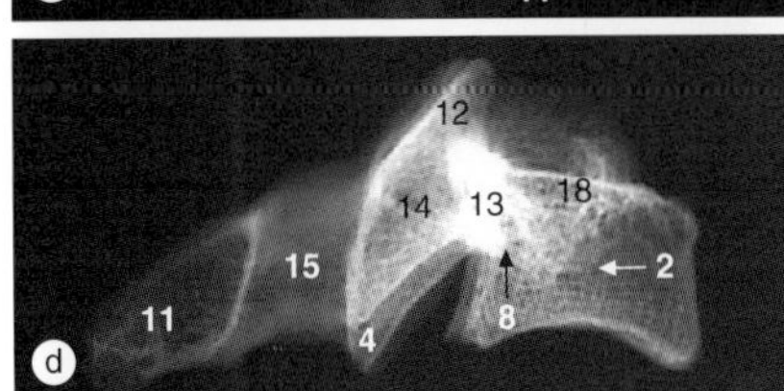

尸体标本颈椎的 X 线片
(**a**) C4 正位片
(**b**) C1（寰椎）侧位片
(**c**) C2（枢椎）侧位片
(**d**) C4 侧位片

1. C1（寰椎）前弓
2. C4 横突前结节
3. C2（枢椎）椎体
4. C4 下关节突（关节面）
5. C2（枢椎）齿突
6. C1（寰椎）后弓
7. C1（寰椎）椎体
8. C4 横突后结节
9. C1（寰椎）后结节
10. C2（枢椎）棘突
11. C4 棘突
12. C4 上关节突（关节面）
13. C4 椎弓根
14. C4 椎弓峡部
15. C4 椎弓板
16. C4 横突结节间板
17. C4 钩突
18. C4 横突体

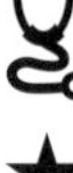

★

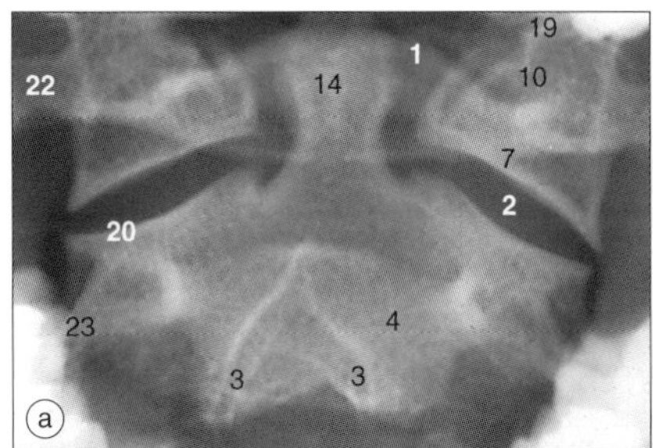

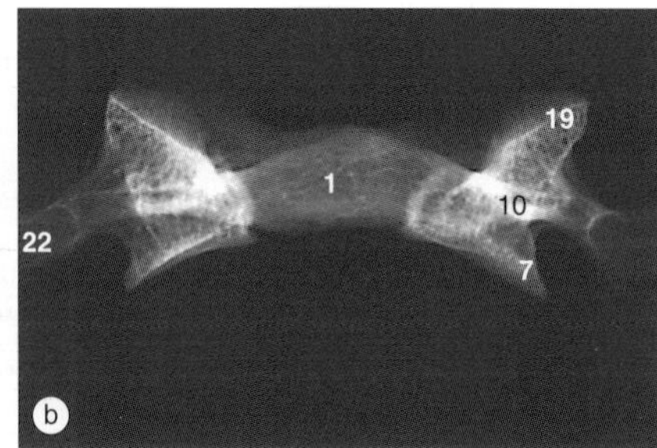

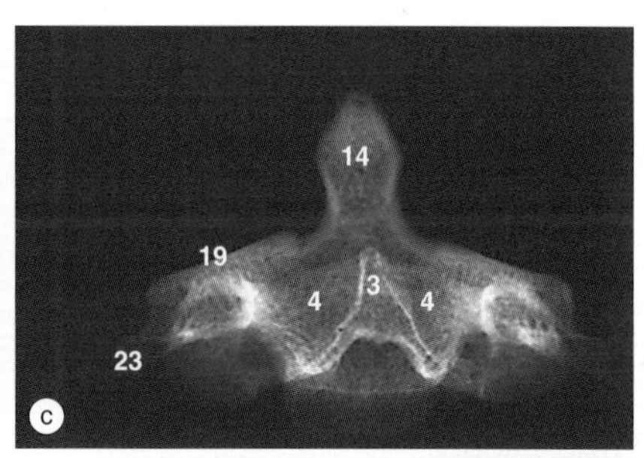

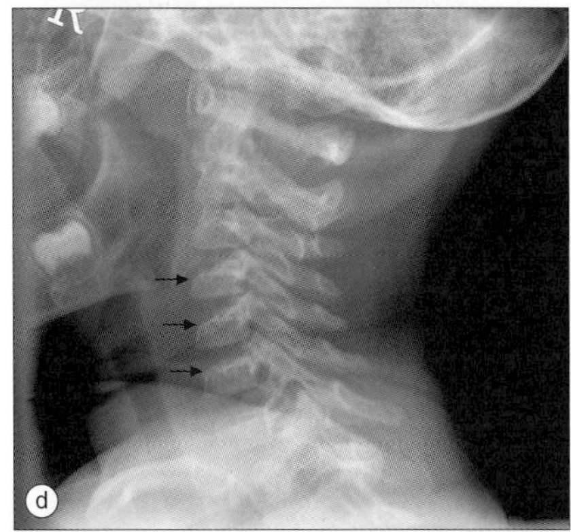

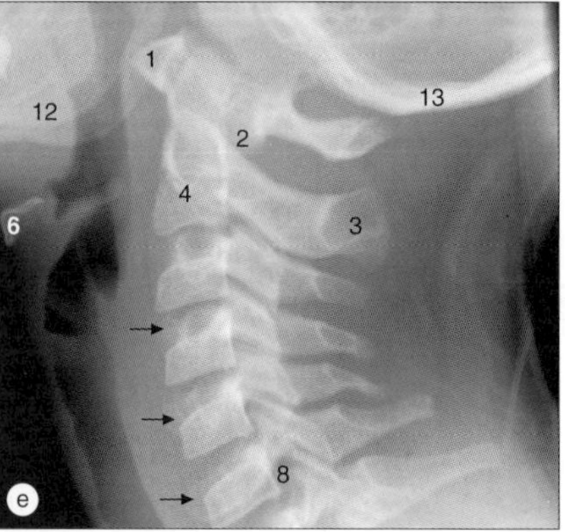

1. C1（寰椎）前弓
2. 寰枢关节
3. C2（枢椎）分叉棘突
4. C2（枢椎）椎体
5. C5 椎体
6. 舌骨
7. C1（寰椎）下关节突（关节面）
8. 椎间孔
9. C5 椎弓板
10. C1（寰椎）侧块
11. 左侧第 1 肋骨
12. 下颌骨
13. 枕骨
14. C2（枢椎）齿突
15. C5 横突后结节
16. C5 钩突
17. 右侧第 1 肋骨
18. C5 棘突
19. C1（寰椎）上关节突（关节面）
20. C2（枢椎）上关节突（关节面）
21. 气管
22. C1（寰椎）横突
23. C2（枢椎）横突
24. C5 横突

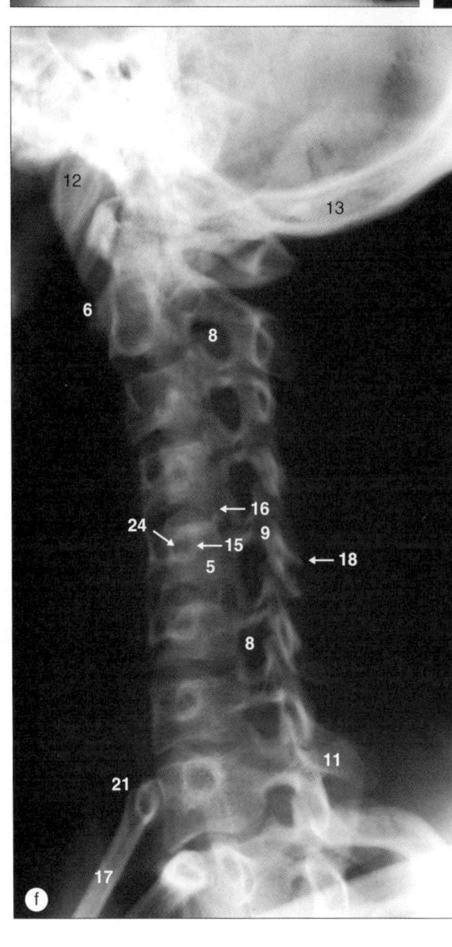

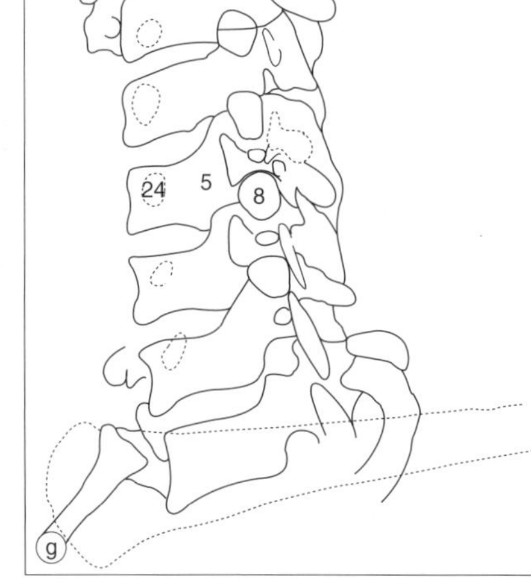

（**a**）C1（寰椎）和 C2（枢椎），“开口”正位 X 线片

（**b**）尸体标本 C1（寰椎），正位 X 线片

（**c**）尸体标本 C2（枢椎），正位 X 线片

（**d**）一名 3 岁儿童的颈椎侧位 X 线片。寰枢关节间隙正常可达 5 mm（成人可达 3 mm）

（**e**）一名 9 岁儿童的颈椎侧位 X 线片。注意，椎体的正常楔形变（箭头所示），由于未骨化的上终板缘所致

（**f**）成人颈椎的斜位 X 线片

（**g**）是（**f**）的线条图

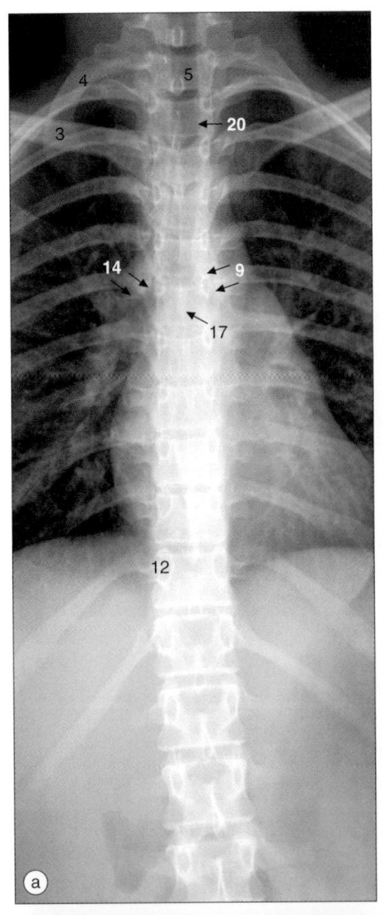

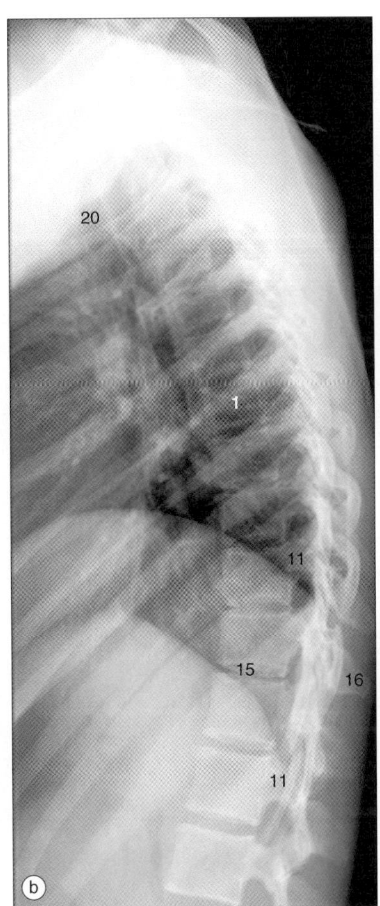

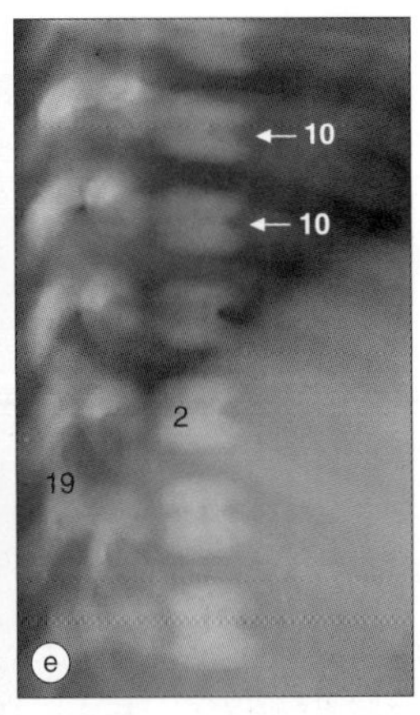

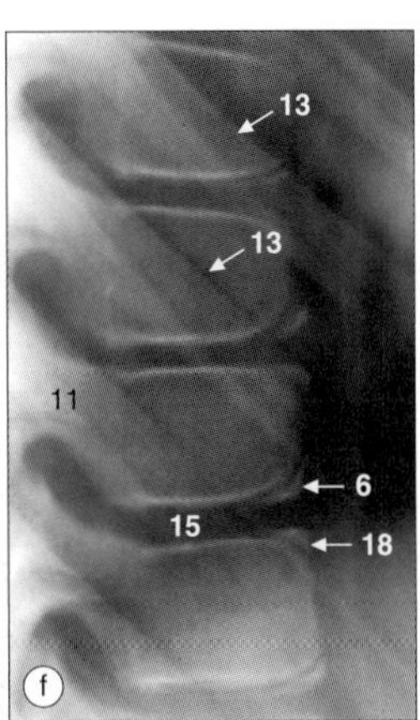

1. T6 椎体
2. 椎体
3. 锁骨
4. 第 1 肋骨
5. 第 1 胸椎
6. 椎体的下环状骺板
7. 下关节突（关节面）
8. 椎下切迹
9. 左主支气管
10. 新生儿裂
11. 椎弓根
12. T11 椎弓根
13. 肋骨
14. 右主支气管
15. 椎间盘的位置
16. 棘突
17. T6 棘突
18. 椎体的上环状骺板
19. 上关节突（关节面）
20. 气管
21. 横突

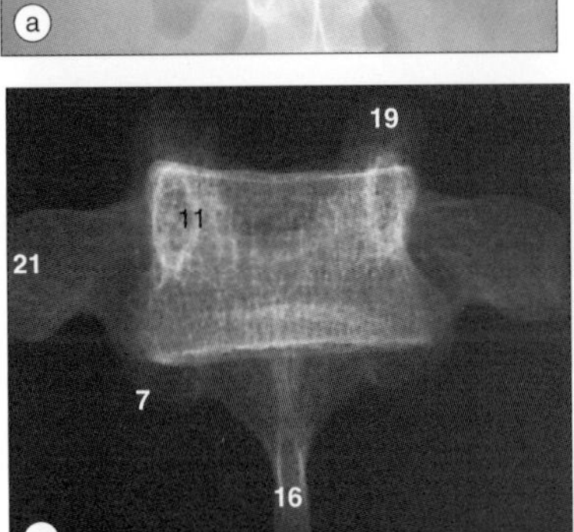

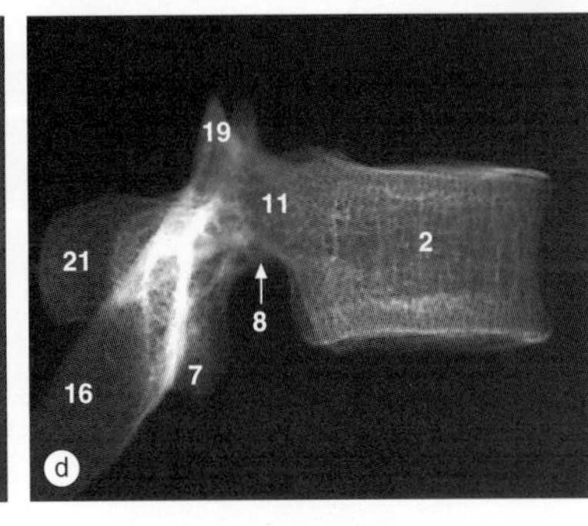

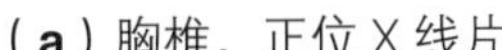
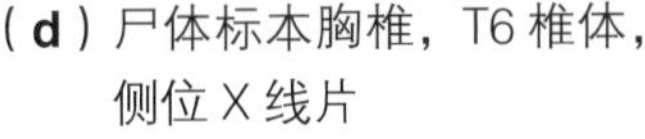

（**a**）胸椎，正位 X 线片
（**b**）胸椎，侧位 X 线片
（**c**）尸体标本胸椎，正位 X 线片
（**d**）尸体标本胸椎，T6 椎体，侧位 X 线片
（**e**）一名 7 天的新生儿
（**f**）一名 12 岁的儿童，侧位 X 线片

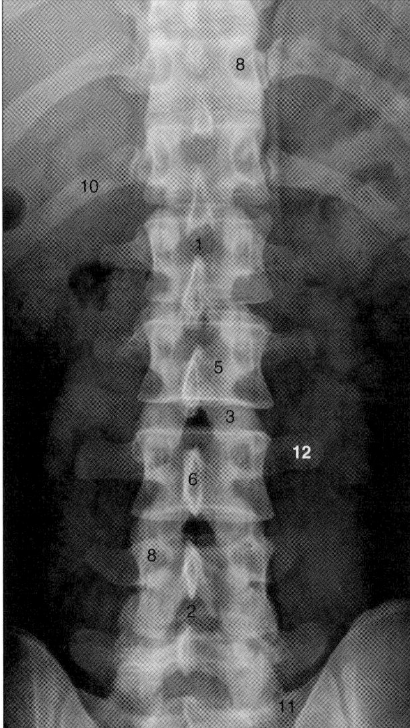

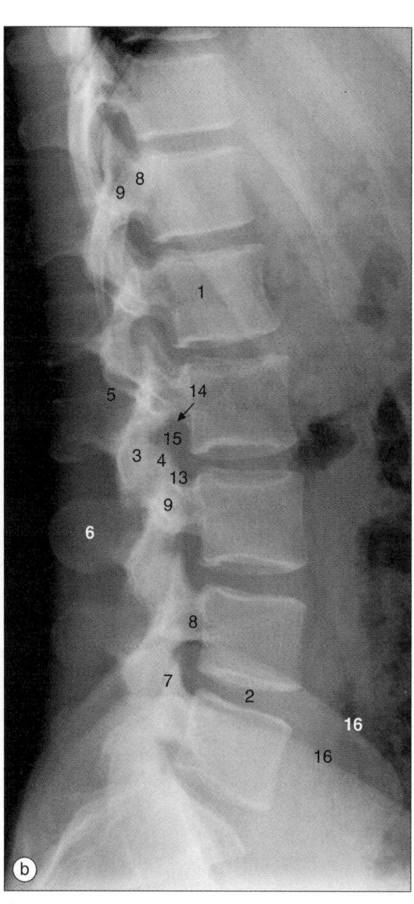

(a) 腰椎，正位 X 线片
(b) 腰椎，侧位 X 线片
(c) 尸体标本 L2，正位 X 线片
(d) 尸体标本 L2，侧位 X 线片
(e) 腰椎，斜位 X 线片

1. L1 椎体
2. L4/5 椎间盘
3. L2 下关节突（关节面）
4. L3 上关节突（关节面）
5. L2 椎弓板
6. L3 棘突
7. L4/5 小关节（关节突关节）
8. 椎弓根
9. 椎弓峡部
10. 右侧第 12 肋骨
11. 骶骨岬
12. L3 横突
13. 乳状突
14. L2 椎下切迹
15. L2/3 神经孔（走行 L2 神经根）
16. 髂嵴
17. 骶髂关节

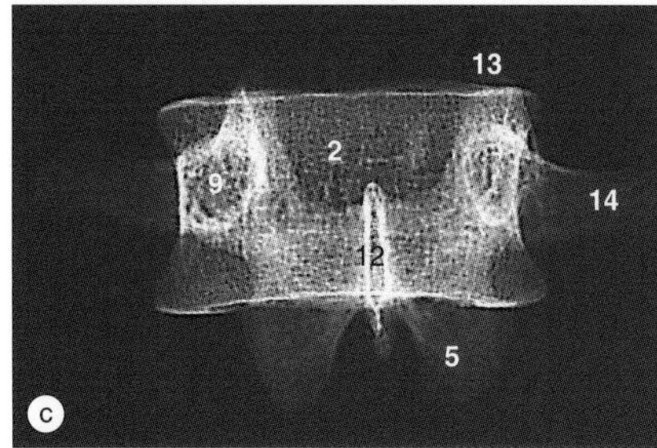

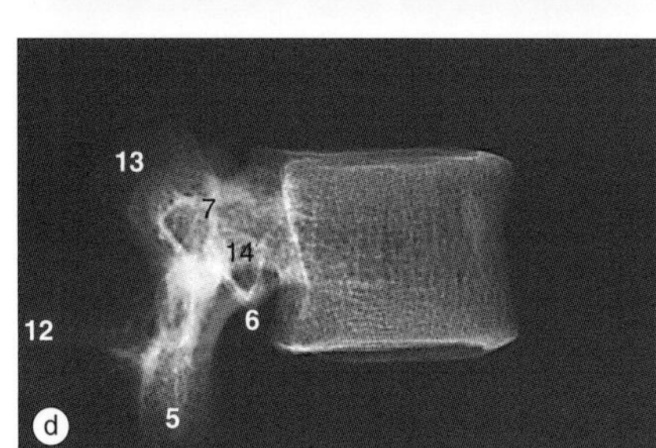

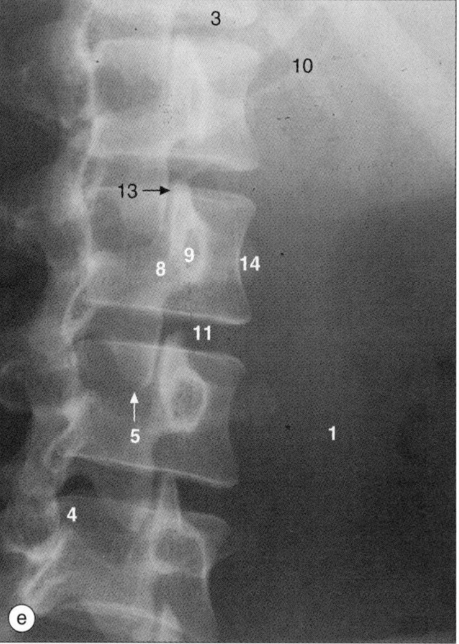

1. 腰肌轮廓
2. L2 椎体
3. T12 下终板
4. L4 椎体
5. L2 下关节突（关节面）
6. L2 椎下切迹
7. L2 乳状突
8. 椎弓峡部
9. L2 椎弓根
10. 第 12 肋骨
11. L2-3 椎间隙
12. L2 棘突
13. L2 上关节突（关节面）
14. L2 横突

★

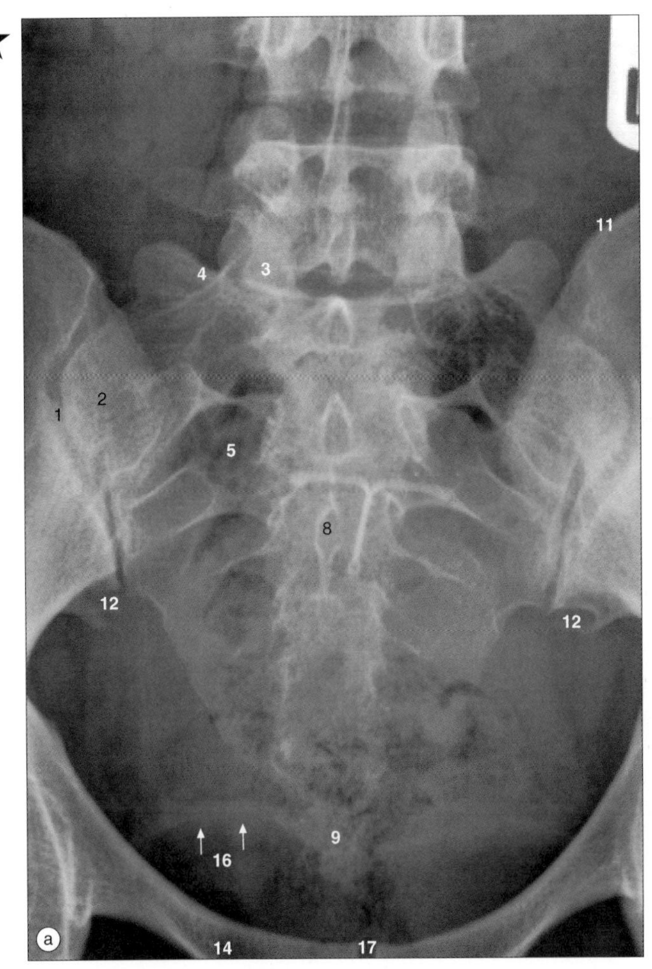

（a）骶骨，正位X线片

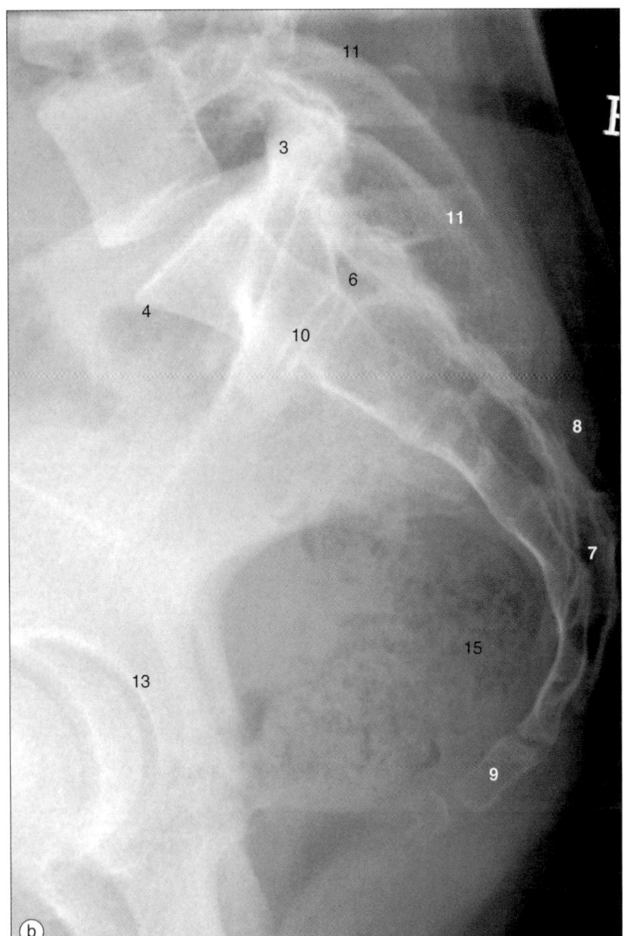

（b）骶骨和尾骨，侧位X线片

1. 骶髂关节
2. 骶骨翼
3. 骶骨上关节突
4. 骶骨岬
5. 骶孔（S1/2走行右S1神经根）
6. 骶管上部
7. 骶管下部
8. 骶正中嵴棘结节
9. 尾骨
10. S1/2椎间隙残迹
11. 髂嵴
12. 耳前沟（骶髂关节旁沟）
13. 髋臼顶
14. 耻骨上支
15. 直肠
16. 肛提肌（被坐骨肛门窝脂肪勾勒出）
17. 耻骨联合

耳前沟（骶髂关节旁沟）是女性骨盆的特征，是由于骶髂前韧带止点处的骨吸收所致。这在经产女性中尤为突出

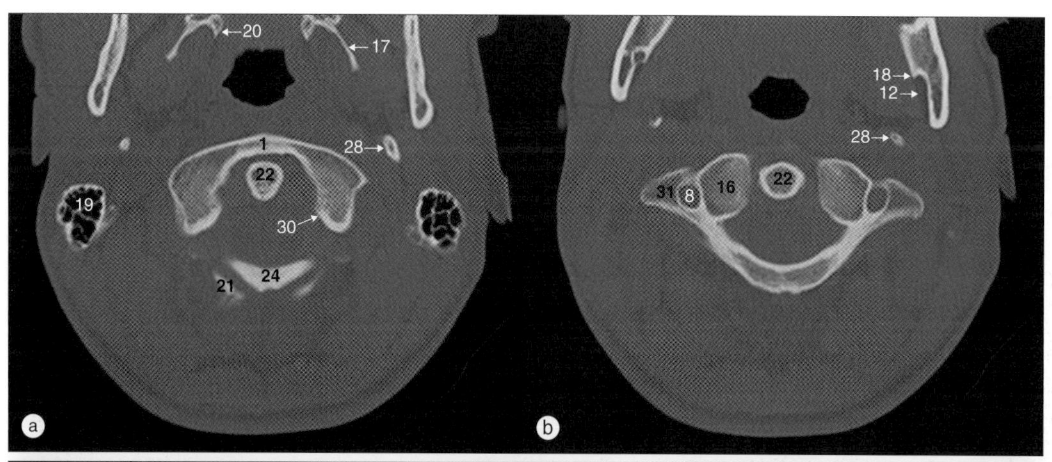

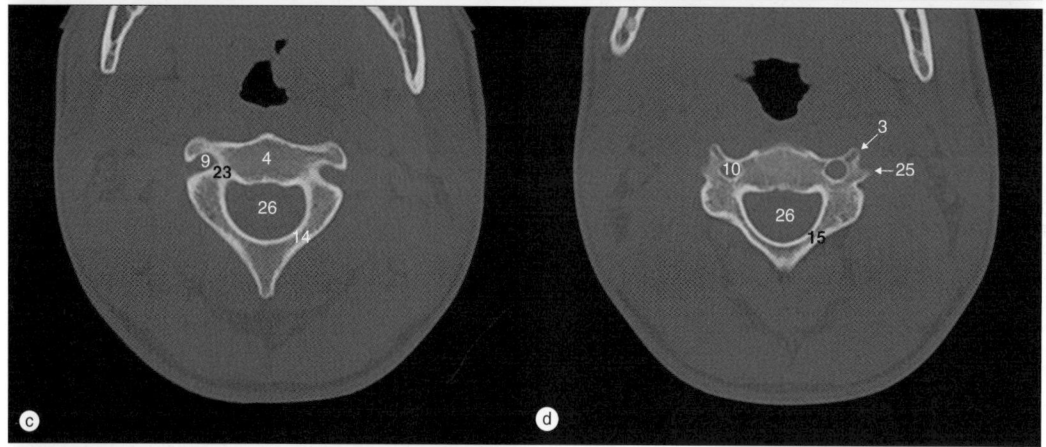

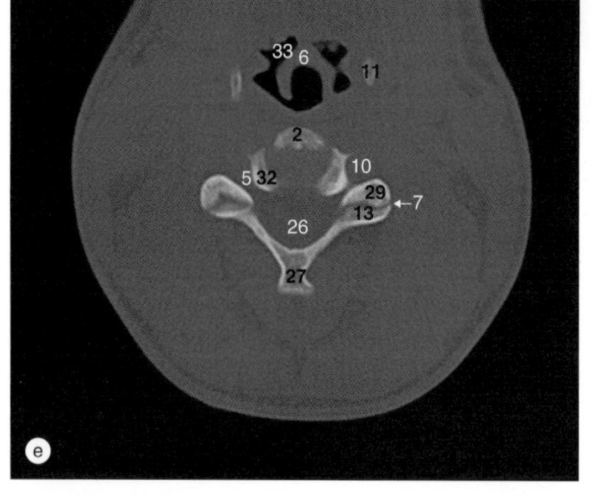

（**a**）~（**e**）上段颈椎在（**a，b**）C1/2、（**c**）C2、（**d**）C3 和（**e**）C3/4 水平的轴位 CT 图像，骨窗

1. C1（寰椎）前弓
2. C3 椎体前下缘
3. C3 横突前结节
4. C2（枢椎）椎体
5. C4 神经出口孔
6. 会厌
7. C3/4 小关节（关节突关节）
8. 寰椎（C1）横突孔
9. 枢椎（C2）横突孔
10. C3 横突孔
11. 舌骨大角
12. 下颌支的下牙槽孔
13. C3 下关节突
14. 枢椎（C2）椎弓板
15. C3 椎弓板
16. 寰椎（C1）侧块
17. 翼突外侧板
18. 下颌骨小舌
19. 乳突气房
20. 翼突内侧板
21. 枕骨
22. C2（枢椎）齿突
23. C2（枢椎）椎弓根
24. C1（寰椎）后弓
25. C3 横突后结节
26. 椎管
27. C3 棘突
28. 茎突
29. C4 上关节突
30. 横韧带（附着处）
31. C1（寰椎）横突
32. C4 椎体钩突
33. 会厌谷

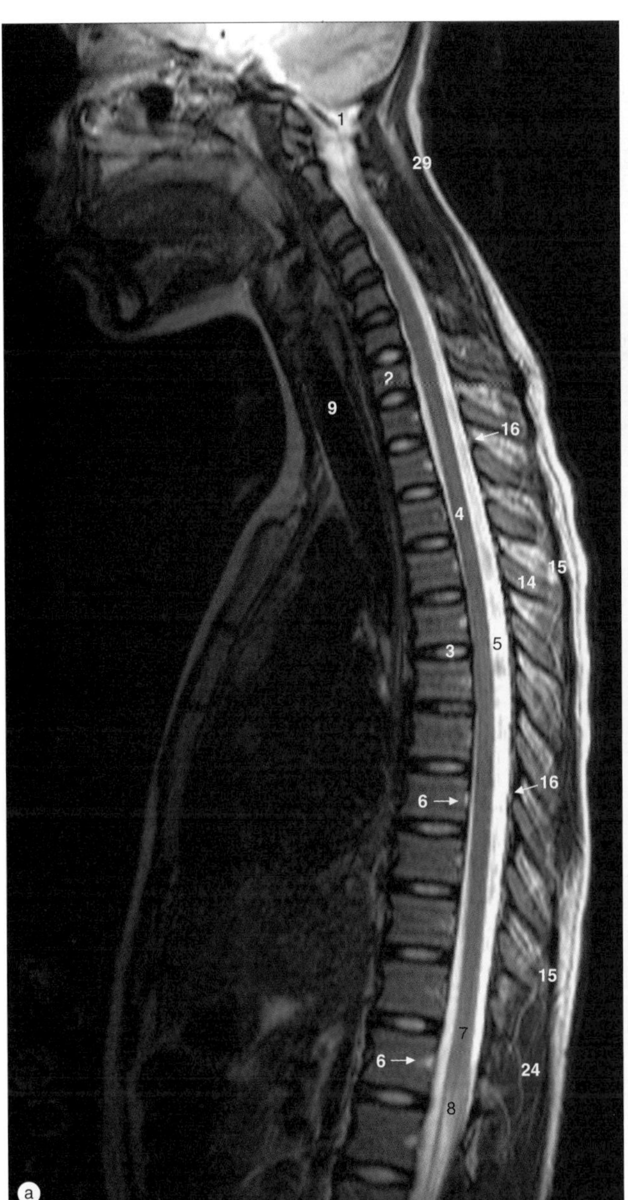

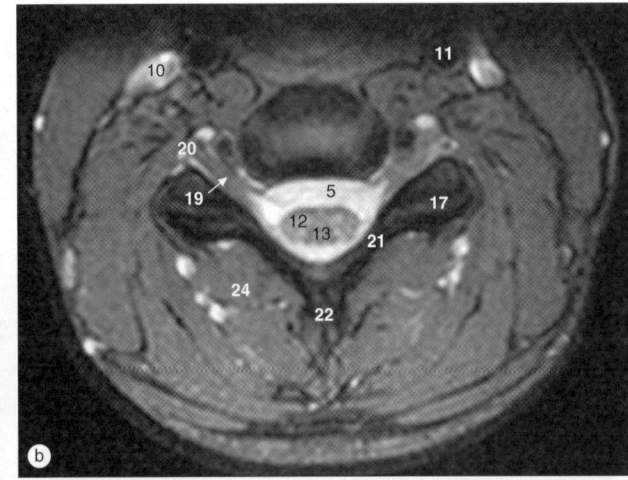

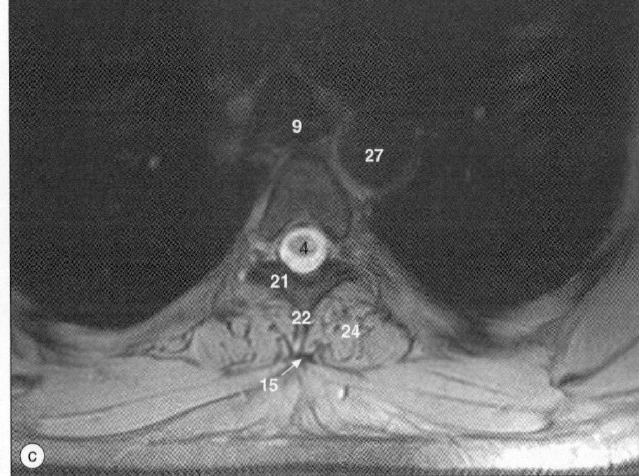

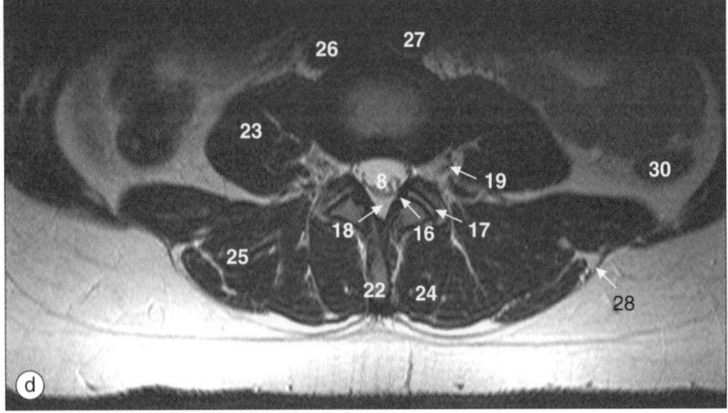

脊柱的 T2WI MR 图像，(**a**) 矢状位宽视野，以及 (**b**) 颈椎、(**c**) 胸椎和 (**d**) 腰椎区域轴位断面

1. 枕骨大孔
2. C7 椎体
3. T5/6 椎间盘髓核
4. 脊髓
5. 蛛网膜下腔的脑脊液（CSF）（流动伪影）
6. 椎体静脉
7. 脊髓圆锥
8. 马尾
9. 气管
10. 颈内静脉
11. 颈总动脉
12. 脊髓灰质
13. 脊髓白质
14. T4 棘突
15. 棘上韧带
16. 黄韧带
17. 关节突关节
18. 硬膜外脂肪
19. 背根神经节
20. 脊神经根
21. 椎弓板
22. 棘突
23. 腰大肌
24. 竖脊肌
25. 多裂肌
26. 下腔静脉
27. 主动脉
28. 胸腰筋膜
29. 项韧带
30. 降结肠

★

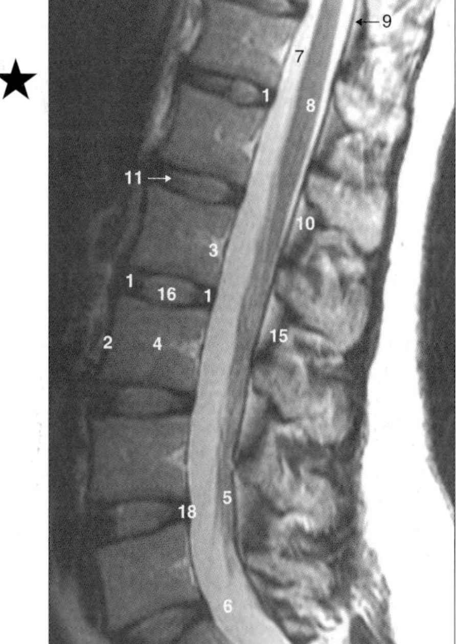

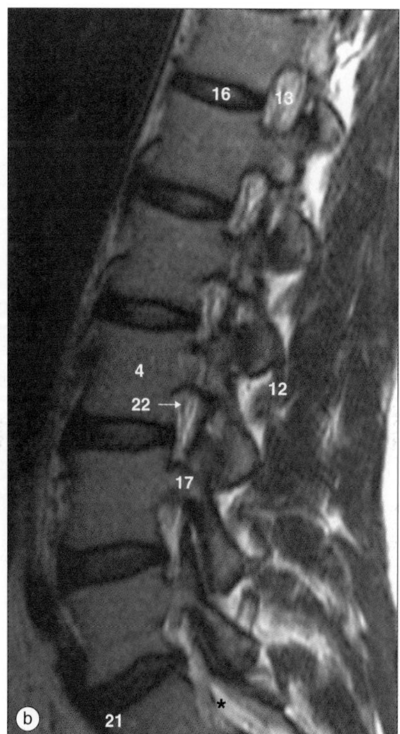

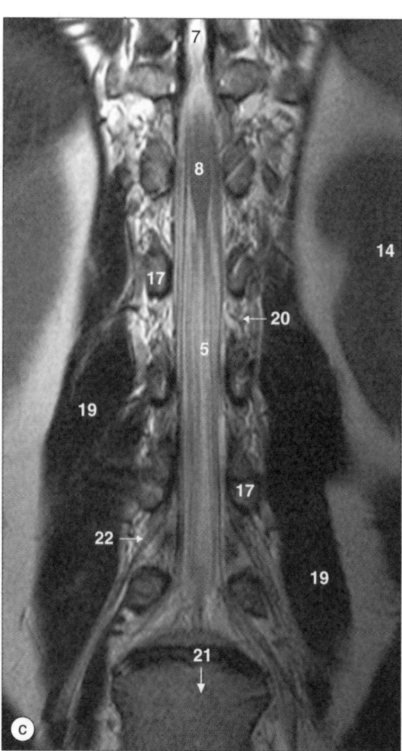

腰骶椎，（**a**）矢状位、（**b**）旁矢状位、（**c**）冠状位 MR 图像。注意矢状位序列上的 S1/2 椎间盘残迹

1. 纤维环
2. 前纵韧带
3. 椎体静脉
4. L3 椎体
5. 马尾
6. 腰骶部硬膜囊
7. 脑脊液
8. 脊髓圆锥
9. 硬膜囊
10. 硬膜外间隙（脂肪填充）
11. 髓核中央裂隙
12. 棘间韧带
13. 椎间孔
14. 肾
15. 黄韧带
16. 髓核
17. 椎弓根
18. 后纵韧带和纤维环
19. 腰肌
20. 脊神经根血管
21. 骶骨岬
22. 椎间孔内脊神经根

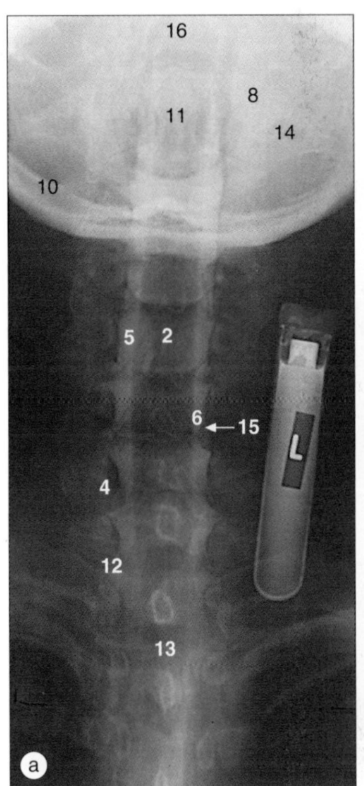

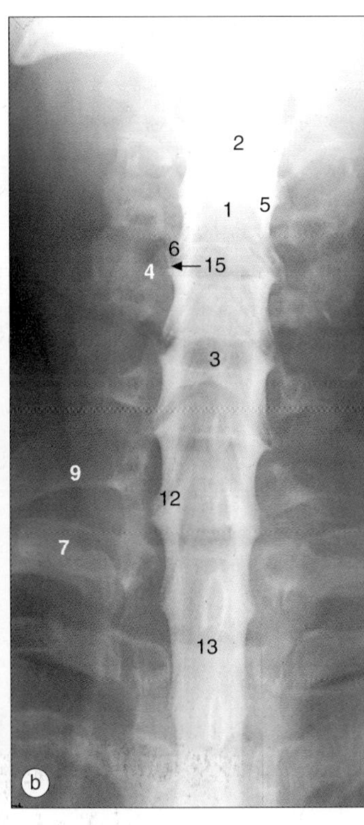

颈部脊髓造影，颈部（**a**）伸位，（**b**）轻微屈位，正位 X 线片

通过腰椎穿刺将非离子水溶性对比剂引入腰椎蛛网膜下腔。患者俯卧，颈部过度伸展，固定在倾斜的台面上。然后对比剂进入颈部区域，显示颈部脊髓和发出的神经根。共有 8 个颈神经根，第 8 颈神经根通过第 7 颈椎和第 1 胸椎之间的椎间孔穿出。正常脊髓颈膨大（3）（发出臂丛神经）从第 3 颈椎延伸至第 2 胸椎。其在第 5 颈椎处最大，不应被误认为是髓内病变。

1. 脊髓前动脉（压迹）
2. 颈髓
3. 脊髓颈膨大
4. 颈脊神经通过椎间孔穿出
5. 颈部蛛网膜下腔对比剂
6. 脊神经后根
7. 第 1 肋骨
8. C1（寰椎）侧块
9. 第 7 颈椎横突正常膨大
10. 枕骨
11. 齿突
12. 第 8 颈神经根
13. 胸髓
14. 横突孔
15. 脊神经前根
16. 椎动脉

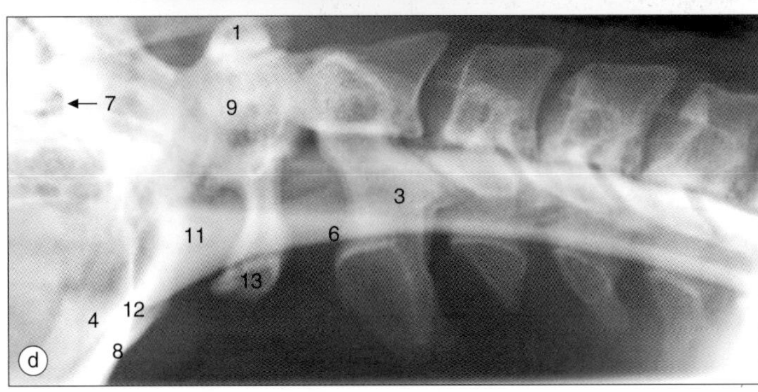

颈部脊髓造影，患者（**c**）俯卧位，（**d**）仰卧位，侧位 X 线片

1. C1（寰椎）前弓
2. 枕骨大孔前缘
3. 颈髓
4. 枕大池（小脑延髓池）
5. 斜坡
6. 颈部蛛网膜下腔对比剂
7. 外耳道
8. 枕骨
9. 齿突
10. 黄韧带硬膜囊后压痕
11. 小脑后下动脉
12. 枕骨大孔后缘
13. C1（寰椎）后结节

腰椎神经根造影，（**a**）侧位，（**b**）斜位，（**c**）正位 X 线片

通过腰椎穿刺将非离子水溶性对比剂引入腰椎蛛网膜下腔。马尾神经根显示良好，并通过椎间孔穿出。从圆锥延伸至硬膜囊末端的神经根穿过相应椎体的椎弓根下方。硬膜囊终止于第 1/ 第 2 骶椎水平。终丝可以显示。将俯卧位患者的头稍微向下倾斜，使对比剂向头端流动，勾勒出圆锥和下胸椎脊髓的轮廓。脊髓从第 2 胸椎到第 10 胸椎的大小是一致的，脊髓的第 2 个较小的膨大（腰骶丛）从第 10 胸椎延伸到第 1 腰椎的水平。脊髓圆锥通常终止于第 1/ 第 2 腰椎，但可能存在高于或低于正常水平的情况，被视为正常变异。

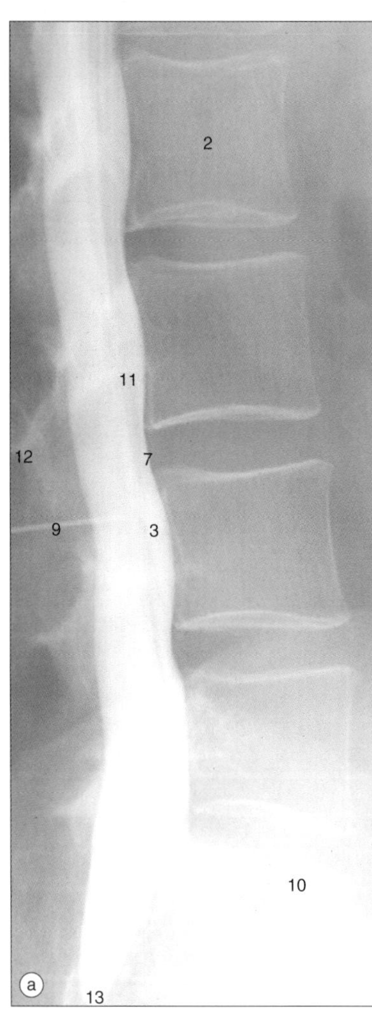

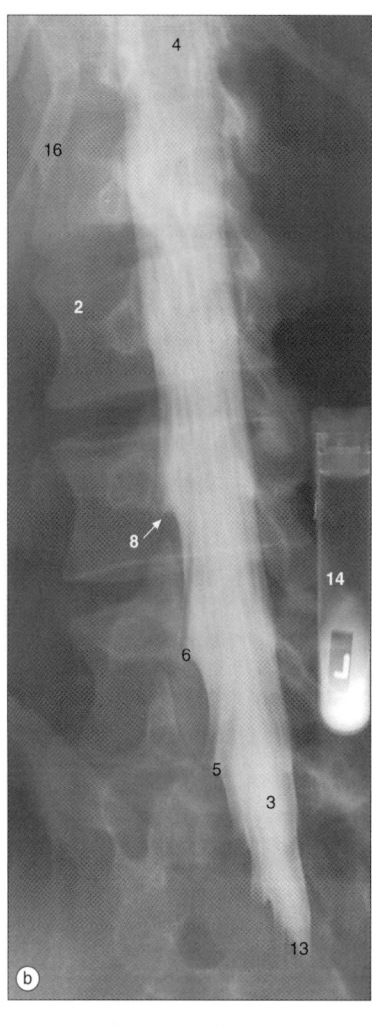

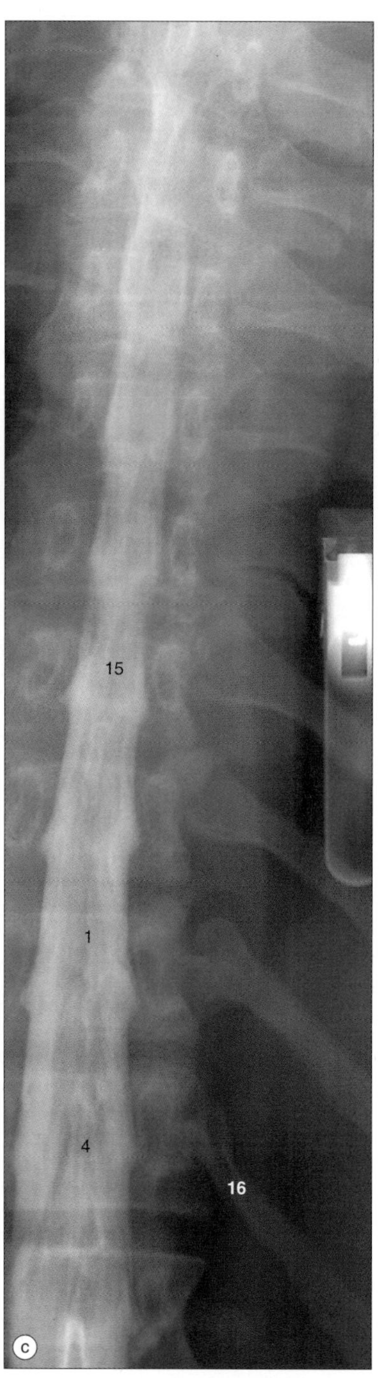

1. 前正中裂
2. L2 椎体
3. 蛛网膜下腔对比剂
4. 脊髓圆锥
5. 第 5 腰脊神经
6. 第 4 腰脊神经
7. 椎间盘硬膜囊前缘压痕
8. 脊神经根周围蛛网膜下腔的外侧延伸
9. 腰椎穿刺针位于 L3 和 L4 椎体之间
10. 骶骨岬
11. 蛛网膜下腔内的脊神经（马尾）
12. L3 棘突
13. S1/S2 处硬膜囊末端
14. 含有对比剂的试管，用于指示患者的倾斜
15. 胸髓
16. 第 12 肋骨

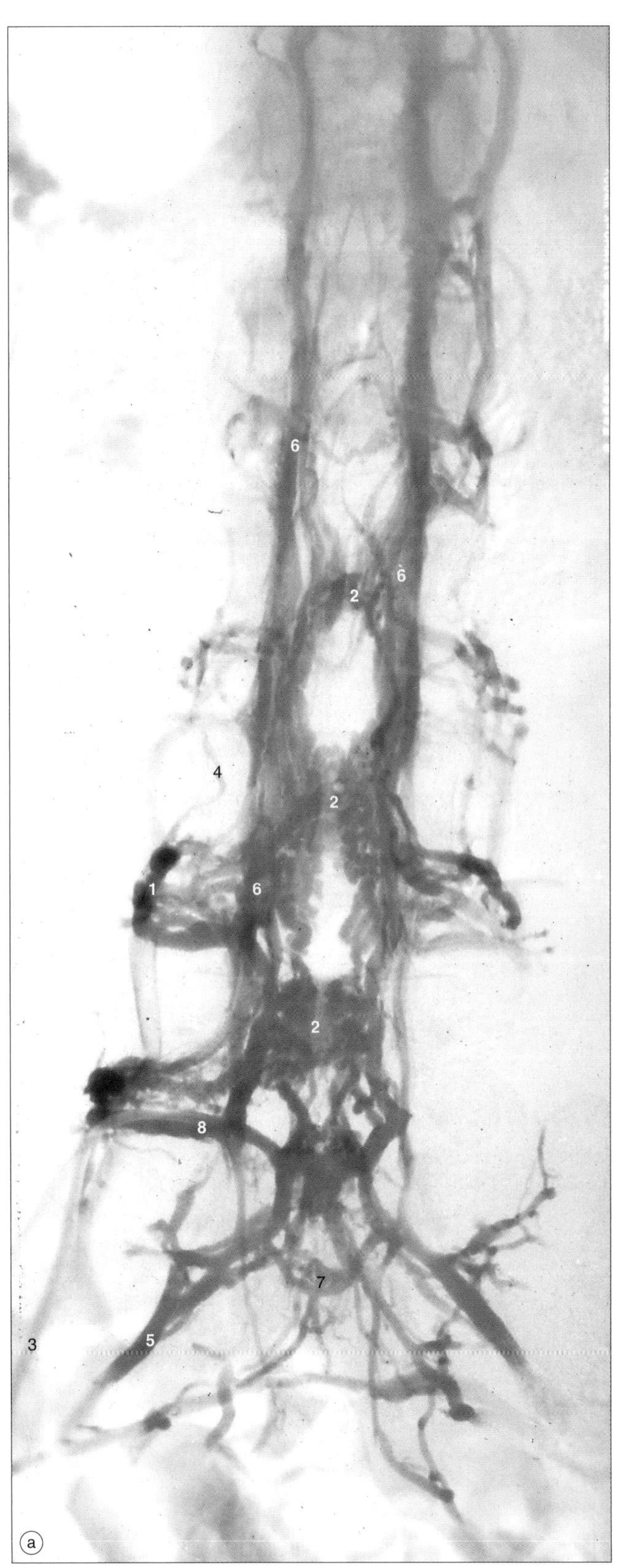

（a）腰椎减影静脉造影

自从 CT 和 MR 成像技术出现以来，很少进行腰椎静脉造影。然而通过这种技术，椎体静脉的解剖结构得到了最佳显示。脊髓的静脉引流通过血管丛纵向排列，与椎内（6）和椎外（1 和 4）静脉丛自由吻合，也互相连通（4 和 2）。注意椎内静脉在椎间盘间隙水平向外侧弯曲，在椎弓根水平向内侧弯曲，通过连接静脉（2）相连通。

1. 腰升静脉
2. 椎体静脉
3. 髂总静脉内导管
4. 椎间盘静脉
5. 骶外侧静脉
6. 纵向椎静脉丛
7. 骶静脉丛
8. 椎内静脉导管尖端

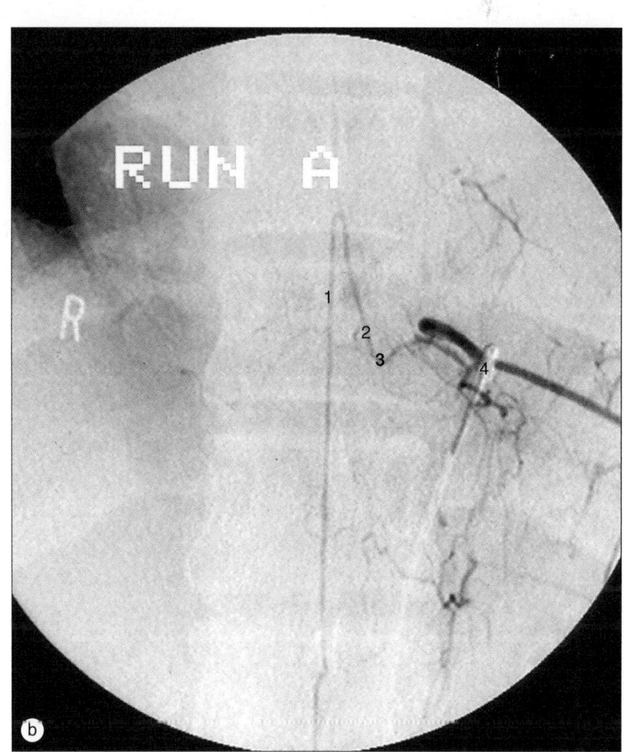

（b）脊髓动脉造影

1. 脊髓前动脉
2. 根最大动脉（Adamkiewicz 动脉）
3. 根最大动脉的正常经硬膜狭窄
4. 选择性左侧第 11 肋间动脉插管术

附赠电子资源

1. 解剖结构 X 线特征“幻灯片”：颈椎正位 X 线片、颈椎侧位 X 线片、腰椎侧位 X 线片、腹部仰卧位 X 线片、骨盆正位 X 线片（女性）
2. 断层影像图集：腰骶椎 MR 轴位 T2WI、腰骶椎 MR 矢状位 T2WI
3. 摘自本书第 4 版的页面
4. 病理学教程：教程 3a、3b
5. 单选自测题

解剖变异

变异	发生率	临床意义
腰骶移行椎（LSTV）	15% ～ 20%	报告中未识别该变异和（或）描述不当可能导致错误的手术或治疗。S1 腰椎化（S1 向腰椎的同化）比腰椎骶骨化少见，发生率约占人口的 2%。它表现为存在 6 个无肋骨的腰椎型椎体，这可能导致最高骶椎（移行椎）呈方形，S1 和 S2 之间存在关节突关节（甚至是残迹）和椎间盘。L5 骶骨化（L5 向骶骨的同化）比 S1 腰椎化更常见，发生率约占人群的 17%。其典型表现是存在 4 个无肋骨腰椎型椎体，可能与最低腰椎（移行椎）楔形变和关节突关节或椎间盘发育不良或缺失有关。在解剖结构不标准的所有情况下，没有任何东西可以取代应用编号系统的准确、细致的描述。髂腰韧带是一个相对恒定的标志，可以作为编号的基础，因为 96% 的髂腰韧带起源于 L5 横突（尽管在 MRI 上并不总是显示）。与下腰痛（Bertolotti 综合征）的相关性仍有争议，但在腰骶移行椎（lumbosacral transitional vertebrae，LSTV）以上水平椎间盘退变的风险增加
椎缘骨	5% ～ 20%	椎缘骨是一种边缘硬化的骨性密度影，通常位于椎体前上角，继发于髓核通过椎体终板于环状骺板下方脱出而发生。这些与 Schmorl 结节密切相关，不应与椎缘骨折混淆。椎缘骨应具有硬化边，并位于正常椎体角的位置；中段腰椎单个椎体的前上角是最常见的表现
腰骶联合神经根（CNR）	6% ～ 8%	腰骶联合神经根（conjoined lumbosacral nerve roots，CNR）是马尾神经最常见的神经根发育异常（两倍于同一孔中的两个神经根，第二常见的异常）。CNR 是两个相邻的神经根在它们从硬膜囊穿出时，有时共用一个共同的硬脊膜鞘。多模态成像报道发生率在 MRI 中为 6%，尸体研究中为 8%。在椎间盘突出症的鉴别诊断中应考虑 CNR。CNR 发生在 5% 以上的术前分类为“椎间盘突出症”的病例中。马尾神经的蛛网膜后粘连可能类似。如果此区域的第二根神经不受重视，可能会导致意外神经根损伤或神经损伤综合征。诊断可以通过冠状位高质量 MRI（尽管技术有所改进，但仍具有挑战性）或术中进行。CNR 本身通常不会单独引起症状。应该引起注意的临床表现是伴或不伴神经根病的跛行前驱症状。神经根出口区骨管减压的外科治疗能够解决侧隐窝狭窄这个病因，治疗效果与椎间盘突出症相当
弓形孔	8%	弓形孔（或寰椎弓形孔、后桥或 Kimerle 孔）是寰椎的常见正常变异，在颅颈交界处的侧位平片上很容易观察到。从寰椎侧块的后部到后弓形成一个拱形的骨性或钙化桥，它被认为是由寰枕斜韧带的钙化或骨化引起的。椎动脉的寰椎段（V3）通过这个孔。发生率为 1% ～ 15%，在女性中较为常见。它可有多种形态，可以是完全的或不完全的，可以是单侧的或双侧的，并且与颈椎反复屈伸造成的椎动脉牵引和夹层有关。它与上颈椎综合征、眩晕、颈后交感神经综合征（Barre-Lieou 综合征）以及常见的偏头痛有关
寰枕融合（AOA）	0.25% ～ 1%	寰枕融合（atlanto-occipital assimilation，AOA）通常无症状，但可出现神经血管压迫的症状。C1 与枕骨的融合可以是完全的（C1 不可识别），也可以是不完全的（C1 部分可识别）。AOA 与 C2 ～ C3 融合（50%）、颅底凹陷、腭裂、颈肋和泌尿系统畸形有关

MRI，磁共振成像

第 5 章 上肢

（a）肩关节，正位 X 线片

1. 肩胛骨肩峰
2. 肱骨解剖颈
3. 锁骨
4. 肩胛骨喙突
5. 肩胛盂窝
6. 肱骨大结节
7. 肱骨头
8. 肱骨小结节
9. 肩胛骨
10. 肱骨外科颈

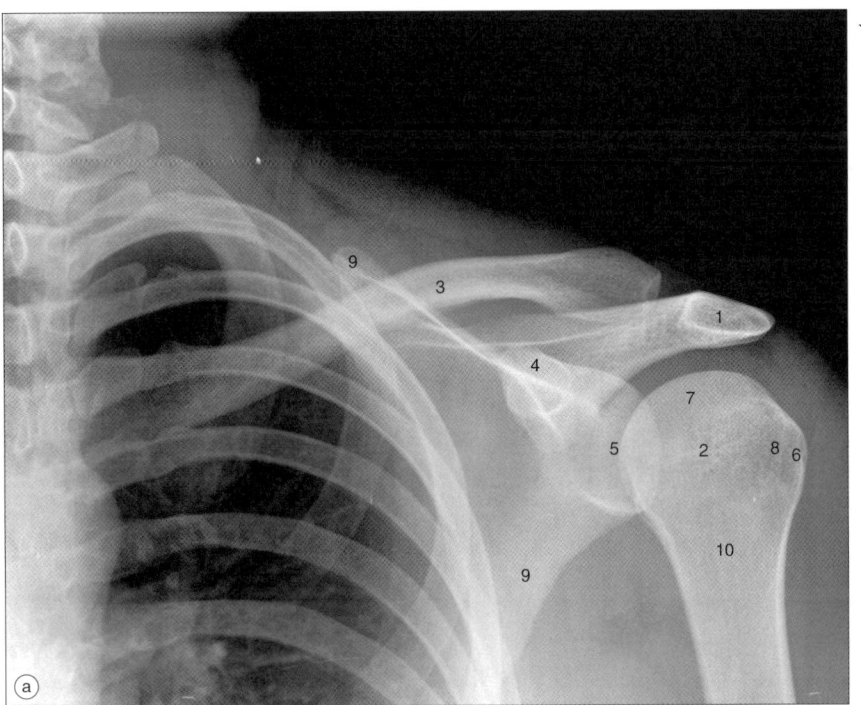

（b）肩关节，轴位 X 线片

1. 肩胛骨肩峰
2. 锁骨
3. 肩胛骨喙突
4. 肩胛盂窝
5. 肱骨大结节
6. 肱骨头
7. 肱骨结节间沟
8. 肱骨小结节
9. 肩胛冈

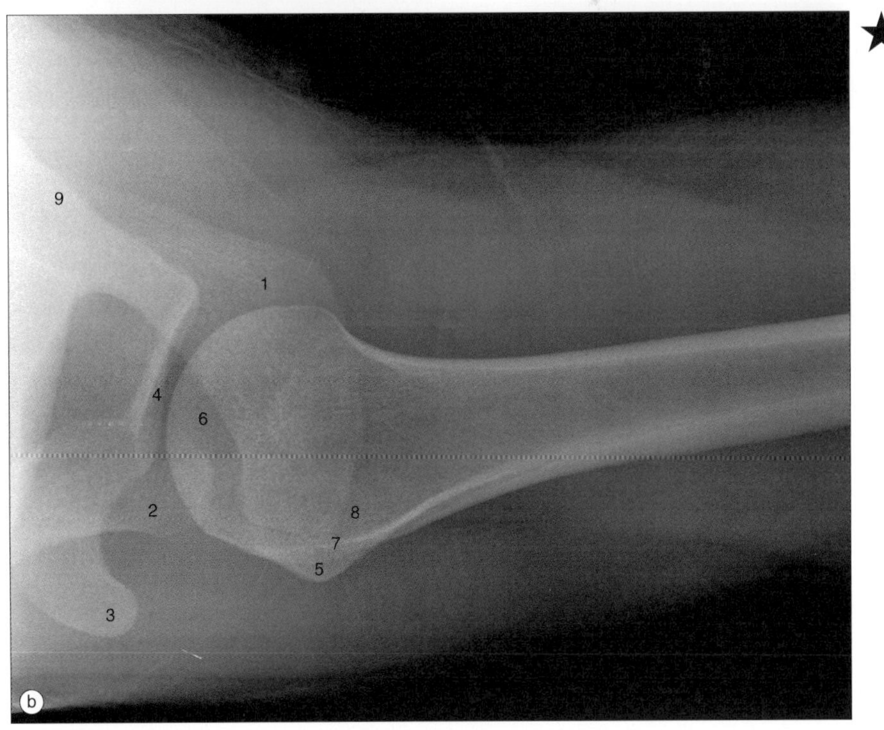

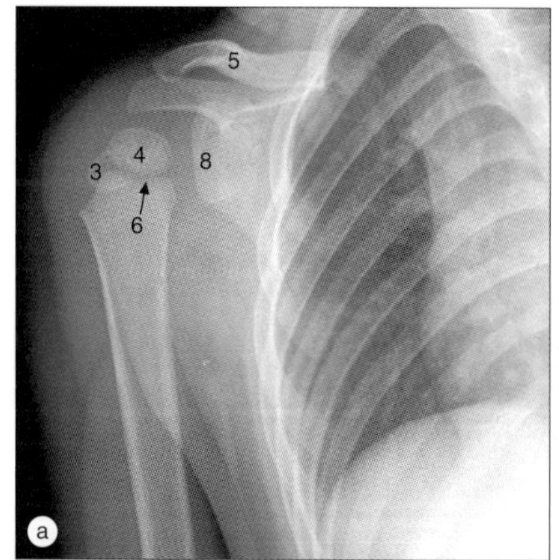

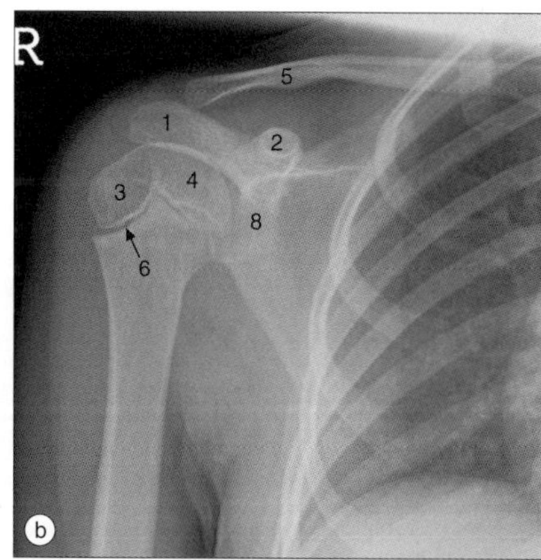

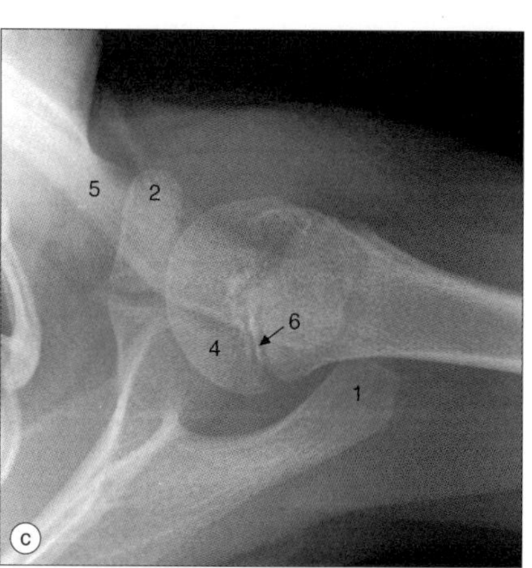

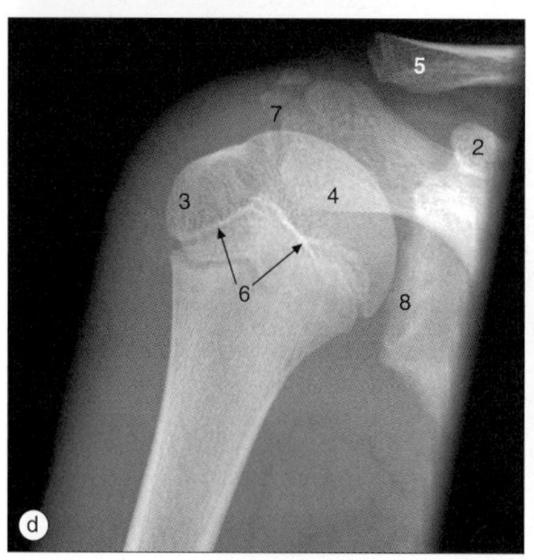

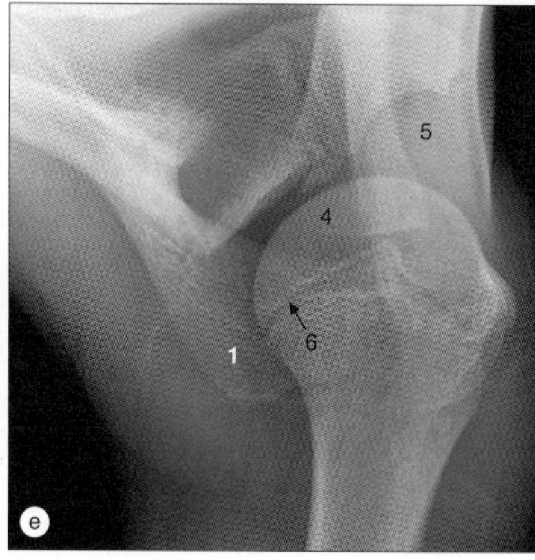

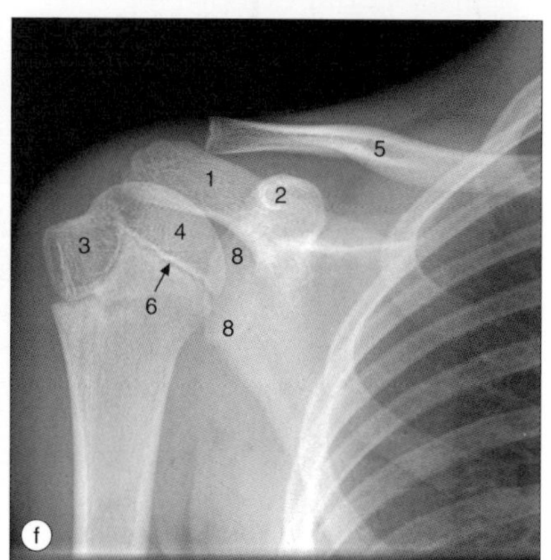

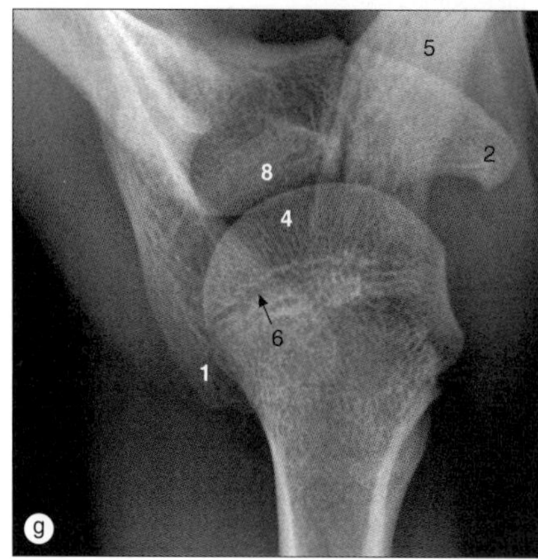

肩关节X线片。(**a**)1岁儿童的正位片；6岁儿童的(**b**)正位片和(**c**)轴位片；12岁儿童的(**d**)正位片和(**e**)轴位片；14岁儿童的(**f**)正位片和(**g**)轴位片

1. 肩胛骨肩峰
2. 喙突骨化中心
3. 肱骨大结节骨化中心
4. 肱骨头骨化中心
5. 锁骨
6. 骺线
7. 肩峰骨化中心(多骨化中心)
8. 肩胛盂窝

锁骨(m)	出现	融合
外侧端	胚胎5周	20+岁
内侧端	15岁	20+岁
肩胛骨(c)		
体	胚胎8周	15岁
喙突	＜1岁	20岁
喙突基底	青春期	15～20岁
肩峰	青春期	15～20岁

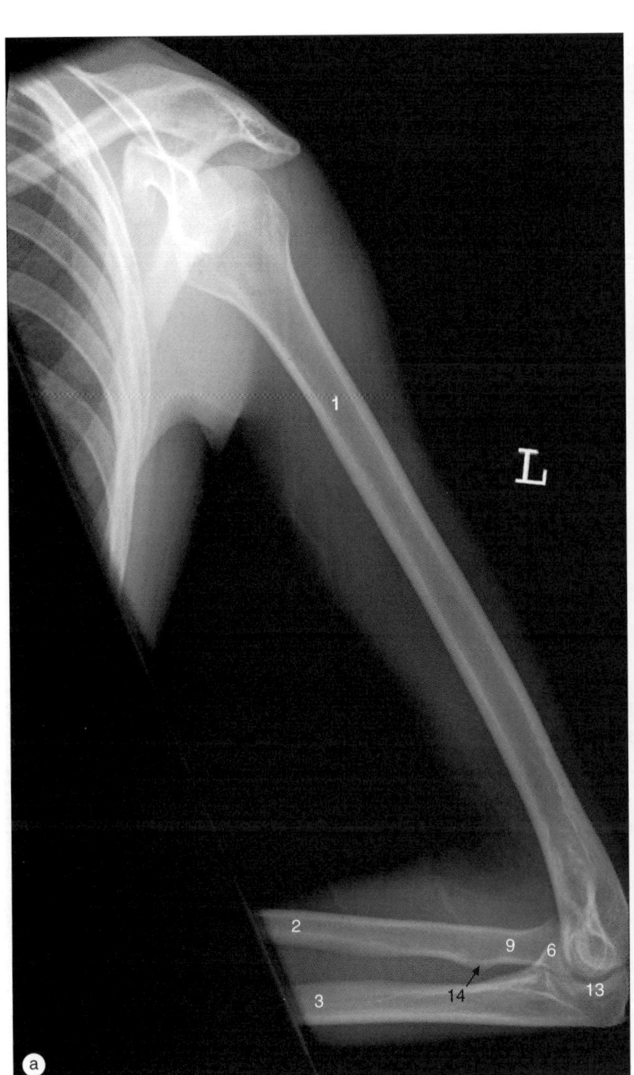

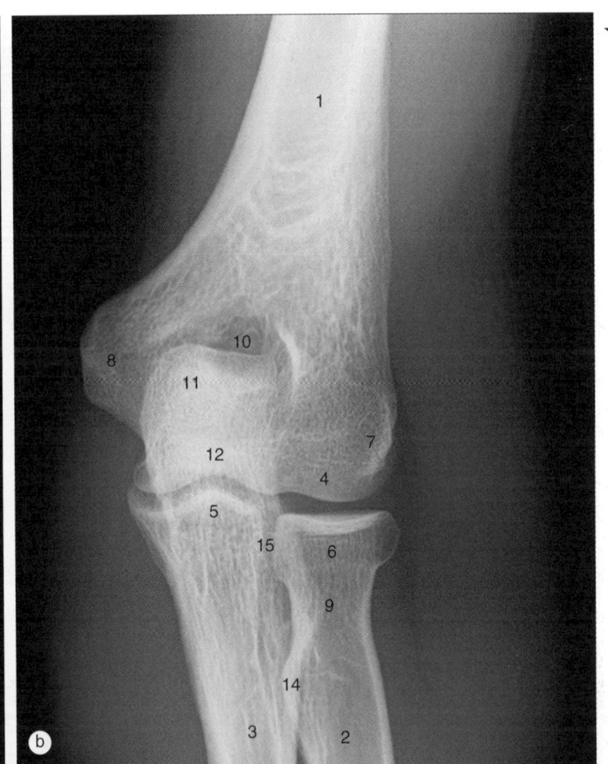

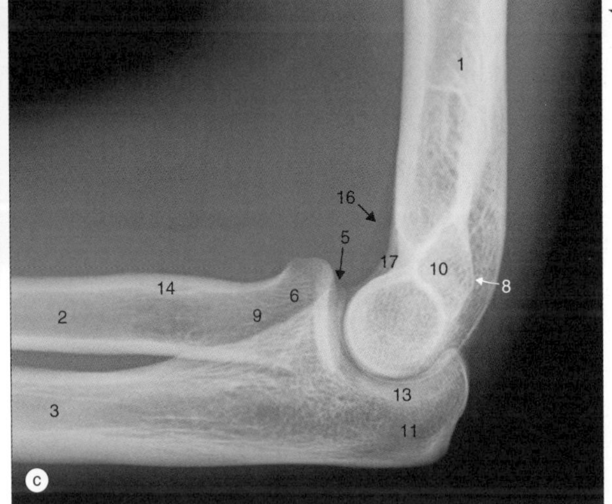

(**a**) 肱骨，侧位X线片；(**b**) 肘关节，正位X线片；(**c**) 肘关节，侧位X线片

1. 肱骨
2. 桡骨
3. 尺骨
4. 肱骨小头
5. 尺骨冠突
6. 桡骨头
7. 肱骨外上髁
8. 肱骨内上髁
9. 桡骨颈
10. 肱骨鹰嘴窝
11. 尺骨鹰嘴
12. 肱骨滑车
13. 尺骨滑车切迹
14. 桡骨粗隆
15. 近端桡尺关节
16. 肘关节前脂肪垫
17. 肱骨冠突窝

肱骨（c）	出现	融合
干	胚胎8周	15～20岁
头	1～6个月	15～20岁
大结节	6个月至1岁	15～20岁
小结节	3～5岁	18～20岁
小头	4个月至1岁	13～16岁
内侧滑车	10岁	13～16岁
内上髁	3～6岁	13～16岁
外上髁	9～12岁	13～16岁

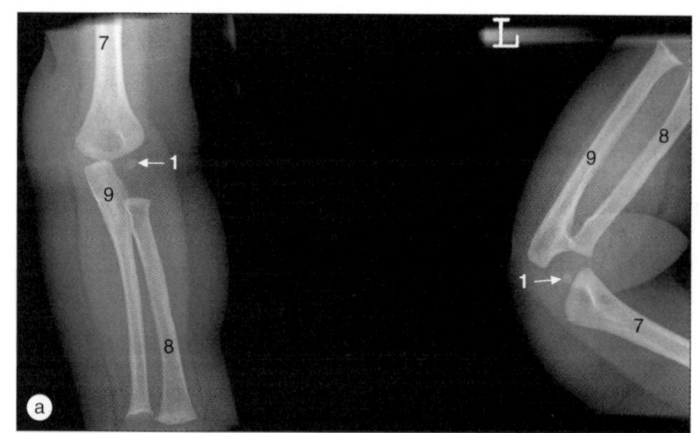

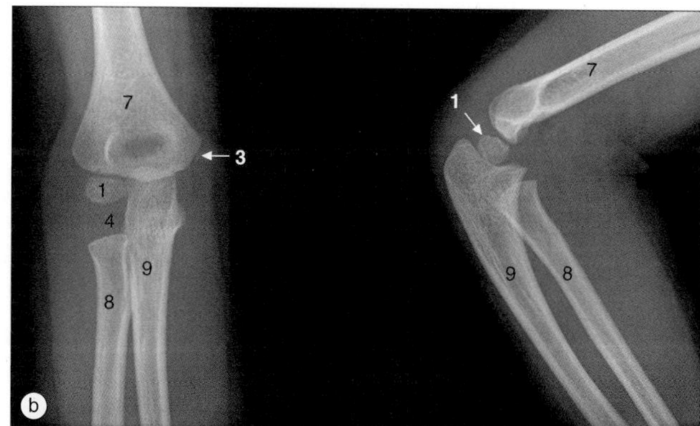

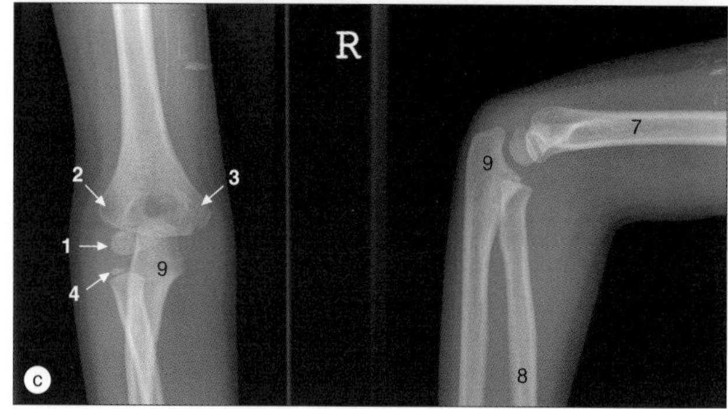

肘关节X线片。(**a**) 7个月大儿童;(**b**) 3岁儿童;(**c**) 6岁儿童;(**d**) 9岁儿童

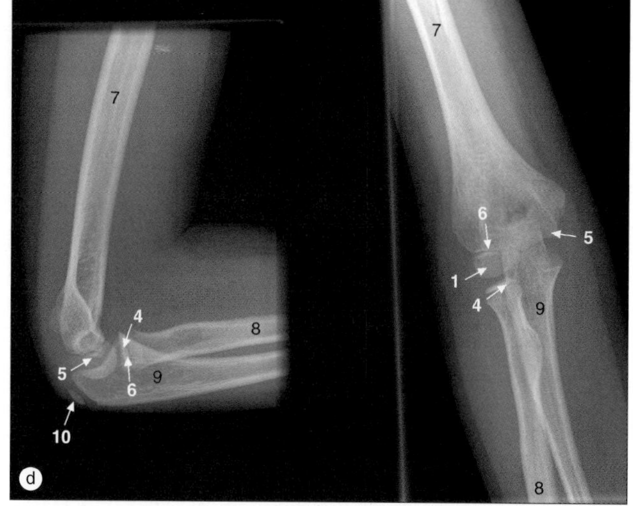

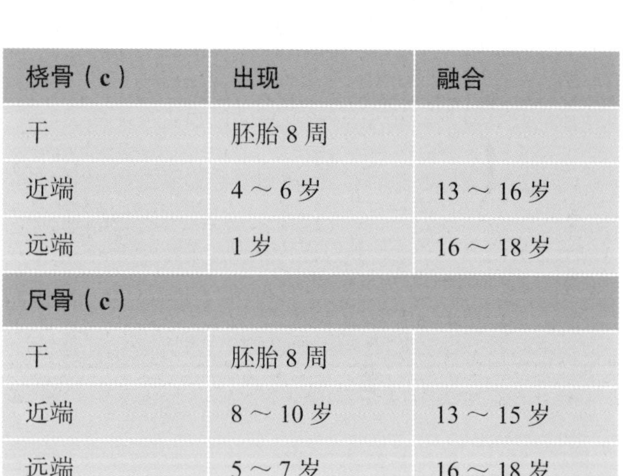

桡骨(c)	出现	融合
干	胚胎8周	
近端	4～6岁	13～16岁
远端	1岁	16～18岁
尺骨(c)		
干	胚胎8周	
近端	8～10岁	13～15岁
远端	5～7岁	16～18岁

1. 肱骨小头骨化中心
2. 肱骨外上髁骨化中心
3. 肱骨内上髁骨化中心
4. 桡骨头骨化中心
5. 肱骨滑车骨化中心
6. 骺线
7. 肱骨
8. 桡骨
9. 尺骨
10. 尺骨鹰嘴骨化中心

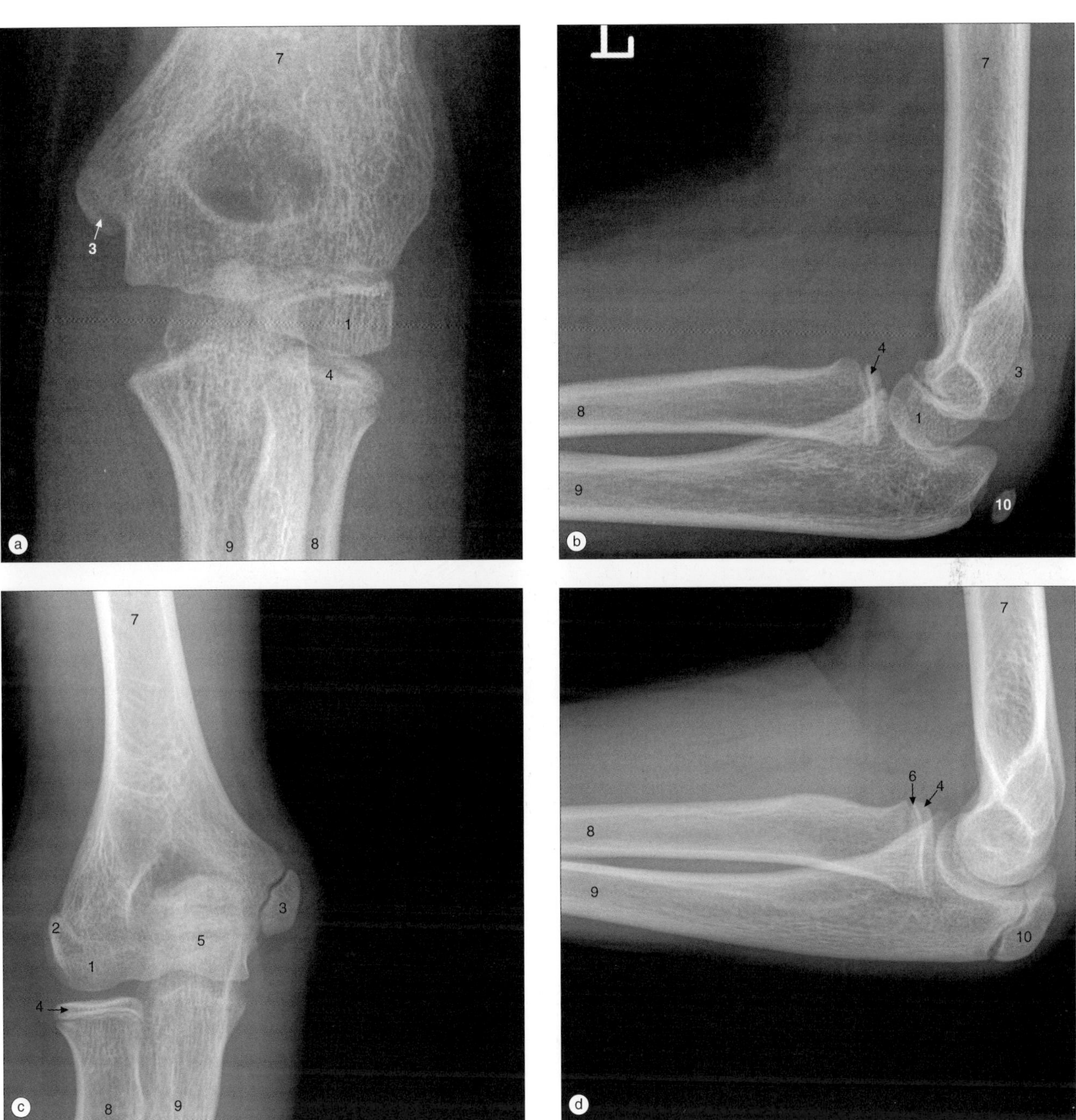

肘关节 X 线片。(**a**)和(**b**)11 岁儿童;(**c**)和(**d**)14 岁儿童

1. 肱骨小头骨化中心	6. 骺线
2. 肱骨外上髁骨化中心	7. 肱骨
3. 肱骨内上髁骨化中心	8. 桡骨
4. 桡骨头骨化中心	9. 尺骨
5. 肱骨滑车骨化中心	10. 尺骨鹰嘴骨化中心

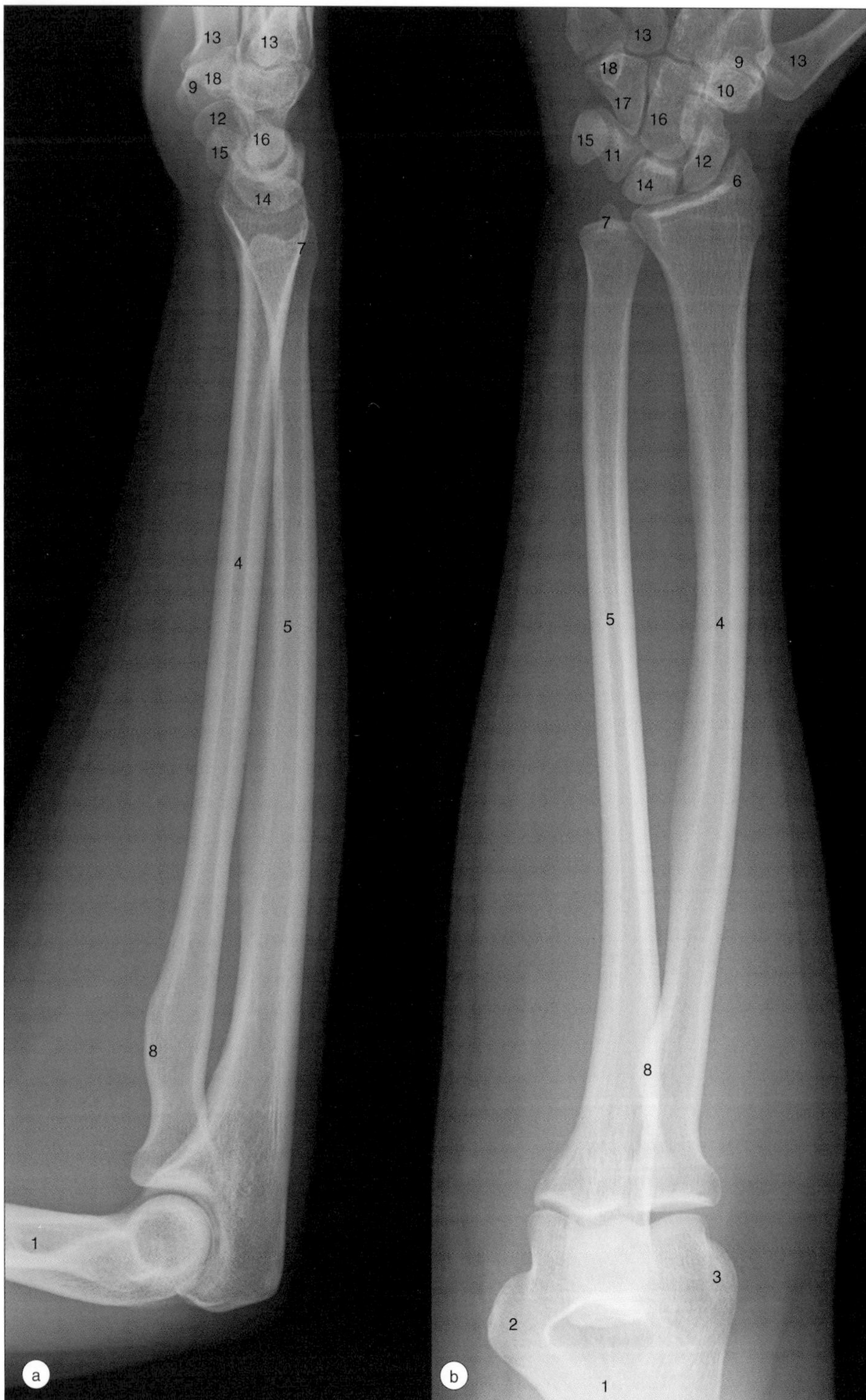

前臂X线片。(**a**)侧位;(**b**)正位

1. 肱骨
2. 肱骨内上髁
3. 肱骨外上髁
4. 桡骨
5. 尺骨
6. 桡骨茎突
7. 尺骨茎突
8. 桡骨粗隆
9. 大多角骨
10. 小多角骨
11. 三角骨
12. 舟骨
13. 掌骨基底部
14. 月骨
15. 豌豆骨
16. 头状骨
17. 钩骨
18. 钩骨钩

★

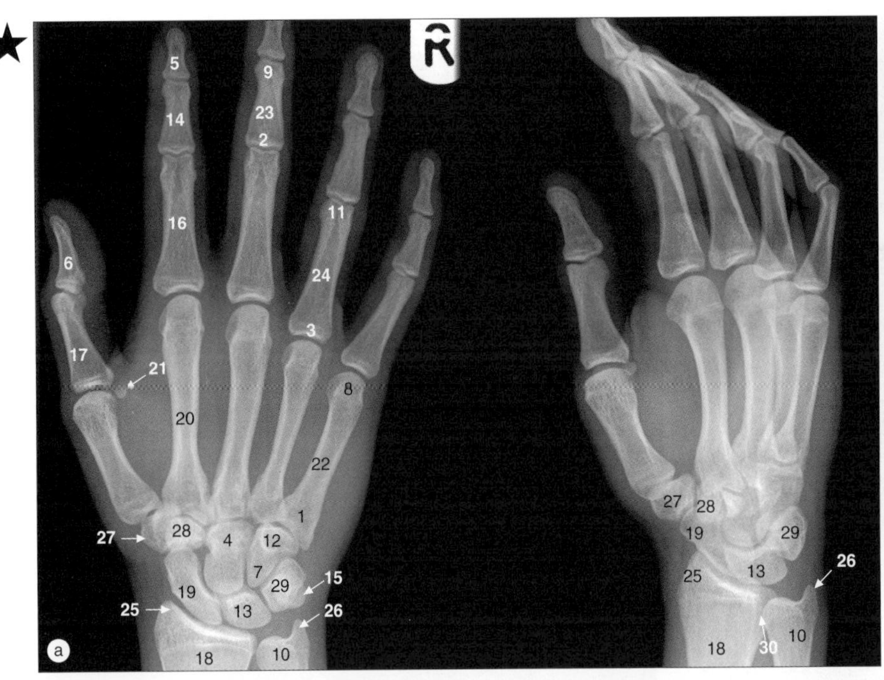

(**a**) 手部诸骨，背掌位和斜位 X 线片

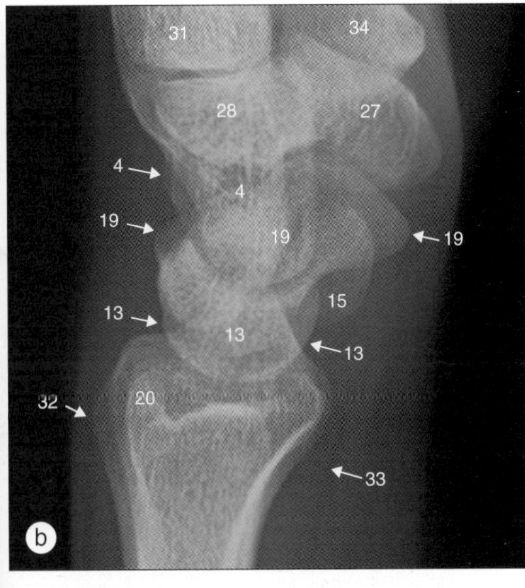

(**b**) 腕骨，侧位 X 线片

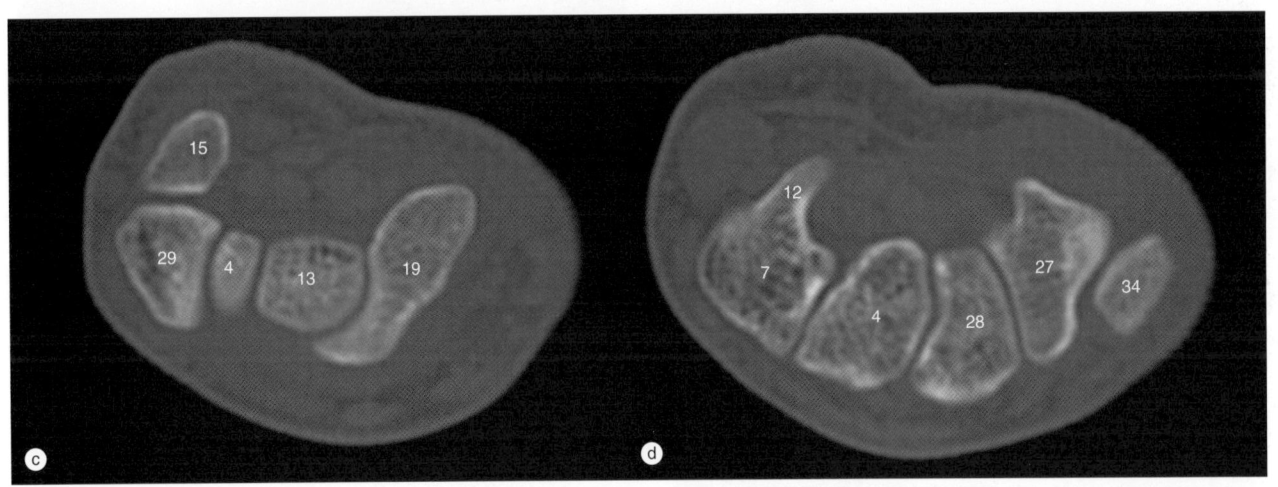

经过腕管平面的轴位 CT 图像，骨窗。(**c**) 近侧列；(**d**) 远侧列

1. 第 5 掌骨基底部
2. 中指中节指骨基底部
3. 环指近节指骨基底部
4. 头状骨
5. 示指远节指骨
6. 拇指远节指骨
7. 钩骨
8. 第 5 掌骨头
9. 中指中节指骨头
10. 尺骨头
11. 环指近节指骨头
12. 钩骨钩
13. 月骨
14. 示指中节指骨
15. 豌豆骨
16. 示指近节指骨
17. 拇指近节指骨
18. 桡骨
19. 舟骨
20. 第 2 掌骨
21. 籽骨
22. 第 5 掌骨干
23. 中指中节指骨干
24. 环指近节指骨干
25. 桡骨茎突
26. 尺骨茎突
27. 大多角骨
28. 小多角骨
29. 三角骨
30. 桡骨尺切迹
31. 掌骨基底部
32. 桡骨背结节
33. 旋前方肌脂肪垫
34. 第 1 掌骨基底部

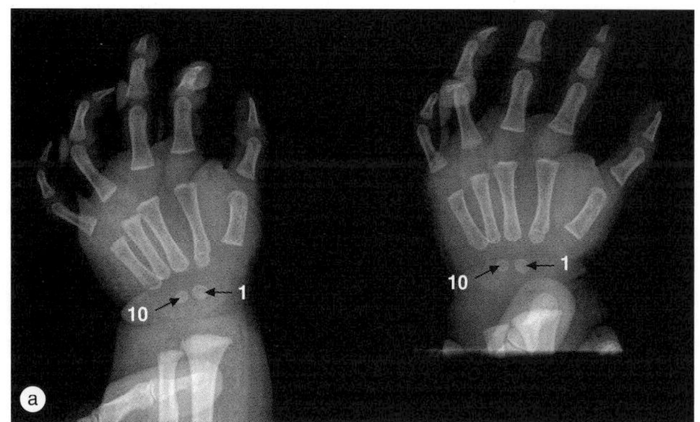

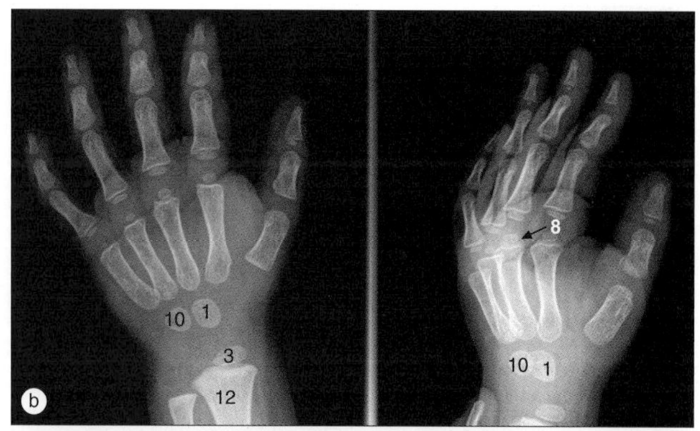

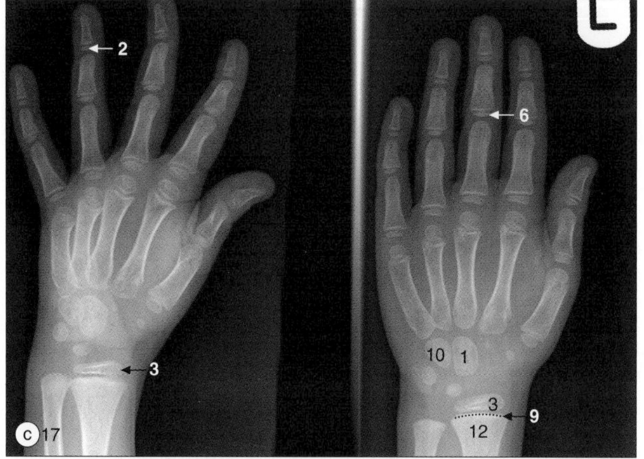

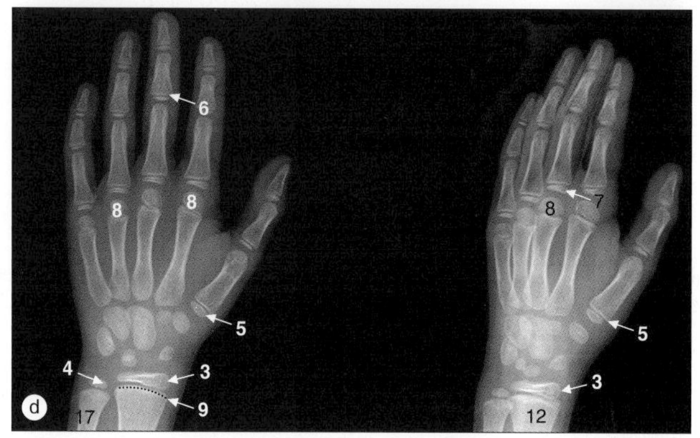

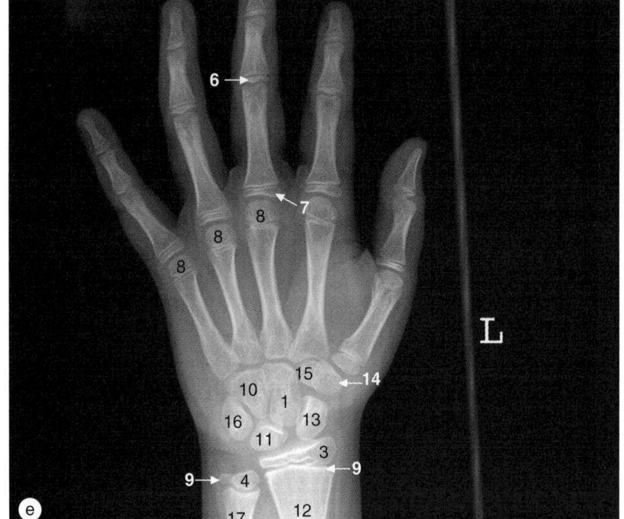

手部诸骨（背掌位X线片），以显示骨化中心。(**a**) 10个月大儿童；(**b**) 2岁儿童；(**c**) 6岁儿童；(**d**) 9岁儿童；(**e**) 11岁儿童

腕骨（c）	出现	融合
头状骨	1～3个月	
钩骨	2～4个月	
三角骨	2～3岁	
月骨	2～4岁	
舟骨	4～6岁	
大多角骨	4～6岁	
小多角骨	4～6岁	
豌豆骨（籽骨）	8～12岁	
掌骨（c）		
干	胚胎9周	
头	1～2岁	14～19岁
指骨（c）		
干	胚胎8～12周	
基底部	1～3岁	14～18岁

1. 头状骨
2. 环指远节指骨骨化中心
3. 桡骨远端骨化中心
4. 尺骨远端骨化中心
5. 第1掌骨骨化中心
6. 中指中节指骨骨化中心
7. 中指近节指骨骨化中心
8. 掌骨头骨化中心（适用于第2～5掌骨）
9. 骺线
10. 钩骨
11. 月骨
12. 桡骨
13. 舟骨
14. 大多角骨
15. 小多角骨
16. 三角骨
17. 尺骨

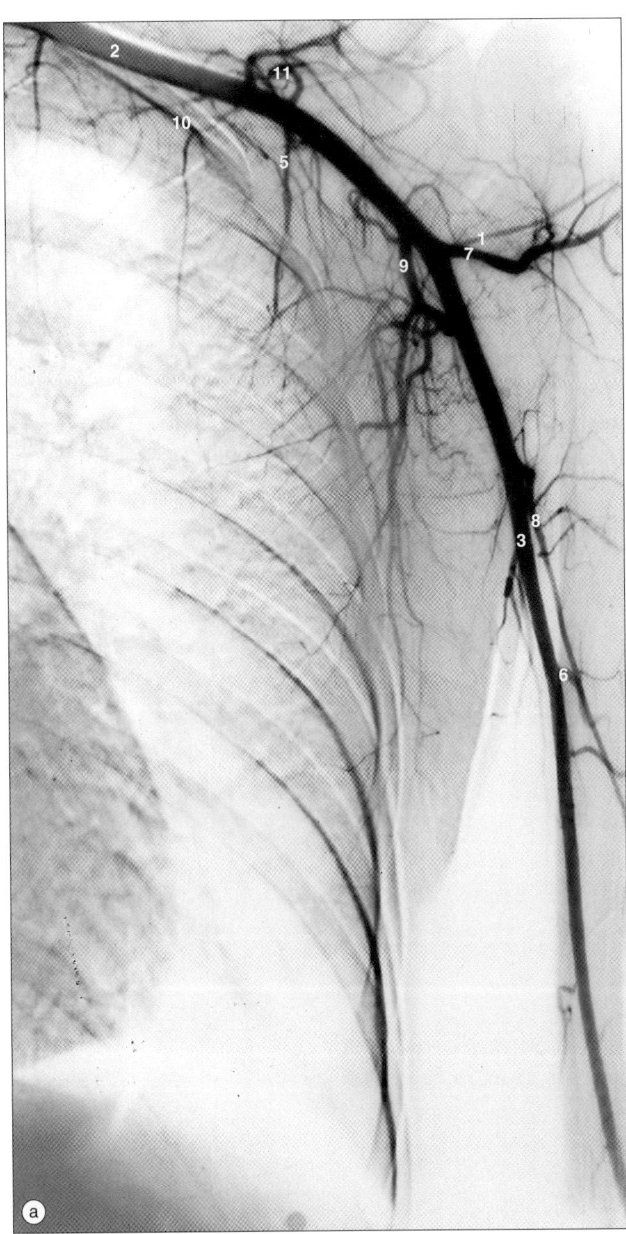

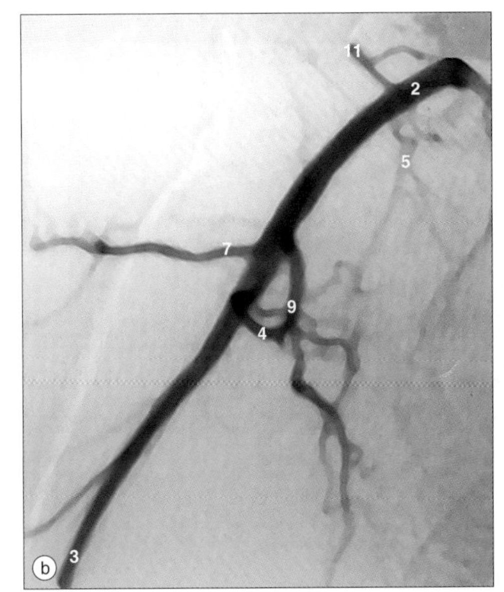

1. 旋肱前动脉
2. 腋动脉
3. 肱动脉
4. 旋肩胛动脉
5. 胸外侧动脉
6. 肱动脉肌支
7. 旋肱后动脉
8. 肱深动脉
9. 肩胛下动脉
10. 胸上动脉
11. 胸肩峰动脉

腋动脉造影。（**a**）减影；（**b**）数字减影；（**c**）、（**d**）肱动脉造影

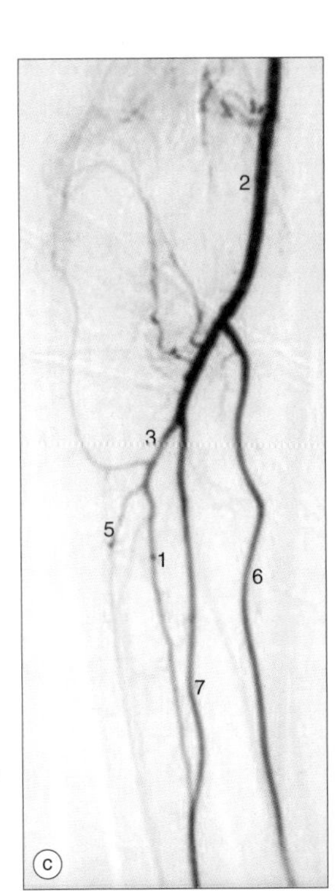

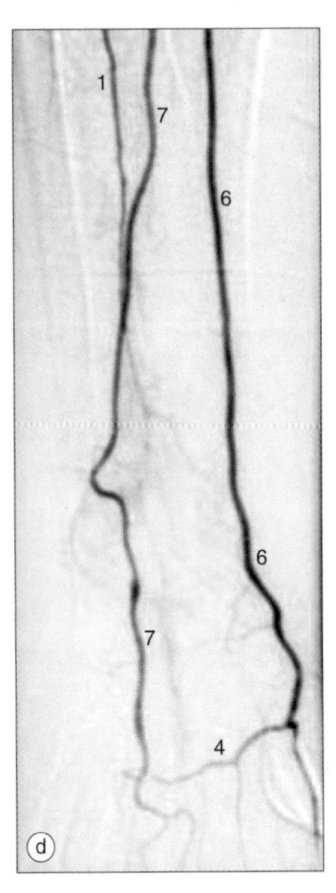

1. 骨间前动脉
2. 肱动脉
3. 骨间总动脉
4. 掌深弓
5. 骨间后动脉
6. 桡动脉
7. 尺动脉

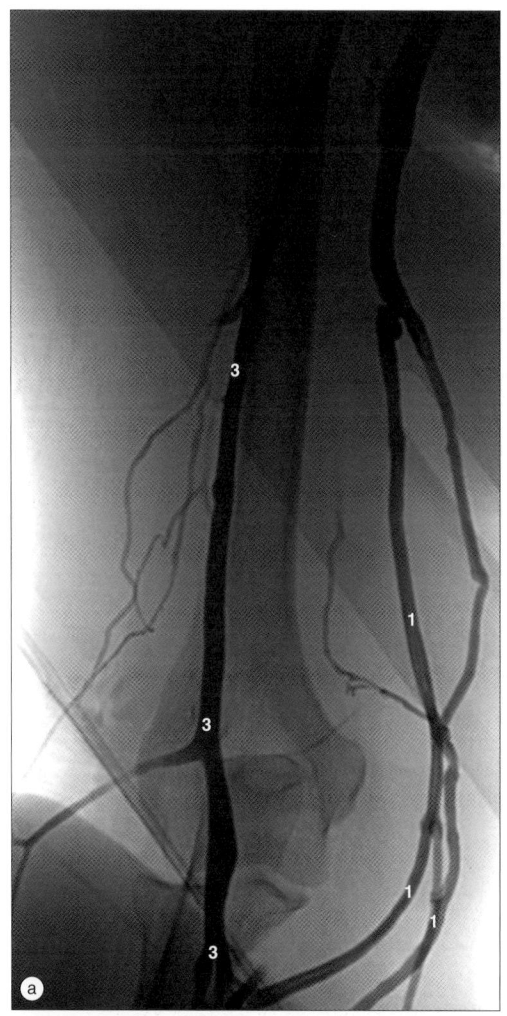

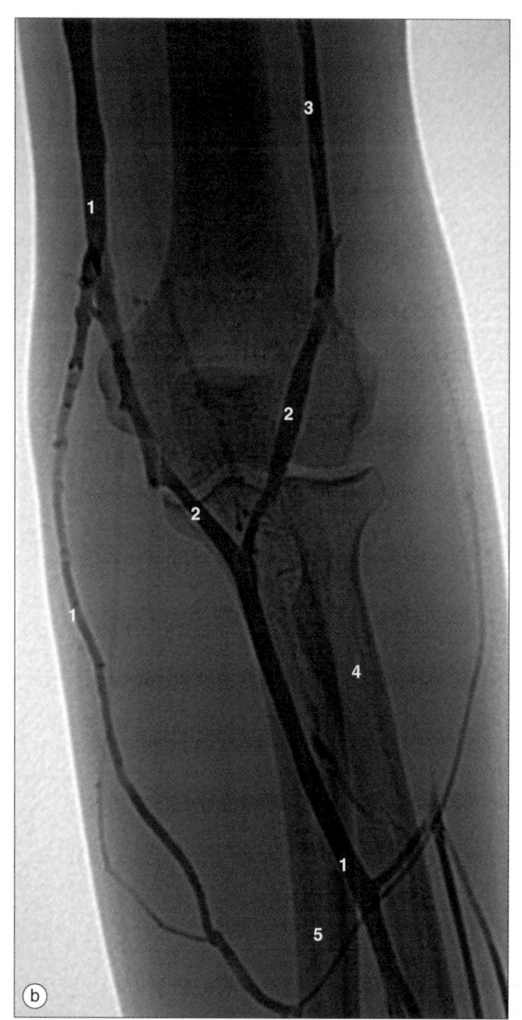

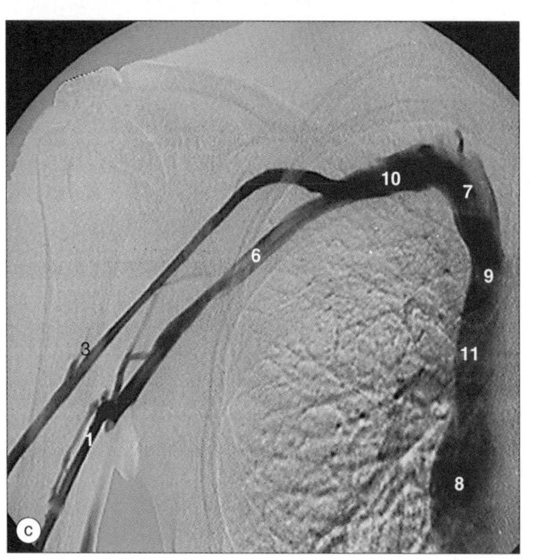

(**a**) 和 (**b**) 上肢静脉造影;(**c**) 上腔静脉造影

1. 贵要静脉
2. 肘正中静脉
3. 头静脉
4. 桡骨
5. 尺骨
6. 腋静脉
7. 头臂静脉
8. 右心房
9. 左侧头臂静脉汇入部
10. 锁骨下静脉
11. 上腔静脉

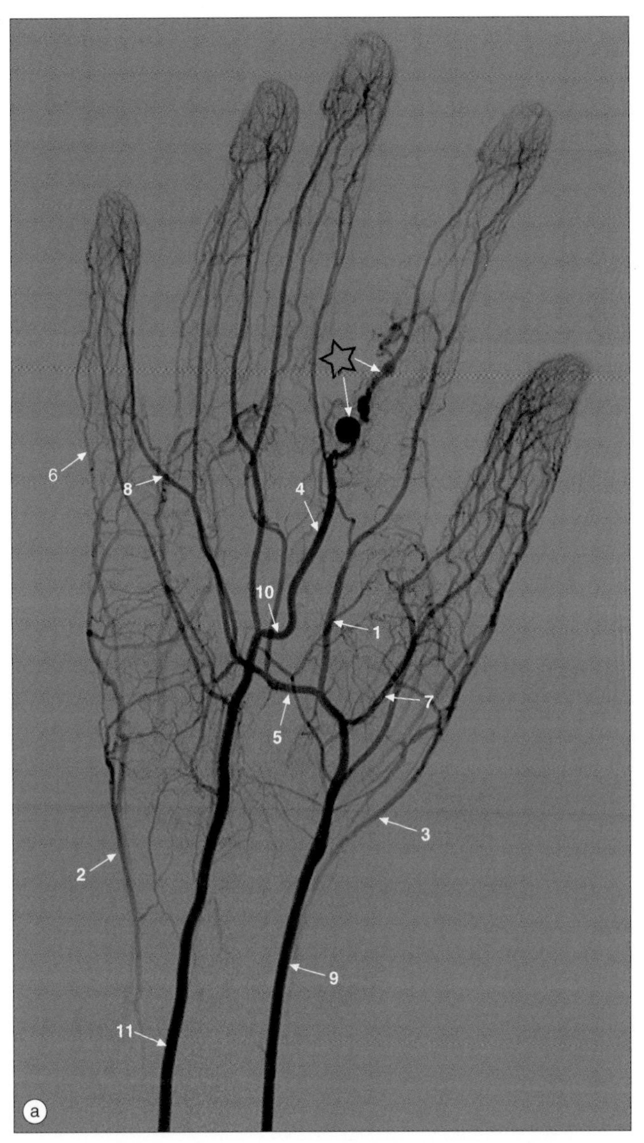

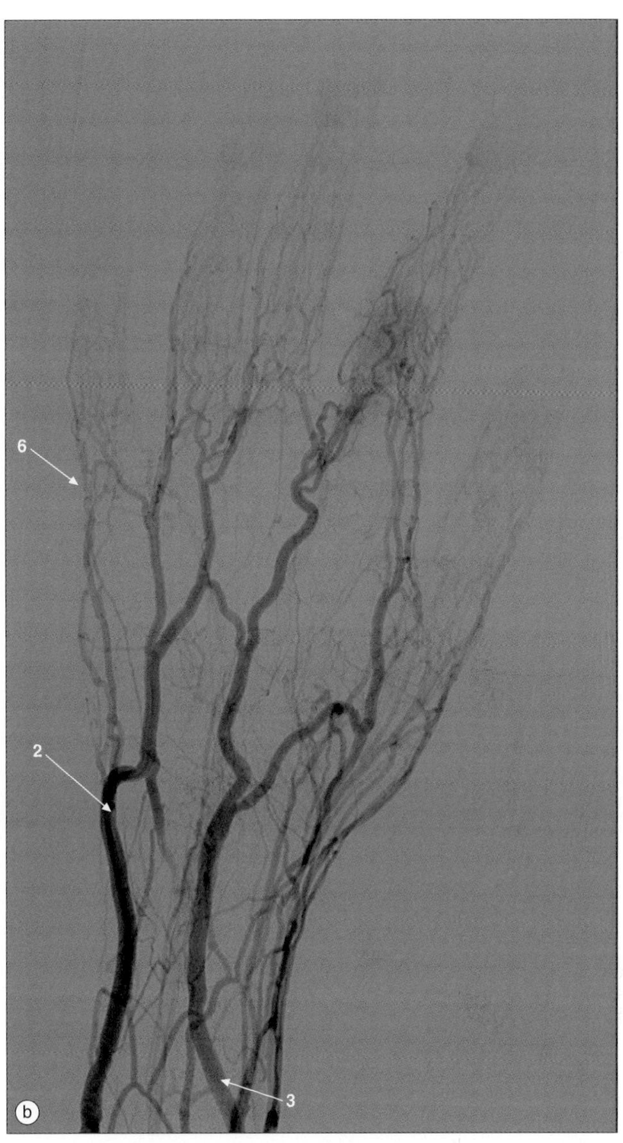

（**a**）手部动脉造影；（**b**）手部静脉造影（数字减影）。注意（**b**）图中动静脉畸形（未标记）的静脉成分
With permission from Standring，S，Gray's Anatomy：The Anatomical Basis of Clinical Practice，41st ed，2015，London，Elsevier. Figure 065043f & Figure 065043k.

1. 示指桡侧动脉
2. 贵要静脉
3. 头静脉
4. 指掌侧总动脉
5. 掌深弓
6. 指静脉
7. 拇主要动脉
8. 指掌侧固有动脉（小指）
9. 桡动脉
10. 掌浅弓（不完全）
11. 尺动脉

☆示指指动脉的动静脉畸形

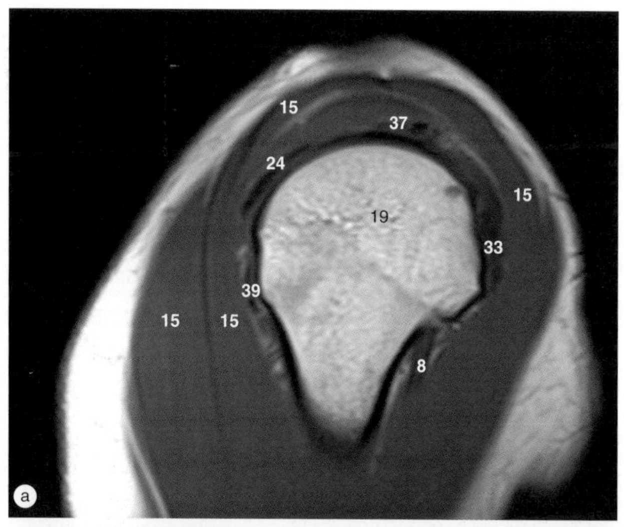

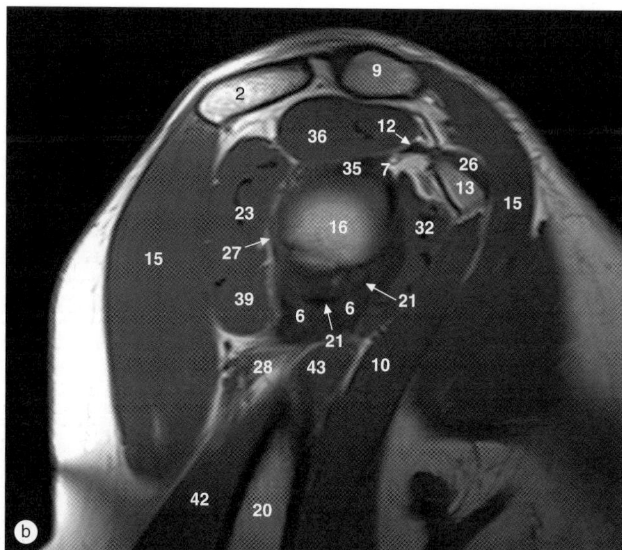

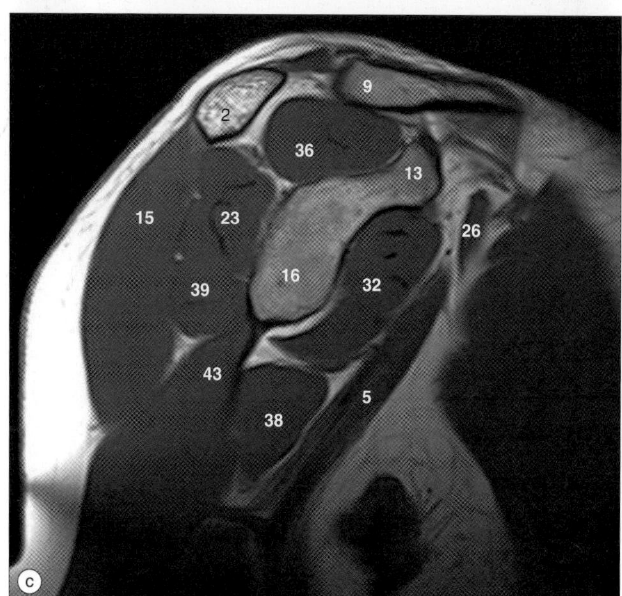

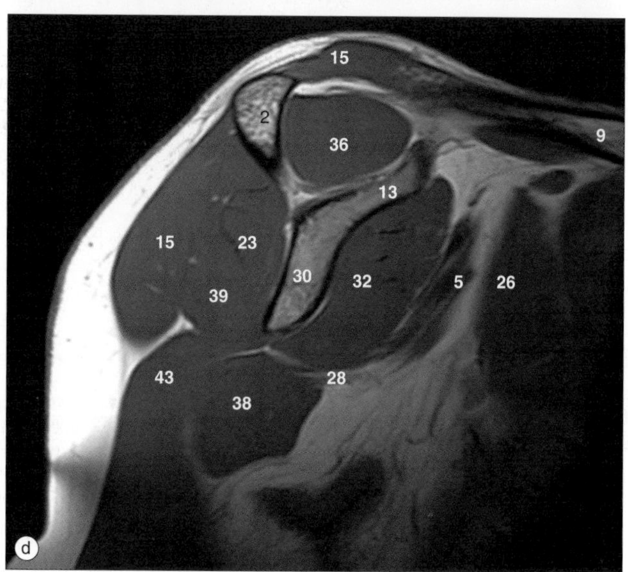

（**a**）～（**d**）肩关节，MR 矢状位 T1WI，从外到内

1. 肩锁关节
2. 肩峰
3. 肩关节囊前部
4. 前盂唇
5. 腋部血管（及周围的臂丛神经）
6. 盂肱关节腋隐窝
7. 肱二头肌短头
8. 肱二头肌长头肌腱
9. 锁骨
10. 喙肱肌
11. 喙锁韧带
12. 喙肱韧带
13. 喙突
14. 三角肌肌腱
15. 三角肌
16. 肩胛盂
17. 关节盂窝

第 76 ～ 77 页共用编号 1 ～ 43 的注释。

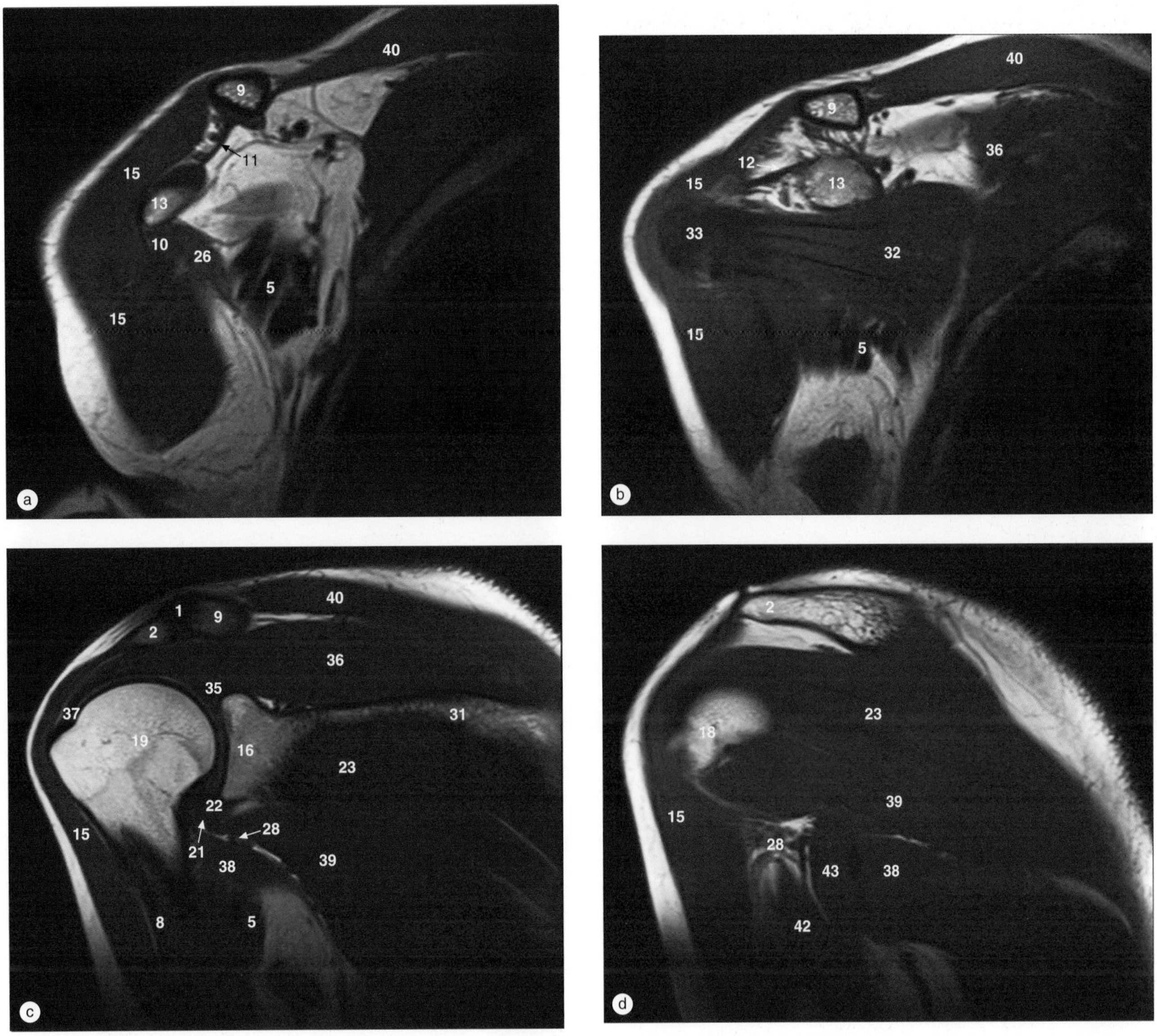

（**a**）～（**d**）肩关节（右），MR 冠状位 T1WI，从前到后

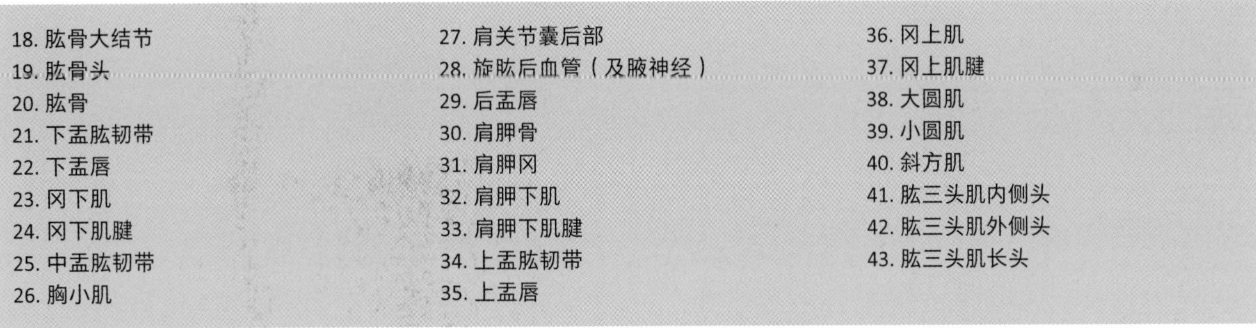

18. 肱骨大结节
19. 肱骨头
20. 肱骨
21. 下盂肱韧带
22. 下盂唇
23. 冈下肌
24. 冈下肌腱
25. 中盂肱韧带
26. 胸小肌
27. 肩关节囊后部
28. 旋肱后血管（及腋神经）
29. 后盂唇
30. 肩胛骨
31. 肩胛冈
32. 肩胛下肌
33. 肩胛下肌腱
34. 上盂肱韧带
35. 上盂唇
36. 冈上肌
37. 冈上肌腱
38. 大圆肌
39. 小圆肌
40. 斜方肌
41. 肱三头肌内侧头
42. 肱三头肌外侧头
43. 肱三头肌长头

第 76 ～ 77 页共用编号 1 ～ 43 的注释。

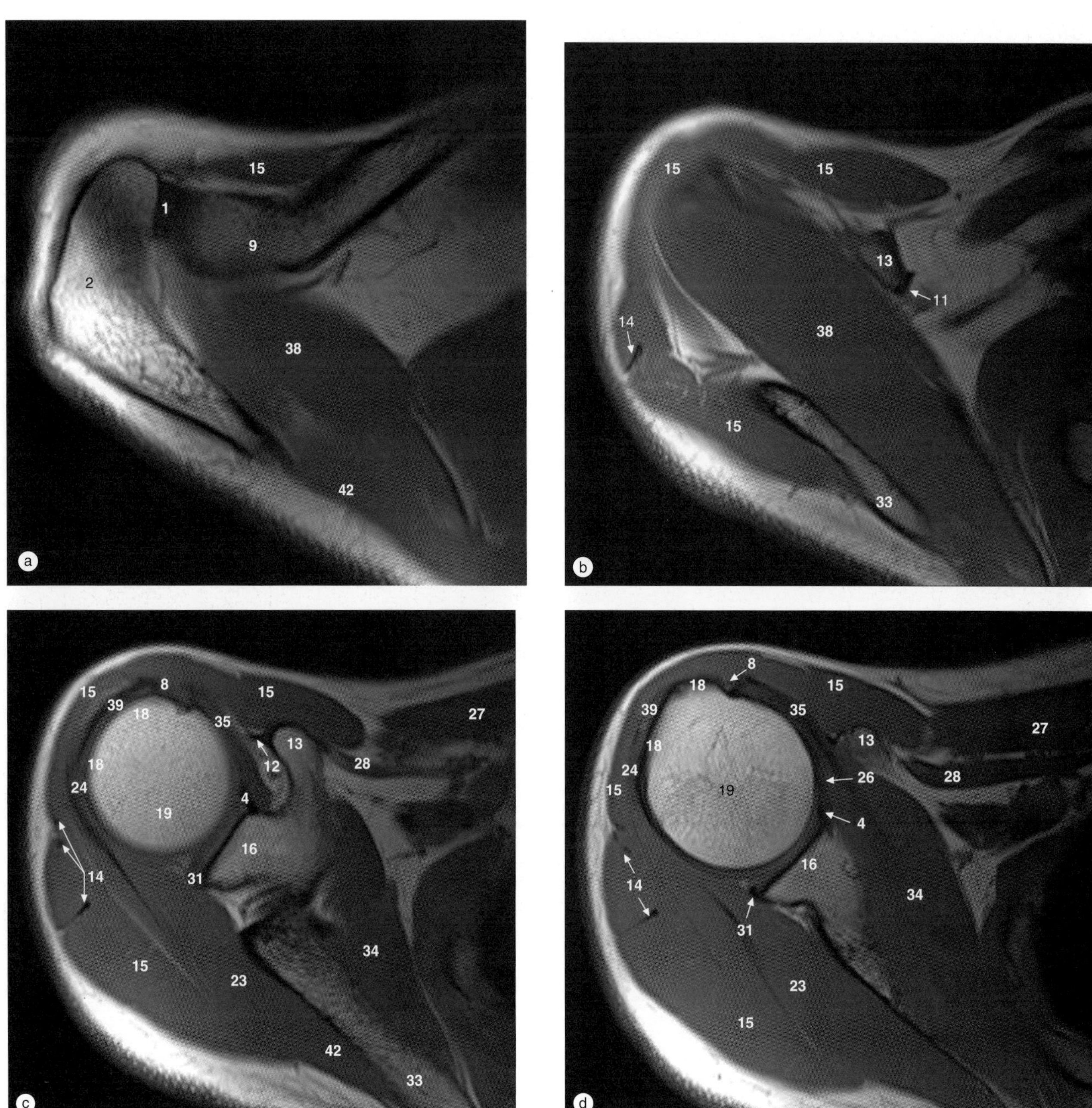

（**a**）～（**d**）肩关节（右），经过上肩袖和盂肱关节层面的 MR 轴位 T1WI，从上至下

1. 肩锁关节
2. 肩峰
3. 肩关节囊前部
4. 前盂唇
5. 腋部血管（及周围的臂丛神经）
6. 盂肱关节腋隐窝
7. 肱二头肌短头
8. 肱二头肌长头肌腱
9. 锁骨
10. 喙肱肌
11. 喙锁韧带
12. 喙肱韧带
13. 喙突
14. 三角肌肌腱
15. 三角肌
16. 肩胛盂
17. 关节盂窝

第 78 ～ 80 页共用编号 1 ～ 44 的注释。

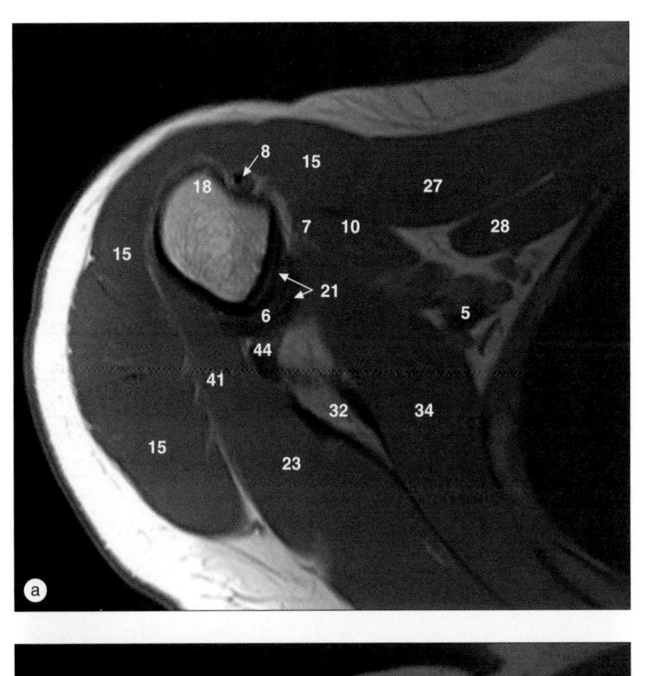

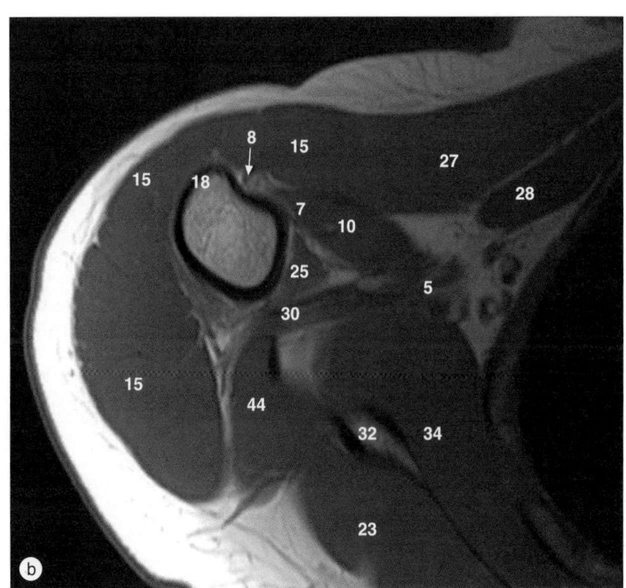

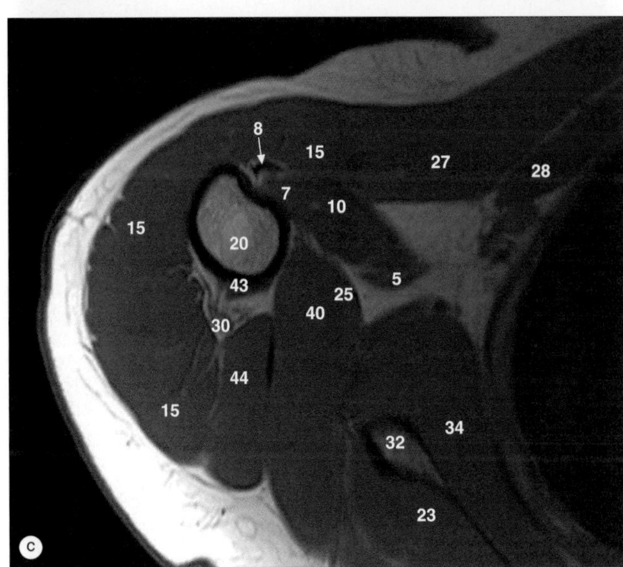

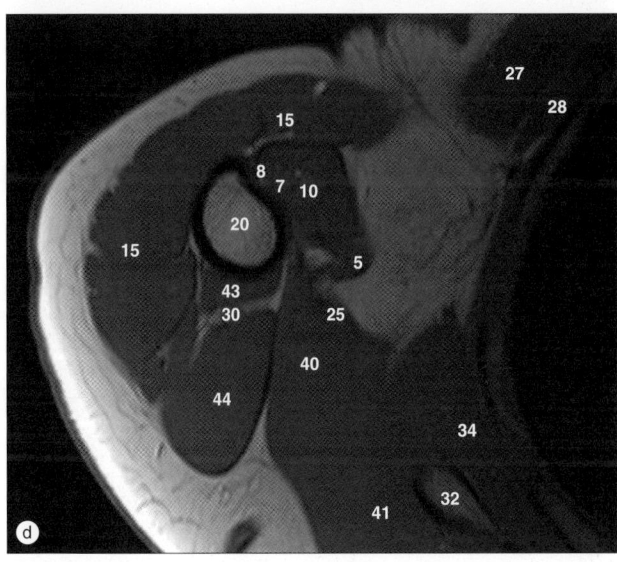

（**a**）～（**d**）肩关节（右），经过肱骨外科颈平面的 MR 轴位 T1WI，从上至下

18. 肱骨大结节	27. 胸大肌	36. 上盂肱韧带
19. 肱骨头	28. 胸小肌	37. 上盂唇
20. 肱骨	29. 肩关节囊后部	38. 冈上肌
21. 下盂肱韧带	30. 旋肱后血管（及腋神经）	39. 冈上肌腱
22. 下盂唇	31. 后盂唇	40. 大圆肌
23. 冈下肌	32. 肩胛骨	41. 小圆肌
24. 冈下肌腱	33. 肩胛冈	42. 斜方肌
25. 背阔肌	34. 肩胛下肌	43. 肱三头肌外侧头
26. 中盂肱韧带	35. 肩胛下肌腱	44. 肱三头肌长头

第 78 ～ 80 页共用编号 1 ～ 44 的注释。

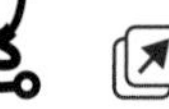

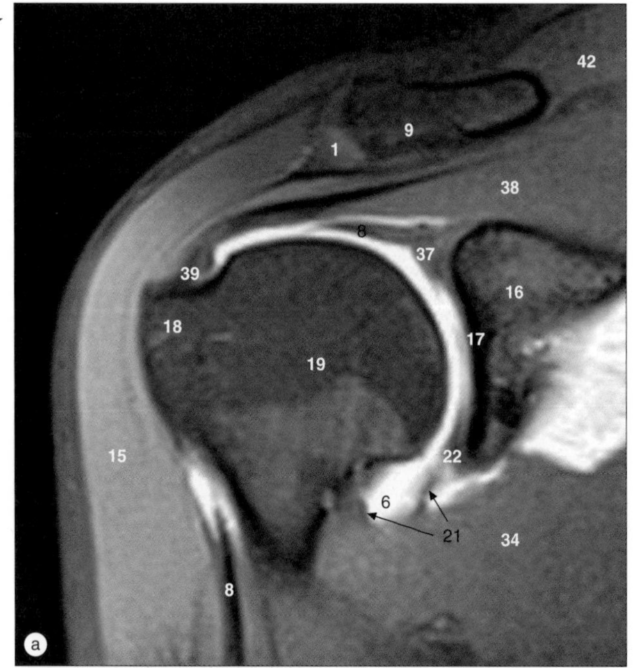

(a) 肩关节 MR 造影，冠状位 T1WI 压脂序列

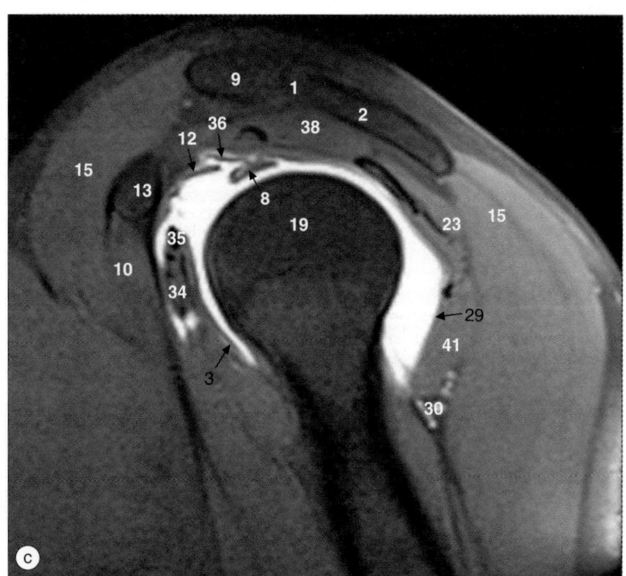

(c) 肩关节 MR 造影，矢状位 T1WI 压脂序列

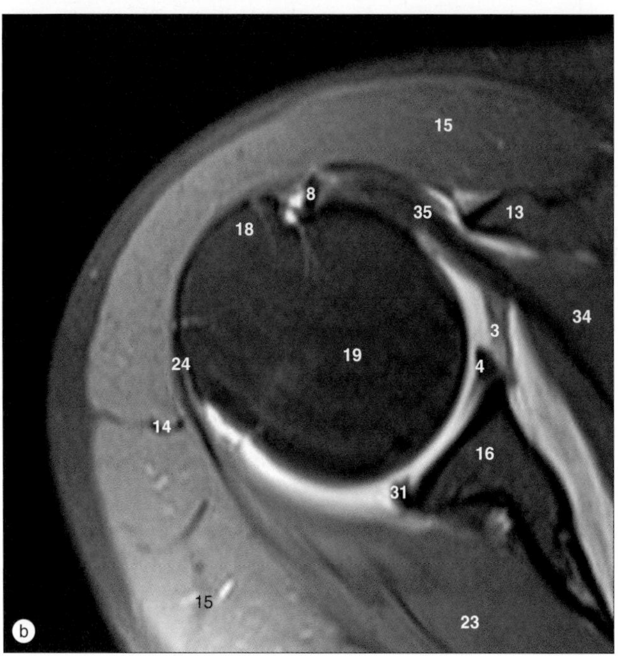

(b) 肩关节 MR 造影，轴位 T1WI 压脂序列

注释见第 78 ~ 79 页。

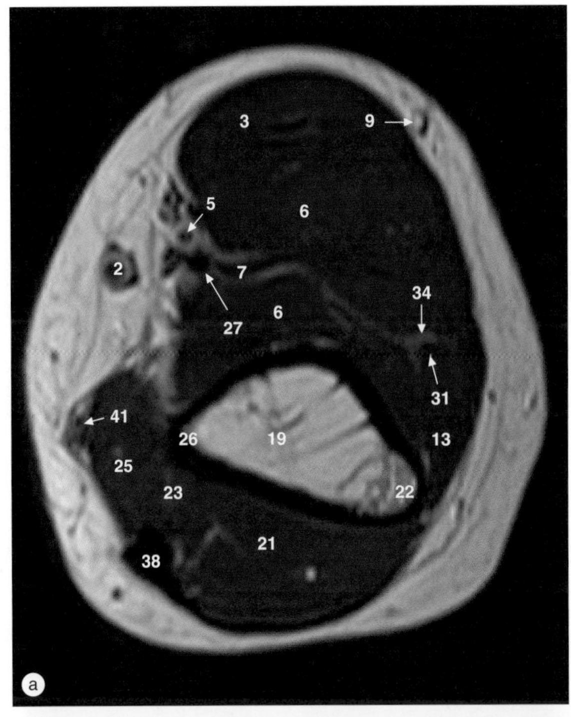

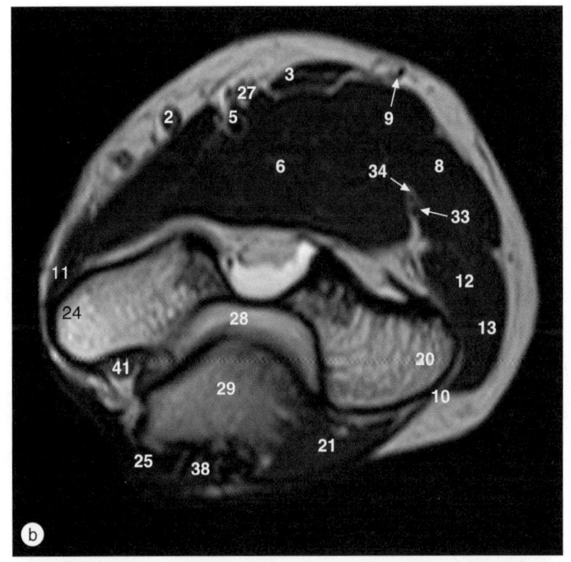

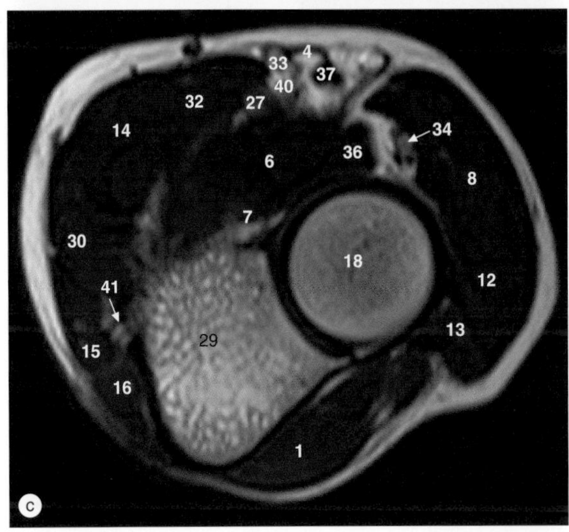

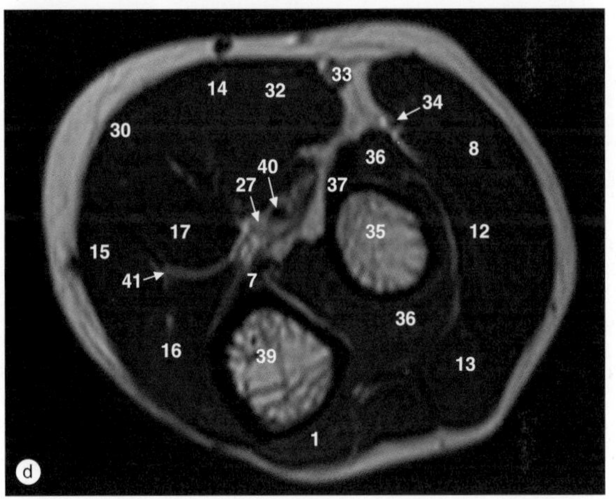

（**a**）～（**d**）肘关节（左），MR 轴位 T2WI，从上至下

1. 肘肌	12. 桡侧腕短伸肌	23. 肱三头肌长头	34. 桡神经
2. 贵要静脉	13. 桡侧腕长伸肌	24. 内上髁	35. 桡骨
3. 肱二头肌	14. 桡侧腕屈肌	25. 肱三头肌内侧头	36. 旋后肌
4. 肱二头肌腱膜	15. 尺侧腕屈肌	26. 内侧髁上嵴	37. 肱二头肌肌腱
5. 肱动脉	16. 指深屈肌	27. 正中神经	38. 肱三头肌肌腱
6. 肱肌	17. 指浅屈肌	28. 肱骨鹰嘴窝	39. 尺骨
7. 肱肌腱	18. 桡骨头	29. 尺骨鹰嘴	40. 尺动脉
8. 肱桡肌	19. 肱骨	30. 掌长肌	41. 尺神经
9. 头静脉	20. 外上髁	31. 肱深动脉	
10. 伸肌总腱	21. 肱三头肌外侧头	32. 旋前圆肌	
11. 屈肌总腱	22. 外侧髁上嵴	33. 桡动脉	

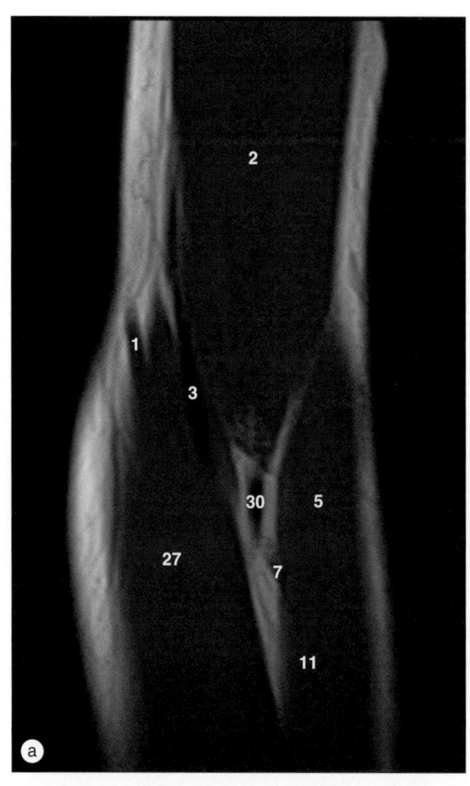

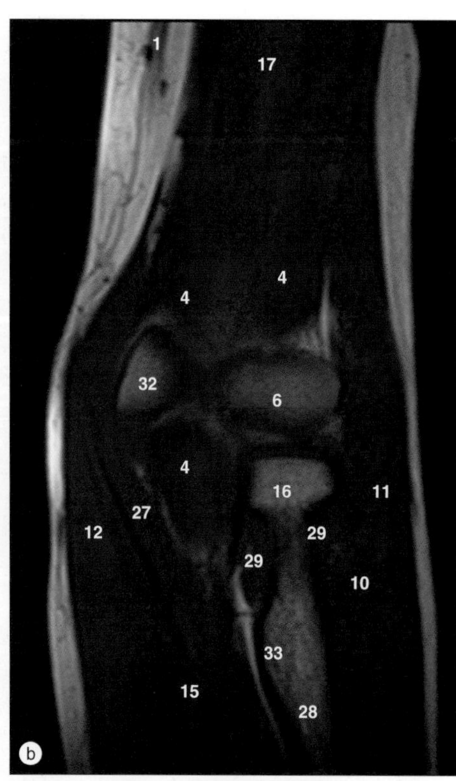

1. 贵要静脉
2. 肱二头肌
3. 肱动脉
4. 肱肌
5. 肱桡肌
6. 肱骨小头
7. 头静脉
8. 伸肌总腱
9. 屈肌总腱
10. 桡侧腕短伸肌
11. 桡侧腕长伸肌
12. 桡侧腕屈肌
13. 尺侧腕屈肌
14. 指深屈肌
15. 指浅屈肌
16. 桡骨头
17. 肱骨
18. 外上髁
19. 肱三头肌外侧头
20. 外侧髁上嵴
21. 肱三头肌长头
22. 内上髁
23. 肱三头肌内侧头
24. 内侧髁上嵴
25. 肱骨鹰嘴窝
26. 尺骨鹰嘴
27. 旋前圆肌
28. 桡骨
29. 旋后肌
30. 肱二头肌肌腱
31. 肱三头肌肌腱
32. 肱骨滑车
33. 桡骨粗隆
34. 尺骨

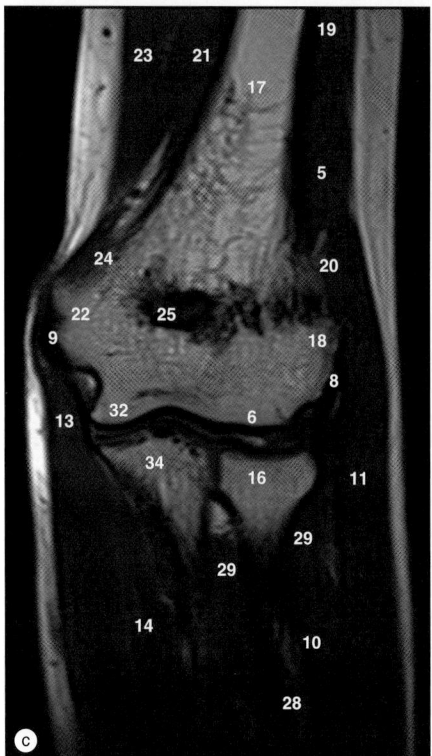

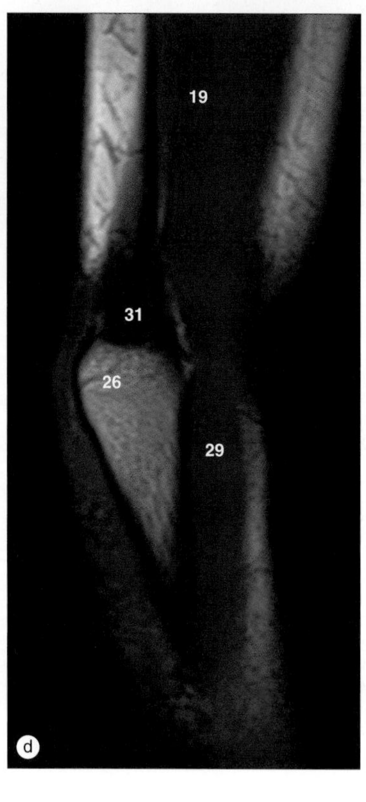

（**a**）～（**d**）肘关节，MR 冠状位 T1WI，从前到后

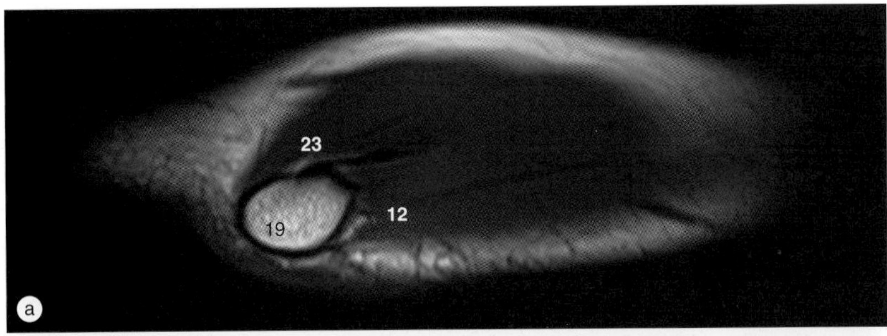

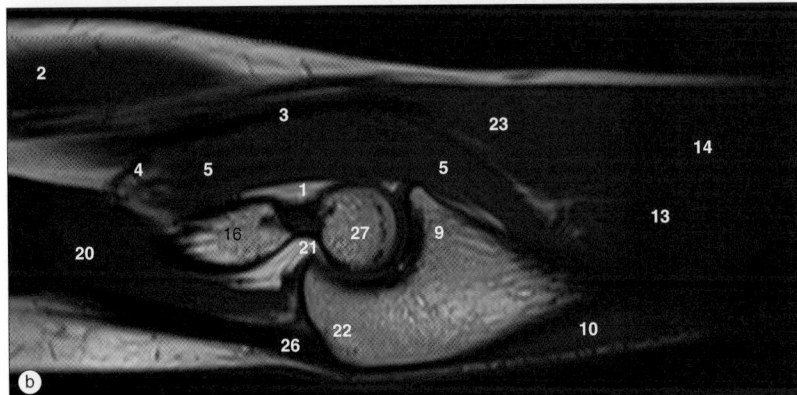

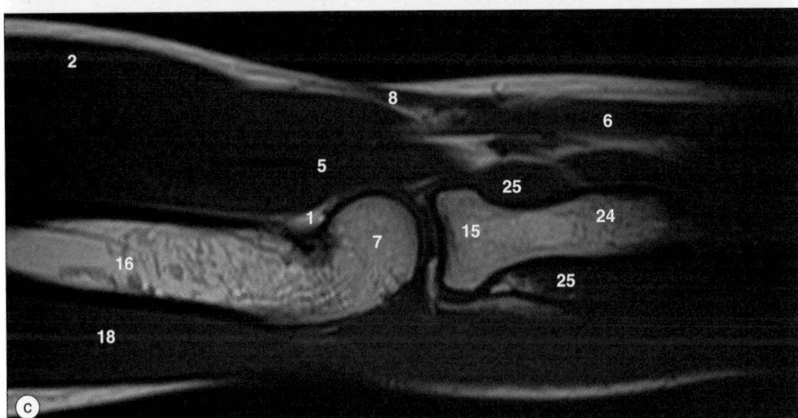

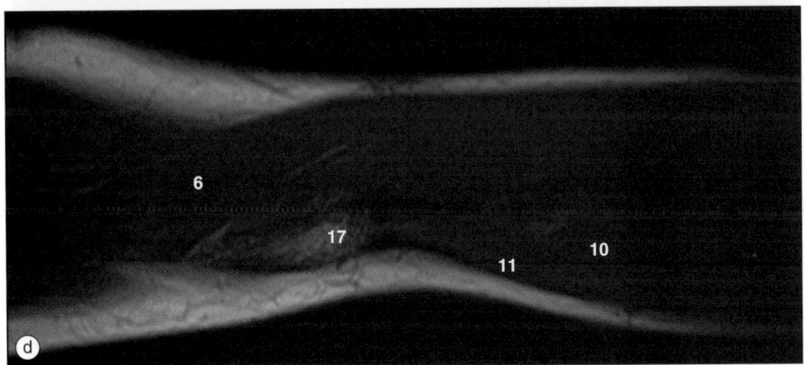

1. 肘前脂肪垫
2. 肱二头肌
3. 肱二头肌肌腱
4. 肱动脉
5. 肱肌
6. 肱桡肌
7. 肱骨小头
8. 头静脉
9. 冠突
10. 桡侧腕短伸肌
11. 桡侧腕长伸肌
12. 尺侧腕屈肌
13. 指深屈肌
14. 指浅屈肌
15. 桡骨头
16. 肱骨
17. 外上髁
18. 肱三头肌外侧头
19. 内上髁
20. 肱三头肌内侧头
21. 肱骨鹰嘴窝
22. 尺骨鹰嘴
23. 旋前圆肌
24. 桡骨
25. 旋后肌
26. 肱三头肌肌腱
27. 肱骨滑车

（**a**）～（**d**）肘关节，MR 矢状位 T1WI，从内到外

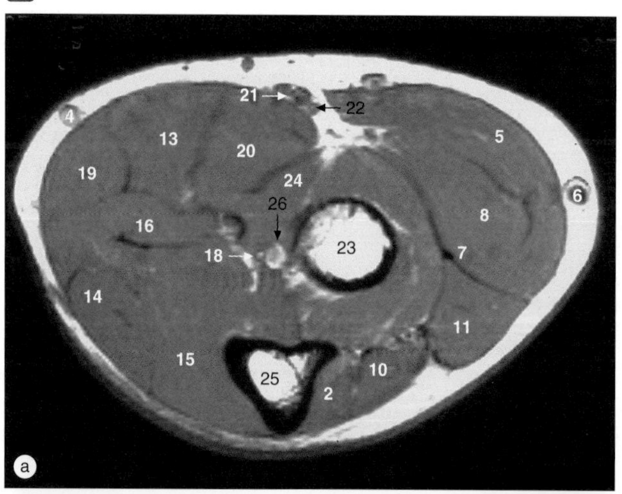

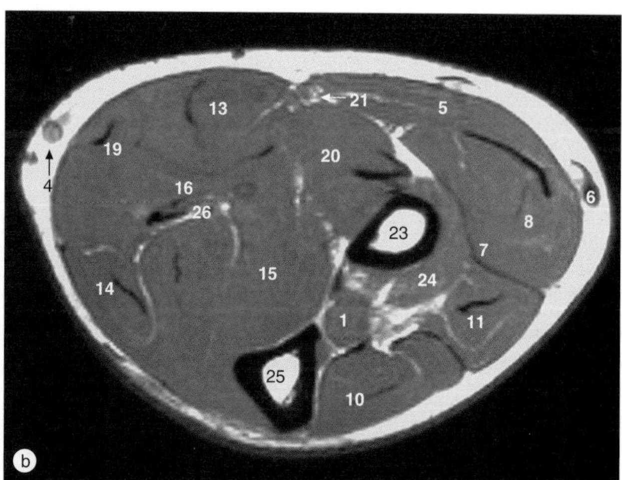

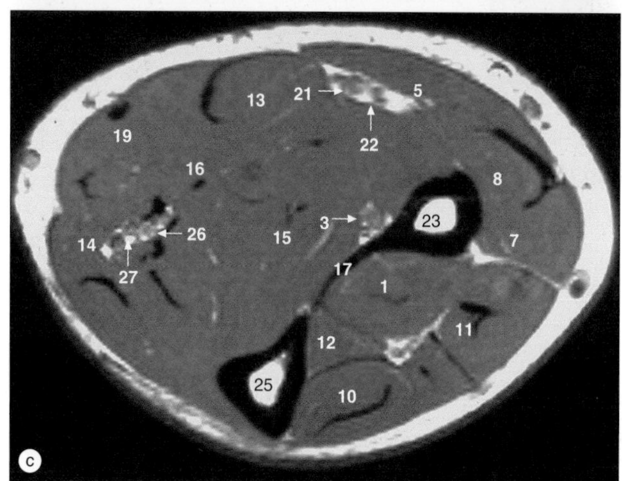

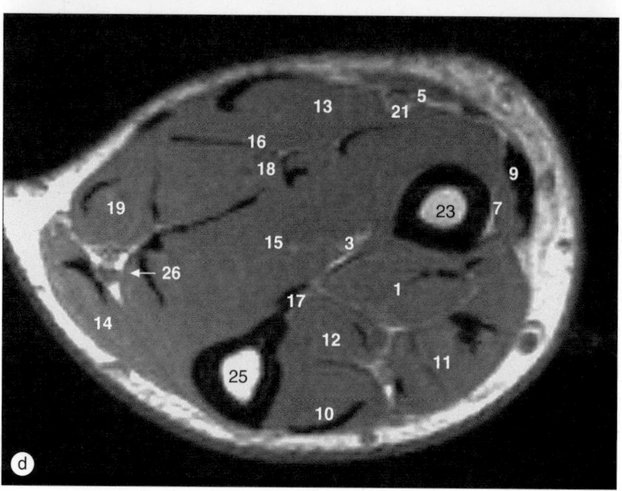

（**a**）～（**d**）前臂近端，MR 轴位 T1WI，从上至下

1. 拇长展肌
2. 肘肌
3. 骨间前动脉
4. 贵要静脉
5. 肱桡肌
6. 头静脉
7. 桡侧腕短伸肌
8. 桡侧腕长伸肌
9. 桡侧腕长伸肌腱
10. 尺侧腕伸肌
11. 指伸肌
12. 拇长伸肌
13. 桡侧腕屈肌
14. 尺侧腕屈肌
15. 指深屈肌
16. 指浅屈肌
17. 前臂骨间膜
18. 正中神经
19. 掌长肌
20. 旋前圆肌
21. 桡动脉
22. 桡神经
23. 桡骨
24. 旋后肌
25. 尺骨
26. 尺动脉
27. 尺神经

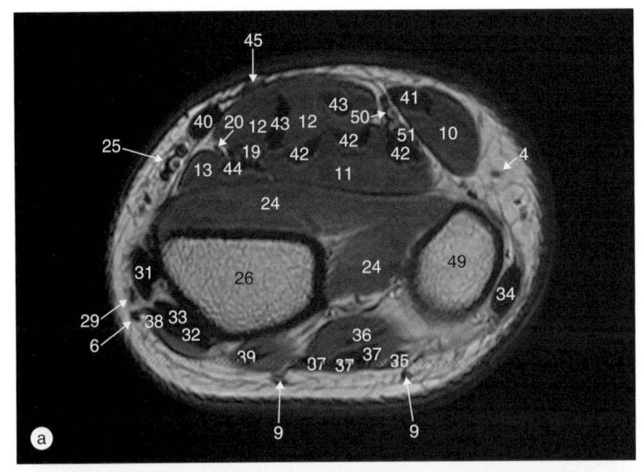

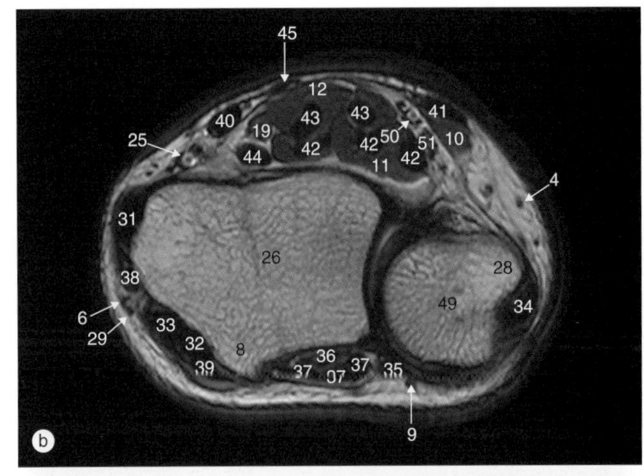

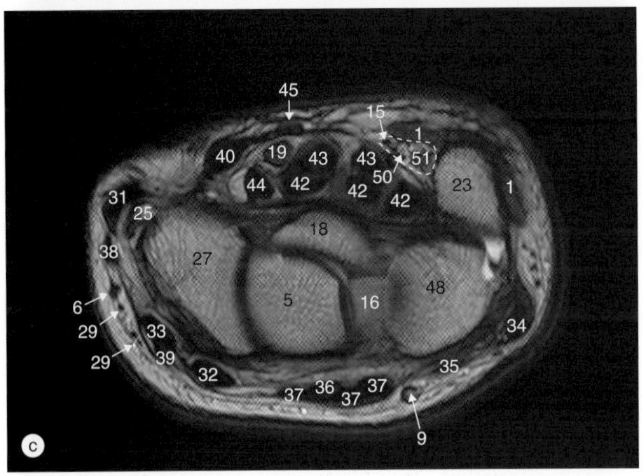

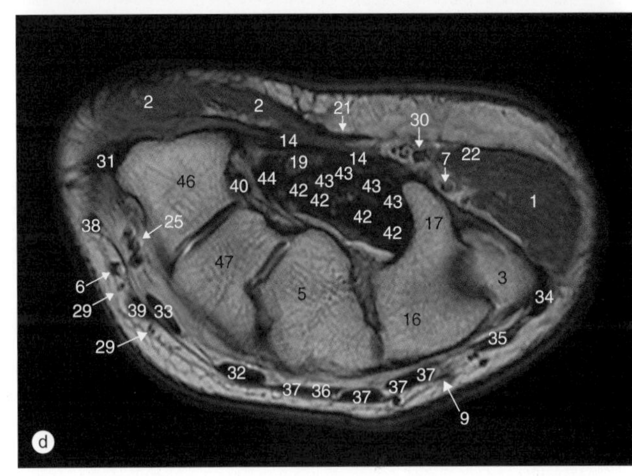

（**a**）～（**d**）腕关节（右，掌心向上），MR 轴位 T2WI，从上到下

1. 小指展肌
2. 拇短展肌
3. 第 5 掌骨基底部
4. 贵要静脉
5. 头状骨
6. 头静脉
7. 尺神经深支
8. 桡骨背结节
9. 背静脉弓
10. 尺侧腕屈肌
11. 指深屈肌
12. 指浅屈肌
13. 拇长屈肌
14. 屈肌支持带
15. 腕尺管（Guyon 管，虚线）
16. 钩骨
17. 钩骨钩
18. 月骨
19. 正中神经
20. 正中神经掌支
21. 掌筋膜
22. 掌短肌
23. 豌豆骨
24. 旋前方肌
25. 桡动脉
26. 桡骨
27. 舟骨
28. 尺骨茎突
29. 桡神经浅支
30. 尺神经浅支
31. 拇长展肌腱
32. 桡侧腕短伸肌腱
33. 桡侧腕长伸肌腱
34. 尺侧腕伸肌腱
35. 小指伸肌腱
36. 示指伸肌腱
37. 指伸肌腱
38. 拇短伸肌腱
39. 拇长伸肌腱
40. 桡侧腕屈肌腱
41. 尺侧腕屈肌腱
42. 指深屈肌腱
43. 指浅屈肌腱
44. 拇长屈肌腱
45. 掌长肌腱
46. 大多角骨
47. 小多角骨
48. 三角骨
49. 尺骨
50. 尺动脉
51. 尺神经

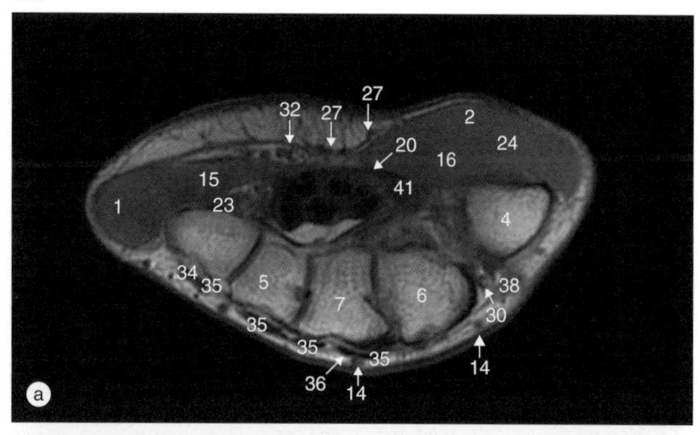

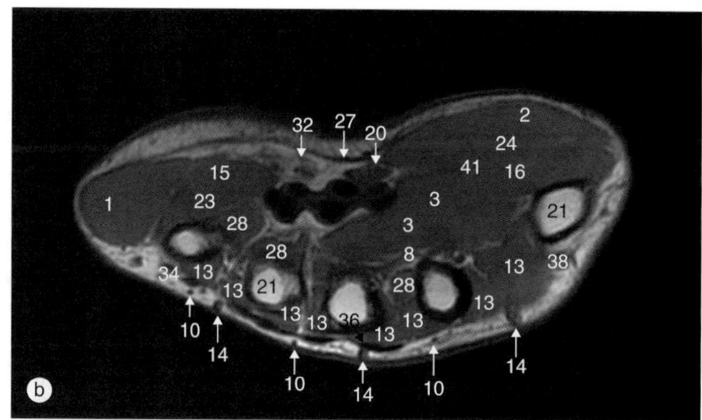

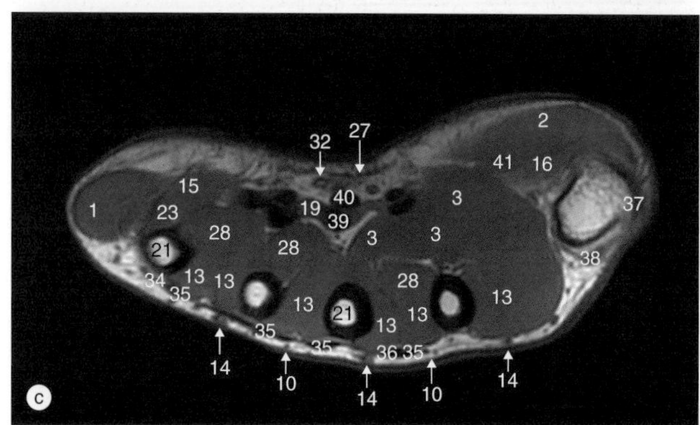

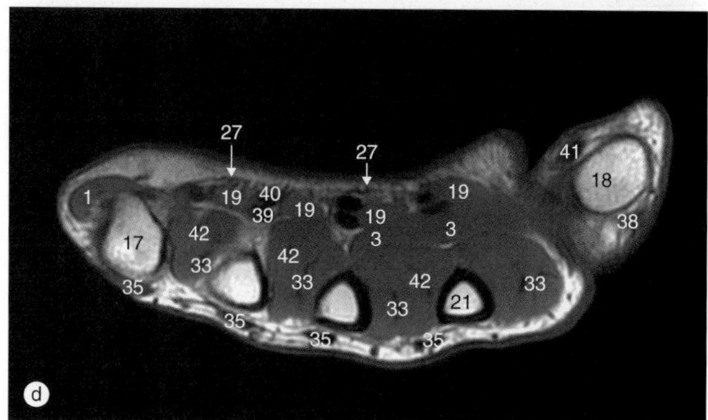

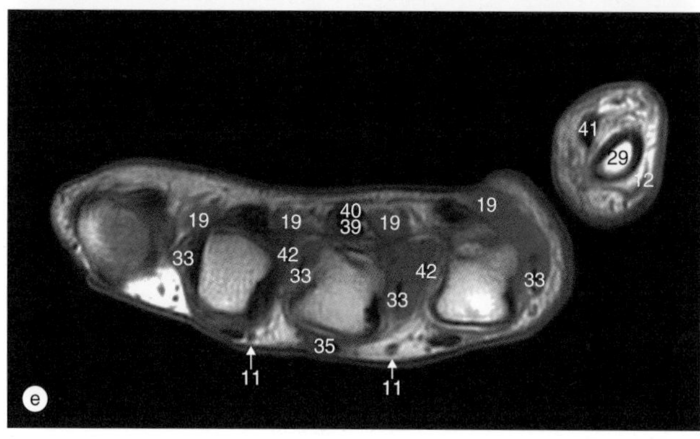

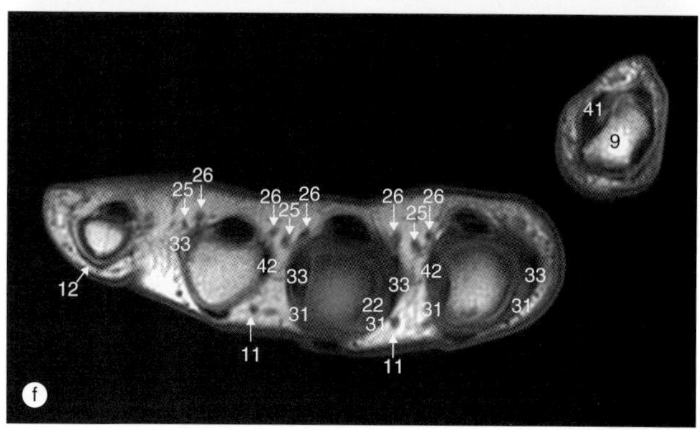

(a) ～(f) 手部（左，掌心向上），MR 轴位 T2WI，从上到下

1. 小指展肌
2. 拇短展肌
3. 拇收肌
4. 第 1 掌骨基底部
5. 第 4 掌骨基底部
6. 第 2 掌骨基底部
7. 第 3 掌骨基底部
8. 掌深弓
9. 拇指远节指骨
10. 指背神经
11. 指背静脉
12. 背侧（伸肌）伸展装置
13. 背侧骨间肌
14. 掌背静脉
15. 小指屈肌
16. 拇短屈肌
17. 第 5 掌骨头
18. 第 1 掌骨头
19. 蚓状肌
20. 正中神经
21. 掌骨干
22. 掌指关节囊
23. 小指对掌肌
24. 拇对掌肌
25. 指掌动脉
26. 指掌神经
27. 掌筋膜
28. 掌侧骨间肌
29. 拇指近节指骨
30. 桡动脉
31. 矢状带
32. 掌浅弓
33. 背侧骨间肌腱
34. 小指伸肌腱
35. 指伸肌腱
36. 示指伸肌腱
37. 拇短伸肌腱
38. 拇长伸肌腱
39. 指深屈肌腱
40. 指浅屈肌腱
41. 拇长屈肌腱
42. 掌侧骨间肌腱

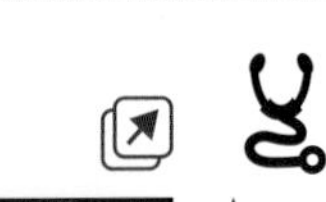

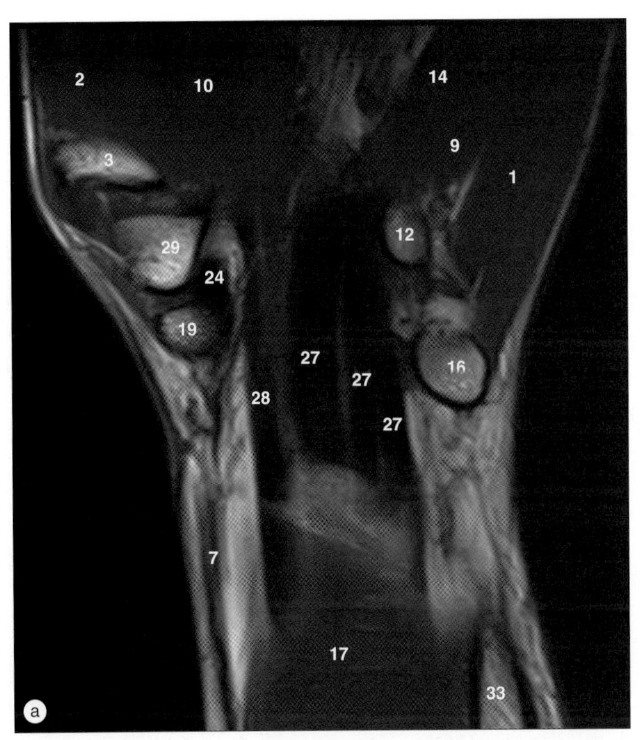

（a）～（b）腕关节，冠状位 MRI，从前到后

1. 小指展肌
2. 拇短展肌
3. 第 1 掌骨基底部
4. 第 3 掌骨基底部
5. 第 5 掌骨基底部
6. 头状骨
7. 头静脉
8. 远端桡尺关节
9. 小指屈肌
10. 拇短屈肌
11. 钩骨
12. 钩骨钩
13. 月骨
14. 小指对掌肌
15. 掌侧骨间肌
16. 豌豆骨
17. 旋前方肌
18. 桡骨
19. 舟骨
20. 舟月韧带
21. 拇长展肌腱
22. 尺侧腕伸肌腱
23. 指伸肌腱
24. 桡侧腕屈肌腱
25. 尺侧腕屈肌腱
26. 指深屈肌腱
27. 指浅屈肌腱
28. 拇长屈肌腱
29. 大多角骨
30. 小多角骨
31. 三角纤维软骨
32. 三角骨
33. 尺骨
34. 尺骨茎突

第 87 ～ 88 页共用编号 1 ～ 34 的注释。

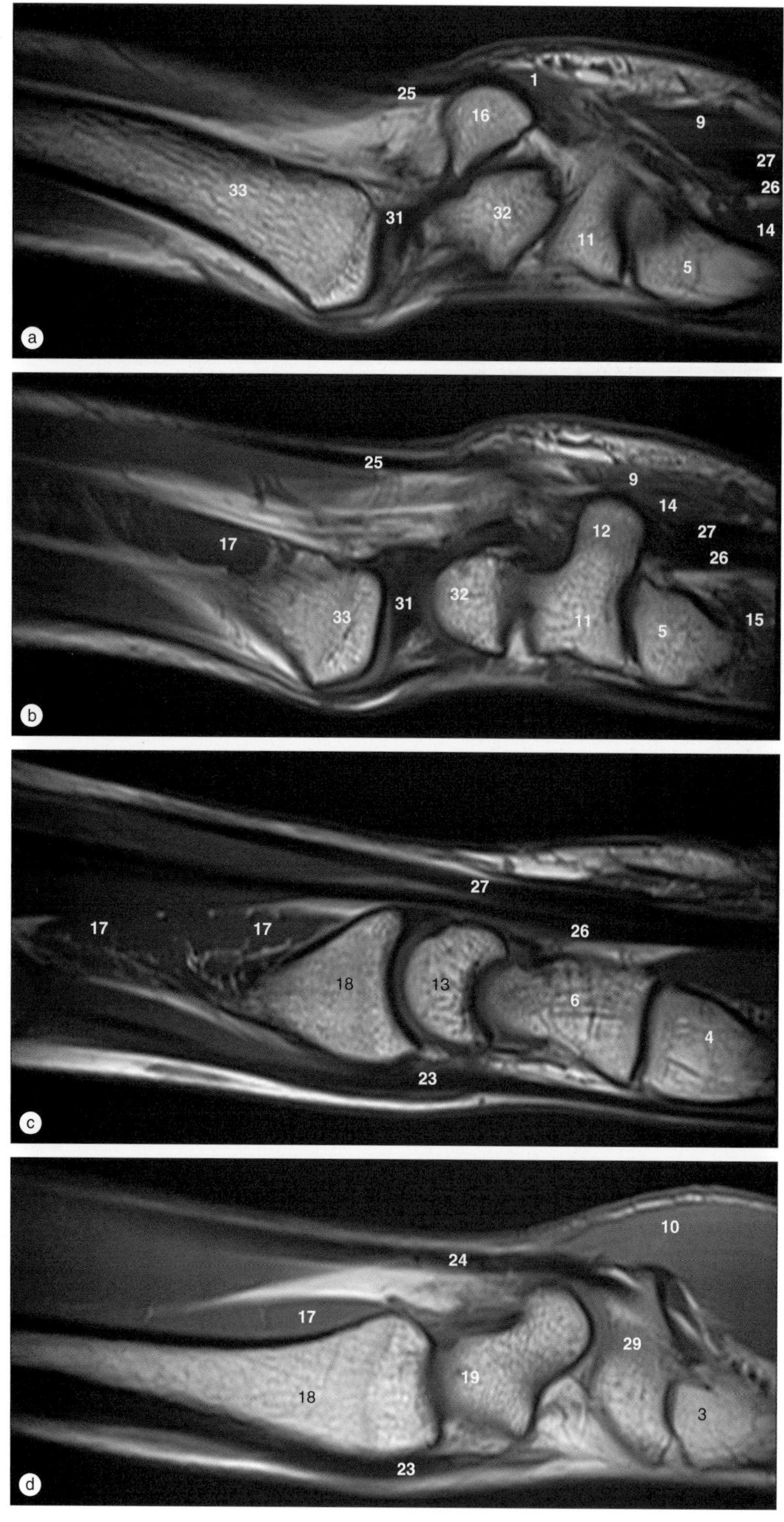

（a）~（d）腕关节，矢状位 MRI，从内到外

注释见第 87 页。

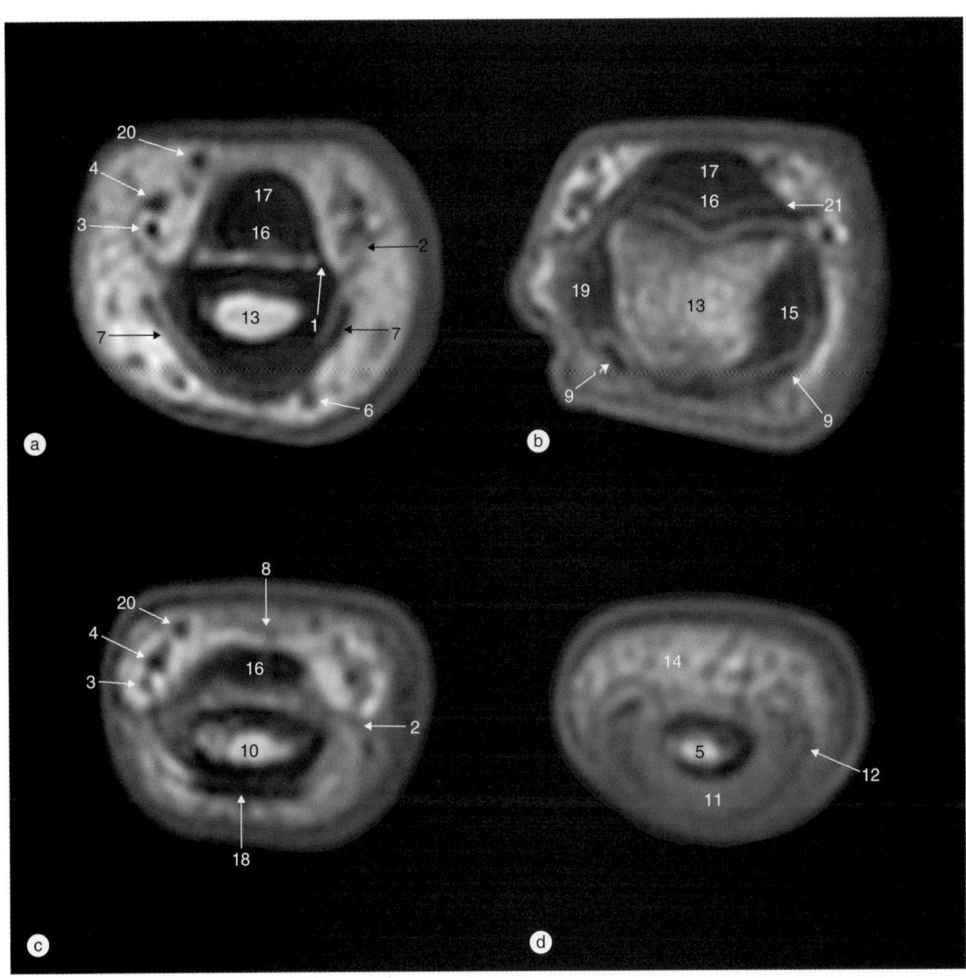

（**a**）～（**d**）环指（左手，掌心向上），MR 轴位 T2WI，从上到下

1. 第 2 环状滑车
2. Cleland 韧带
3. 指动脉
4. 指神经
5. 远节指骨
6. 指背静脉
7. 背侧（伸肌）扩张部
8. Grayson 韧带
9. 伸肌扩张部侧束
10. 中节指骨
11. 甲床
12. 甲板
13. 近节指骨
14. 指腹
15. 桡侧副韧带（近端指间关节）
16. 指深屈肌腱
17. 指浅屈肌腱
18. 伸肌腱末端
19. 尺侧副韧带（近端指间关节）
20. 指掌侧静脉
21. 掌板

附赠电子资源

1. 解剖结构 X 线特征“幻灯片”：左肩关节正位 X 线片、左肩关节轴位 X 线片、右肘关节正位 X 线片、右肘关节侧位 X 线片、右腕关节背掌位 X 线片、右腕关节侧位 X 线片
2. 断层影像图集：前臂 MR 轴位 T1WI
3. 多层标注解剖结构“幻灯片”及自我测试：肩关节 MR 斜矢状位 T1WI
4. 摘自本书第 4 版的页面
5. 病理学教程：教程 4
6. 超声视频：视频 5.1 为前臂伸肌间室的动态超声图像（横断面），视频 5.2 为腕关节背侧手指伸肌的动态超声图像（横断面），视频 5.3 为手部指屈肌腱的动态超声图像（纵断面），视频 5.4 为拇长屈肌的动态超声图像（横断面）
7. 单选自测题

解剖变异

变异	发生率	临床意义
拇长屈肌副头（Gantzer 肌）	45% ～ 74%	可引起骨间前神经综合征
小指展肌副肌	24%	在 Guyon 管位于尺神经前方，可引起尺神经受压
桡动脉起源于肱中动脉	10% ～ 25%	在 CABG、前臂皮瓣、肾透析造瘘时了解相关变异
桡侧腕短伸肌副肌	12% ～ 24%	类似前臂软组织肿物，也可导致桡侧腕伸肌在第二伸肌间室断裂的错误诊断
盂肱关节盂唇下孔	14%（7% ～ 40%）	MR 关节造影时易被误诊为盂唇撕裂。累及范围可从几毫米到整个前上象限，且与年龄相关；19 ～ 24 岁发生率为 7%，61 ～ 96 岁发生率为 40%。与索状中盂肱韧带的发生率增加有关
滑车上肘肌	11%	在肘部平行于肘管支持带从内上髁走行至鹰嘴，与肘管综合征有关
掌长肌（肌肉变异）	7%	可形成前臂假性肿块，可引起正中神经或尺神经压迫；在 MRI 上常被忽略
指浅屈肌副肌	3%	可形成手掌假性肿块，与腕管综合征有关（起源于屈肌支持带下方的指浅屈肌）
指短伸肌	1.6%	手背假性肿块，临床上常误诊为腱鞘囊肿、滑膜炎或腕部隆起（起源于伸肌支持带深层的腕囊背侧）。MRI 上类似于腱鞘巨细胞瘤（T1、T2 低信号），但超声上可见动态收缩。通常无痛，伸指时变硬——外科手术可用于修复断裂的肌腱。偶尔合并伸肌腱腱鞘炎
桡动脉腋部起源	1%	在 CABG、前臂皮瓣、肾透析造瘘时了解相关变异
肘部 / 前臂尺浅动脉	1% ～ 2%	通常与高位起源有关；在皮瓣抬起时误认为是贵要静脉而被结扎；位于深筋膜下方
盂肱关节内的 Buford 复合体	1.2% ～ 6.5%	前上盂唇缺如，索状增粗的中盂肱韧带代替了缺失盂唇的功能；易被误诊为盂唇或上盂唇从前到后（SLAP）撕裂

CABG，冠状动脉旁路移植术；MR，磁共振；MRI，磁共振成像

第 6 章　乳腺和腋窝

1. 乳腺前区
2. 乳腺区
3. 乳腺后区
4. 皮肤
5. 乳头
6. 胸肌

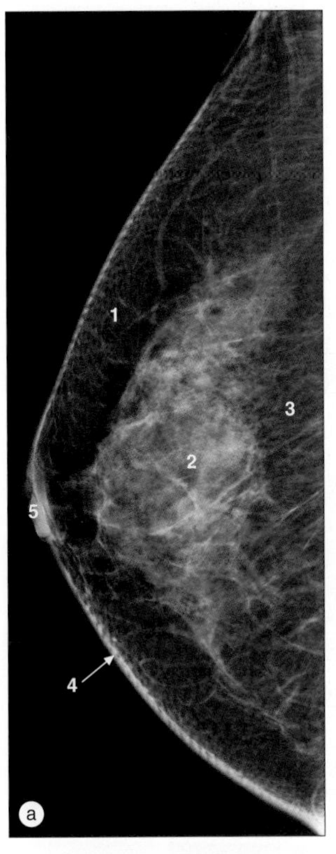

（**a**）头尾位（CC）图

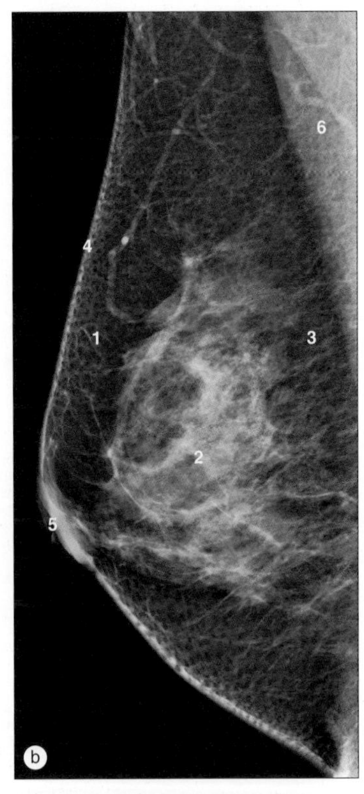

（**b**）内外侧斜位（MLO）图

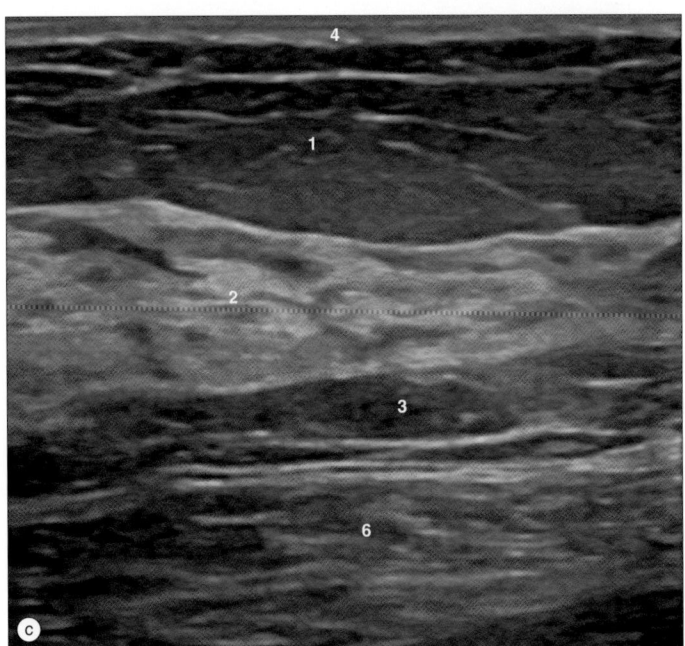

（**c**）超声图

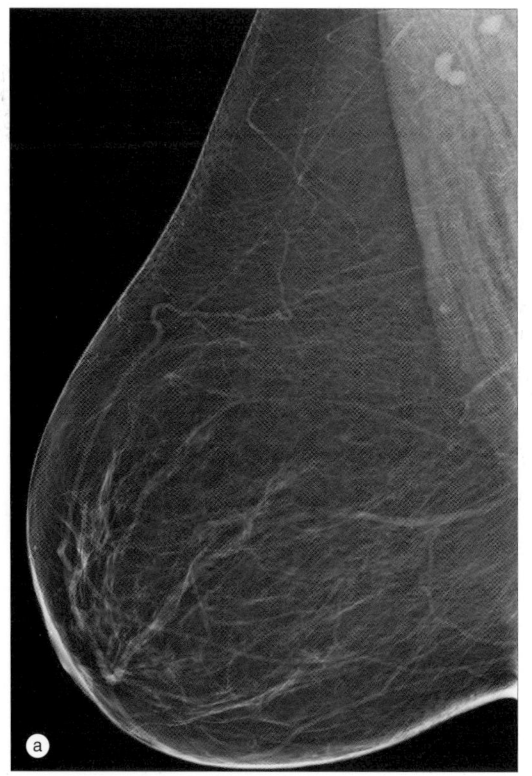

（a）脂肪型乳腺组织

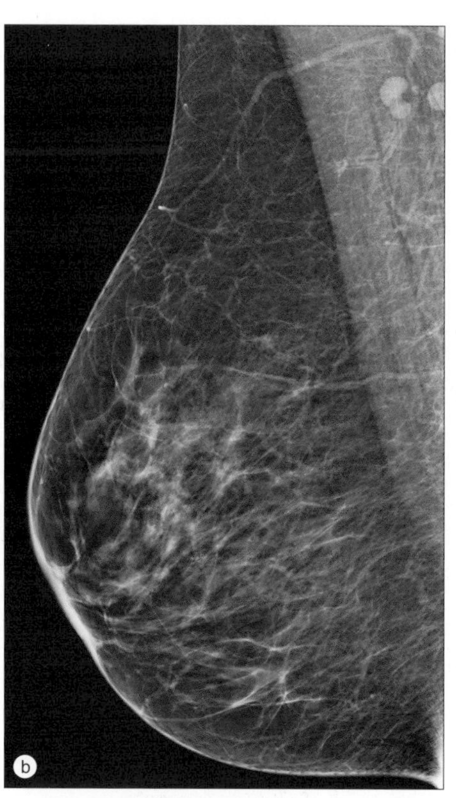

（b）散在纤维腺体乳腺组织

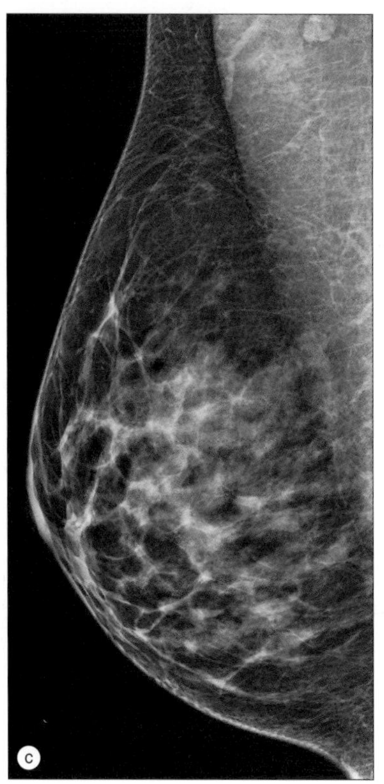

（c）不均匀致密乳腺组织

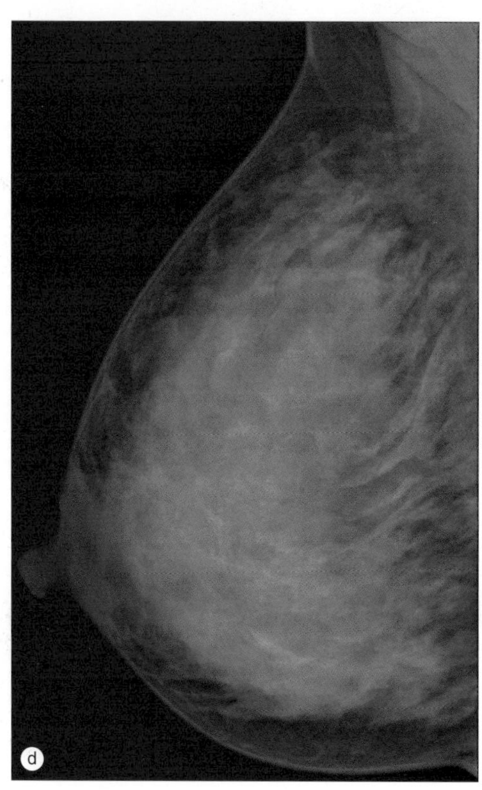

（d）极度致密乳腺组织

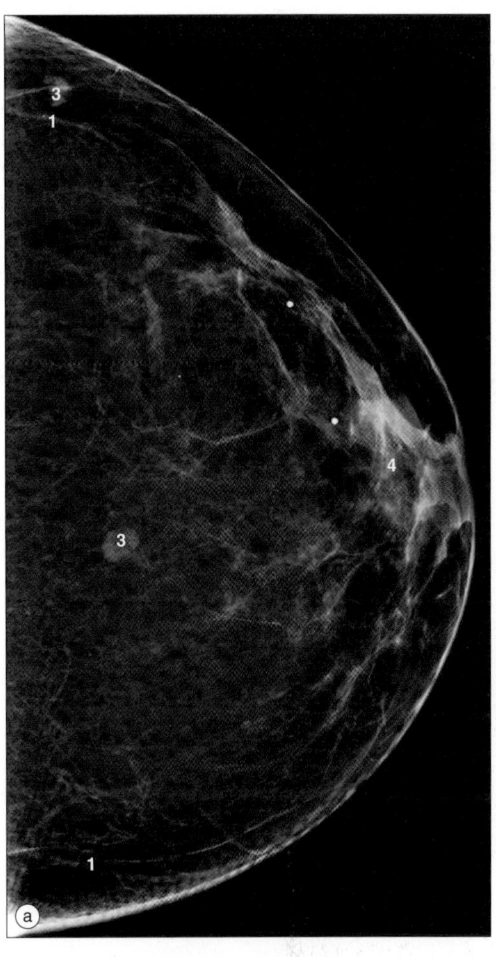

（a）乳腺 X 线摄影，头尾位图

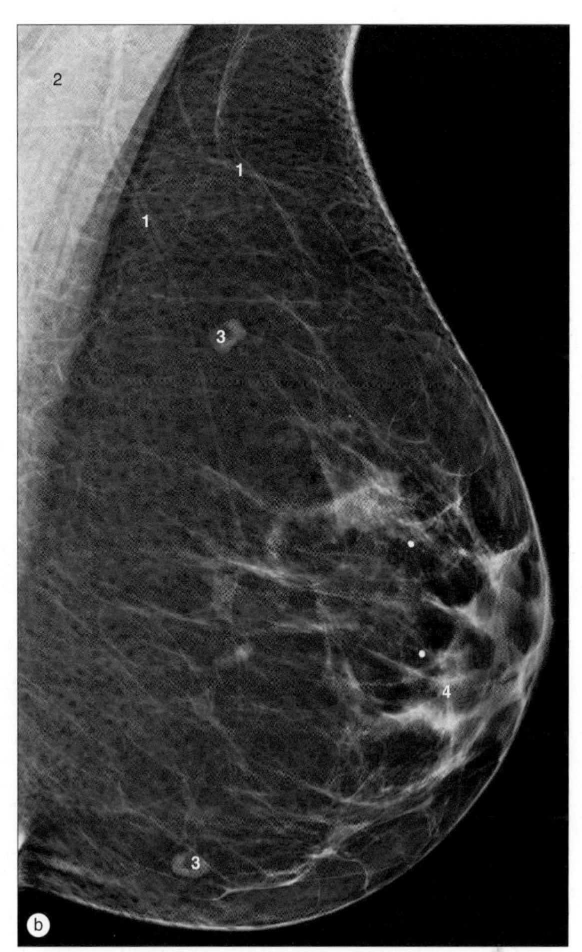

（b）乳腺 X 线摄影，内外侧斜位图

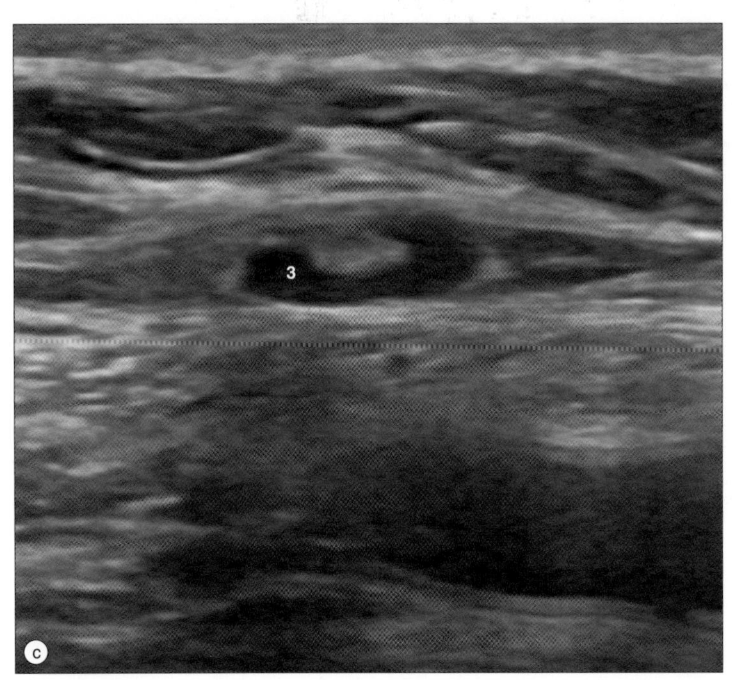

（c）乳腺超声

1. 血管
2. 胸肌
3. 淋巴结
4. 纤维腺体组织

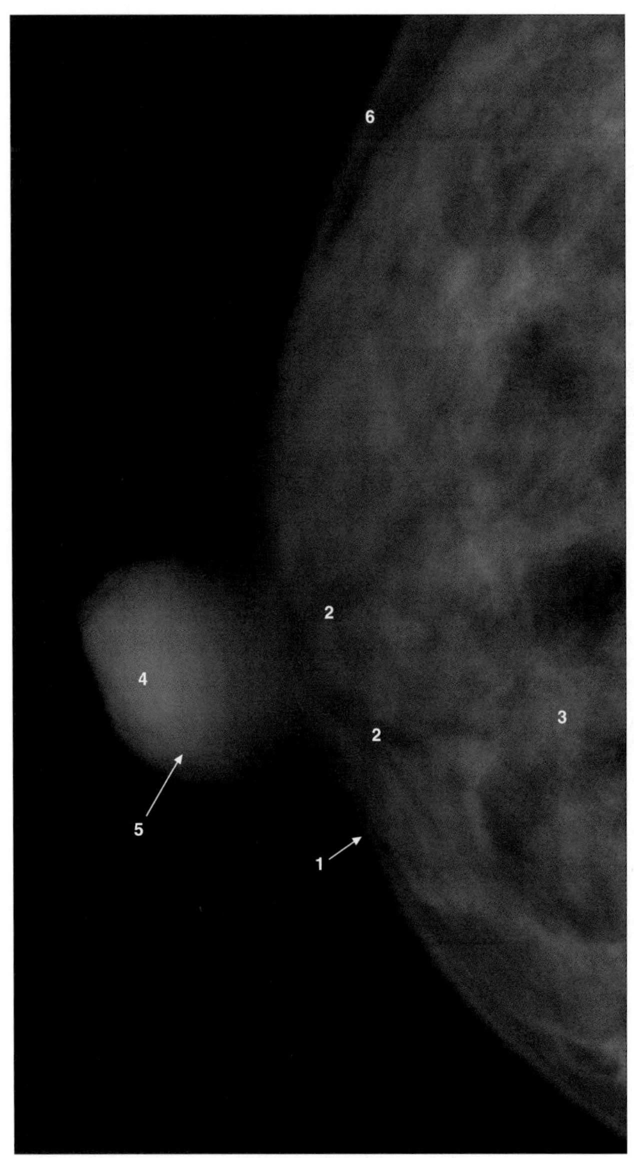

乳头-乳晕复合体，内外侧斜位图

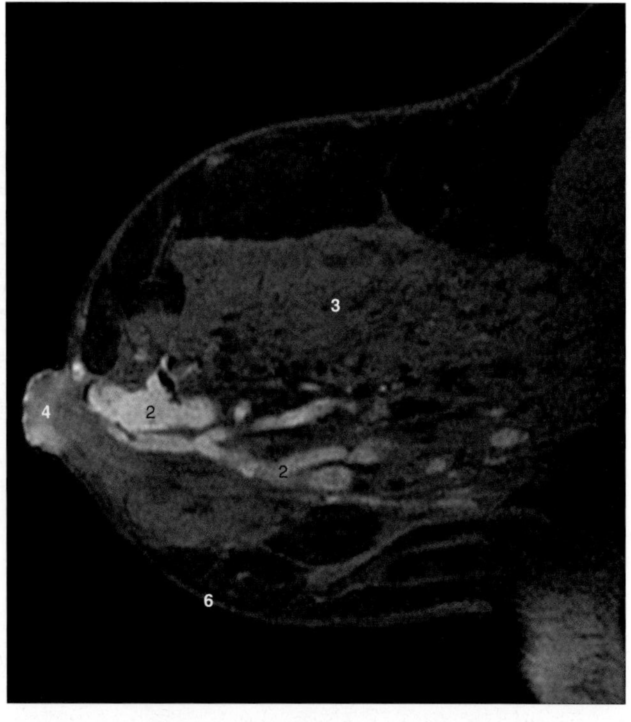

乳腺，MR 矢状位 T1WI 压脂平扫。乳腺导管扩张的患者，导管内富含蛋白质类物质

1. 乳晕
2. 导管
3. 纤维腺体组织
4. 乳头
5. 正常乳头裂缝
6. 皮肤

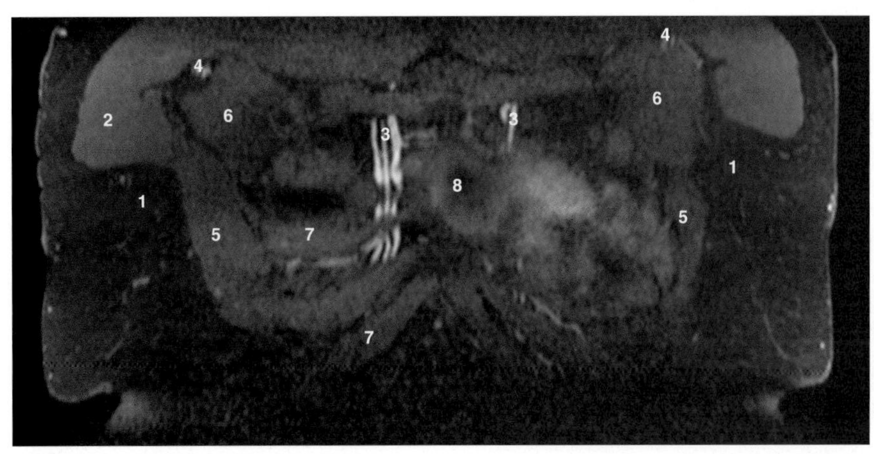

胸壁，MR 冠状位 T1WI 压脂增强

1. 腋尾部乳腺组织
2. 三角肌
3. 胸廓内动脉和静脉
4. 胸外侧动脉和静脉
5. 胸大肌
6. 胸小肌
7. 肋骨
8. 胸骨体

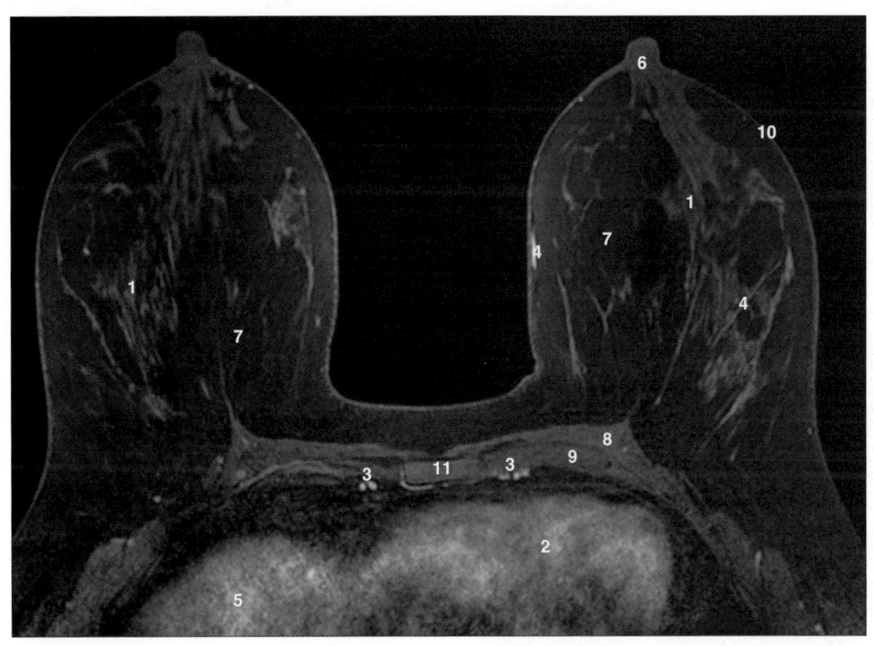

乳腺中部，MR 轴位 T1WI 压脂增强

1. 纤维腺体组织，散在分布
2. 心脏
3. 胸廓内动脉和静脉
4. 乳房内血管
5. 肝
6. 乳头-乳晕复合体
7. 无强化的乳腺脂肪
8. 胸大肌
9. 肋骨
10. 皮肤
11. 胸骨体

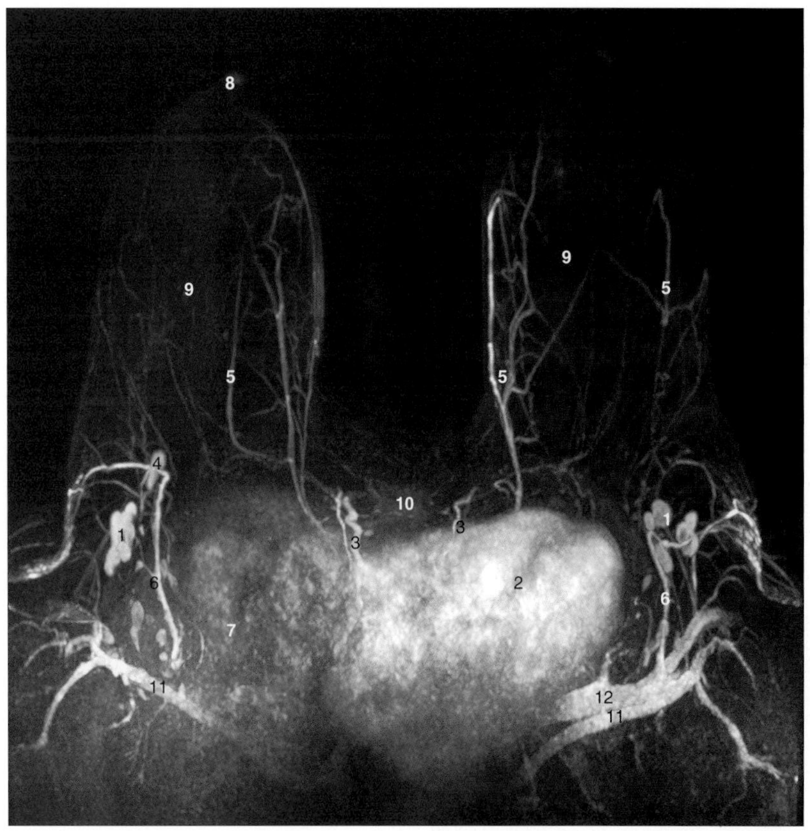

最大密度投影（MIP）轴位图

1. 正常腋窝淋巴结（1区）
2. 心脏
3. 胸廓内动脉和静脉
4. 腋尾部乳内淋巴结
5. 乳房内血管
6. 胸外侧动脉
7. 肝
8. 乳头-乳晕复合体
9. 无强化的乳腺纤维腺体组织
10. 胸骨体
11. 锁骨下动脉
12. 锁骨下静脉

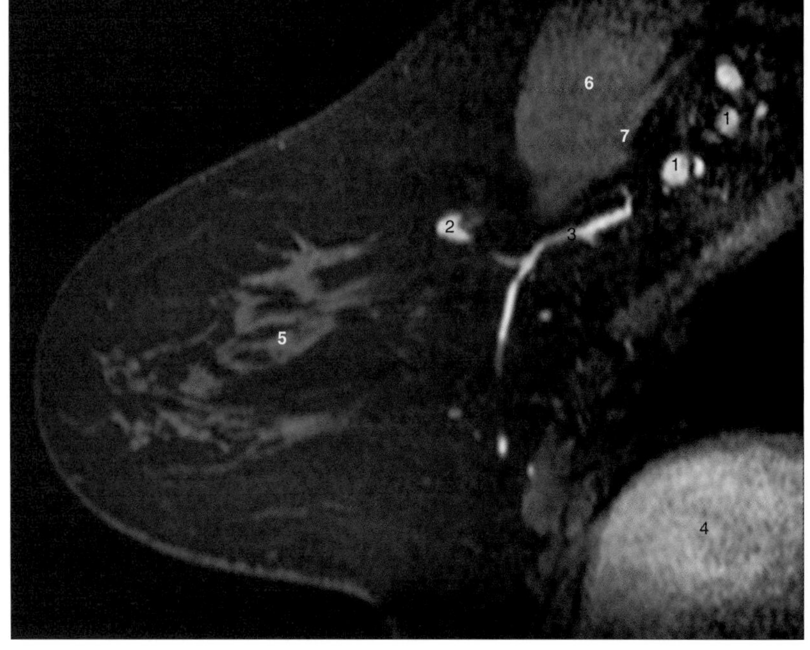

乳腺，MR 矢状位 T1WI 压脂增强

1. 正常腋窝淋巴结（1区）
2. 乳内淋巴结（腋尾）
3. 胸外侧动脉
4. 肝
5. 无强化的乳腺纤维腺体组织
6. 胸大肌
7. 胸小肌

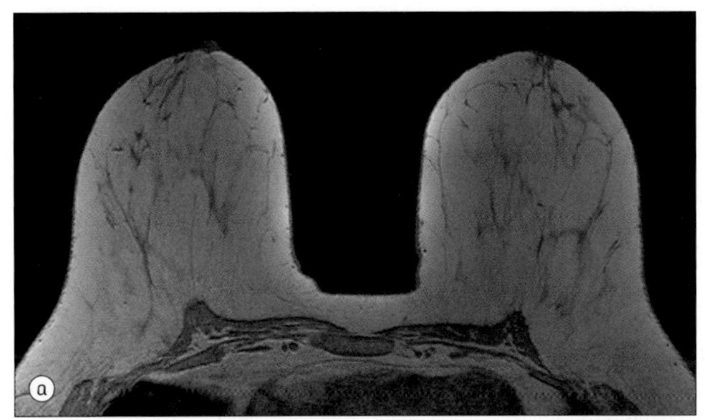

（**a**）几乎全部为脂肪

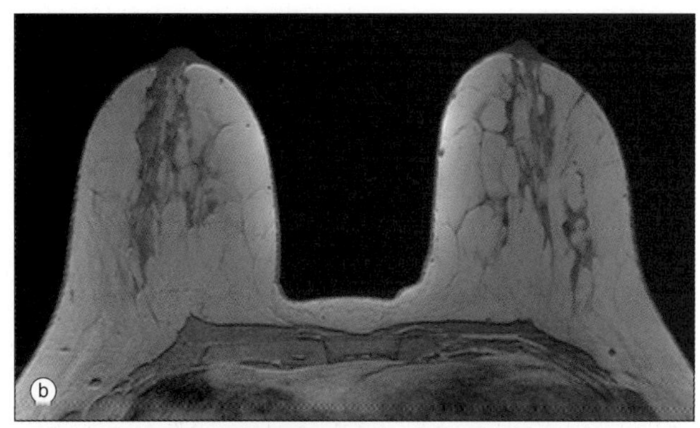

（**b**）散在分布的纤维腺体组织

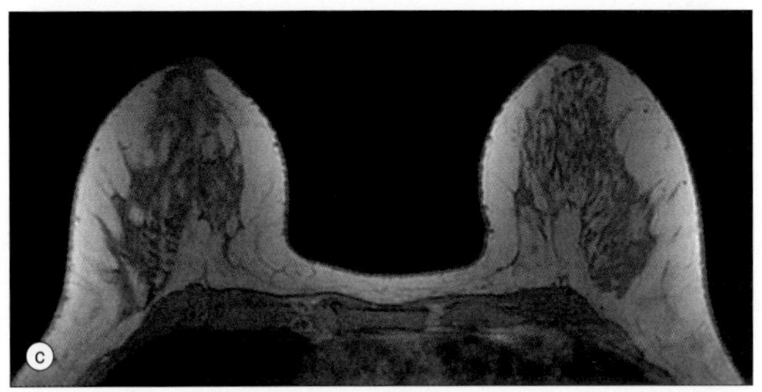

（**c**）不均质分布的纤维腺体组织

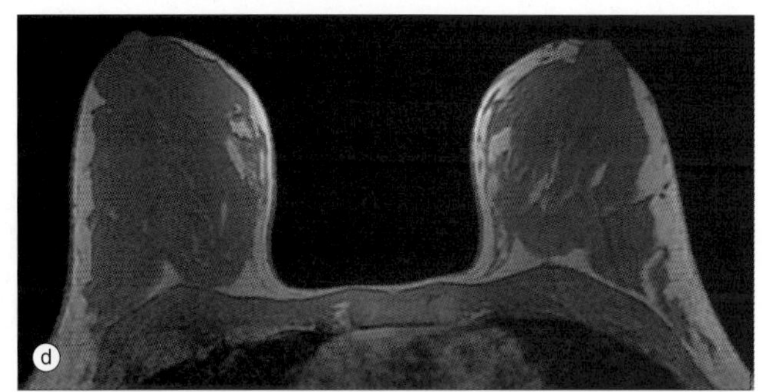

（**d**）致密纤维腺体组织

乳腺组织密度。乳腺 MR 轴位 T1WI 平扫。对于乳腺 MR 图像，解读乳腺组织的密度是非常重要的。这组 MR 图像显示乳腺组织的密度从脂肪型、散在分布、不均质到致密乳腺组织，提供了有关乳腺纤维腺体组织与周围脂肪组织的分布和数量信息。乳腺组织的密度不总是与背景实质强化相关

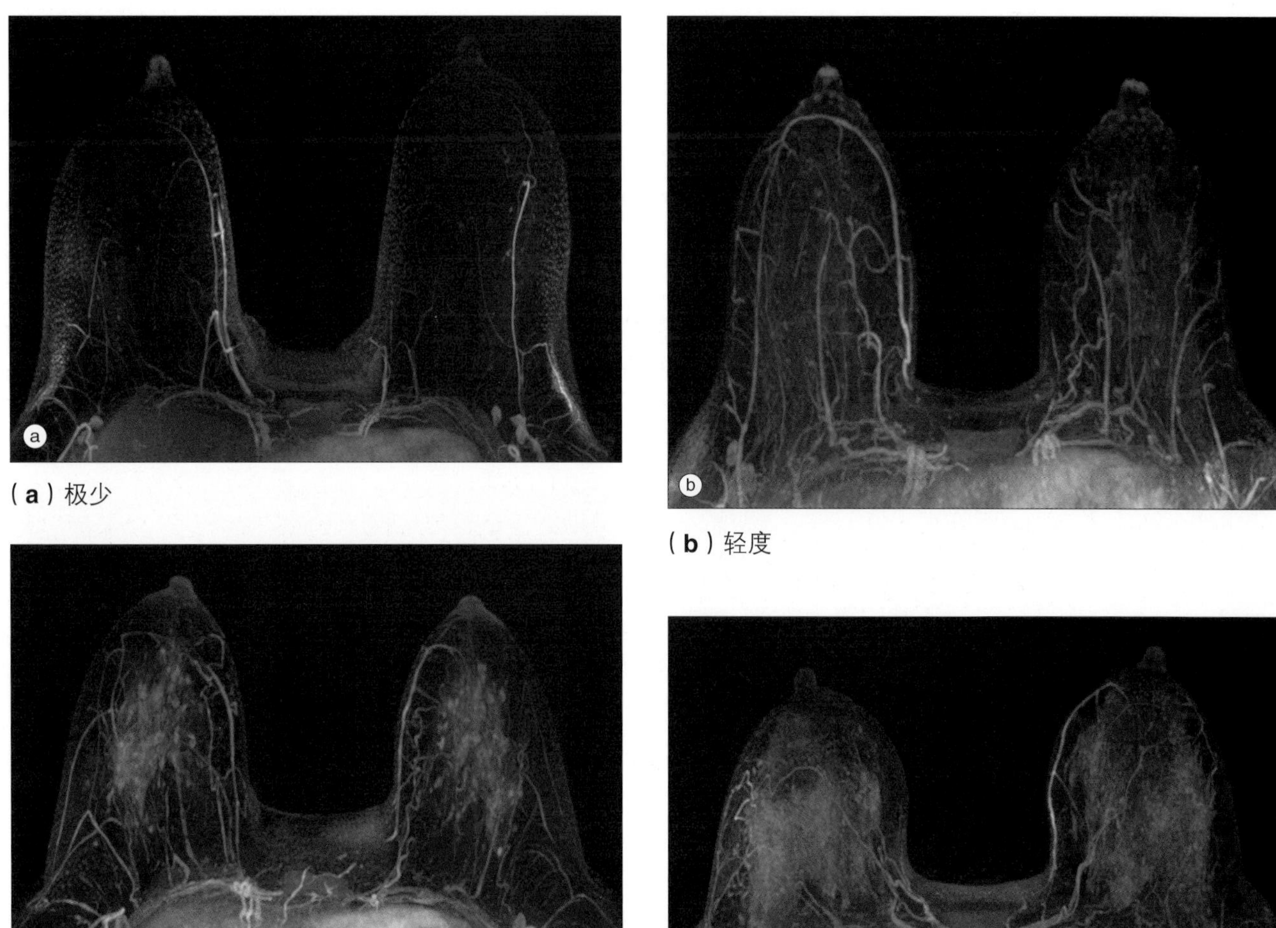

（**a**）极少

（**b**）轻度

（**c**）中度

（**d**）显著

背景实质强化（background parenchymal enhancement，BPE）：增强减影（增强 T1 图像减去增强前 T1 图像）轴位最大密度投影图。背景实质强化（BPE）是患者乳腺组织的正常强化。BPE 经常受到激素的影响（内在波动和补充或抑制激素的药物）。BPE 会影响 MR 对病灶检出的敏感性，有可能与癌症风险增加有关

附赠电子资源

1. 摘自本书第 4 版的页面
2. 病理学教程：教程 5 g
3. 数字乳腺断层摄影（DBT）视频：视频 6.1，右侧头尾位（RCC）数字乳腺断层摄影；视频 6.2，左侧头尾位（LCC）数字乳腺断层摄影；视频 6.3，右侧内外侧斜位（RMLO）数字乳腺断层摄影；视频 6.4，左侧内外侧斜位（LMLO）数字乳腺断层摄影
4. 单选自测题

解剖变异

变异	发生率	临床意义
先天性乳头内陷	3%	出生时出现。不要与后天性的乳头内陷混淆，后天乳头内陷可能是恶性的征象。乳头内陷会引起哺乳功能问题，也可能是引起慢性乳腺炎的原因
副乳	1% ～ 2%	乳腺组织可以出现在沿乳线从腋窝到腹股沟的任何区域。绝大部发生在前胸壁
多乳头畸形	0.22% ～ 5.6%	通常见于先天性的乳腺异常
Poland 综合征	（1 ～ 3）/10 万	单侧乳腺组织发育不全、半侧胸廓和胸肌缺损
不对称乳腺组织	3%	每个乳房的乳腺组织的量是不同的。重点是要比较之前的乳腺影像检查，新出现的不对称乳腺组织可能是乳腺癌的征兆。乳腺 X 线摄影检查始终保持稳定可认为是良性表现
胸骨肌	8%	胸骨肌被认为是正常的变异。在乳腺摄影中，可以表现为肿块影像。胸骨肌从锁骨下区一直延续到胸骨体的下部，位于胸壁内侧胸骨旁位置（胸大肌的内侧缘），单侧或双侧均可出现。胸骨肌可以在乳腺 X 线摄影头尾位片显示。超声可以很好地评估乳腺 X 线摄影发现的可疑胸骨肌

第 7 章　胸部：不含心脏

★

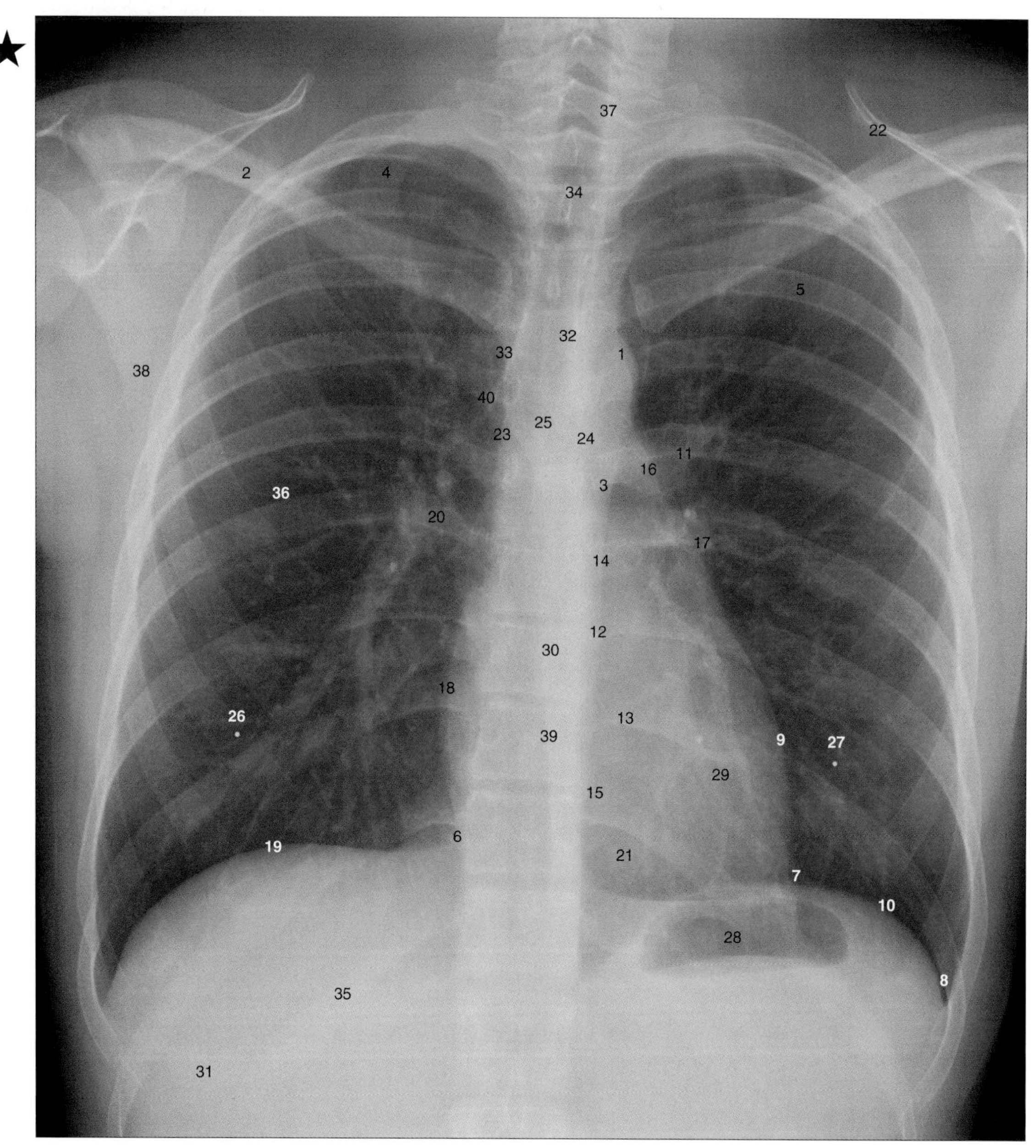

正位胸片（后前位）

1. 主动脉弓（结）	11. 左肺动脉	21. 右心室	31. 肝
2. 锁骨	12. 主动脉瓣位置	22. 肩胛冈	32. 胸骨柄
3. 降主动脉	13. 二尖瓣位置	23. 右主支气管	33. 上腔静脉
4. 第 1 前肋	14. 肺动脉瓣位置	24. 左主支气管	34. 气管
5. 第 5 后肋	15. 三尖瓣位置	25. 气管隆突	35. 第 12 后肋
6. 下腔静脉	16. 肺动脉干	26. 右乳头	36. 右肺水平裂
7. 左心膈角	17. 左心耳	27. 左乳头	37. 第 1 胸椎
8. 左肋膈角	18. 右心房缘	28. 胃泡	38. 肩胛骨外侧缘
9. 左心室缘	19. 右膈顶	29. 左心室	39. 奇静脉-食管隐窝
10. 左膈顶	20. 右肺动脉	30. 左心房	40. 奇静脉弓

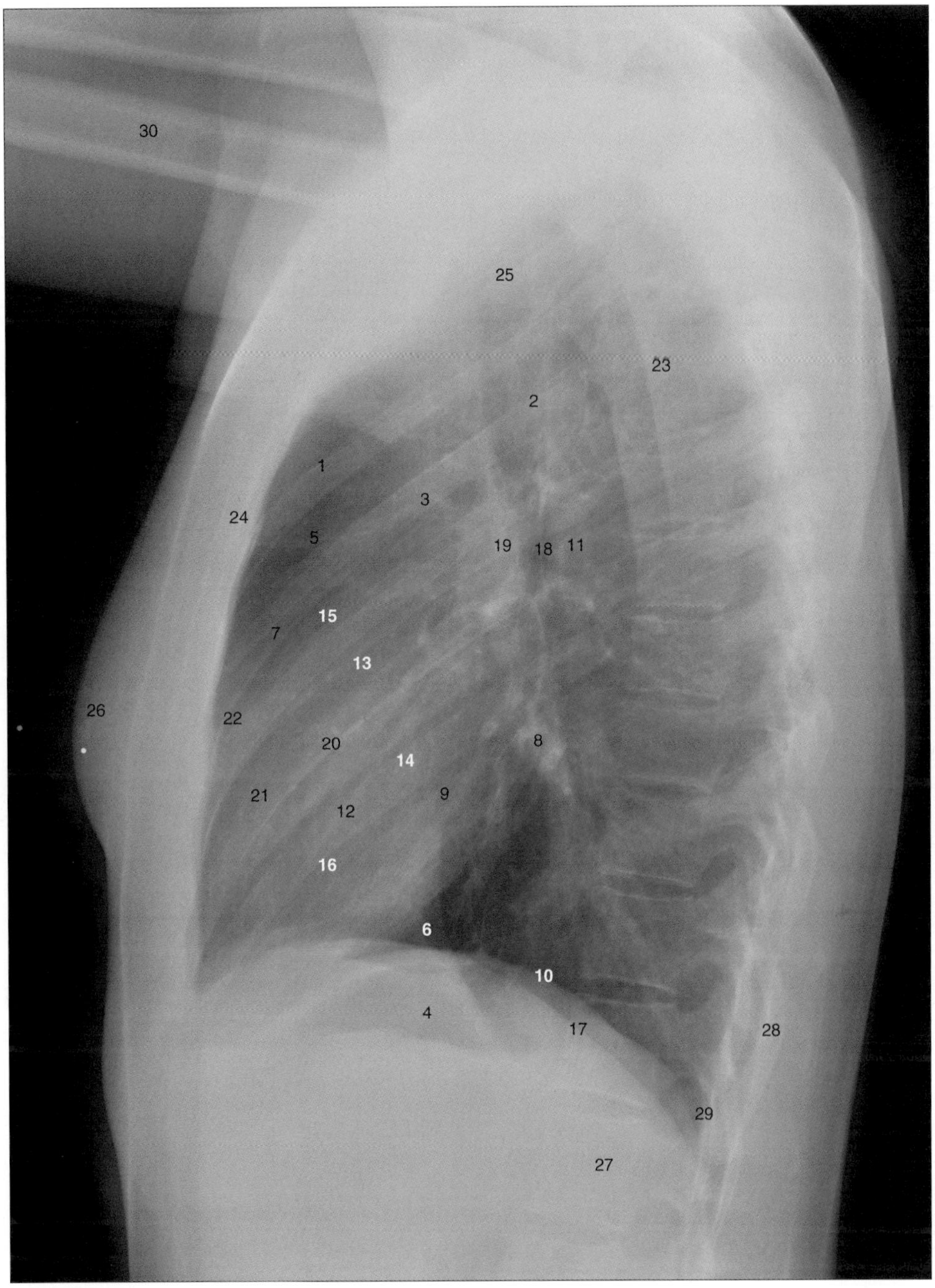

（右）侧位胸片

1. 前纵隔	8. 左心房缘	16. 三尖瓣位置	24. 胸骨
2. 主动脉弓	9. 左心房	17. 右膈顶	25. 气管
3. 升主动脉	10. 左膈顶	18. 右主支气管	26. 左乳房
4. 胃泡	11. 左主肺动脉	19. 右主肺动脉	27. 第 1 腰椎
5. 水平裂	12. 左肺斜裂	20. 右肺斜裂	28. 第 11 肋骨
6. 下腔静脉	13. 主动脉瓣位置	21. 右心室	29. 后肋膈角
7. 右心室漏斗部（下）与肺动脉干（上）	14. 二尖瓣位置	22. 右心室缘	30. 肱骨
	15. 肺动脉瓣位置	23. 肩胛骨	

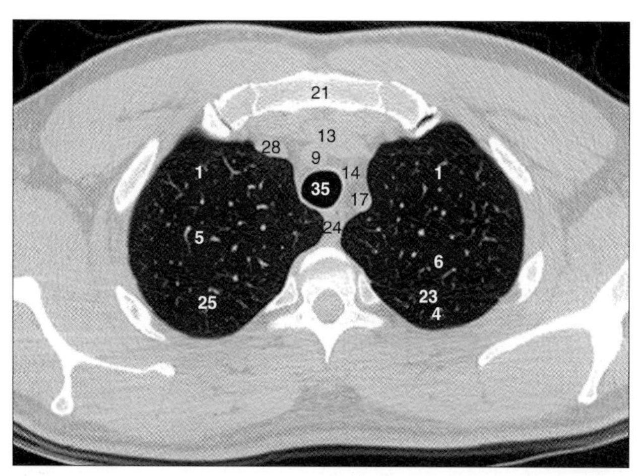

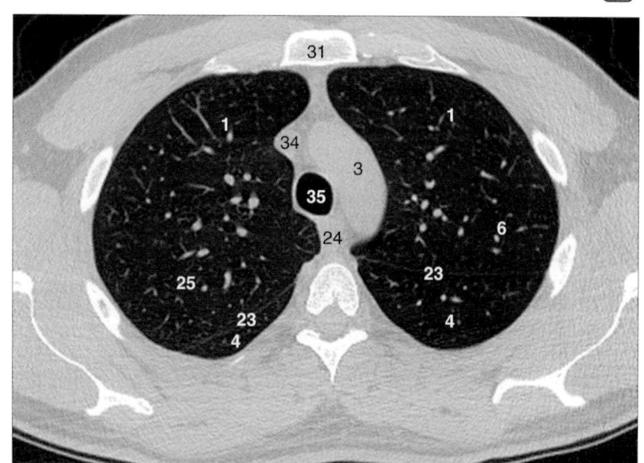

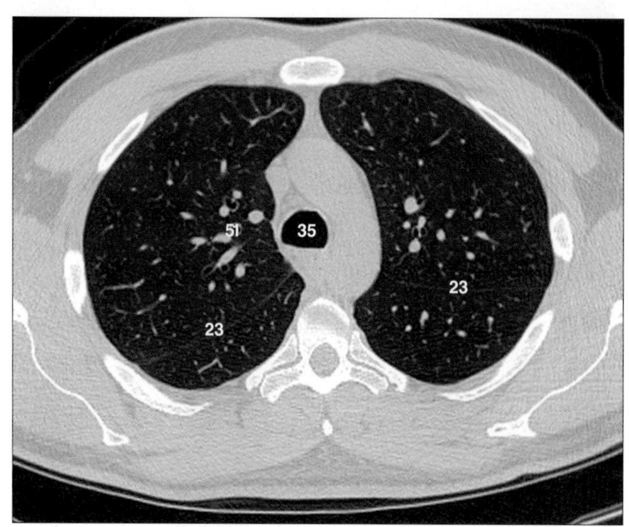

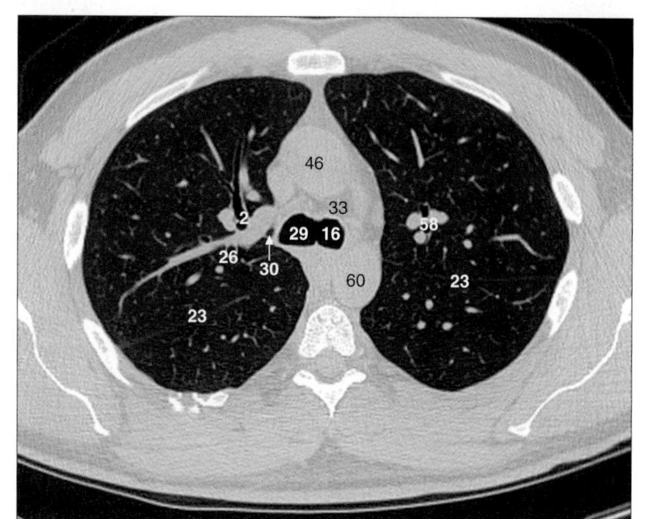

CT 轴位高分辨率图像（肺窗），从上到下

1. 上叶前段
2. 前段支气管
3. 主动脉弓
4. 下叶背段
5. 右肺上叶尖段
6. 左肺上叶尖后段
7. 右肺动脉
8. 左肺动脉
9. 头臂干
10. 中间段支气管
11. 水平裂
12. 中叶外段
13. 左头臂静脉
14. 左颈总动脉
15. 左下叶支气管
16. 左主支气管
17. 左锁骨下动脉
18. 左上叶支气管
19. 右上肺静脉
20. 舌段支气管
21. 胸骨柄
22. 中叶内段
23. 斜裂
24. 食管
25. 右肺上叶后段
26. 右上叶后段支气管
27. 肺动脉
28. 右头臂静脉
29. 右主支气管
30. 右上叶支气管
31. 胸骨
32. 上舌段
33. 心包上隐窝
34. 上腔静脉

第 102 ～ 103 页共用编号 1 ～ 62 的注释。

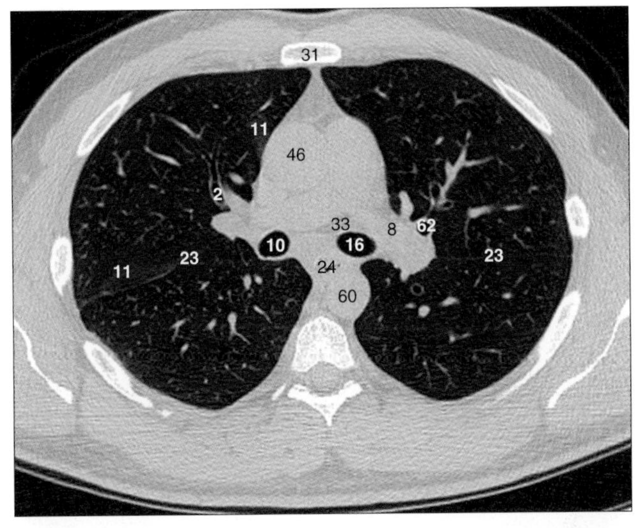

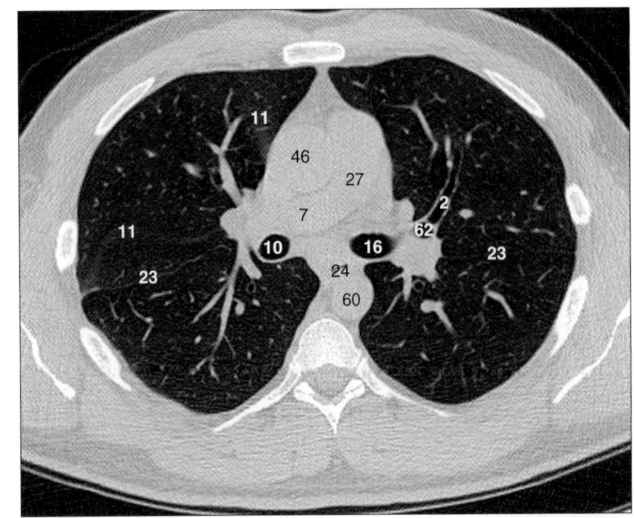

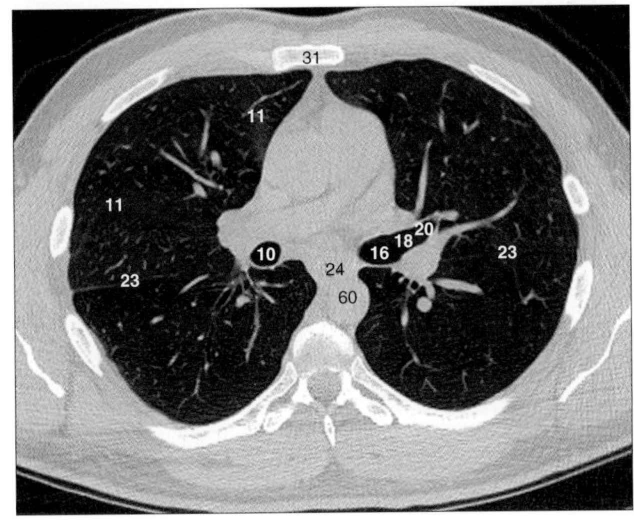

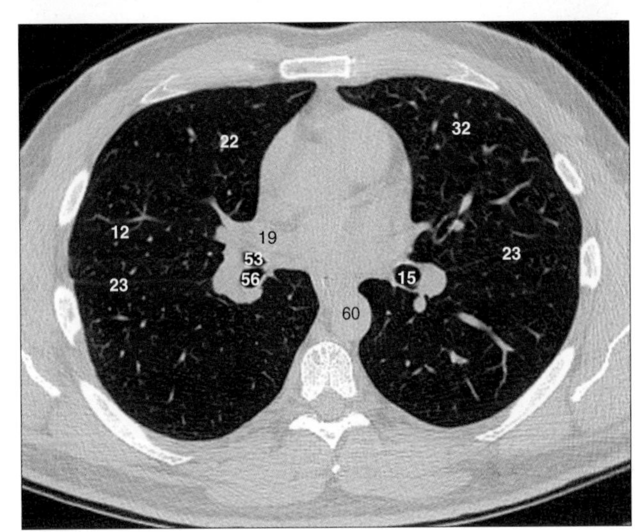

CT 轴位高分辨率图像（肺窗），从上到下

35. 气管
36. 下叶前基底段
37. 前基底段支气管
38. 下叶背段支气管
39. 心脏
40. 半奇静脉
41. 下舌段
42. 下舌段支气管
43. 奇静脉
44. 下叶外基底段
45. 下叶外基底段支气管
46. 升主动脉
47. 中叶外段支气管
48. 肝
49. 下叶内基底段
50. 内基底段支气管
51. 尖段支气管
52. 中叶内段支气管
53. 中叶支气管
54. 下叶后基底段
55. 后基底段支气管
56. 右下叶支气管
57. 右下肺静脉
58. 尖后段支气管
59. 心包
60. 降主动脉
61. 上舌段支气管
62. 尖后段支气管

第 102 ～ 103 页共用编号 1 ～ 62 的注释。

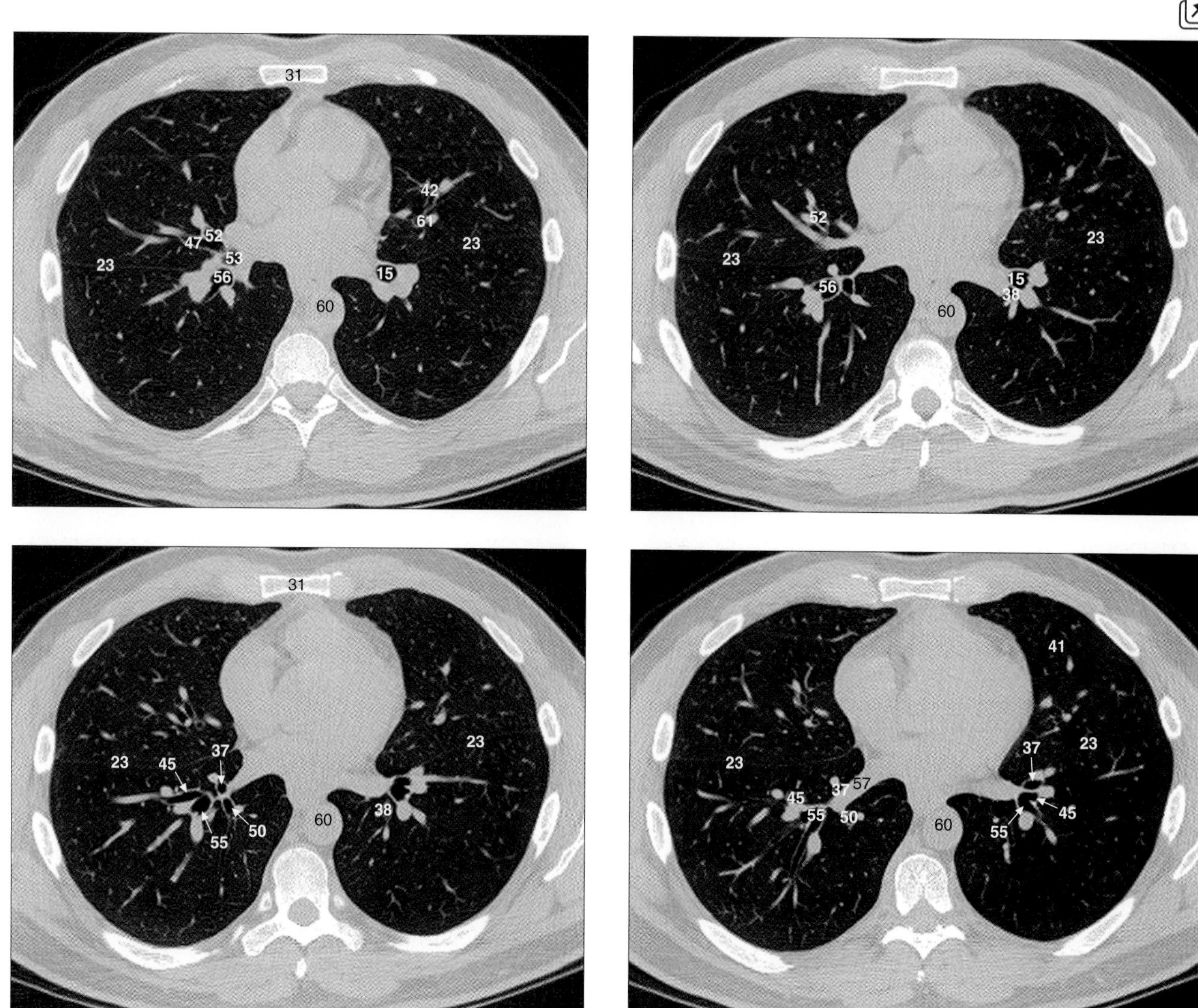

CT 轴位高分辨率图像（肺窗），从上到下

1. 上叶前段
2. 右上叶前段支气管
3. 主动脉弓
4. 下叶背段
5. 右肺上叶尖段
6. 左肺上叶尖后段
7. 右肺动脉
8. 左肺动脉
9. 头臂干
10. 中间段支气管
11. 水平裂
12. 中叶外段
13. 左头臂静脉
14. 左颈总动脉
15. 左下叶支气管
16. 左主支气管
17. 左锁骨下动脉
18. 左上叶支气管
19. 右上肺静脉
20. 舌段支气管
21. 胸骨柄
22. 中叶内段
23. 斜裂
24. 食管
25. 上叶后段
26. 后段支气管
27. 肺动脉
28. 右头臂静脉
29. 右主支气管
30. 右上叶支气管
31. 胸骨
32. 上舌段
33. 心包上隐窝

第 104 ～ 105 页共用编号 1 ～ 62 的注释。

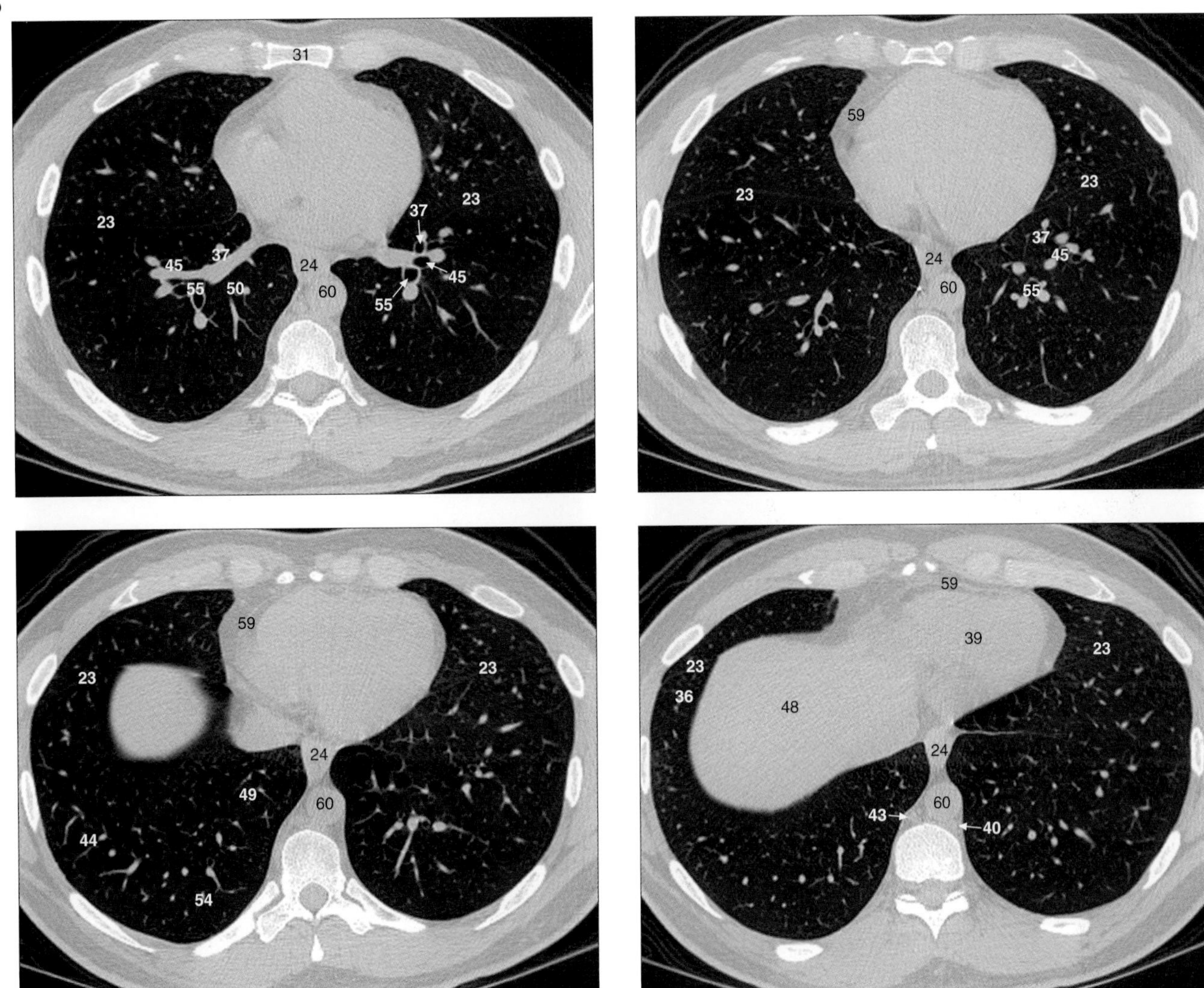

CT 轴位高分辨率图像（肺窗），从上到下

34. 上腔静脉
35. 气管
36. 下叶前基底段
37. 前基底段支气管
38. 下叶背段支气管
39. 心脏
40. 半奇静脉
41. 下舌段
42. 下舌段支气管
43. 奇静脉
44. 下叶外基底段
45. 外基底段支气管
46. 升主动脉
47. 中叶外段支气管
48. 肝
49. 下叶内基底段
50. 内基底段支气管
51. 右上叶尖段支气管
52. 中叶内段支气管
53. 中叶支气管
54. 下叶后基底段
55. 后基底段支气管
56. 右下叶支气管
57. 右下肺静脉
58. 左上叶尖后段支气管
59. 心包
60. 降主动脉
61. 上舌段支气管
62. 左上叶尖后段支气管

第 104 ～ 105 页共用编号 1 ～ 62 的注释。

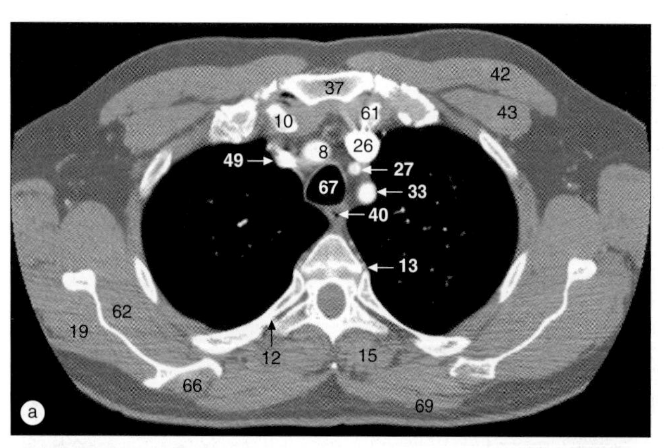

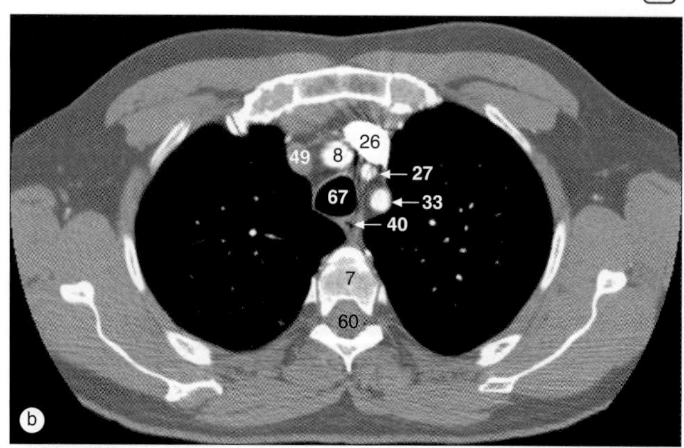

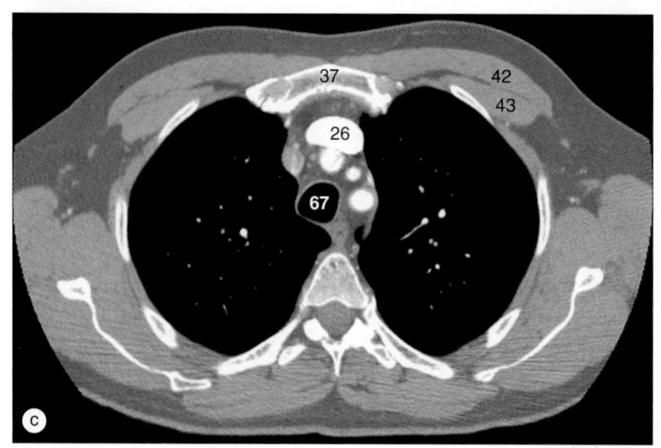

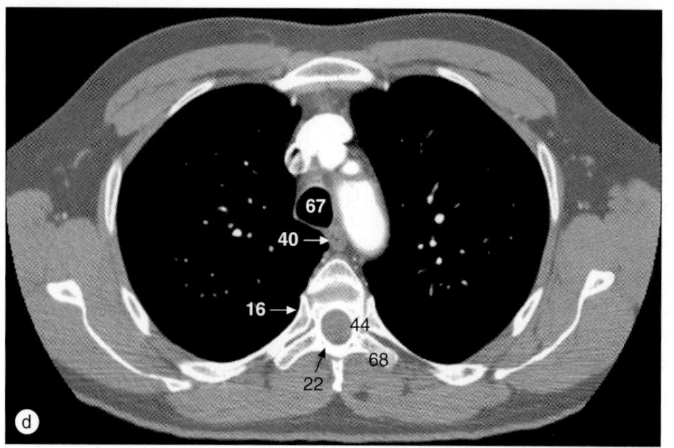

（**a**）～（**t**）增强 CT 轴位图像（纵隔窗），从上到下

1. 左冠状动脉前降支
2. 主动脉瓣
3. 主动脉弓
4. 升主动脉
5. 奇静脉
6. 胸骨体
7. 胸椎
8. 头臂干
9. 气管隆突（气管分叉）
10. 锁骨
11. 冠状静脉窦
12. 肋横突关节
13. 肋椎关节
14. 降主动脉
15. 竖脊肌
16. 肋骨头
17. 半奇静脉
18. 下腔静脉
19. 冈下肌
20. 房间隔
21. 胸廓内动脉和静脉
22. 椎板
23. 背阔肌
24. 左心耳
25. 左心房
26. 左头臂静脉
27. 左颈总动脉
28. 左半膈
29. 左下叶支气管
30. 左下肺静脉
31. 左主支气管
32. 左肺动脉
33. 左锁骨下动脉
34. 左上叶支气管
35. 左上肺静脉

第 106 ～ 109 页共用编号 1 ～ 71 的注释。

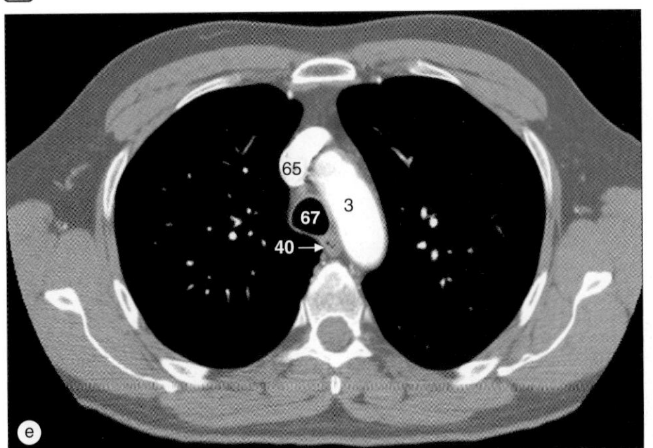

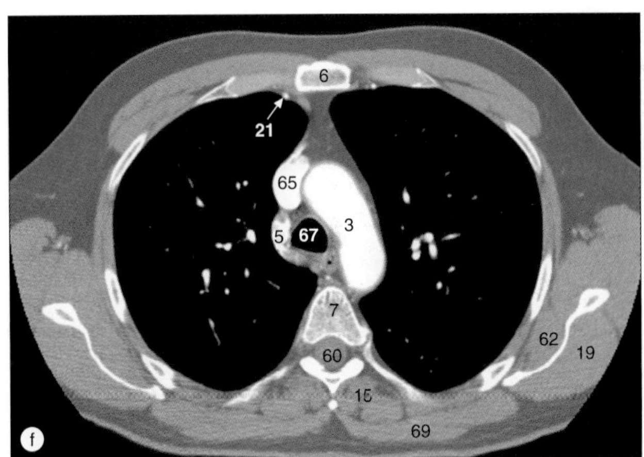

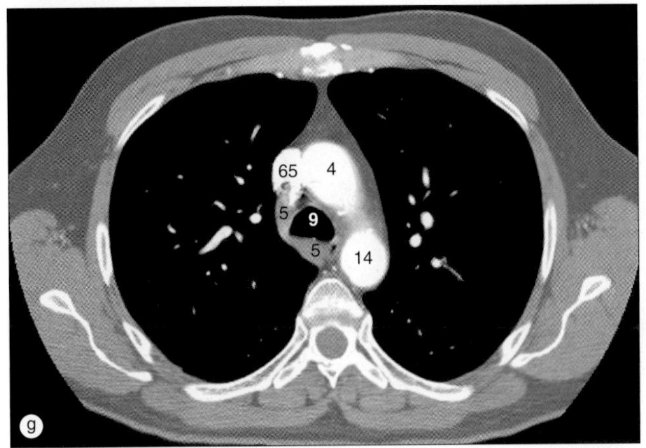

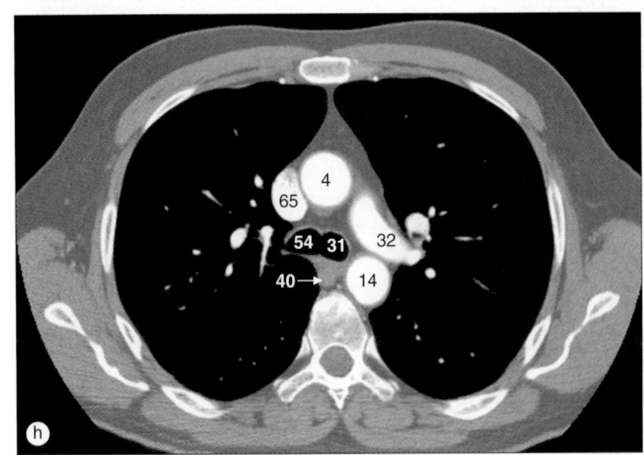

(**a**)～(**t**)增强 CT 轴位图像(纵隔窗)，从上到下

36. 左心室
37. 胸骨柄
38. 二尖瓣
39. 室间隔肌部
40. 食管
41. 乳头肌
42. 胸大肌
43. 胸小肌
44. 椎弓根
45. 心包
46. 肺动脉干
47. 右心耳
48. 右心房
49. 右头臂静脉
50. 右半膈
51. 右下叶支气管
52. 右下肺静脉
53. 肝右叶
54. 右主支气管
55. 右肺动脉
56. 右上叶支气管
57. 右上肺静脉
58. 右心室
59. 前锯肌
60. 椎管
61. 胸锁关节
62. 肩胛下肌
63. 右上叶肺动脉分支
64. 心包上隐窝
65. 上腔静脉
66. 冈上肌
67. 气管
68. 横突
69. 斜方肌
70. 三尖瓣
71. 剑突

第 106～109 页共用编号 1～71 的注释。

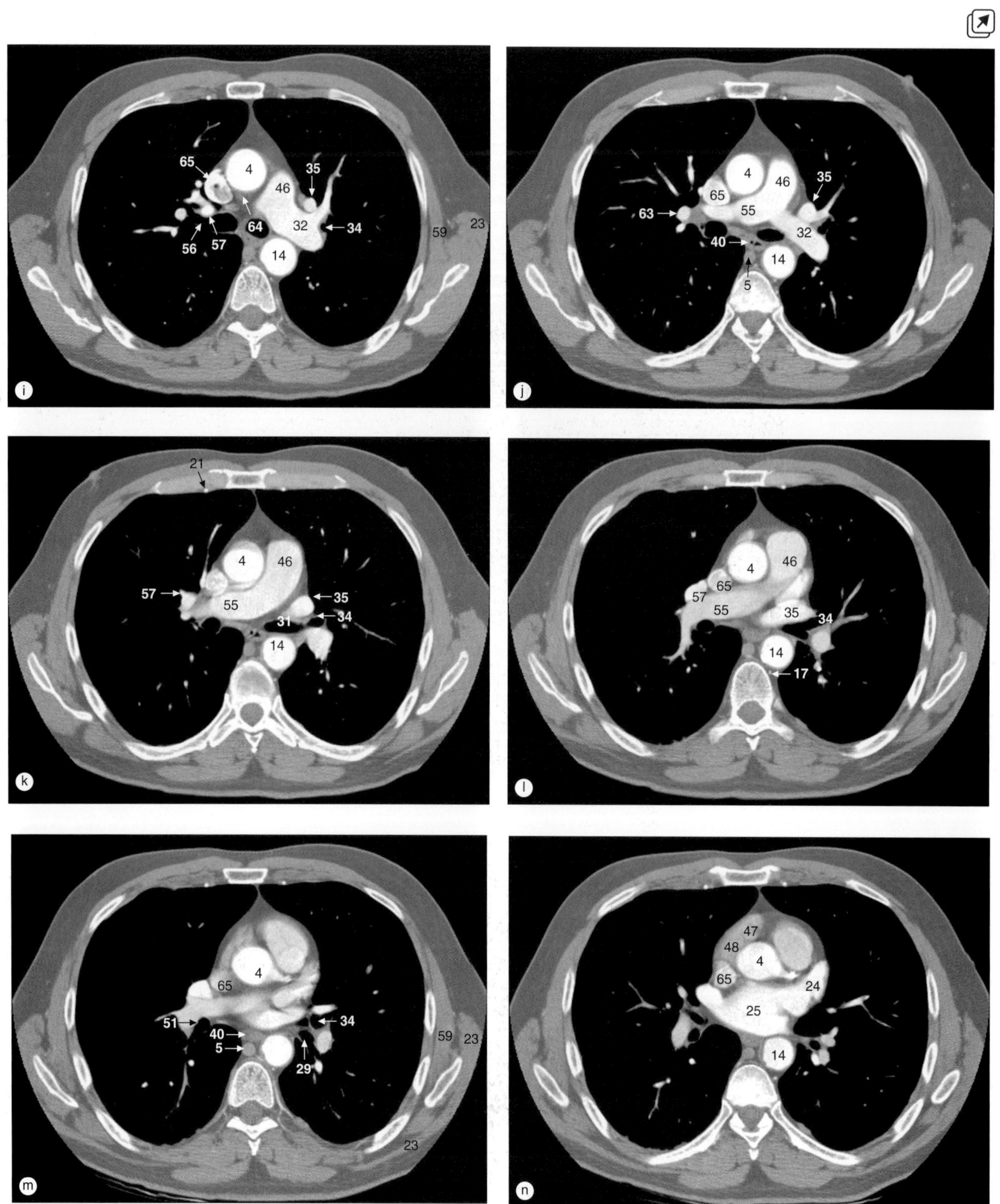

(a)～(t)增强 CT 轴位图像(纵隔窗),从上到下。注释见第 106～107 页

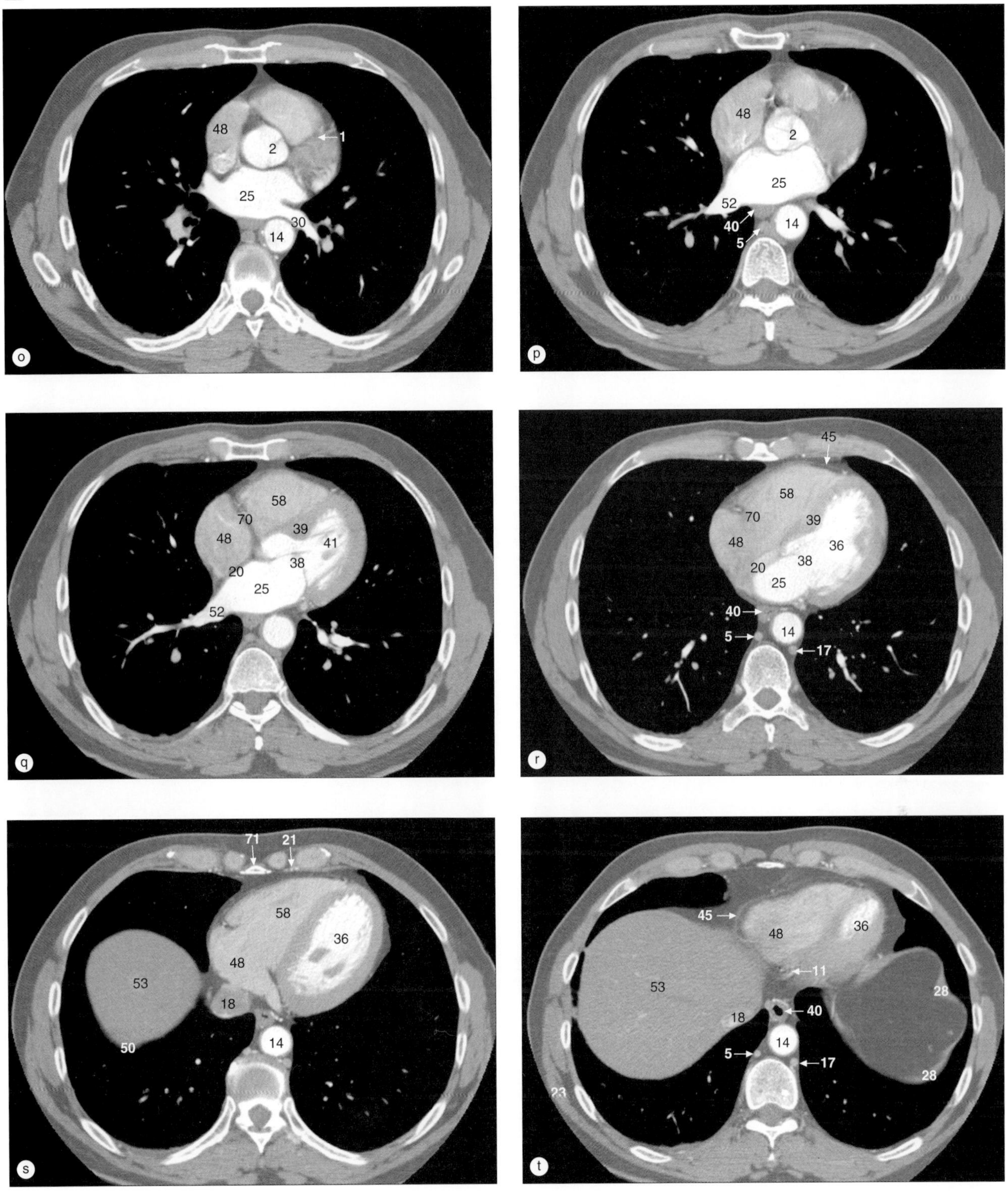

(**a**)～(**t**)增强 CT 轴位图像（纵隔窗），从上到下。注释见第 106～107 页

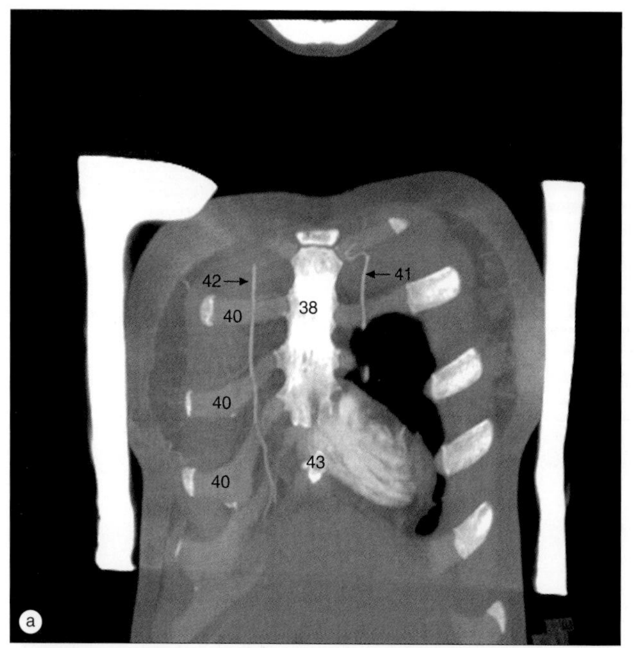

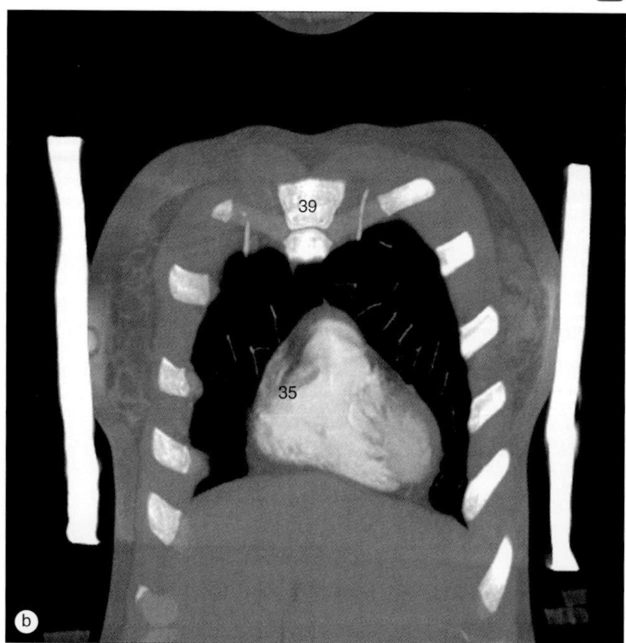

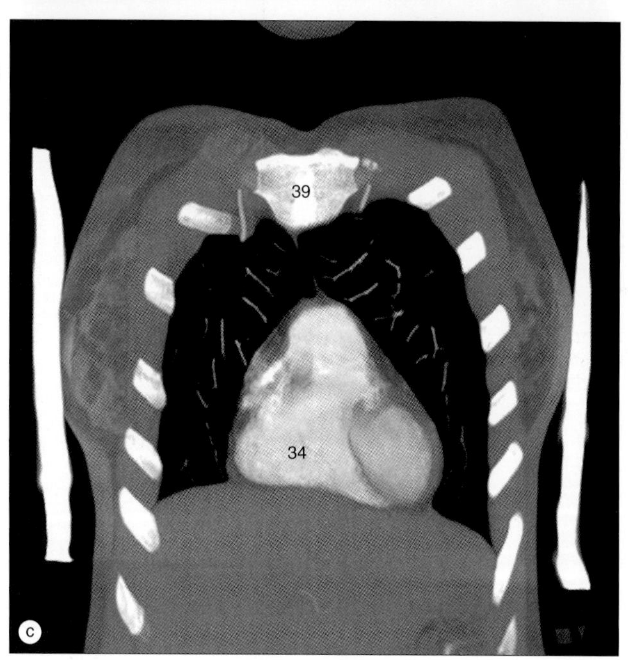

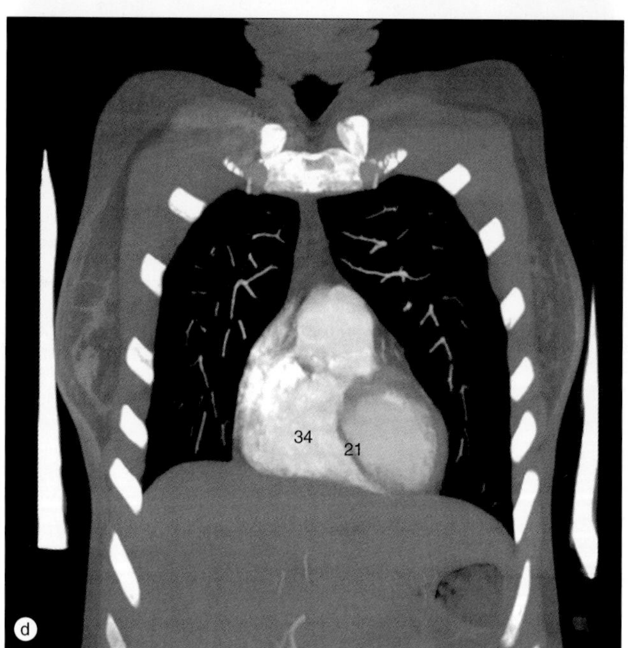

(**a**)～(**p**)增强 CT 冠状位图像（纵隔窗），从前到后

1. 主动脉瓣
2. 主动脉弓
3. 升主动脉
4. 头臂干
5. 气管隆突（气管分叉）
6. 锁骨
7. 降主动脉
8. 下腔静脉
9. 房间隔
10. 左心耳
11. 左心房
12. 左头臂静脉
13. 左颈总动脉
14. 左主支气管
15. 左肺动脉
16. 左锁骨下动脉
17. 左上肺静脉
18. 左心室
19. 左心室壁
20. 室间隔膜部
21. 室间隔肌部
22. 乳头肌
23. 心包
24. 肺动脉干

第 110～111 页共用编号 1～51 的注释。

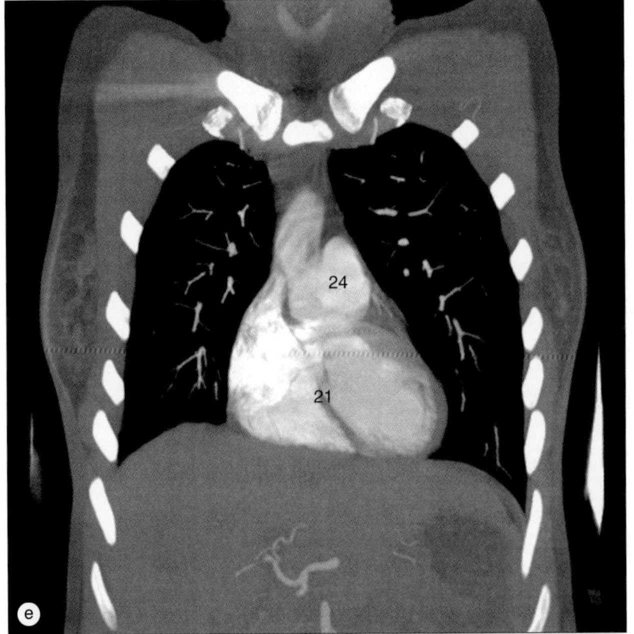

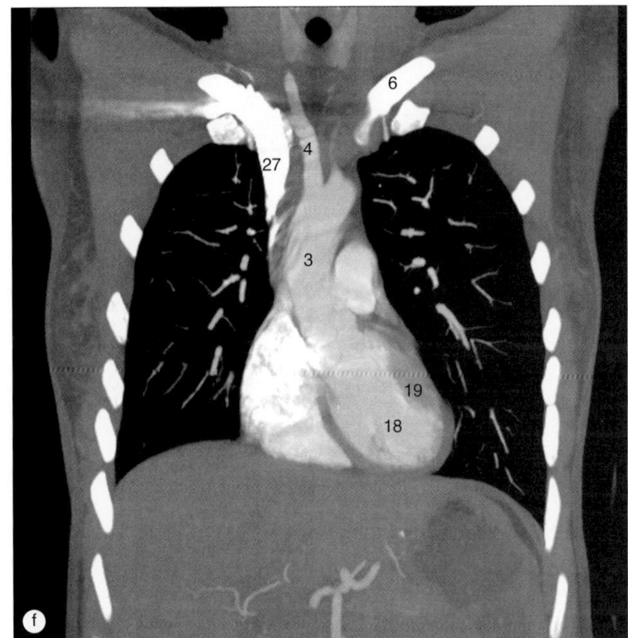

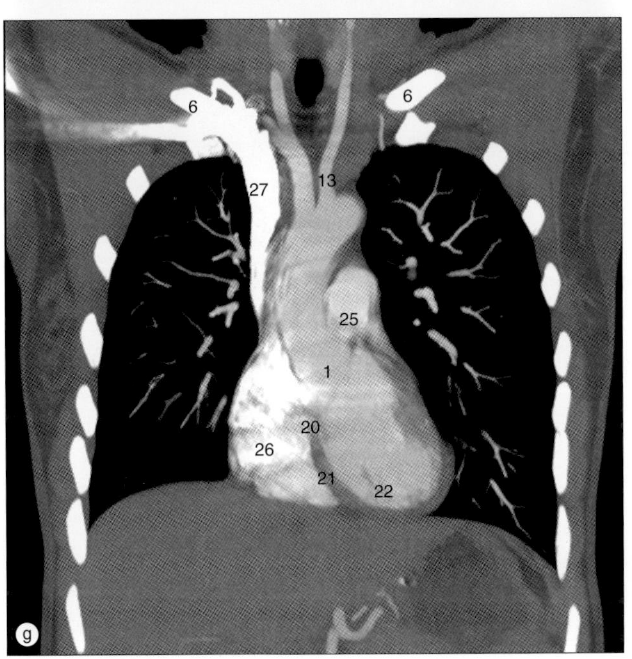

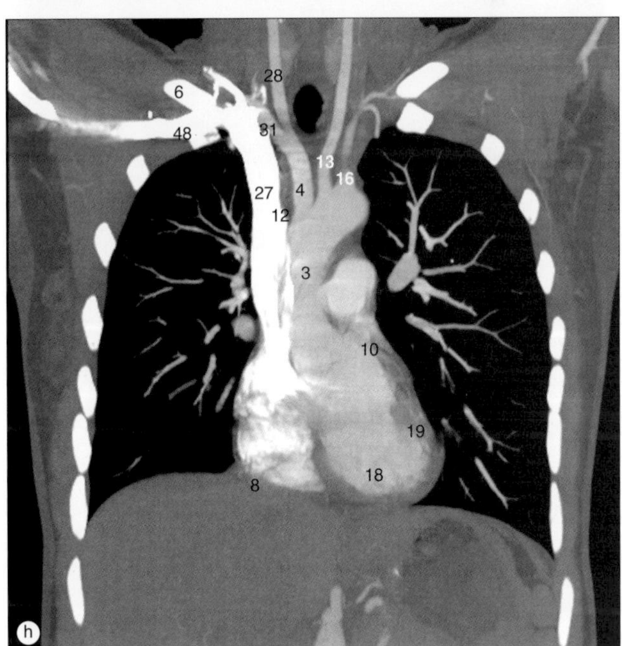

（a）～（p）增强 CT 冠状位图像（纵隔窗），从前到后

25. 肺动脉瓣
26. 右心房
27. 右头臂静脉
28. 右颈总动脉
29. 右主支气管
30. 右肺动脉
31. 右锁骨下动脉
32. 右上肺动脉
33. 右上肺静脉
34. 右心室
35. 右心室壁
36. 上腔静脉
37. 气管
38. 胸骨体
39. 胸骨柄
40. 前肋软骨
41. 左胸廓内动脉
42. 右胸廓内动脉
43. 剑突
44. 三尖瓣
45. 二尖瓣
46. 左腋动脉
47. 左锁骨下动脉
48. 右锁骨下静脉
49. 左下肺静脉
50. 腹主动脉
51. 右下肺静脉

第 110 ～ 111 页共用编号 1 ～ 51 的注释。

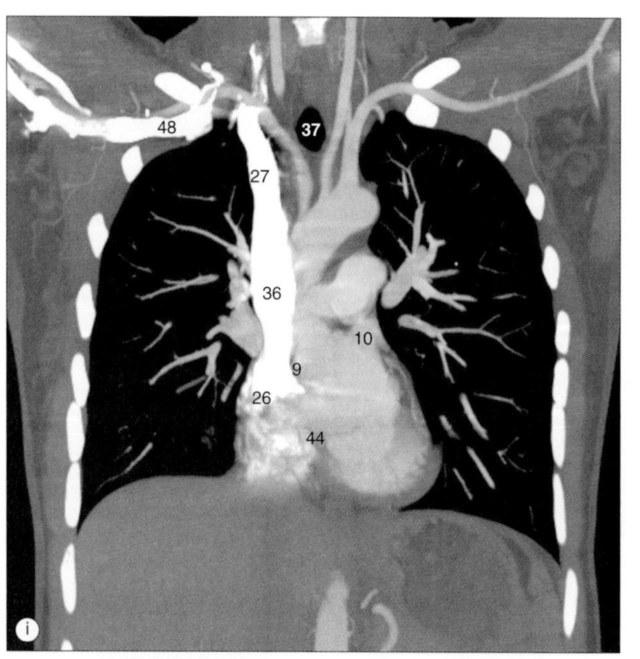

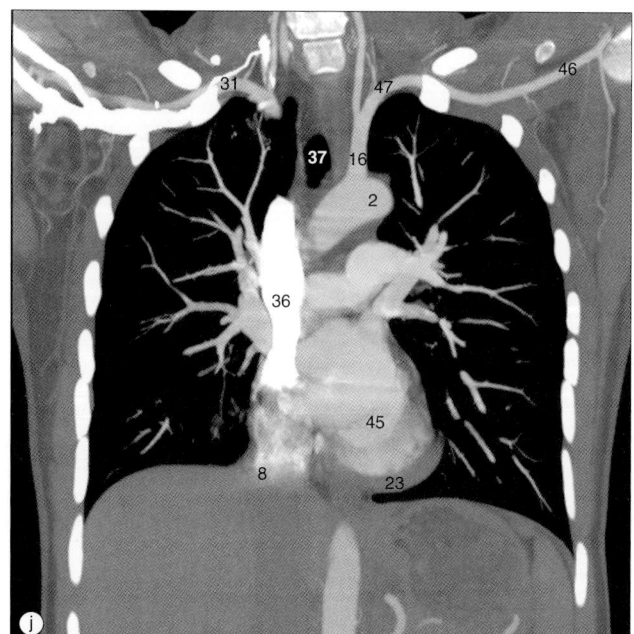

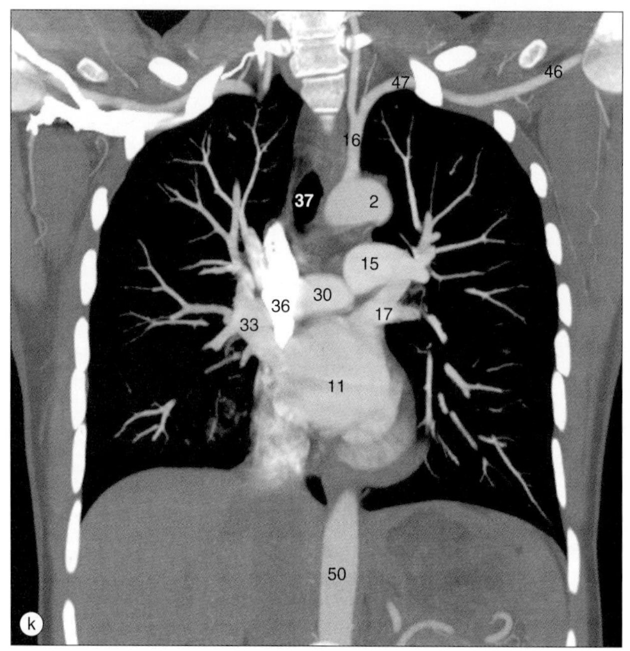

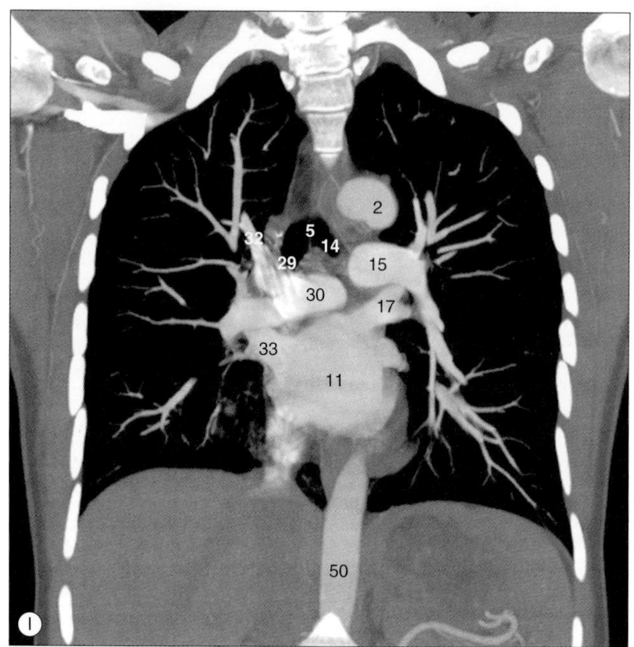

（**a**）～（**p**）增强 CT 冠状位图像（纵隔窗），从前到后

1. 主动脉瓣	9. 房间隔	17. 左上肺静脉
2. 主动脉弓	10. 左心耳	18. 左心室
3. 升主动脉	11. 左心房	19. 左心室壁
4. 头臂干	12. 左头臂静脉	20. 室间隔膜部
5. 气管隆突（气管分叉）	13. 左颈总动脉	21. 室间隔肌部
6. 锁骨	14. 左主支气管	22. 乳头肌
7. 降主动脉	15. 左肺动脉	23. 心包
8. 下腔静脉	16. 左锁骨下动脉	24. 肺动脉干

第 112 ～ 113 页共用编号 1 ～ 51 的注释。

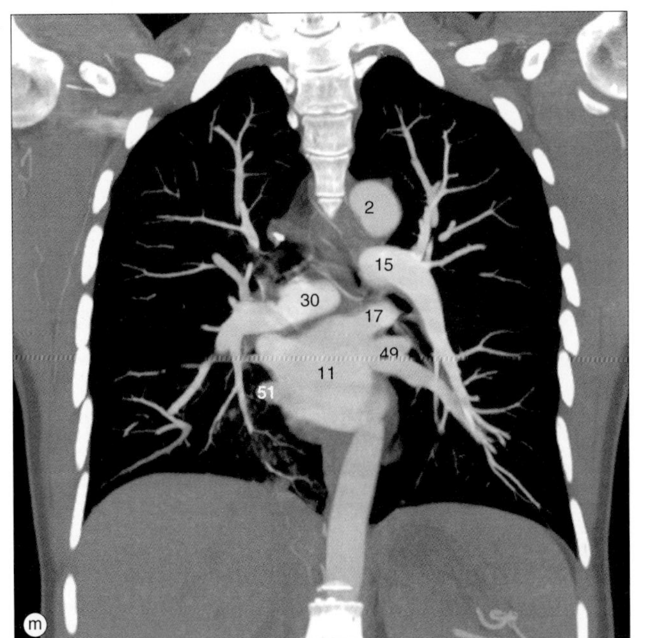

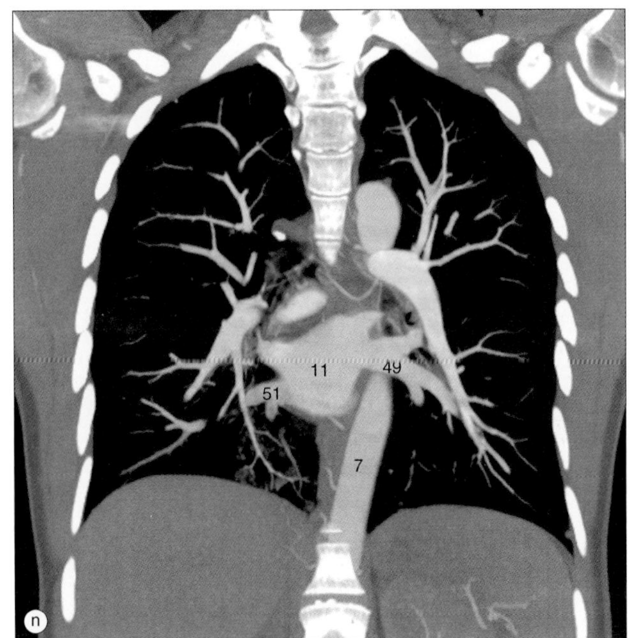

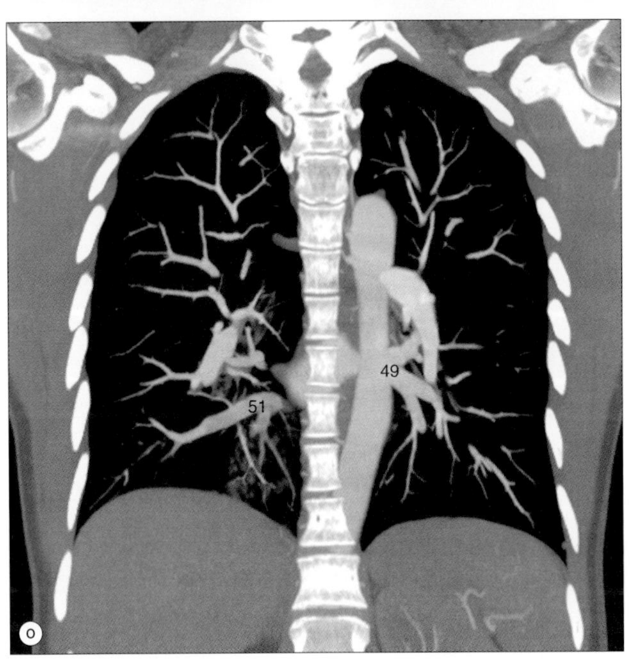

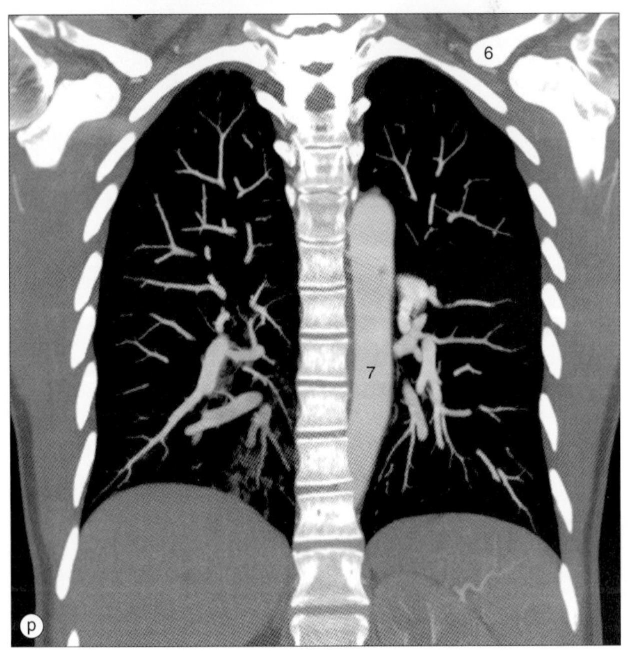

（**a**）～（**p**）增强 CT 冠状位图像（纵隔窗），从前到后

25. 肺动脉瓣
26. 右心房
27. 右头臂静脉
28. 右颈总动脉
29. 右主支气管
30. 右肺动脉
31. 右锁骨下动脉
32. 右上肺动脉
33. 右上肺静脉
34. 右心室
35. 右心室壁
36. 上腔静脉
37. 气管
38. 胸骨体
39. 胸骨柄
40. 前肋软骨
41. 左胸廓内动脉
42. 右胸廓内动脉
43. 剑突
44. 三尖瓣
45. 二尖瓣
46. 左腋动脉
47. 左锁骨下动脉
48. 右锁骨下静脉
49. 左下肺静脉
50. 腹主动脉
51. 右下肺静脉

第 112 ～ 113 页共用编号 1 ～ 51 的注释。

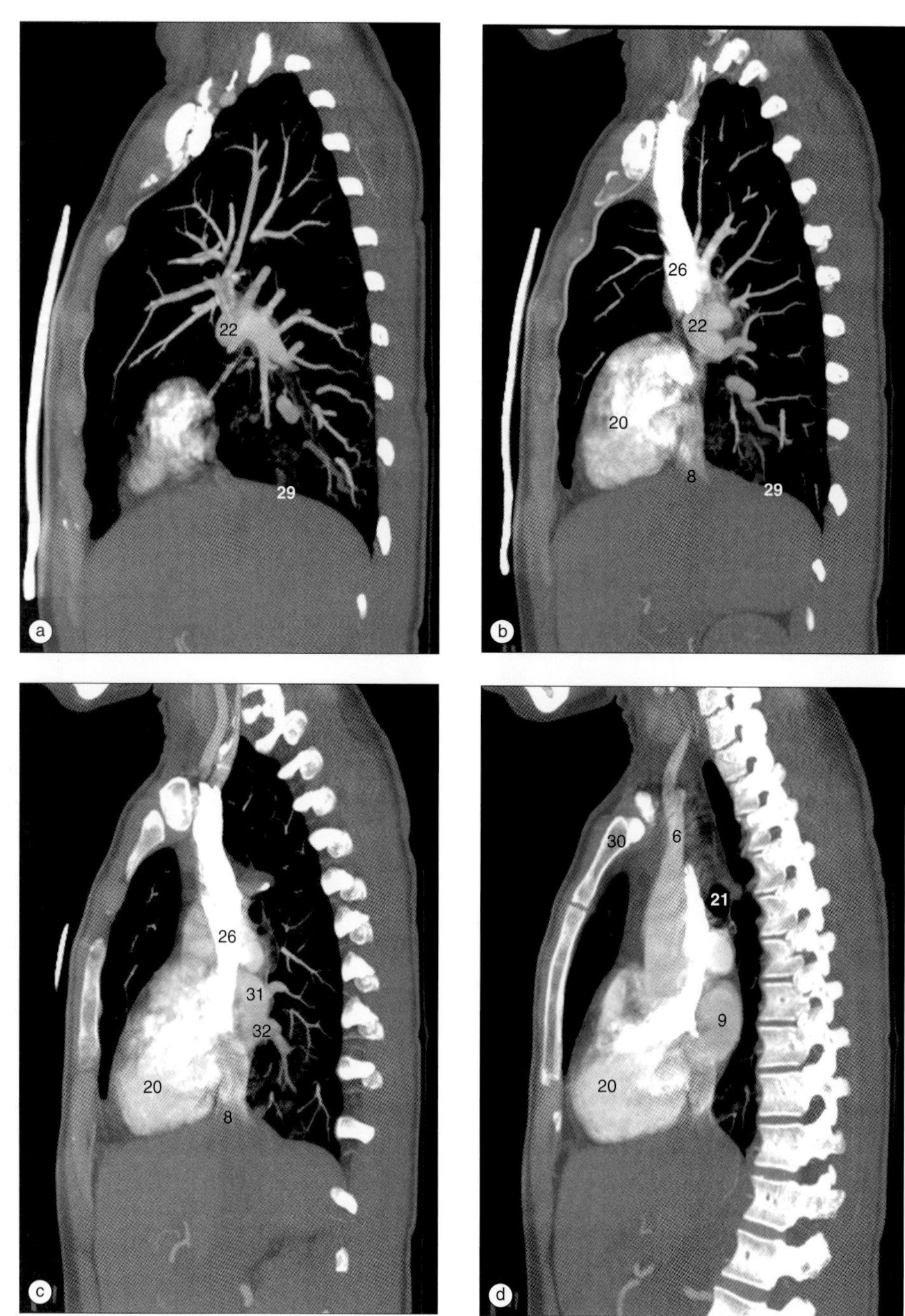

（a）～（p）增强 CT 矢状位图像（纵隔窗），从右到左

1. 主动脉瓣
2. 主动脉弓
3. 升主动脉
4. 胸骨体
5. 胸椎
6. 头臂干
7. 降主动脉
8. 下腔静脉
9. 左心房
10. 左颈总动脉
11. 左主支气管
12. 左肺动脉
13. 左锁骨下动脉
14. 左心室
15. 二尖瓣
16. 室间隔肌部
17. 心包
18. 肺动脉干
19. 肺动脉瓣
20. 右心房
21. 右主支气管

第 114 ～ 115 页共用编号 1 ～ 38 的注释。

★

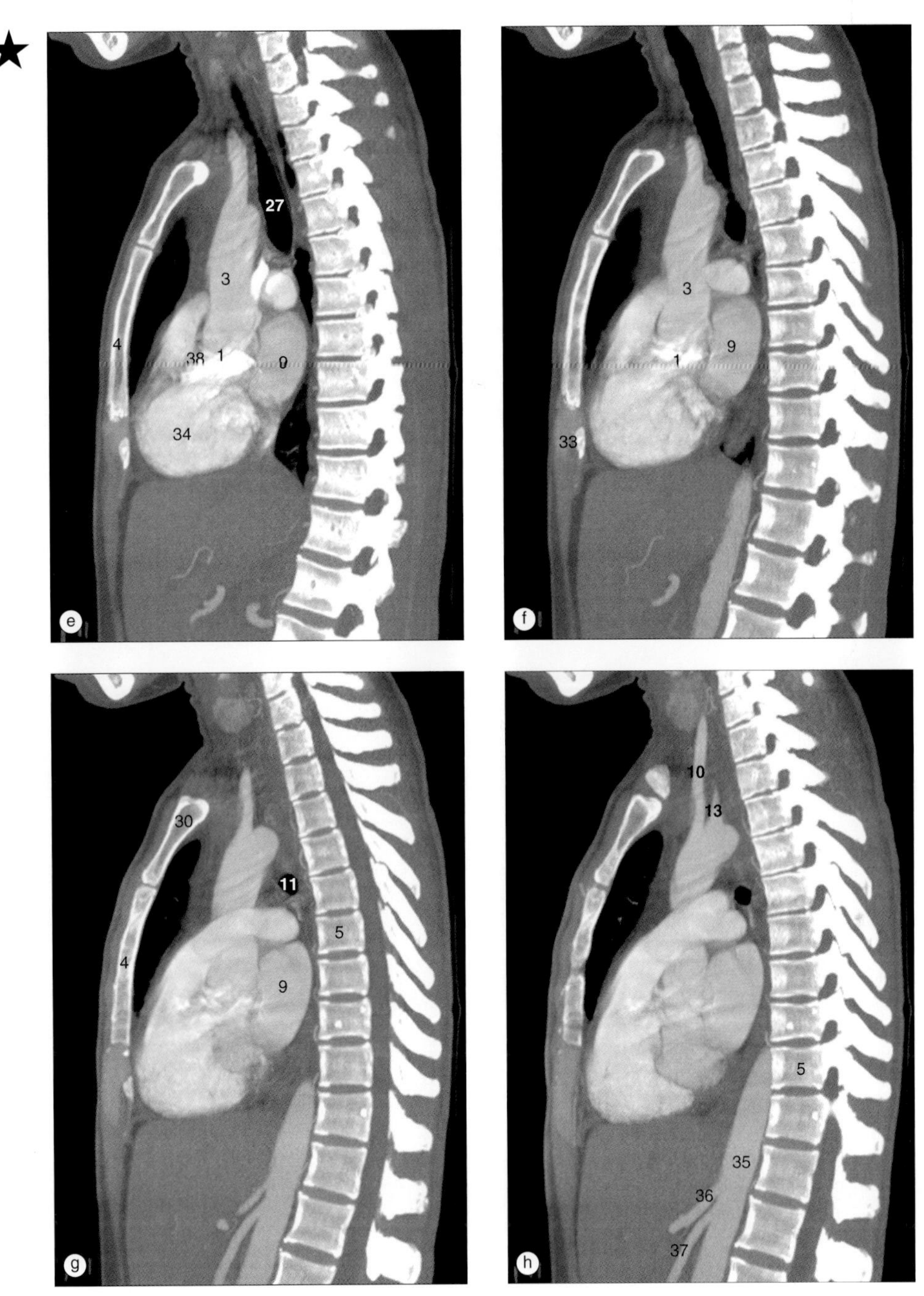

（**a**）～（**p**）增强 CT 矢状位图像（纵隔窗），从右到左

22. 右肺动脉
23. 右心室
24. 右心室流出道
25. 右心室壁
26. 上腔静脉
27. 气管
28. 左膈顶
29. 右膈顶
30. 胸骨柄
31. 右上肺静脉
32. 右下肺静脉
33. 剑突
34. 三尖瓣
35. 腹主动脉
36. 腹腔干
37. 肠系膜上动脉
38. 右冠状动脉

第 114 ～ 115 页共用编号 1 ～ 38 的注释。

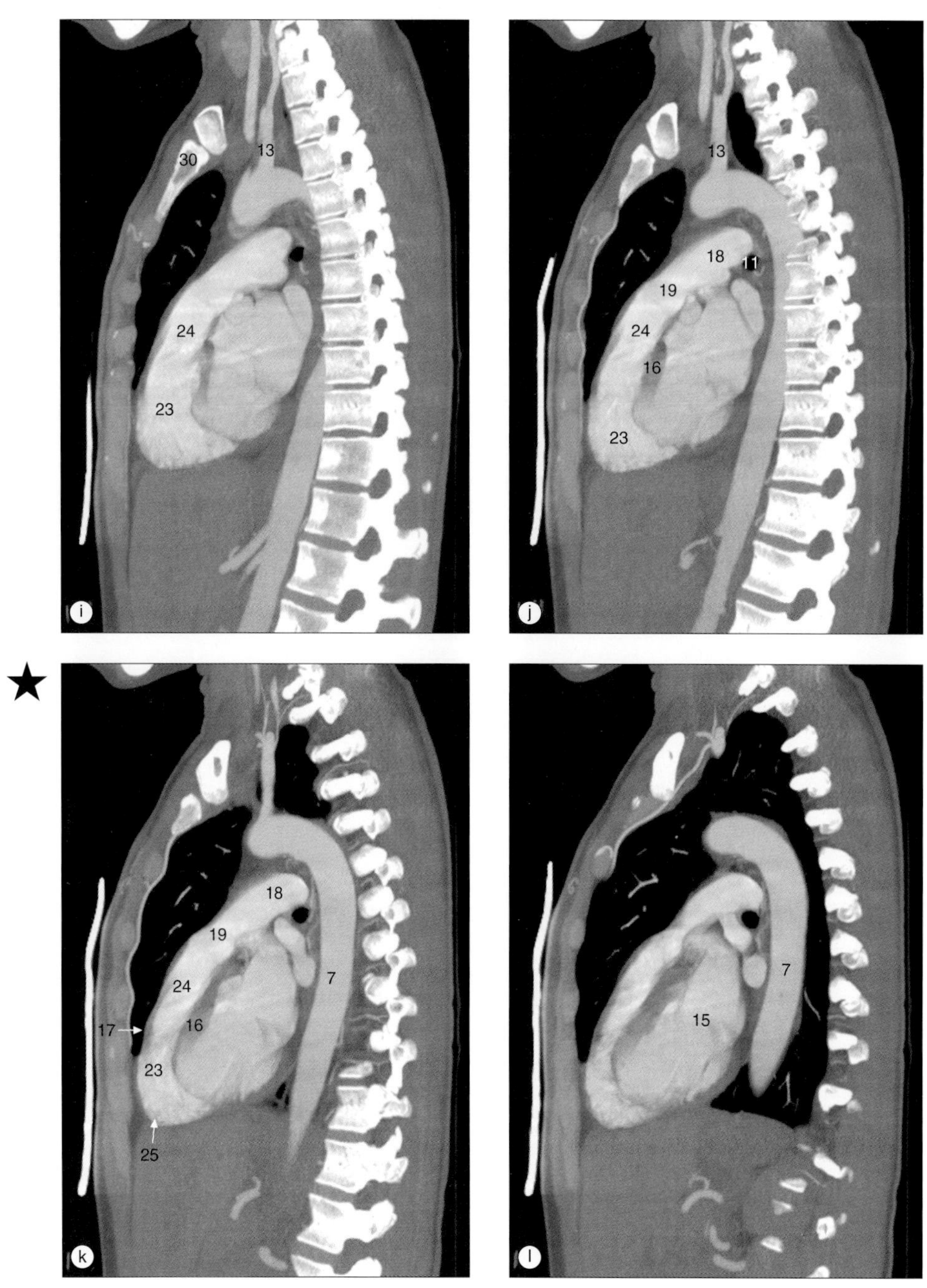

（a）～（p）增强 CT 矢状位图像（纵隔窗），从右到左

1. 主动脉瓣	8. 下腔静脉	15. 二尖瓣
2. 主动脉弓	9. 左心房	16. 室间隔肌部
3. 升主动脉	10. 左颈总动脉	17. 心包
4. 胸骨体	11. 左主支气管	18. 肺动脉干
5. 胸椎	12. 左肺动脉	19. 肺动脉瓣
6. 头臂干	13. 左锁骨下动脉	20. 右心房
7. 降主动脉	14. 左心室	21. 右主支气管

第 116 ～ 117 页共用编号 1 ～ 38 的注释。

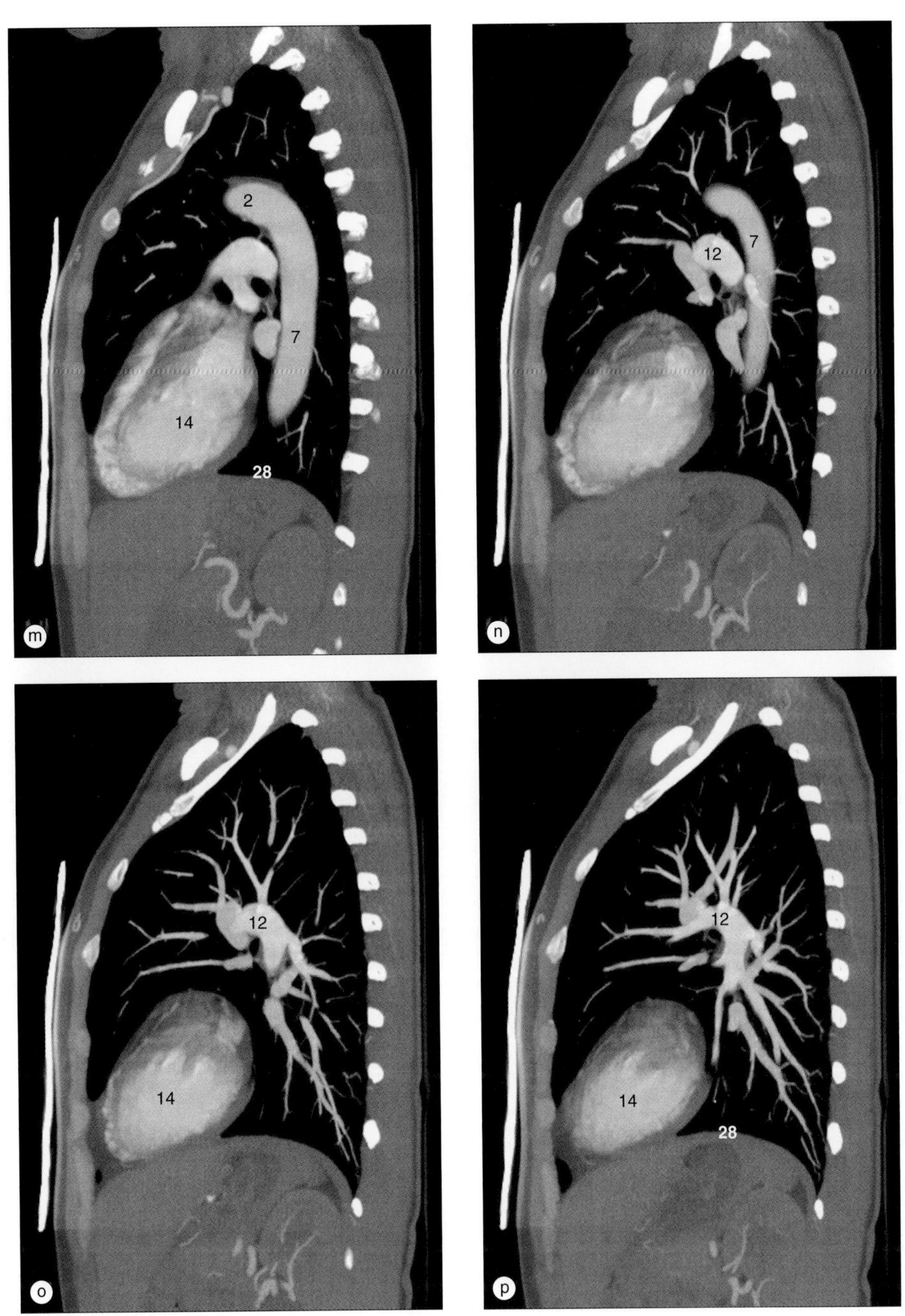

（a）～（p）增强 CT 矢状位图像（纵隔窗），从右到左

22. 右肺动脉
23. 右心室
24. 右心室流出道
25. 右心室壁
26. 上腔静脉
27. 气管
28. 左膈顶
29. 右膈顶
30. 胸骨柄
31. 右上肺静脉
32. 右下肺静脉
33. 剑突
34. 三尖瓣
35. 腹主动脉
36. 腹腔干
37. 肠系膜上动脉
38. 右冠状动脉

第 116～117 页共用编号 1～38 的注释。

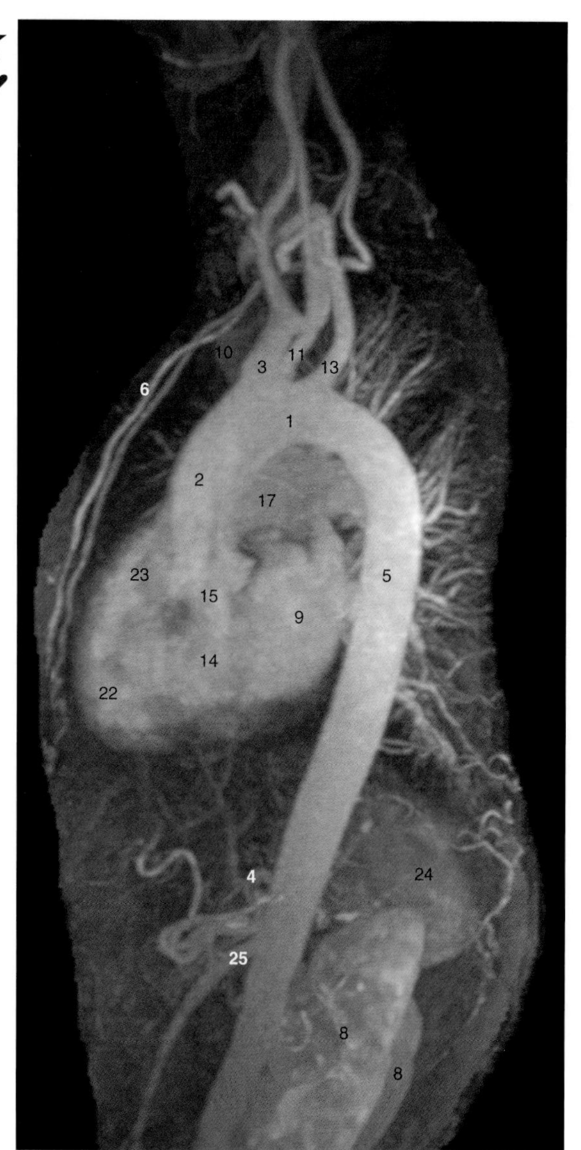

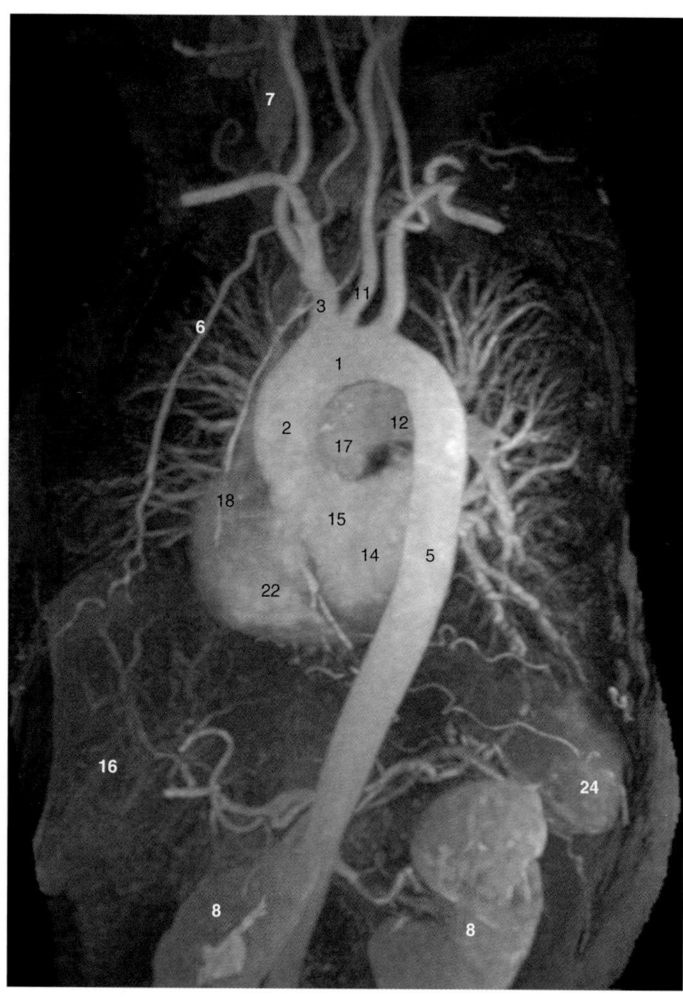

胸部大血管的三维容积 MR 血管成像（从侧位逆时针旋转至前位投影的系列图像）

1. 主动脉弓
2. 升主动脉
3. 头臂干
4. 腹腔干
5. 降主动脉
6. 胸廓内动脉（内乳动脉）
7. 颈内静脉
8. 肾
9. 左心房
10. 左头臂静脉
11. 左颈总动脉
12. 左肺动脉
13. 左锁骨下动脉
14. 左心室
15. 左心室流出道

第 118 ～ 119 页共用编号 1 ～ 26 的注释。

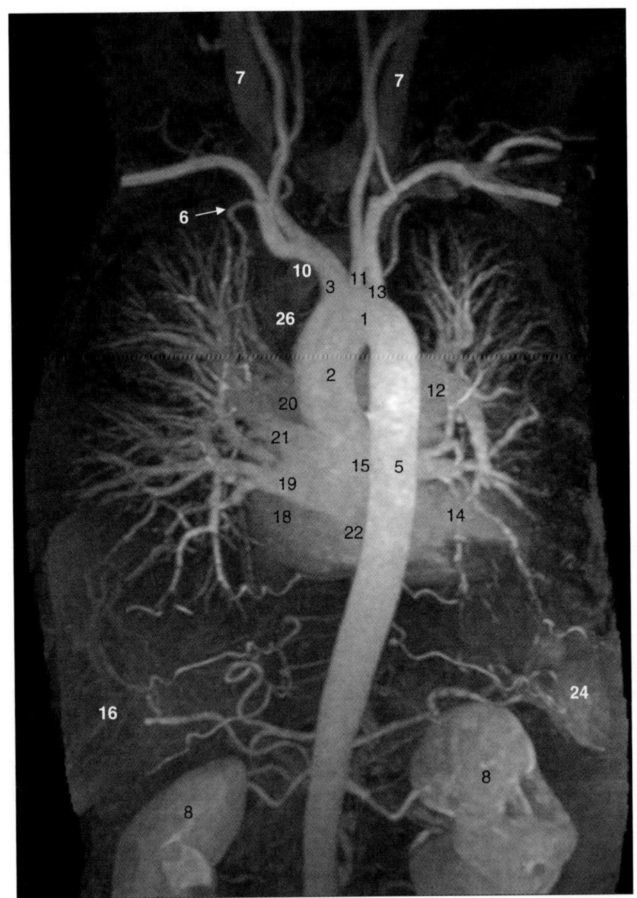

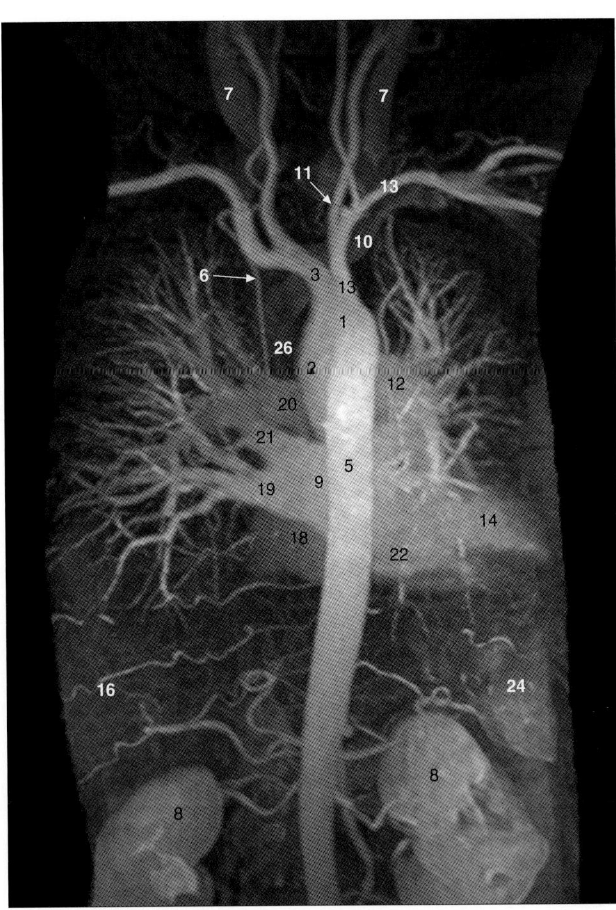

胸部大血管的三维容积 MR 血管成像（从侧位逆时针旋转至前位投影的系列图像）

16. 肝
17. 肺动脉干
18. 右心房
19. 右下肺静脉
20. 右肺动脉
21. 右上肺静脉
22. 右心室
23. 右心室流出道
24. 脾
25. 肠系膜上动脉
26. 上腔静脉

第 118 ~ 119 页共用编号 1 ~ 26 的注释。

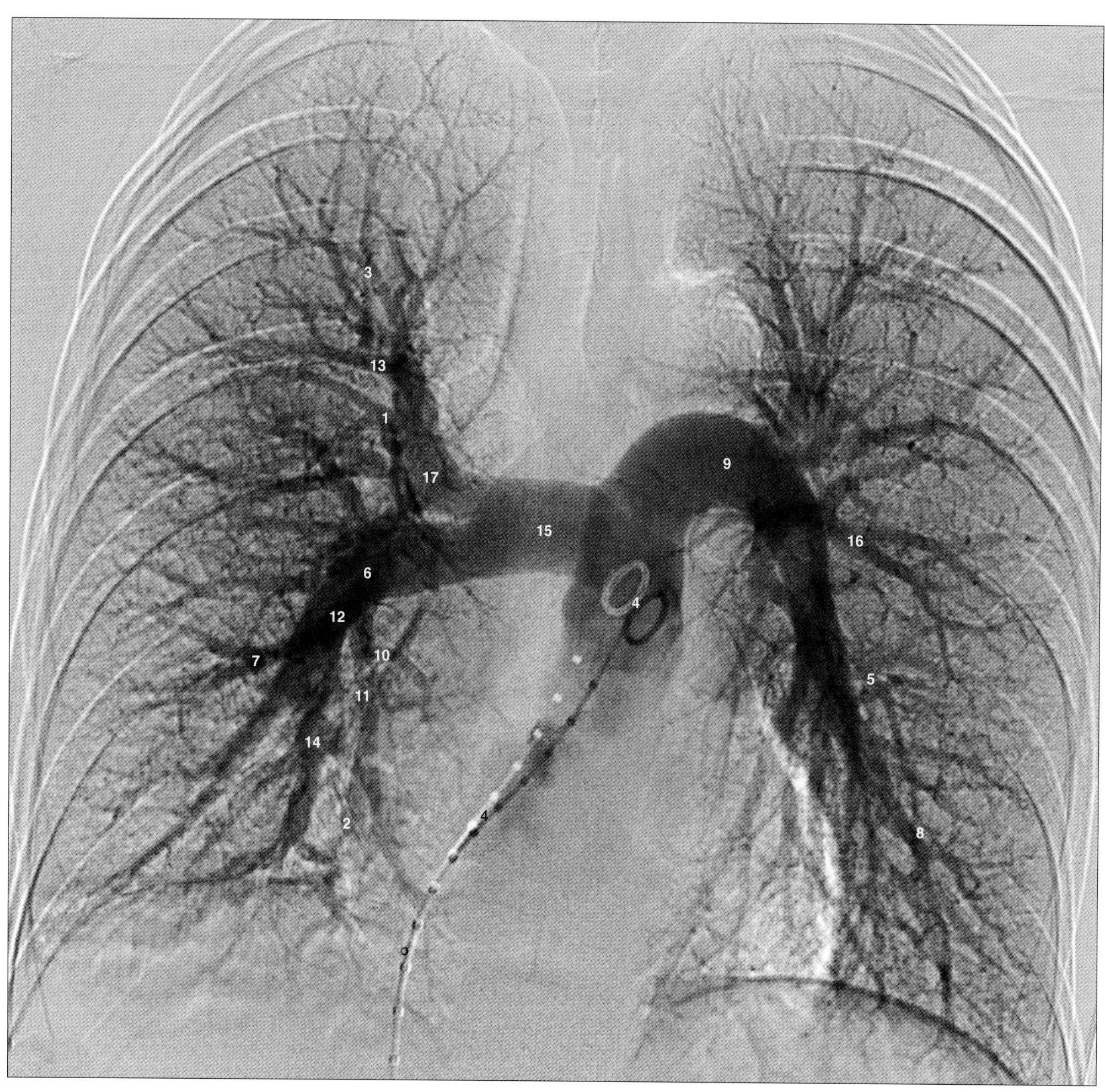

肺血管造影，动脉期

1. 上叶前段动脉
2. 前基底段动脉
3. 上叶尖段动脉
4. 经股静脉、下腔静脉、右心房和右心室的肺动脉置管
5. 下舌段动脉
6. 下叶肺动脉
7. 中叶外段动脉
8. 外侧基底段动脉
9. 左肺动脉
10. 中叶内段动脉
11. 内侧基底段动脉
12. 中叶肺动脉
13. 上叶后段动脉
14. 后基底段动脉
15. 右肺动脉
16. 上舌段动脉
17. 上叶肺动脉

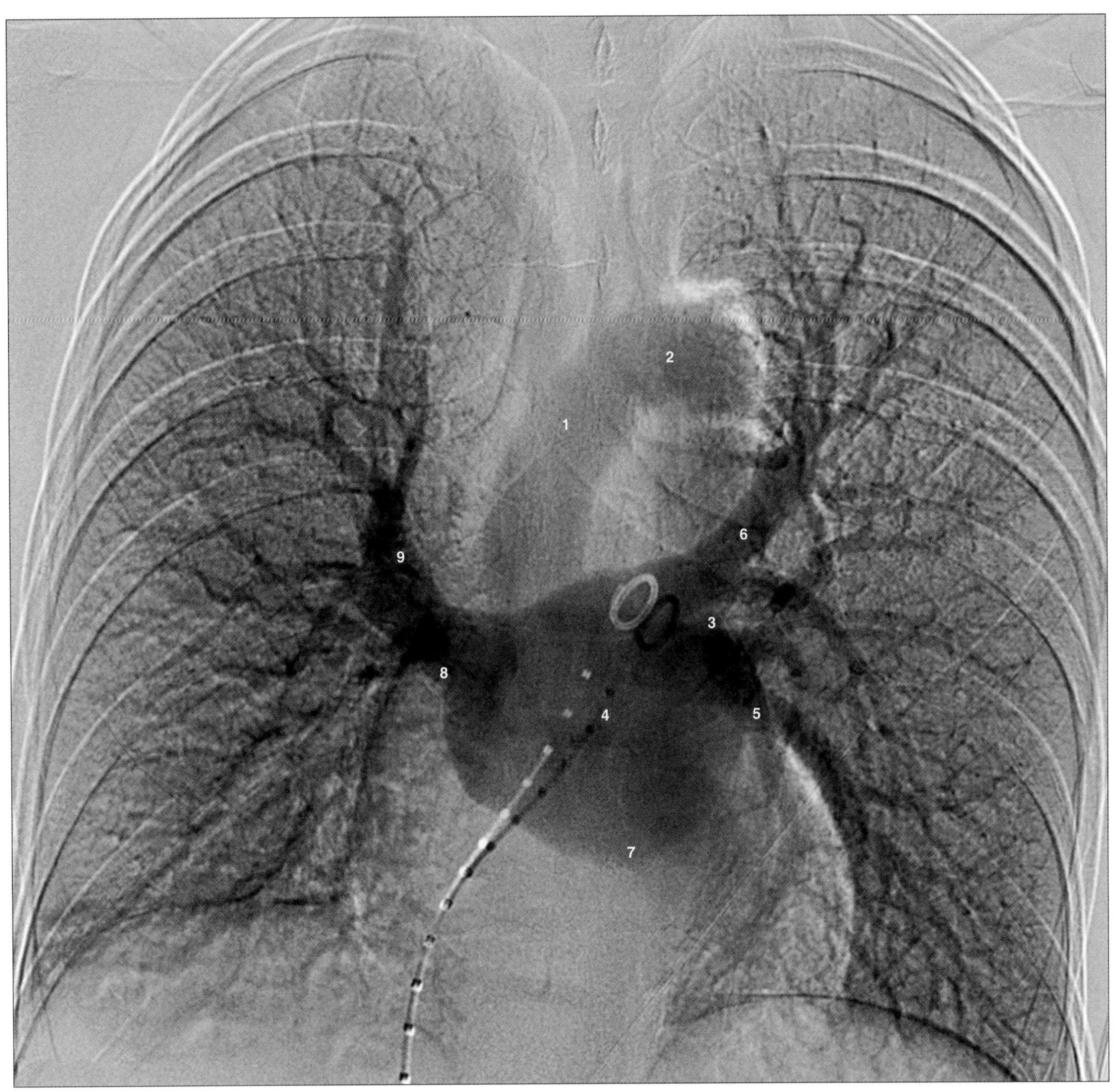

肺血管造影，静脉期

1. 主动脉
2. 主动脉弓
3. 左心耳
4. 左心房
5. 左下肺静脉
6. 左上肺静脉
7. 二尖瓣
8. 右下肺静脉
9. 右上肺静脉

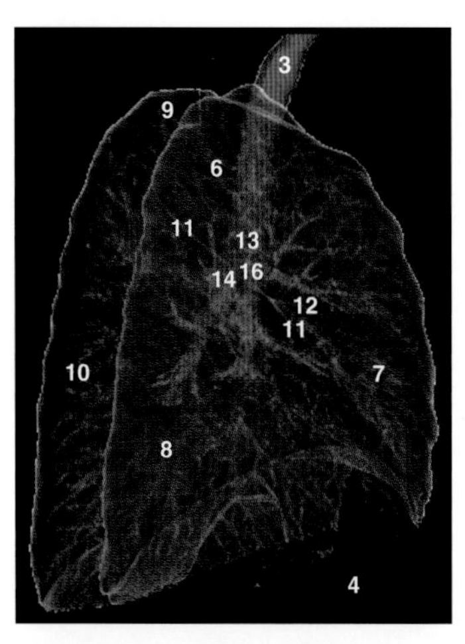

肺和气道三维图（RPO）

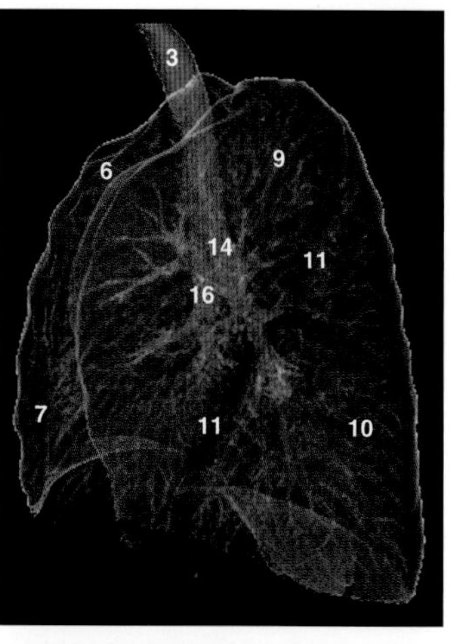

肺和气道三维图（LAO）

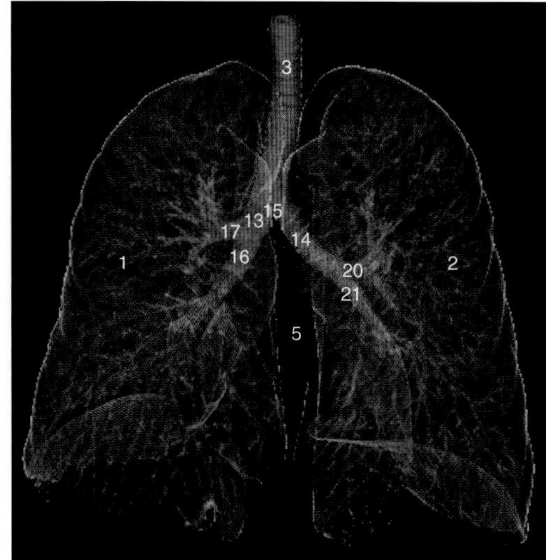

肺和气道三维图（AP）

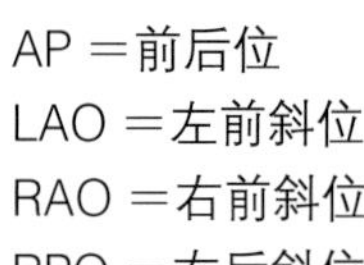

AP ＝前后位
LAO ＝左前斜位
RAO ＝右前斜位
RPO ＝右后斜位

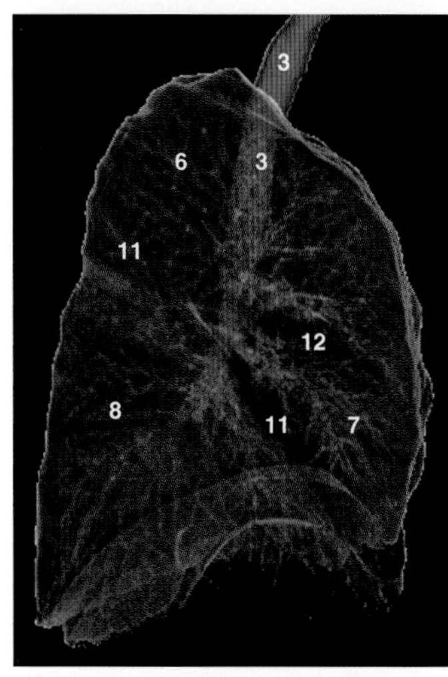

肺和气道三维图（右侧位）

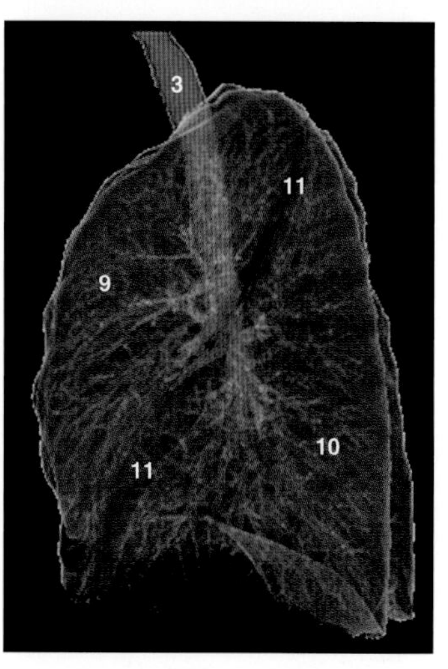

肺和气道三维图（左侧位）

胸部 CT 扫描重建获得的气管支气管树三维图像，类似于核医学 V/Q 扫描获得的图像。

1. 右肺
2. 左肺
3. 气管
4. 胃泡
5. 纵隔
6. 右肺上叶
7. 右肺中叶
8. 右肺下叶
9. 左肺上叶
10. 左肺下叶
11. 斜裂
12. 水平裂
13. 右主支气管
14. 左主支气管
15. 气管隆突
16. 中间段支气管
17. 右上叶支气管
18. 右中叶支气管
19. 右下叶支气管
20. 左上叶支气管
21. 左下叶支气管
22. 右尖段支气管（RB1）
23. 右后段支气管（RB2）
24. 右前段支气管（RB3）
25. 右外侧段支气管（RB4）
26. 右内侧段支气管（RB5）
27. 右背段支气管（RB6）
28. 右内侧基底段支气管（RB7）
29. 右前基底段支气管（RB8）
30. 右外侧基底段支气管（RB9）
31. 右后基底段支气管（RB10）
32. 左尖后段支气管（LB1 ＋ 2）
    32a. 左后段支气管（LB2）
    32b. 左尖段支气管（LB1）
33. 左前段支气管（LB3）
34. 左上舌段支气管（LB4）
35. 左下舌段支气管（LB5）
36. 左上段支气管（LB6）
37. 左前内侧基底段支气管（LB7 ＋ 8）
38. 左外侧基底段支气管（LB9）
39. 左后基底段支气管（LB10）

第 122 ～ 123 页共用编号 1 ～ 39 的注释。

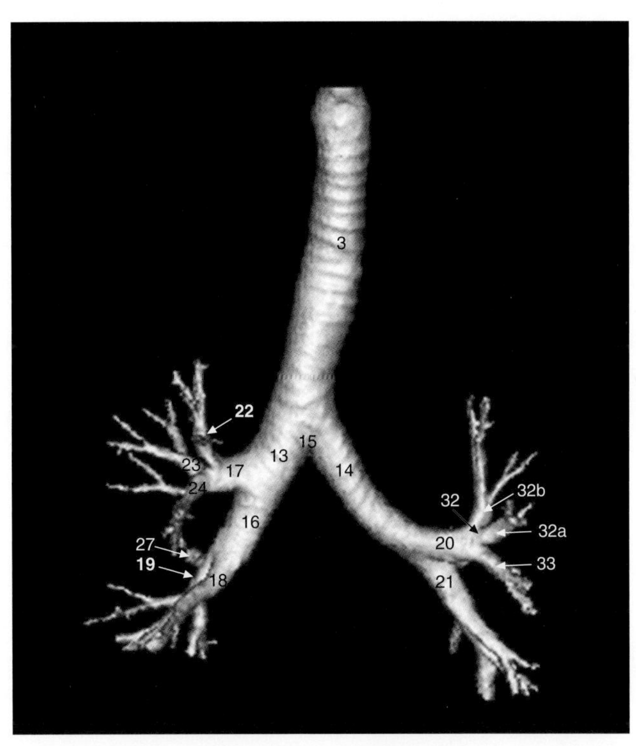

气管支气管树三维 CT 重建图像（正位）

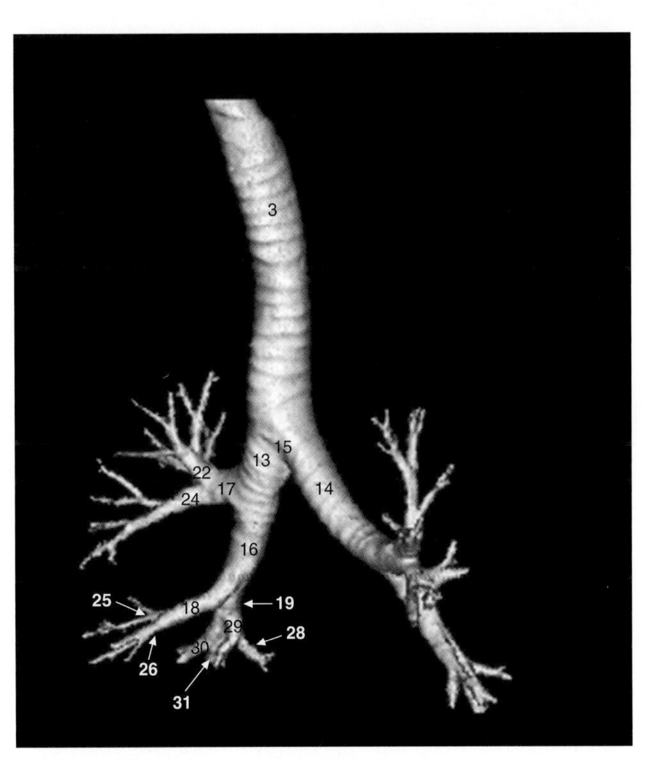

气管支气管树三维 CT 重建图像（左前斜位）

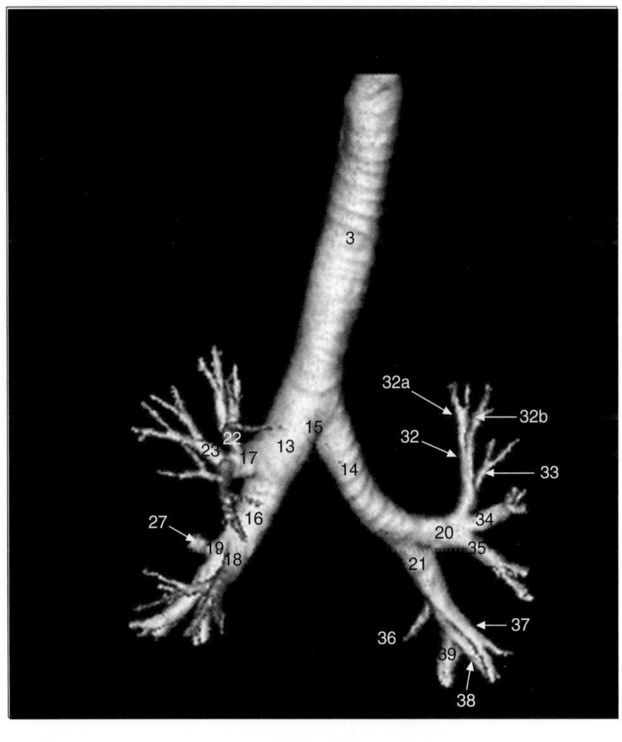

气管支气管树三维 CT 重建图像（右前斜位）

注释见第 122 页。

附赠电子资源

1. 解剖结构X线特征“幻灯片”：后前位胸部X线片（女性）
2. 断层影像图集：胸部轴位CT，静脉注射对比剂后摄于门静脉期（手臂举过头顶）
3. 摘自本书第4版的页面
4. 病理学教程：教程5a、5b、5d、5e、5f
5. 单选自测题

解剖变异

变异	发生率	临床意义
肺奇叶	1%	右后主静脉（奇静脉的前体）无法在肺尖部迁移，向下内侧穿透胸膜并携带胸膜向下，包住右肺上叶的一部分——可能会在胸部X线片上形成右上区内侧的阴影，与感染、肺不张或假性结节易混淆——见于0.5%的后前位胸部X线片（实际发生率的一半）
支气管闭锁	每10万男性1.2例，每10万女性0.6例，男/女比例为2∶1	节段性支气管近端管腔闭塞。由于空气滞留导致肺气肿，可能类似于气胸或肺大疱改变。支气管闭锁通常是良性的，且无症状。常为偶然发现，平均诊断年龄为17岁。大多数不需要手术干预
先天性膈疝（CDH）（Bochdalek疝）	0.04%（85%～90%的CDH是Bochdalek疝）	由胸腹膜头侧皱襞发育不良或融合缺陷引起的后外侧膈肌缺损。左侧比右侧更常见，但可以发生在两侧。如果疝发生在右侧，则肝可以疝入胸部
先天性膈疝（CDH）（Morgagni疝）	0.04%（1%～2%的CDH是Morgagni疝）	由膈肌发育不良引起。多见于前部和中间，右侧多见

第 8 章　胸部：心脏

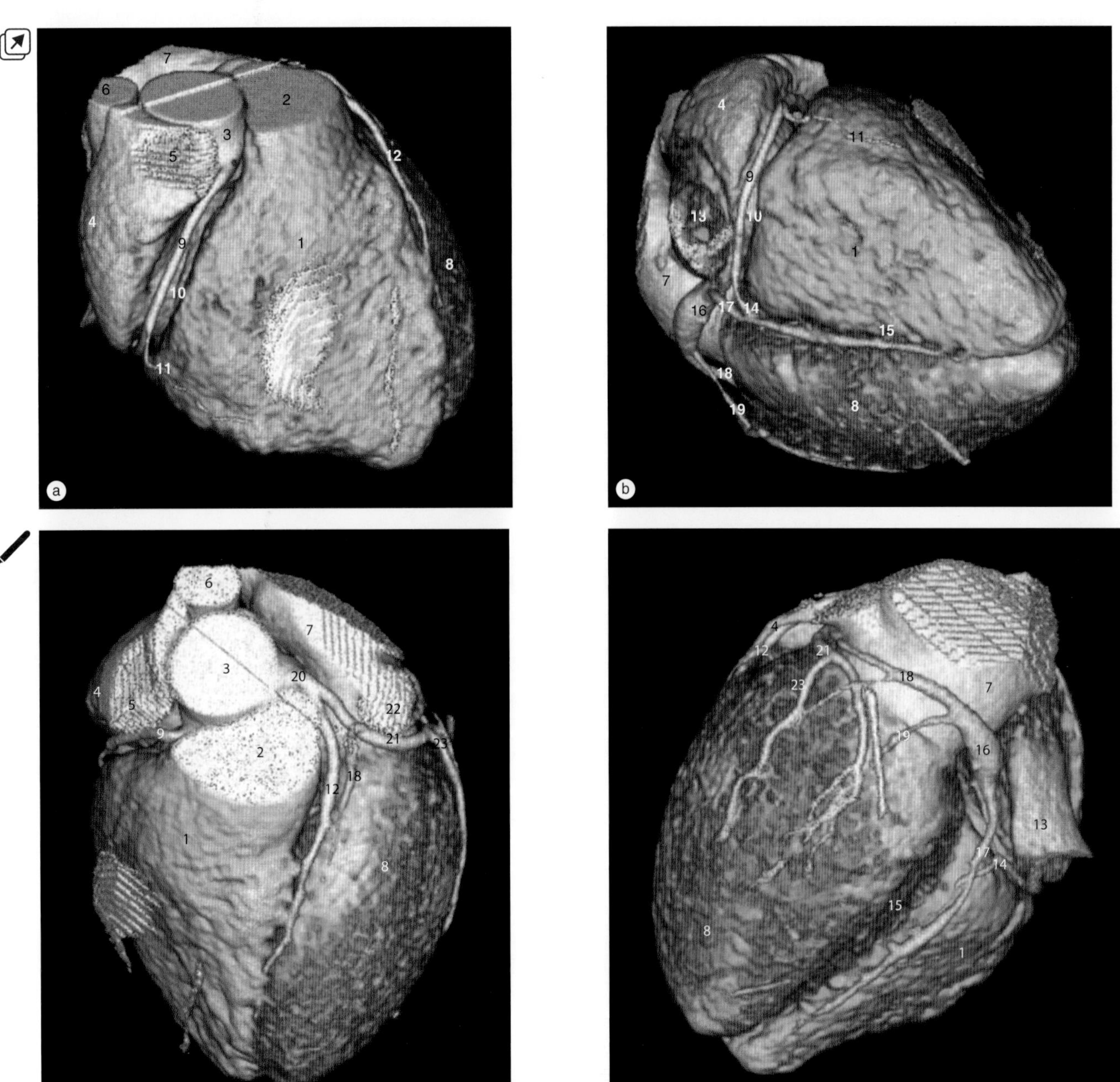

心脏三维 CT 重建图像。（**a**）前面观。（**b**）右下外侧观。（**c**）左上外侧观。（**d**）后下观

1. 右心室
2. 肺动脉流出道
3. 主动脉根
4. 右心房
5. 右心耳
6. 上腔静脉
7. 左心房
8. 左心室
9. 右冠状动脉
10. 右房室沟
11. 右缘支（又称锐缘支）
12. 前室间支（又称前降支）
13. 下腔静脉
14. 后室间支（又称后降支）
15. 后室间沟
16. 冠状静脉窦
17. 心中静脉
18. 心大静脉
19. 后室间静脉
20. 左冠状动脉
21. 回旋支
22. 左心耳
23. 左缘支（又称钝缘支）

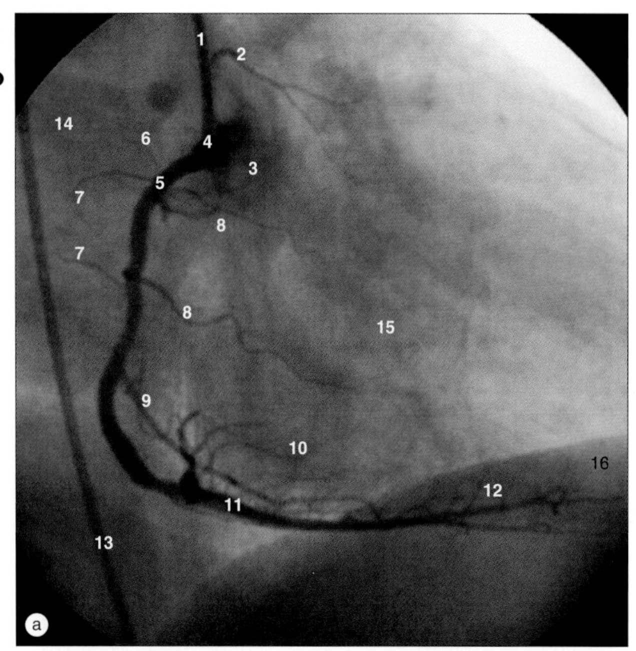

（a）右冠状动脉造影

1. 升主动脉内导管
2. 圆锥支
3. 主动脉右冠窦
4. 右冠状动脉开口
5. 右冠状动脉
6. 窦房结支
7. 右房支
8. 右室支
9. 锐缘支
10. 房室结支
11. 后降支
12. 室间隔支
13. 胸降主动脉内导管
14. 右心房位置
15. 右心室位置
16. 心室尖

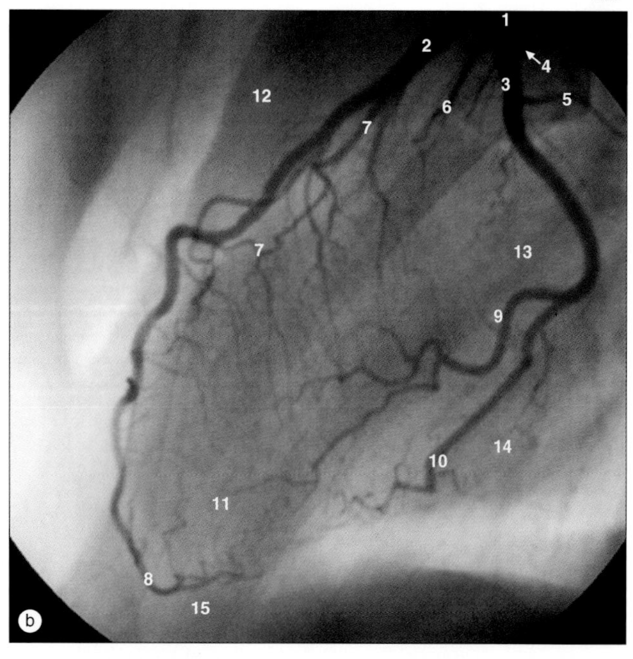

（b）左冠状动脉造影

1. 左冠状动脉
2. 前降支
3. 回旋支
4. 主动脉左冠窦
5. 窦房结支
6. 对角支
7. 室间隔支
8. （心尖部）前降支
9. 回旋支的钝缘支
10. 左室后支
11. 前降支、左室后支的吻合支
12. 右心室前壁位置
13. 左心室侧壁位置
14. 左心室下壁
15. 左心室尖

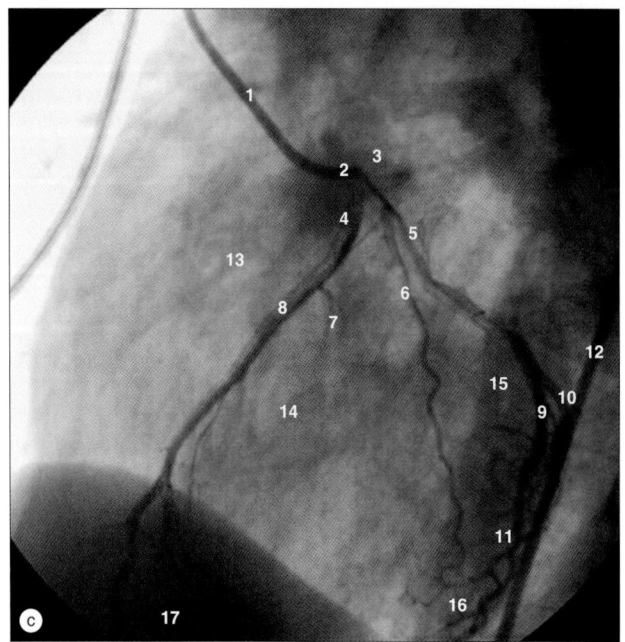

（c）左冠状动脉造影，前降支支架置入

1. 升主动脉内导管
2. 左冠状动脉
3. 主动脉左冠窦
4. 前降支
5. 回旋支
6. 回旋支发出的对角支
7. 前降支的室间隔支
8. 前降支支架置入
9. 回旋支的钝缘支
10. 左室后支
11. 左室后支的室间隔支
12. 胸降主动脉内导管
13. 右心室前壁位置
14. 左心室前壁位置
15. 左心室侧壁位置
16. 左心室下壁
17. 左心室尖

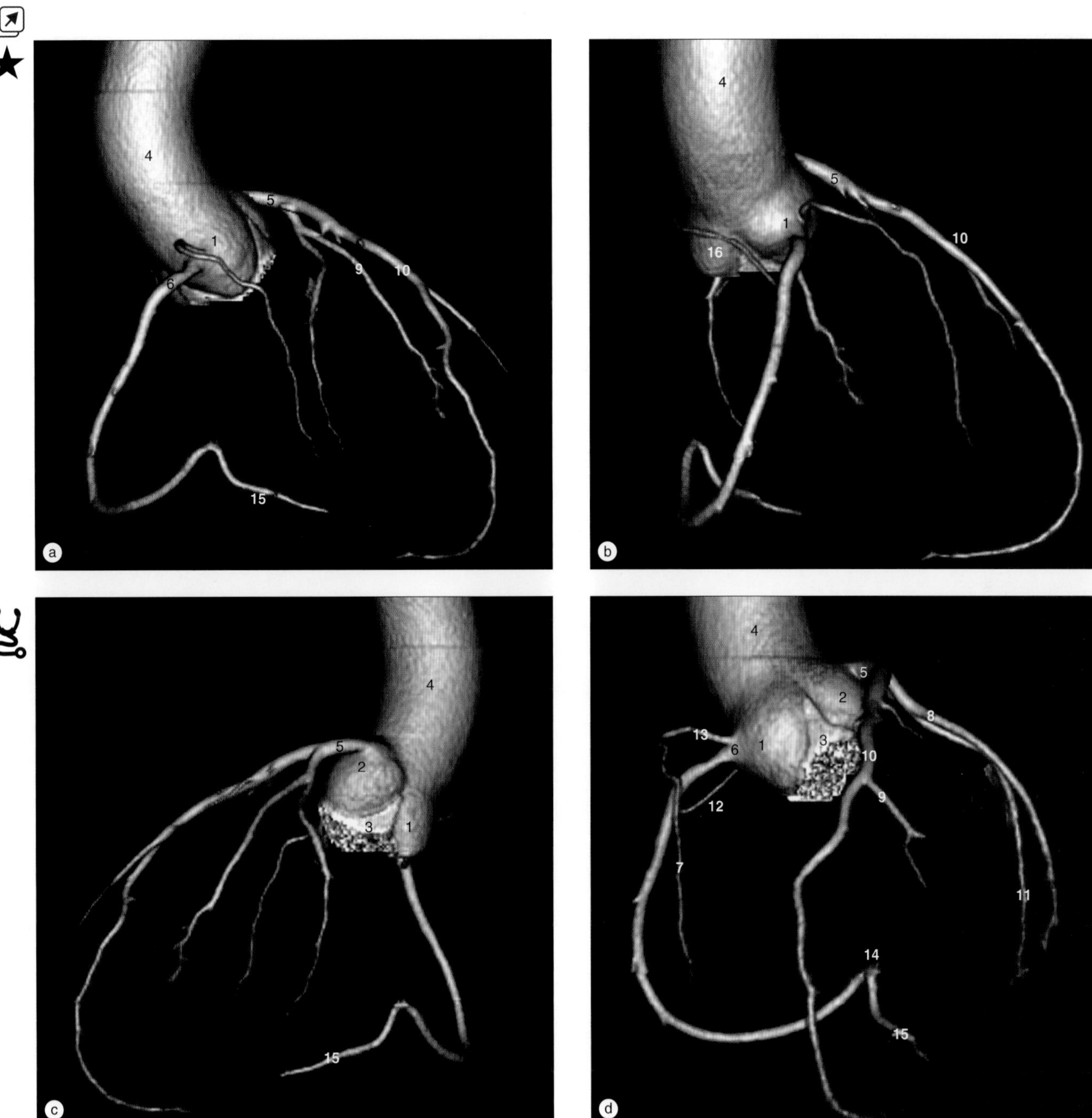

（a）～（d）冠状动脉三维 CT 图像

1. 主动脉右冠窦
2. 主动脉左冠窦
3. 瓣叶间三角
4. 升主动脉
5. 左冠状动脉
6. 右冠状动脉
7. 右冠状动脉前室支
8. 回旋支
9. 对角支
10. 前降支
11. 钝缘支
12. 锐缘支
13. 圆锥支
14. 右冠状动脉的房室结支
15. 右冠状动脉的后降支
16. 主动脉无冠窦

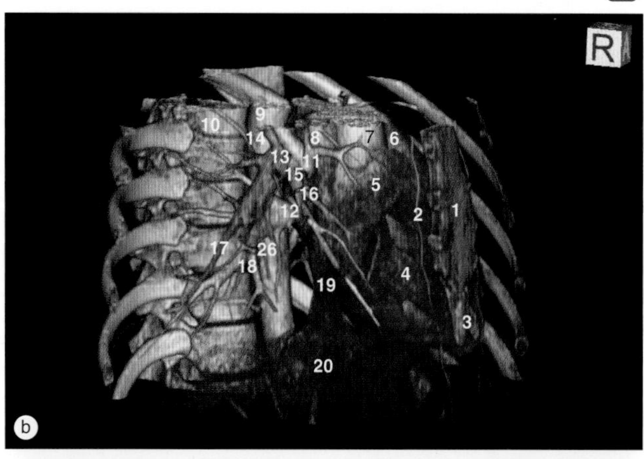

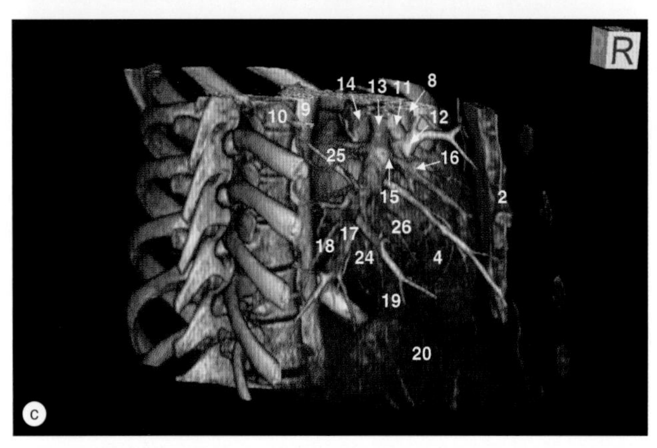

纵隔三维 CT 图像。(**a**) 前外侧观;(**b**) 侧位观;(**c**) 后外侧观;(**d**) 前上观

1. 胸骨体	10. 胸椎	19. 下腔静脉
2. 胸廓内动脉	11. 右上肺静脉	20. 膈
3. 剑突	12. 右下肺静脉	21. 左肺动脉
4. 右心室	13. 右肺动脉	22. 左上肺静脉
5. 右心房	14. 上叶肺静脉	23. 左心房
6. 肺动脉干	15. 中叶肺动脉	24. 左心室
7. 升主动脉	16. 内侧动脉(中叶)	25. 左心房
8. 上腔静脉	17. 外侧动脉(中叶)	26. 前基底段动脉(下叶)
9. 胸降主动脉	18. 后基底段动脉	

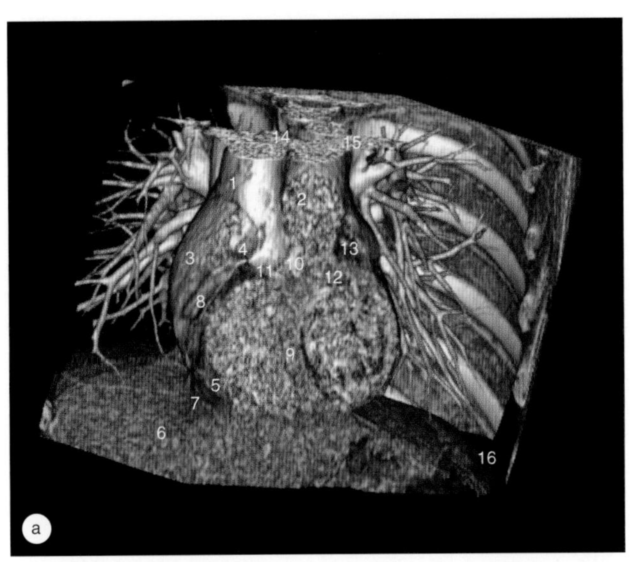

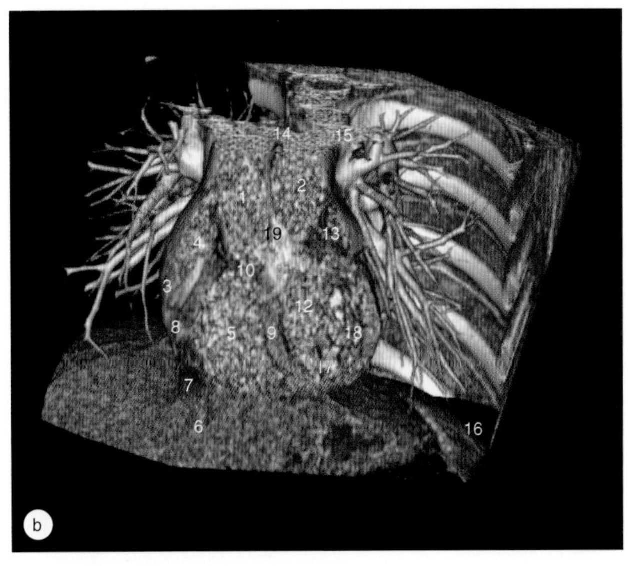

心脏三维 CT 重建图像。(**a**) 心室的左前外侧观　(**b**) 心室和大血管的左前外侧观

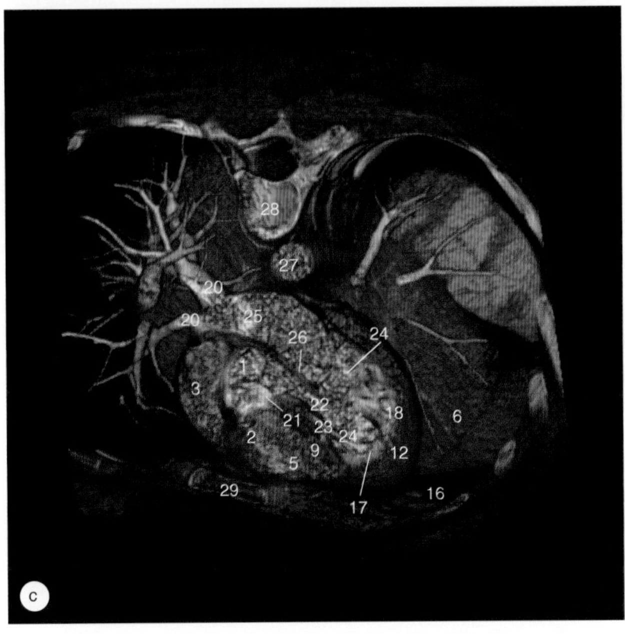

(**c**) 上面观，相当于超声检查中使用的胸骨旁长轴位

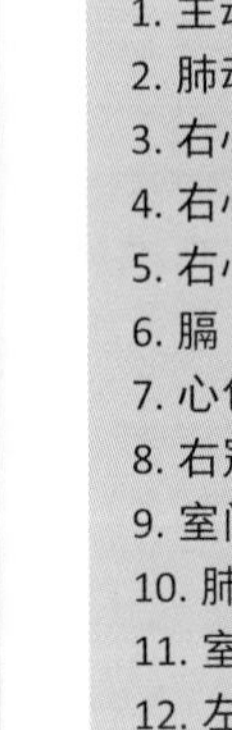

1. 主动脉
2. 肺动脉干
3. 右心房
4. 右心耳
5. 右心室
6. 膈
7. 心包
8. 右冠状动脉
9. 室间隔
10. 肺动脉瓣
11. 室上嵴
12. 左心室
13. 左心耳
14. 右肺动脉
15. 左肺动脉
16. 左肋膈隐窝
17. 下间壁乳头肌
18. 后上乳头肌
19. 主动脉瓣
20. 肺静脉
21. 主动脉瓣叶
22. 左心室流出道
23. 腱索
24. 左心室流入道
25. 左心房
26. 二尖瓣后瓣
27. 胸降主动脉
28. 胸椎
29. 胸骨体

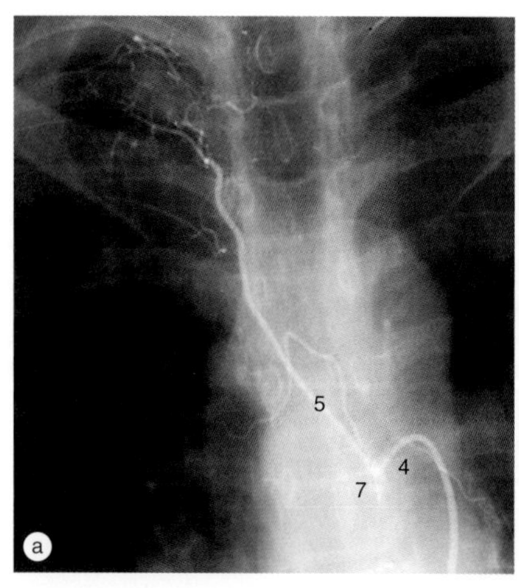

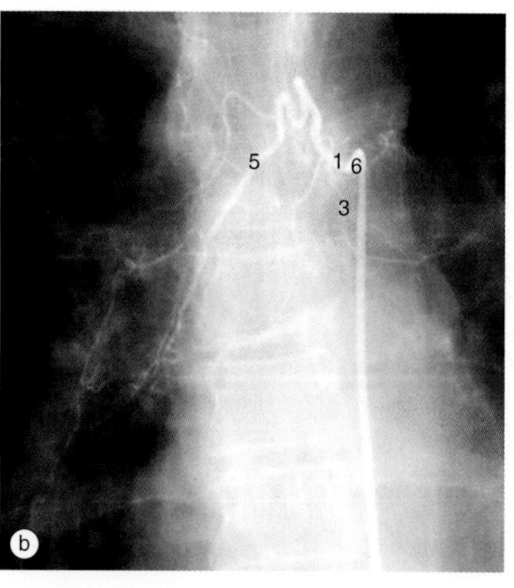

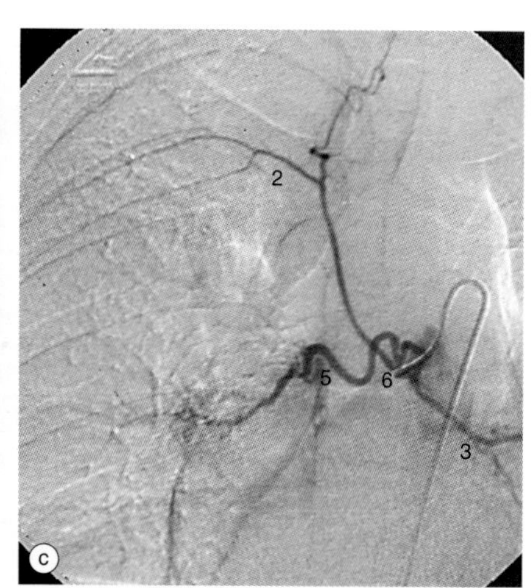

（**a**）～（**c**）右支气管动脉造影。支气管动脉的解剖结构变异很大，但大多数起源于降主动脉，位于左主支气管水平以上的第5胸椎上缘和第6胸椎下缘之间。每侧支气管动脉有1～4根，通常右侧有1根，左侧有2根。支气管动脉的副支可能来自头臂干和锁骨下动脉，也可能来自其他分支，如胸廓内动脉、心包膈动脉和食管动脉。右支气管动脉多与肋间动脉共干起源（肋间-支气管动脉共干），但此病例的共干非常短，几乎立即分为指向肺门的右支气管动脉和右第1肋间动脉。左支气管动脉逆向充盈显影。（**b**）将导管置于第2根较大的支气管动脉，可见起自主动脉前壁的主干发出左、右支气管动脉

1. 支气管动脉主干
2. 肋间动脉
3. 左支气管动脉分支
4. 左支气管动脉逆向充盈显影
5. 右支气管动脉
6. 置于支气管动脉主干的导管尖端
7. 置于肋间-支气管动脉共干的导管尖端

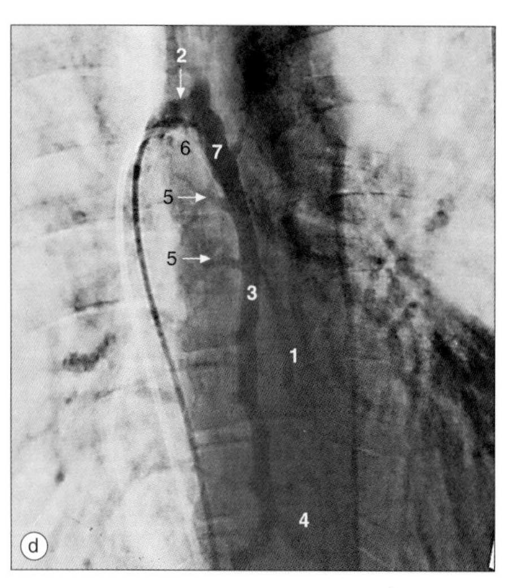

（**d**）奇静脉造影。椎静脉在胸部汇入肋间静脉，腰静脉在腰部汇入腰升静脉。右腰升静脉进入胸腔成为奇静脉，左腰升静脉进入胸腔成为半奇静脉。在第4胸椎水平，奇静脉向前转弯（奇静脉弓）汇入上腔静脉。半奇静脉在第8或第9胸椎水平交叉汇入奇静脉。副半奇静脉与下方的半奇静脉和上方的左上肋间静脉连续

1. 副半奇静脉
2. 奇静脉弓
3. 奇静脉
4. 半奇静脉
5. 后肋间静脉
6. 心脏和导管运动造成的减影伪影
7. 通过股静脉插入上腔静脉和奇静脉的导管尖端

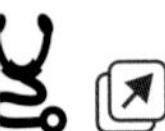

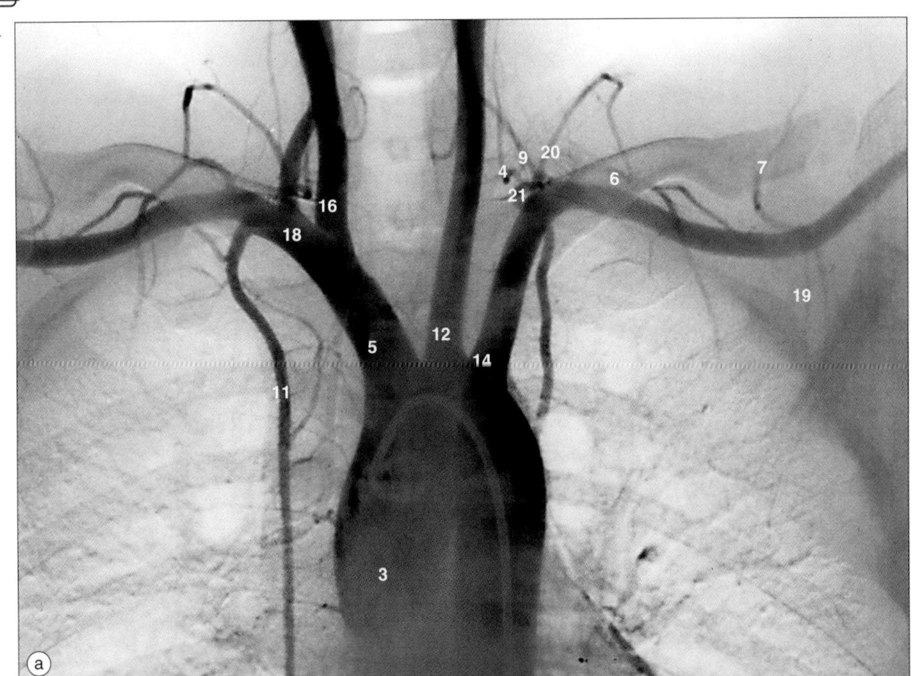

(**a**) 主动脉弓造影图，正位。左侧椎动脉（22）起源于主动脉弓，这是一个正常的变异，正位时因与左侧颈总动脉重叠而无法观察。(**b**) 主动脉弓造影图，左前斜位。左前斜位时主动脉各分支的起源不会重叠，因此左前斜位是显示主动脉各分支起源的最佳位置。主动脉各分支的起源有许多先天性变异，图中展示的主动脉各分支的起源是最常见的。(**c**) 左心室造影图。

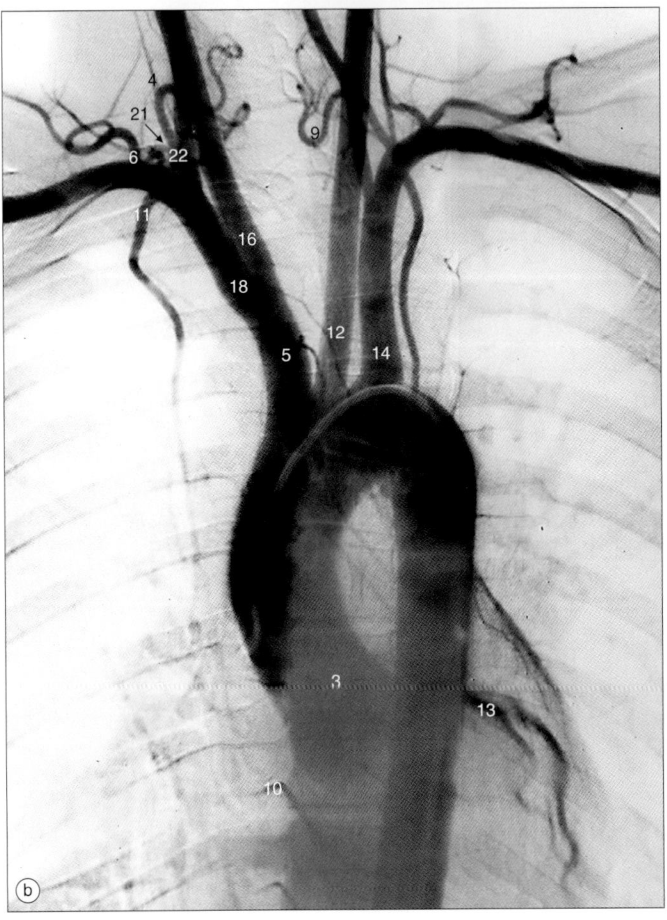

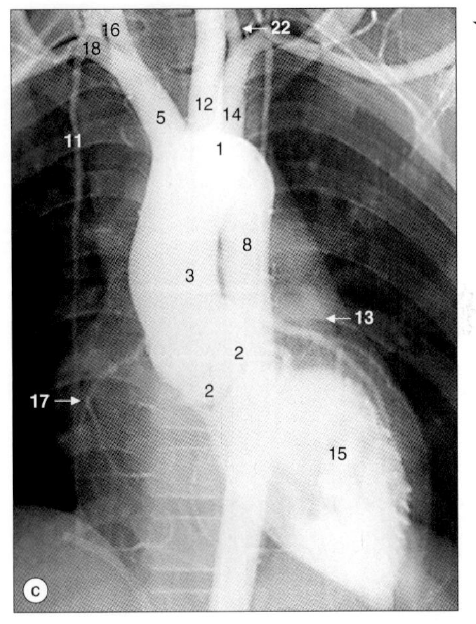

1. 主动脉弓
2. 主动脉瓣
3. 升主动脉
4. 颈升动脉
5. 头臂干
6. 肋颈干
7. 胸肩峰动脉三角肌支
8. 降主动脉
9. 甲状腺下动脉
10. 肋间动脉
11. 胸廓内动脉
12. 左颈总动脉
13. 左冠状动脉
14. 左锁骨下动脉
15. 左心室
16. 右颈总动脉
17. 右冠状动脉
18. 右锁骨下动脉
19. 胸上动脉
20. 肩胛上动脉
21. 甲状颈干
22. 椎动脉

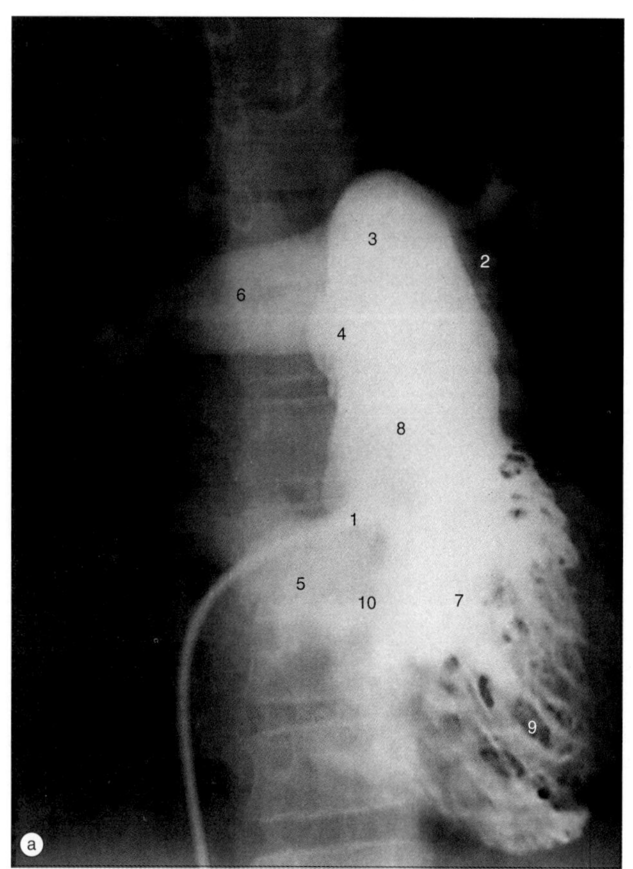

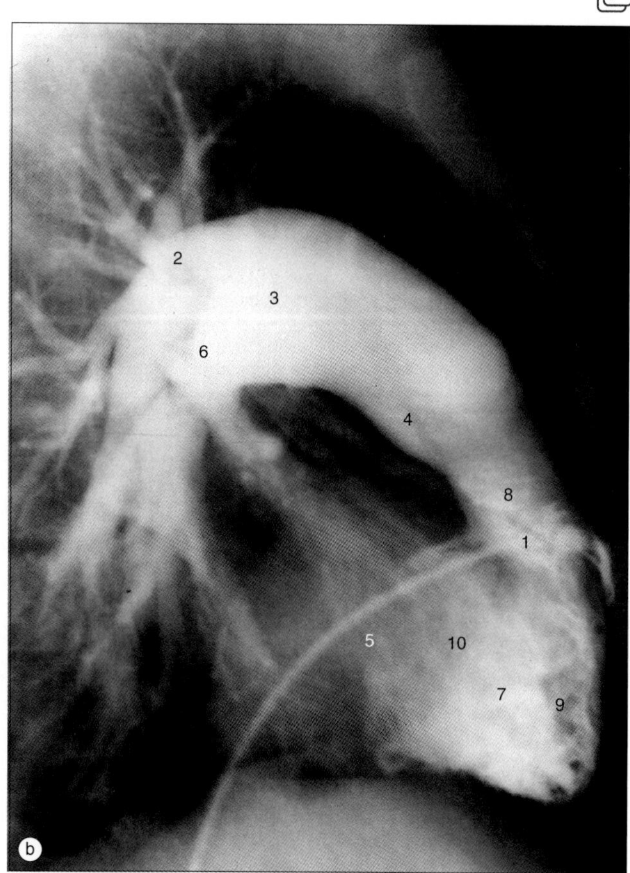

右心室造影图，(**a**) 正位，(**b**) 侧位

1. 经下腔静脉和右心房置入右心室的导管
2. 左肺动脉
3. 肺动脉
4. 肺动脉瓣
5. 右心房
6. 右肺动脉
7. 右心室
8. 右心室流出道
9. 右心室肌小梁
10. 三尖瓣

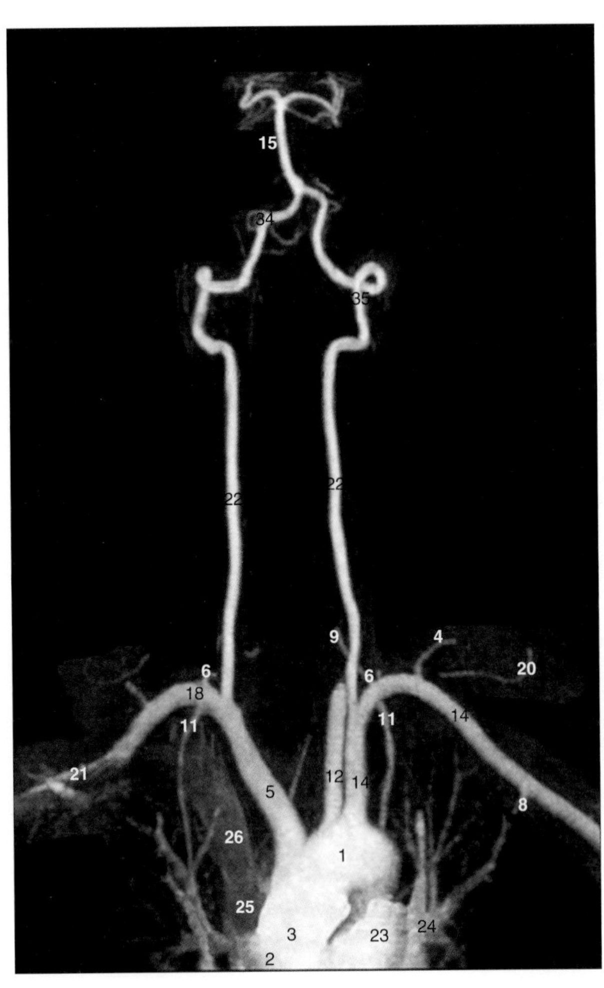

上纵隔和椎基底动脉系统，MR 血管成像

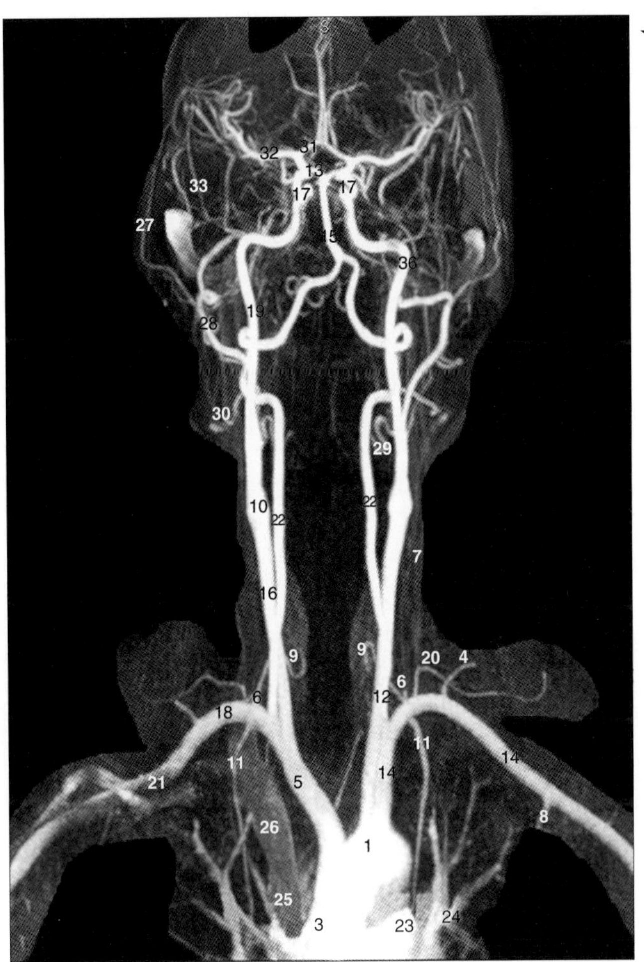

上纵隔、颈动脉和颅内动脉系统，MR 血管成像

1. 主动脉弓
2. 主动脉瓣
3. 升主动脉
4. 胸肩峰动脉
5. 头臂干
6. 甲状颈干
7. 颈内静脉
8. 肩胛下动脉
9. 甲状腺下动脉
10. 颈动脉窦
11. 胸廓内动脉
12. 左颈总动脉
13. 后交通动脉
14. 左锁骨下动脉
15. 基底动脉
16. 右颈总动脉
17. 颈动脉虹吸部
18. 右锁骨下动脉
19. 颈内动脉
20. 肩胛上动脉
21. 腋动脉
22. 椎动脉横突孔段（V2）
23. 肺动脉干
24. 左肺动脉
25. 上腔静脉
26. 头臂静脉
27. 颞浅动脉
28. 上颌动脉
29. 舌动脉
30. 面动脉
31. 大脑前动脉
32. 大脑中动脉
33. 脑膜中动脉
34. 右椎动脉颅内段（V4）
35. 左椎动脉枕下段（V3）
36. 左颈内动脉岩段

附赠电子资源

1. 解剖结构 X 线特征“幻灯片”：后前位胸部 X 线片（女性）
2. 断层影像图集：胸部轴位 CT，静脉注射对比剂后摄于门静脉期（手臂举过头顶）
3. 多层标注解剖结构“幻灯片”及自我测试：MR 稳态 T2WI，心脏四腔视图
4. 摘自本书第 4 版的页面
5. 病理学教程：教程 5c
6. 单选自测题

解剖变异

变异	发生率	临床意义
右锁骨下动脉异位	0.5% ～ 2%	气管食管症状和吞咽困难（食管受压性吞咽困难）
主动脉乳头征	10%	纵隔气肿或 SVC 阻塞
头臂干发出左颈总动脉	＜ 10%	通常无症状。
双主动脉弓 1 型（两个主动脉弓均通畅）	0.5% ～ 1%	食管或气管阻塞
右侧头臂静脉引流至左侧 SVC	0.3% ～ 0.5%	对规划外科血管操作和放置下腔静脉滤器有意义
左侧 IVC	＜ 0.5%	对规划外科血管操作和放置下腔静脉滤器有意义。

IVC，下腔静脉；SVC，上腔静脉

第 9 章 腹盆部：断层

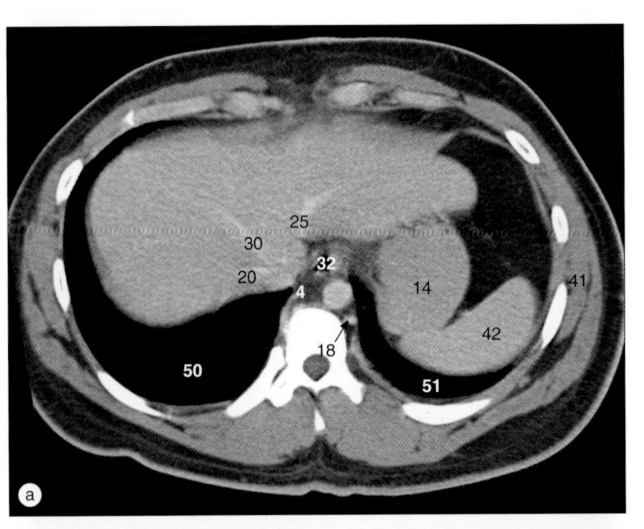

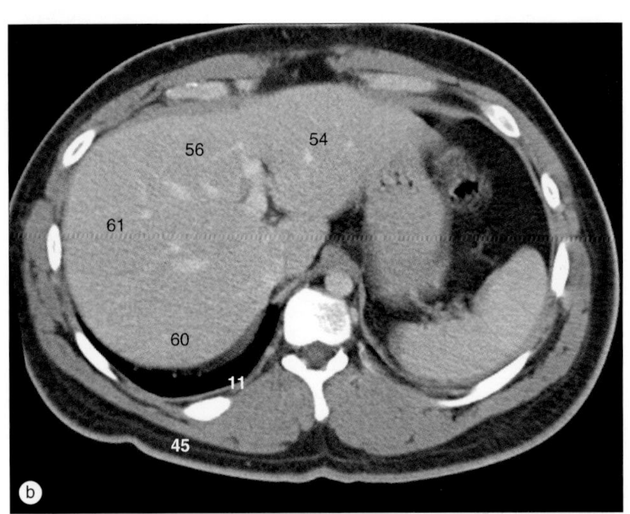

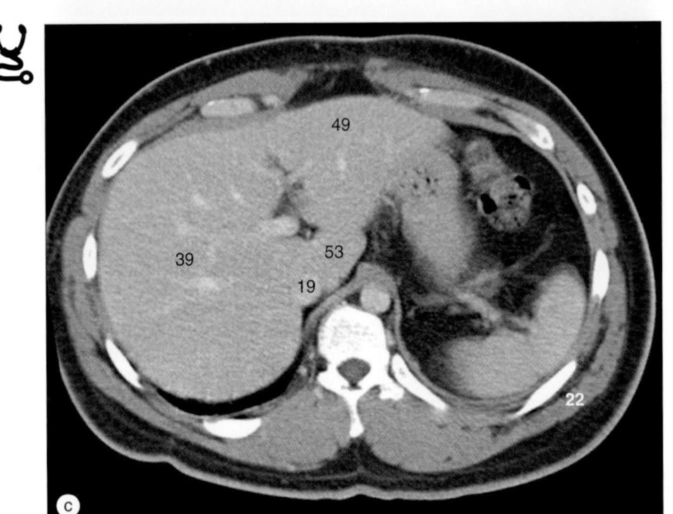

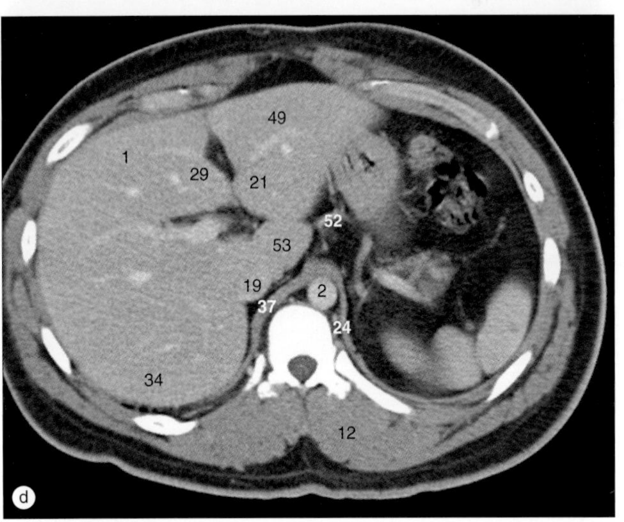

（**a**）～（**h**）男性腹盆部，连续轴位 CT 图像，从上至下

注：第 135 ～ 146 页所示图像为同一男性患者。

1. 肝右前叶
2. 主动脉
3. 降结肠
4. 奇静脉
5. 胰体
6. 胃体
7. 椎体
8. 腹腔干
9. 肝总动脉
10. 十二指肠降部（第 2 段）
11. 膈
12. 竖脊肌
13 镰状韧带裂
14. 胃底
15. 胆囊
16. 胃大弯
17. 胰头
18. 半奇静脉
19. 下腔静脉
20. 肝右静脉
21. 肝左外叶
22. 背阔肌
23. 结肠左曲（脾曲）
24. 左膈脚
25. 肝左静脉
26. 左肾
27. 左肾上腺
28. 胃小弯
29. 肝左内叶
30. 肝中静脉
31. 胰颈
32. 食管
33. 门静脉
34. 肝右后叶
35. 肾皮质
36. 肾筋膜
37. 右膈脚
38. 右肾
39. 肝右叶

第 135 ～ 136 页共用编号 1 ～ 61 的注释。

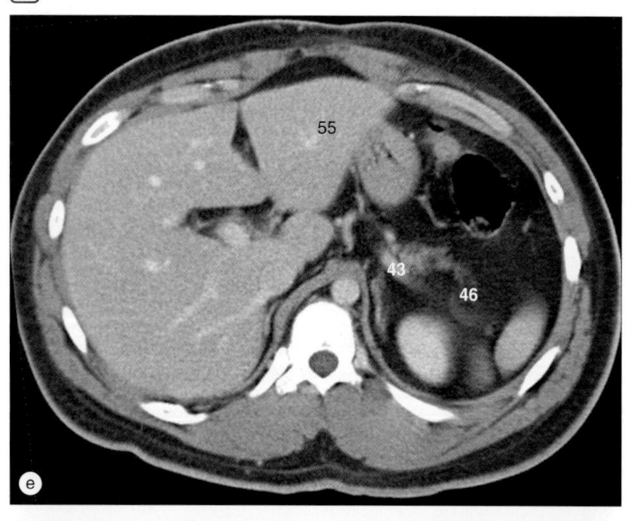

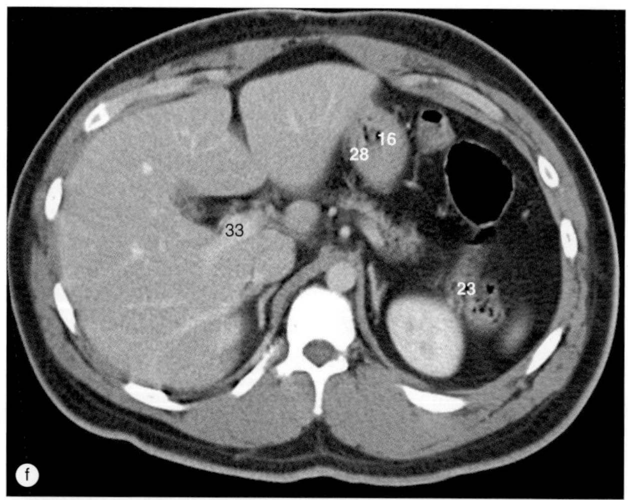

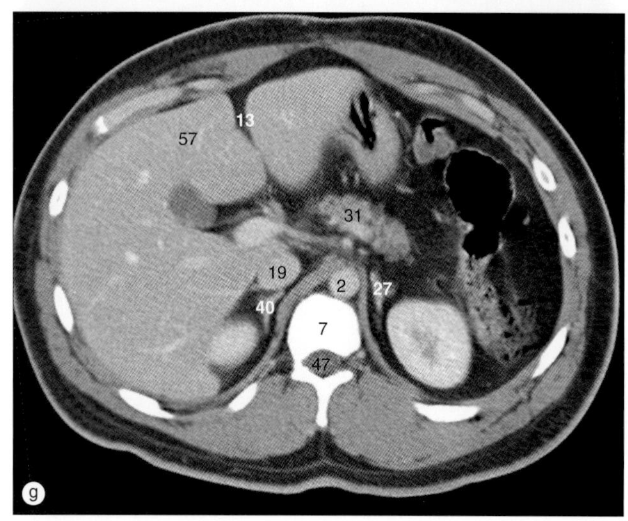

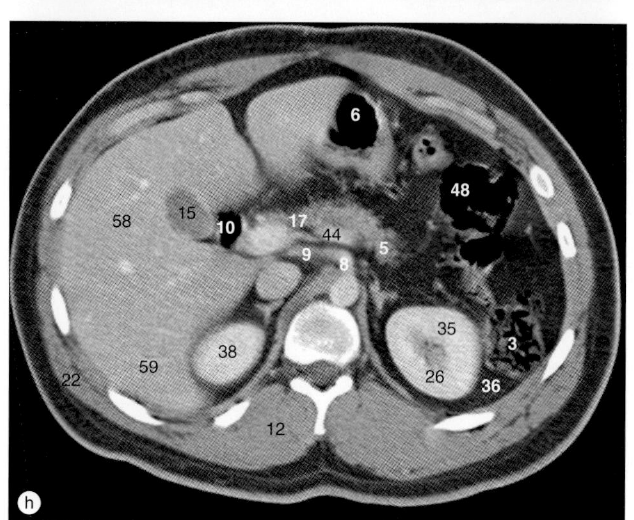

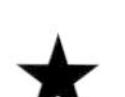

（**a**）～（**h**）男性腹盆部，连续轴位 CT 图像，从上至下

40. 右肾上腺
41. 前锯肌
42. 脾
43. 脾动脉
44. 脾静脉
45. 皮下筋膜
46. 胰尾
47. 硬膜囊
48. 横结肠
49. 肝左叶
50. 右肺下叶
51. 左肺下叶
52. 胃左动脉
53. 肝第 1 段（尾状叶）
54. 肝第 2 段（左外叶上段）
55. 肝第 3 段（左外叶下段）
56. 肝第 4A 段（左内叶上段）
57. 肝第 4B 段（左内叶下段）
58. 肝第 5 段（右前叶下段）
59. 肝第 6 段（右后叶下段）
60. 肝第 7 段（右后叶上段）
61. 肝第 8 段（右前叶上段）

第 135 ～ 136 页共用编号 1 ～ 61 的注释。

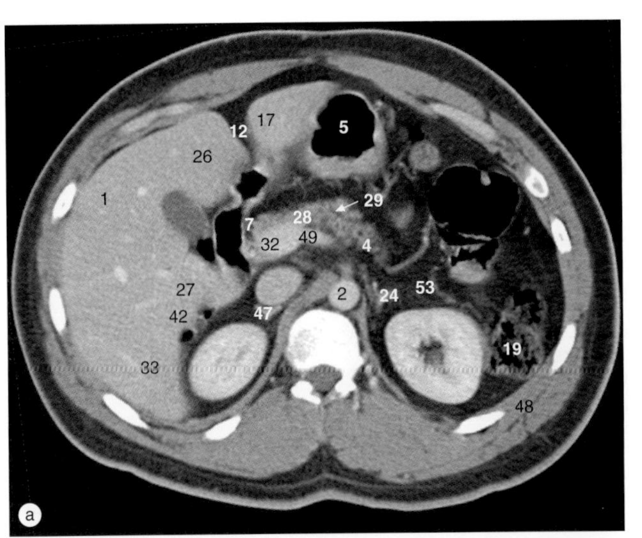

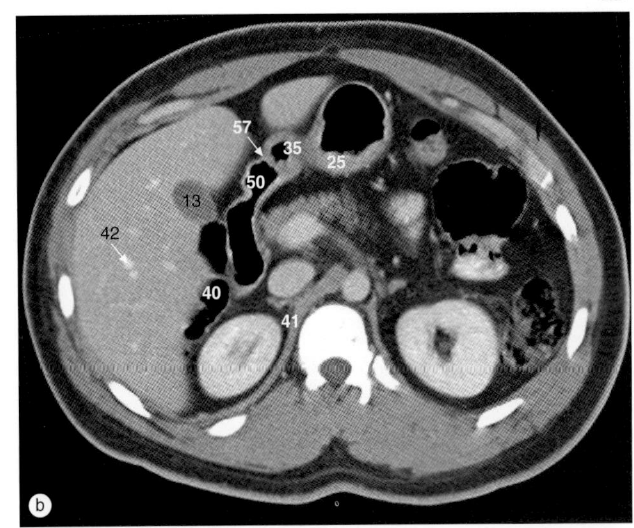

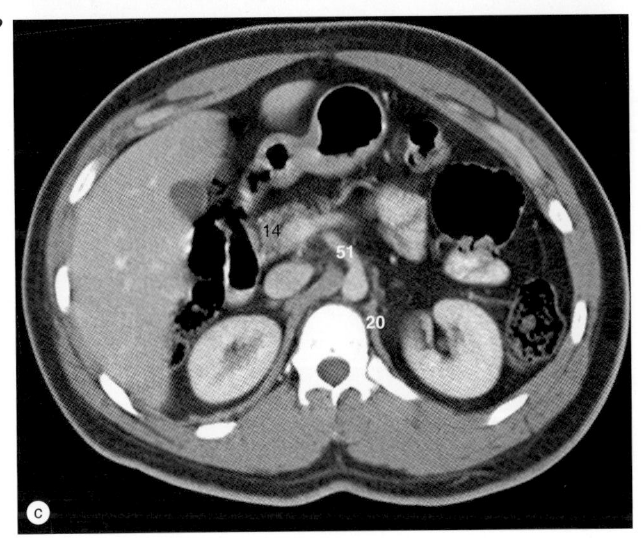

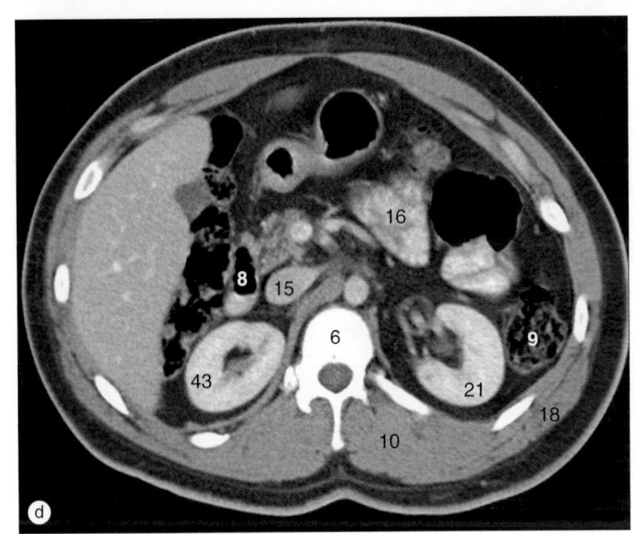

（**a**）～（**h**）男性腹盆部，连续轴位 CT 图像，从上至下

1. 肝右前叶	11. 腹外斜肌	21. 左肾
2. 主动脉	12. 静脉韧带裂	22. 左肾动脉
3. 升结肠	13. 胆囊	23. 左肾静脉
4. 胰体	14. 胰头	24. 左肾上腺
5. 胃体	15. 下腔静脉	25. 胃小弯
6. 椎体	16. 空肠	26. 肝左内叶
7. 胆总管	17. 肝左外叶	27. 肝中静脉
8. 十二指肠降部（第 2 段）	18. 背阔肌	28. 胰颈
9. 降结肠	19. 结肠左曲（脾曲）	29. 胰管
10. 竖脊肌	20. 左膈脚	30. 肾旁脂肪

第 137 ～ 138 页共用编号 1 ～ 57 的注释。

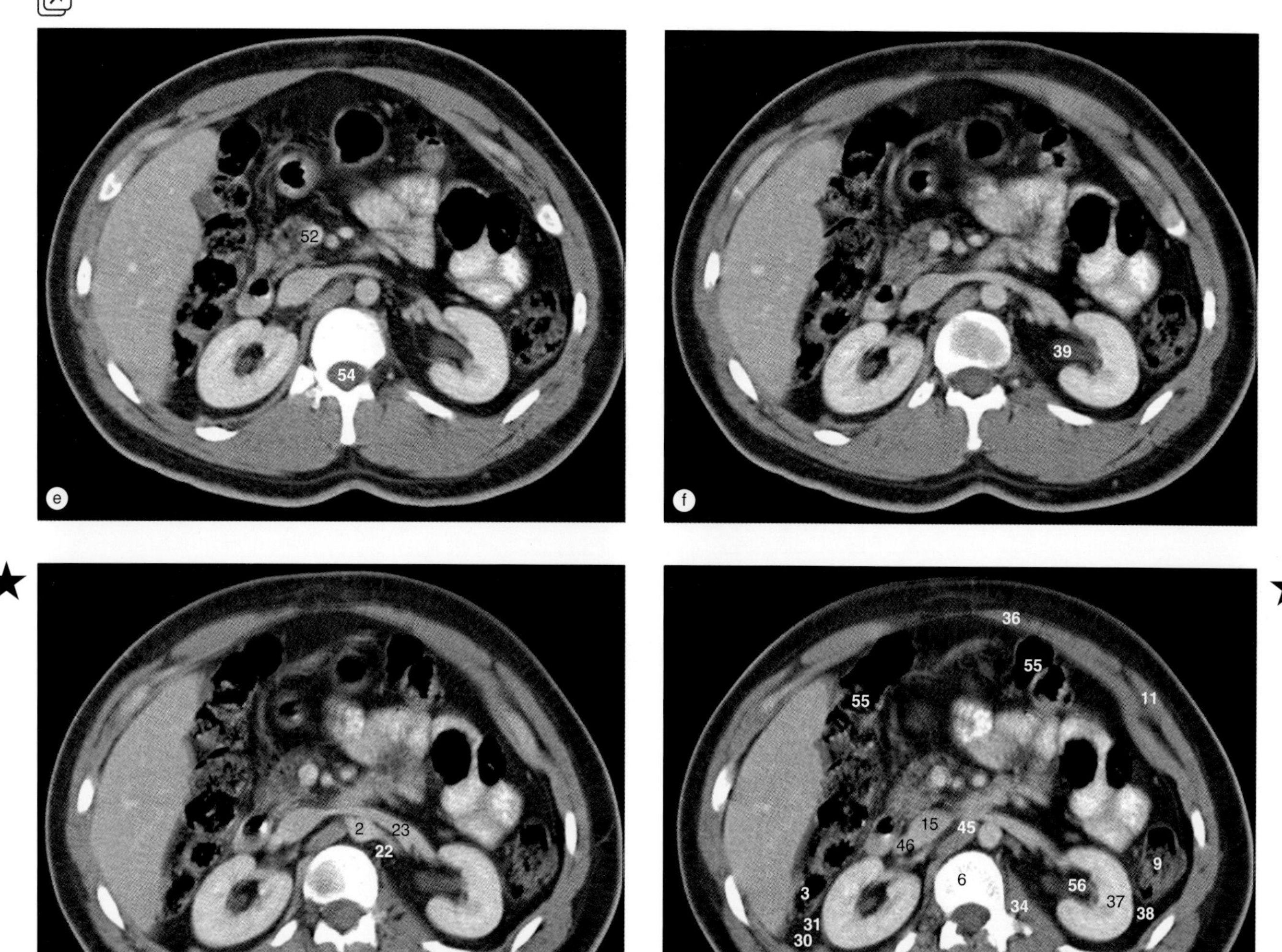

（a）～（h）男性腹盆部，连续轴位 CT 图像，从上至下

31. 肾周脂肪
32. 门静脉
33. 肝右后叶
34. 腰大肌
35. 胃幽门部
36. 腹直肌
37. 肾皮质
38. 肾筋膜
39. 肾盂
40. 结肠右曲（肝曲）
41. 右膈脚
42. 肝右静脉
43. 右肾
44. 肝右叶
45. 右肾动脉
46. 右肾静脉
47. 右肾上腺
48. 前锯肌
49. 脾静脉
50. 十二指肠上部（第 1 段）
51. 肠系膜上动脉
52. 肠系膜上静脉
53. 胰尾
54. 硬膜囊
55. 横结肠
56. 肾窦脂肪
57. 幽门

第 137 ～ 138 页共用编号 1 ～ 57 的注释。

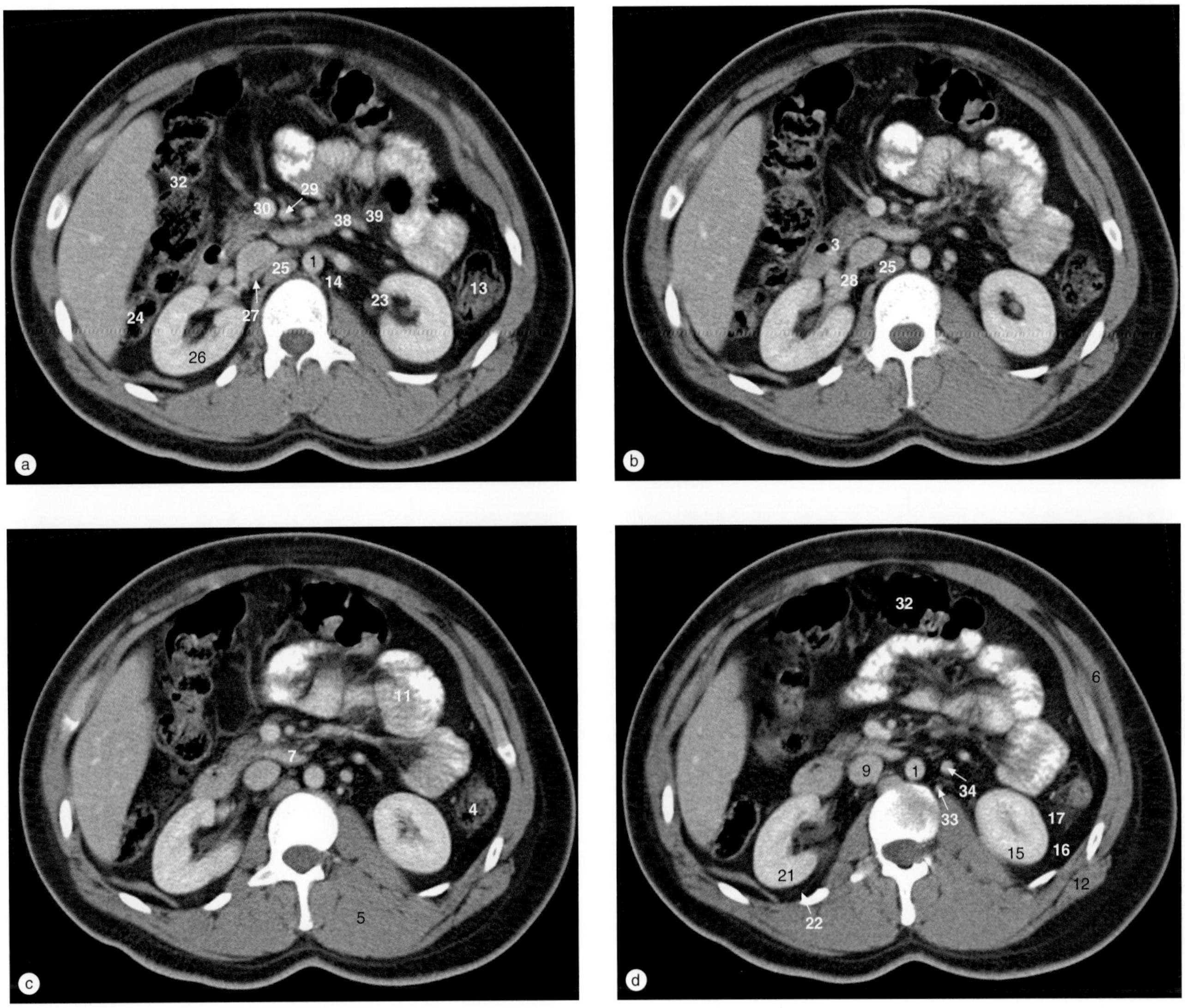

（**a**）～（**h**）男性腹盆部，连续轴位 CT 图像，从上至下

1. 主动脉	8. 回肠	15. 左肾
2. 升结肠	9. 下腔静脉	16. 肾旁脂肪
3. 十二指肠降部（第 2 段）	10. 腹内斜肌	17. 肾周脂肪
4. 降结肠	11. 空肠	18. 腰大肌
5. 竖脊肌	12. 背阔肌	19. 腰方肌
6. 腹外斜肌	13. 结肠左曲（脾曲）	20. 腹直肌
7. 十二指肠水平部（第 3 段）	14. 左膈脚	21. 肾皮质

第 139 ～ 140 页共用编号 1 ～ 39 的注释。

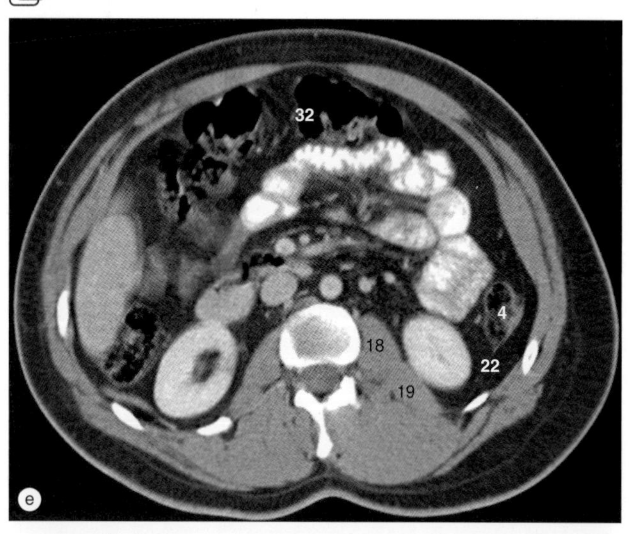

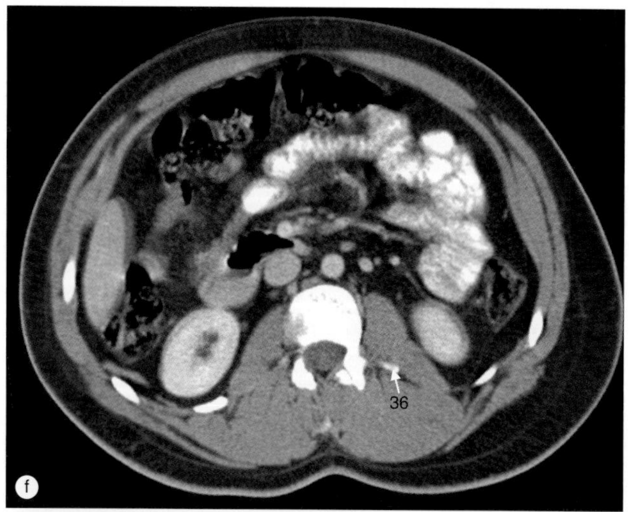

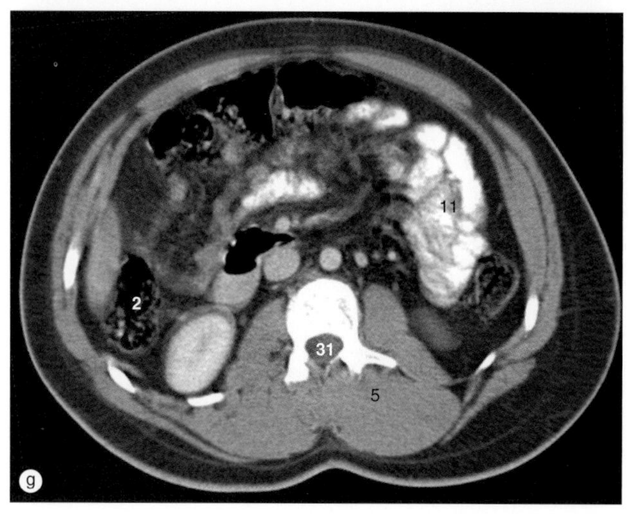

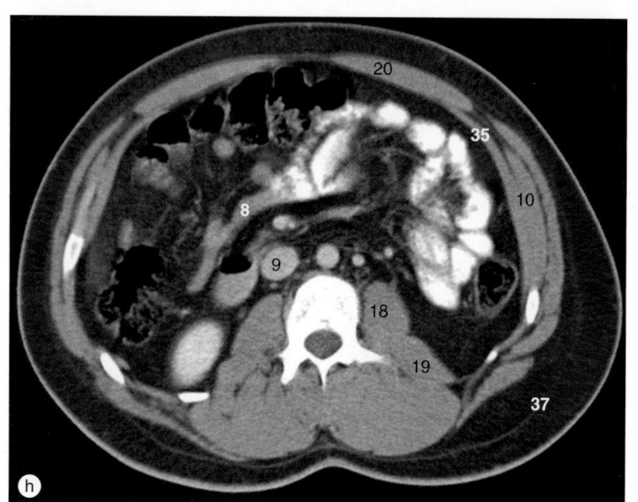

(**a**)~(**h**)男性腹盆部，连续轴位 CT 图像，从上至下

22. 肾筋膜
23. 肾盂
24. 结肠右曲（肝曲）
25. 右膈脚
26. 右肾
27. 右肾动脉
28. 右肾静脉
29. 肠系膜上动脉
30. 肠系膜上静脉
31. 硬膜囊
32. 横结肠
33. 左睾丸动脉
34. 左睾丸静脉
35. 腹横肌
36. 第 12 肋骨
37. 皮下筋膜
38. 十二指肠第 4 段（升部）
39. 十二指肠-空肠曲

第 139～140 页共用编号 1～39 的注释。

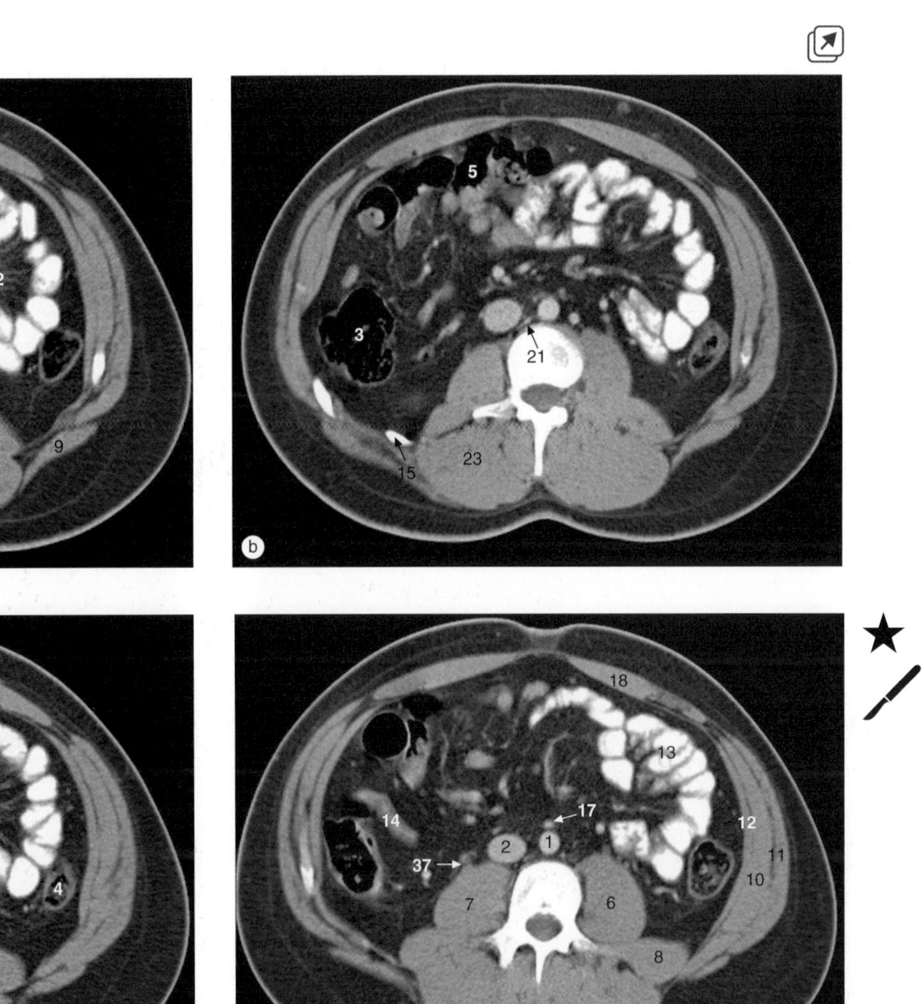

（**a**）～（**h**）男性腹盆部，连续轴位 CT 图像，从上至下

1. 主动脉
2. 下腔静脉
3. 升结肠
4. 降结肠
5. 横结肠
6. 左腰肌
7. 右腰肌
8. 腰方肌
9. 背阔肌
10. 腹内斜肌
11. 腹外斜肌
12. 腹横肌
13. 空肠
14. 回肠
15. 第 12 肋骨
16. 椎体
17. 肠系膜下动脉
18. 腹直肌
19. 阑尾动脉
20. 腰静脉
21. 腰动脉

第 141 ～ 142 页共用编号 1 ～ 39 的注释。

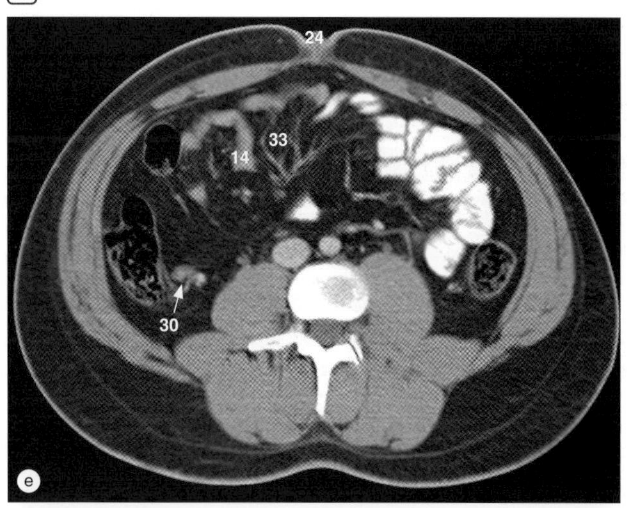

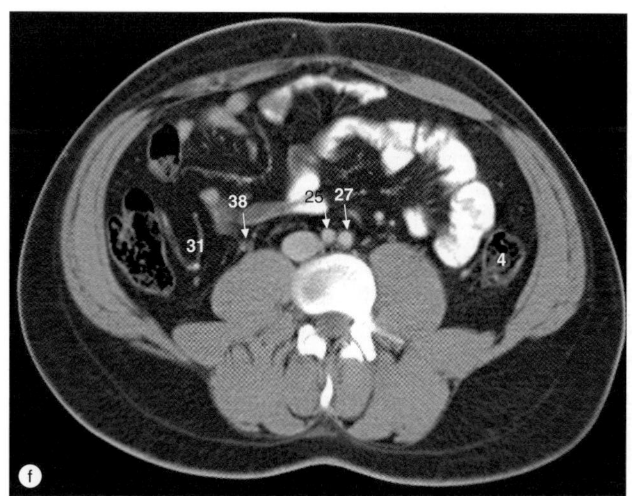

★

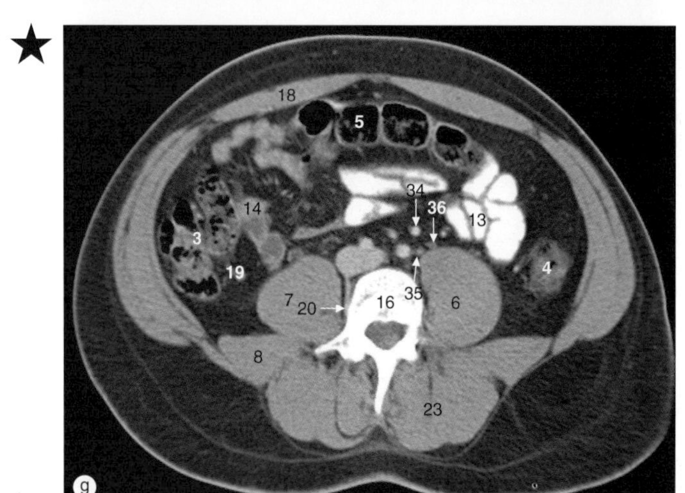

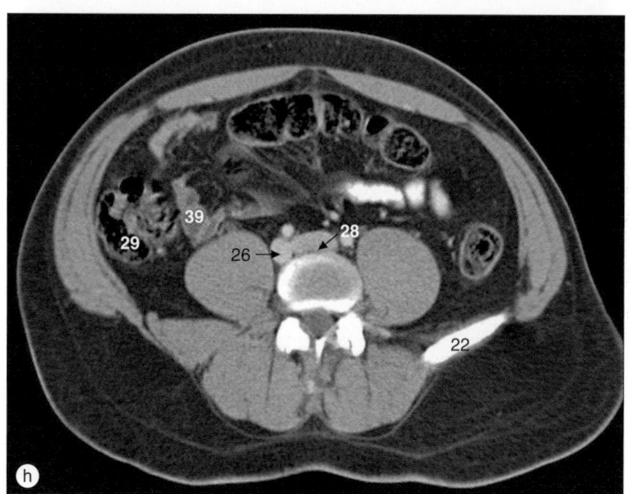

（a）～（h）男性腹盆部，连续轴位 CT 图像，从上至下

22. 髂骨
23. 竖脊肌
24. 脐
25. 右髂总动脉
26. 右髂总静脉
27. 左髂总动脉
28. 左髂总静脉
29. 盲肠
30. 阑尾
31. 回结肠动脉
32. 肠系膜上动脉空肠分支
33. 肠系膜上动脉回肠分支
34. 左睾丸动脉
35. 左睾丸静脉
36. 左输尿管
37. 右输尿管
38. 右睾丸血管
39. 回肠末端

第 141 ～ 142 页共用编号 1 ～ 39 的注释。

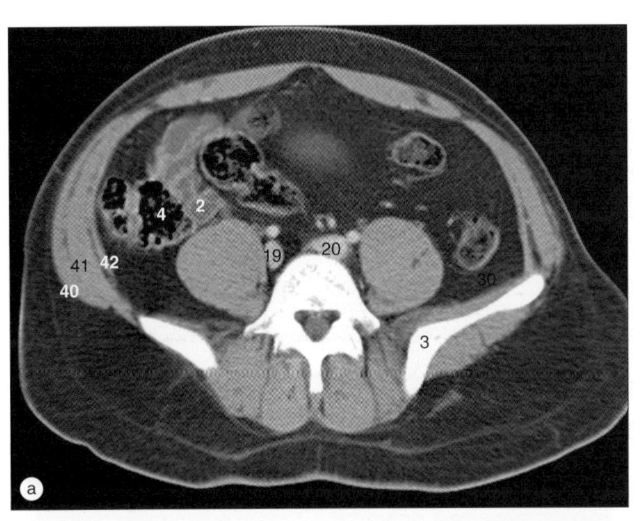

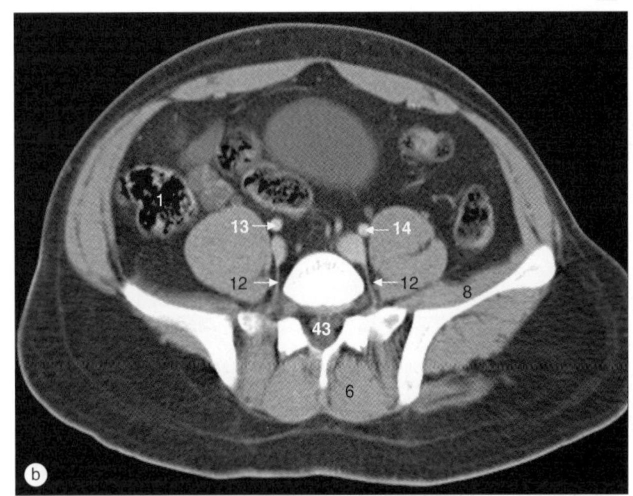

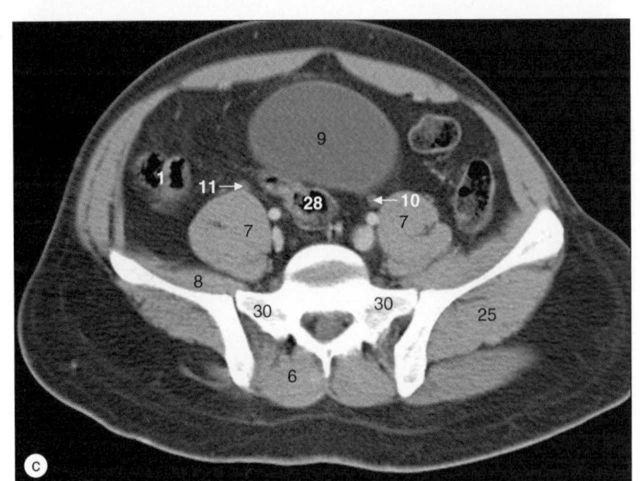

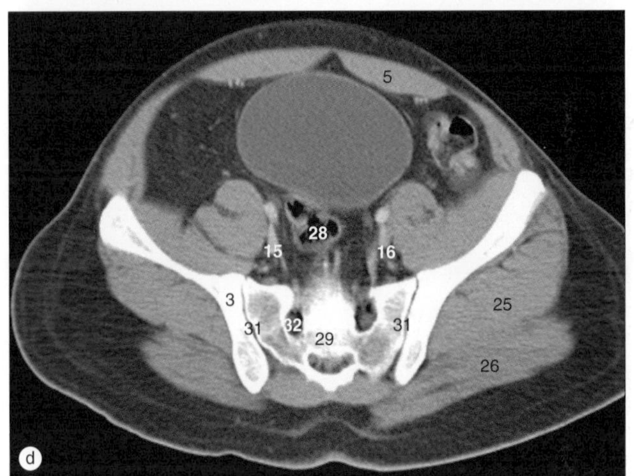

（**a**）～（**h**）男性盆部，连续轴位 CT 图像，从上至下

1. 盲肠	9. 膀胱	17. 右髂外动脉
2. 回肠末端	10. 左输尿管	18. 左髂外动脉
3. 髂骨	11. 右输尿管	19. 右髂总静脉
4. 升结肠	12. 腰静脉	20. 左髂总静脉
5. 腹直肌	13. 右髂总动脉	21. 右髂内静脉
6. 竖脊肌	14. 左髂总动脉	22. 左髂内静脉
7. 腰大肌	15. 右髂内动脉	23. 右髂外静脉
8. 髂肌	16. 左髂内动脉	24. 左髂外静脉

第 143 ～ 144 页共用编号 1 ～ 45 的注释。

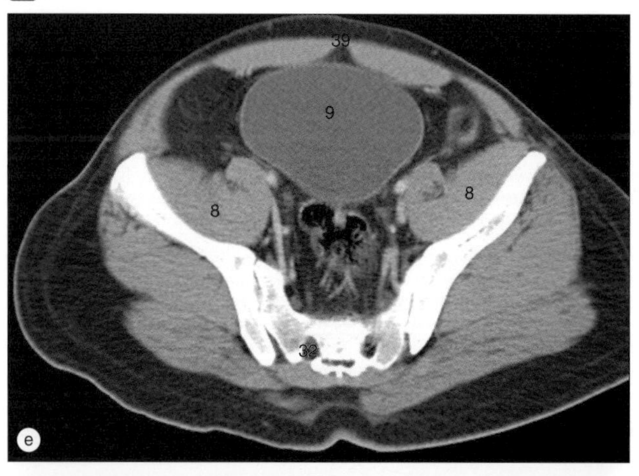

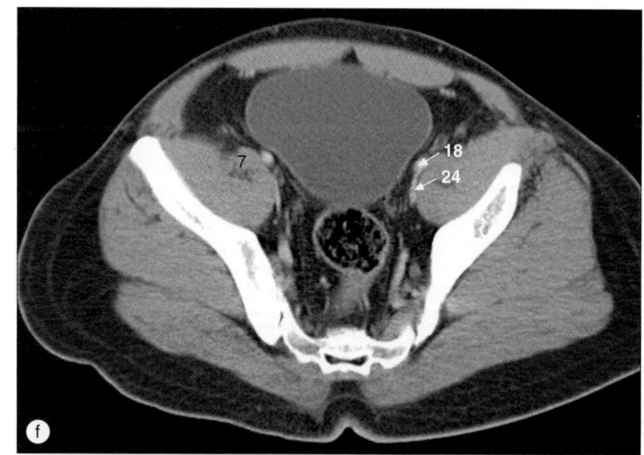

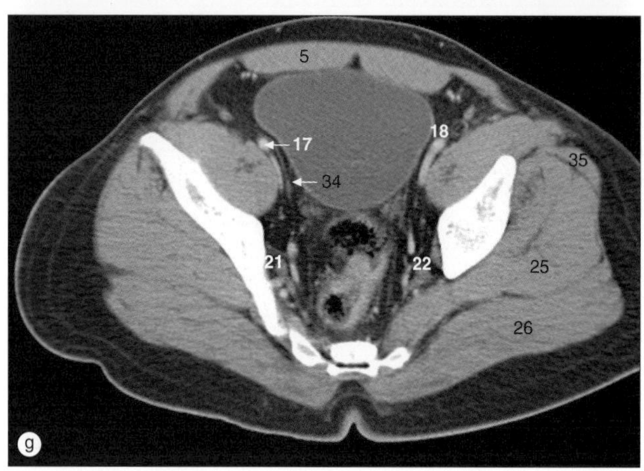

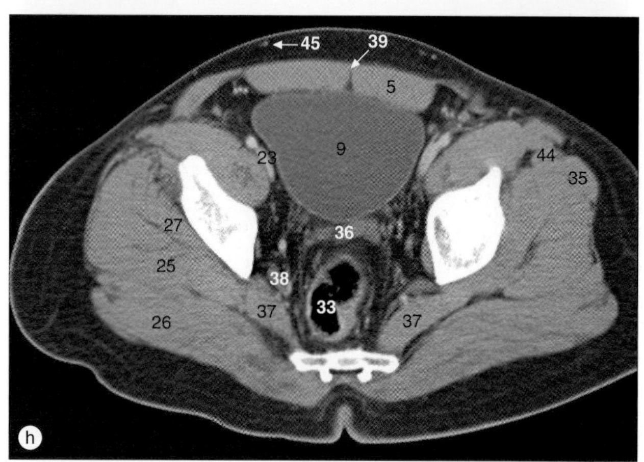

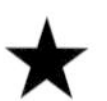

（**a**）～（**h**）男性盆部，连续轴位 CT 图像，从上至下

25. 臀中肌
26. 臀大肌
27. 臀小肌
28. 乙状结肠
29. 骶骨
30. 骶骨翼
31. 骶髂关节
32. 骶孔
33. 直肠
34. 输精管
35. 阔筋膜张肌
36. 精囊
37. 梨状肌
38. 臀上动脉和静脉
39. 白线
40. 腹外斜肌
41. 腹内斜肌
42. 腹横肌
43. 硬膜囊
44. 缝匠肌
45. 腹壁浅动脉

第 143 ～ 144 页共用编号 1 ～ 45 的注释。

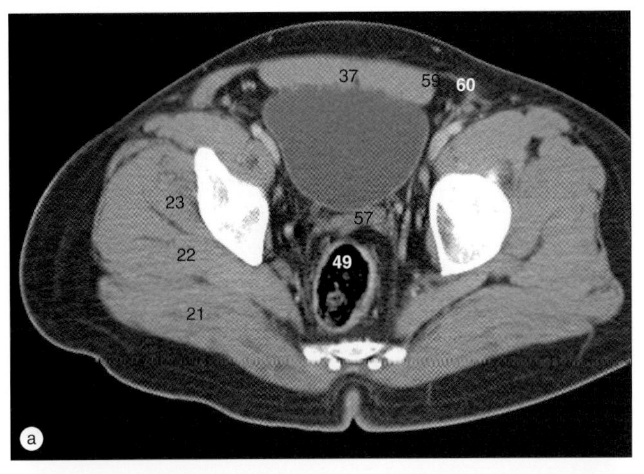

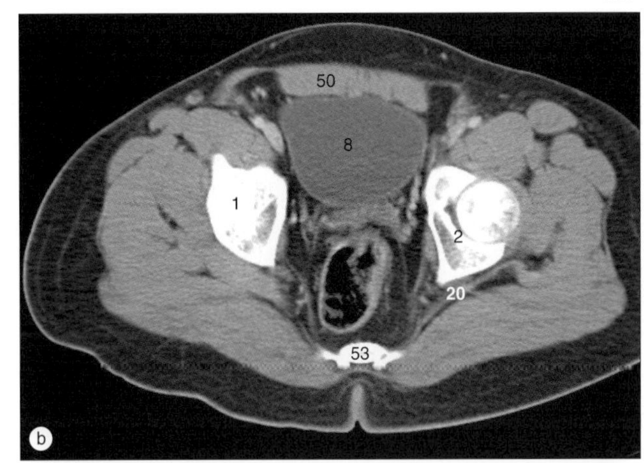

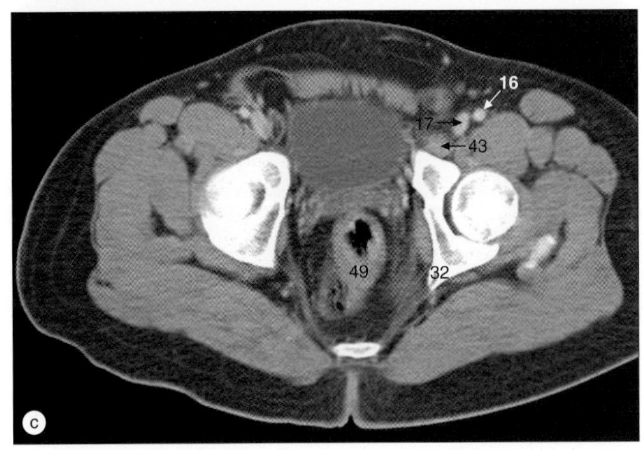

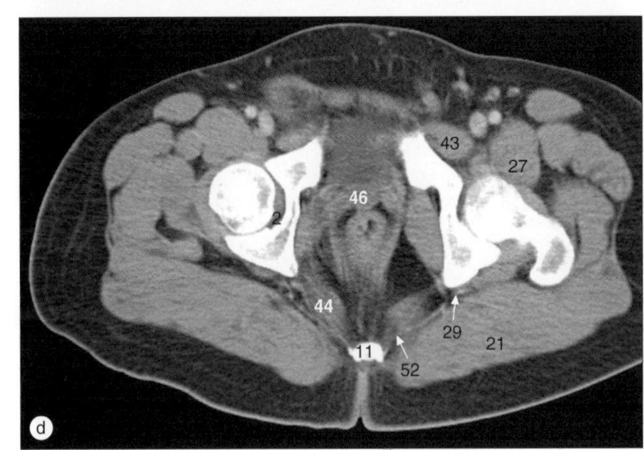

（**a**）～（**h**）男性盆部，连续轴位 CT 图像，从上至下

1. 髋臼顶
2. 髋臼
3. 短收肌
4. 长收肌
5. 大收肌
6. 肛管
7. 股二头肌
8. 膀胱
9. 耻骨体
10. 阴茎球
11. 尾骨
12. 肛尾缝
13. 阴茎海绵体脚
14. 附睾
15. 肛门外括约肌
16. 髂外动脉
17. 髂外静脉
18. 股动脉
19. 股静脉
20. 孖肌
21. 臀大肌
22. 臀中肌
23. 臀小肌
24. 股薄肌
25. 股骨大转子
26. 股骨头
27. 髂腰肌
28. 髂胫束
29. 臀下动脉和静脉
30. 耻骨下支
31. 阴部内动脉和静脉
32. 坐骨棘
33. 坐骨肛门窝

第 145 ～ 146 页共用编号 1 ～ 66 的注释。

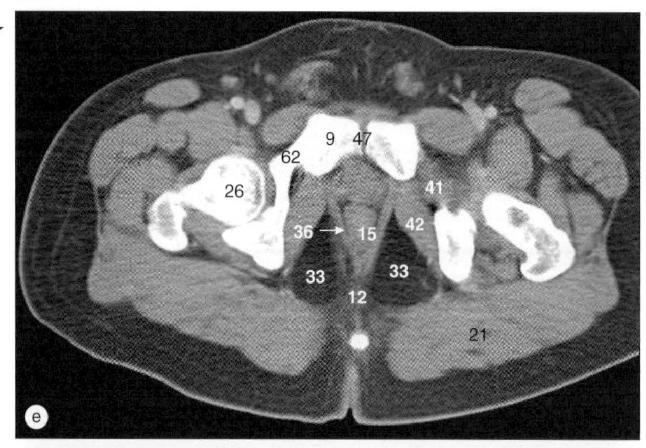

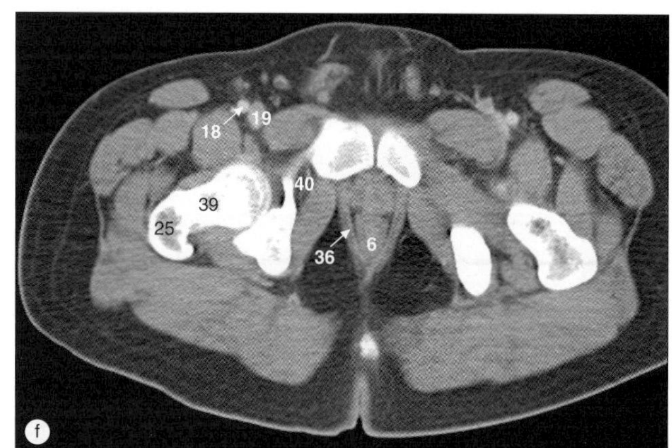

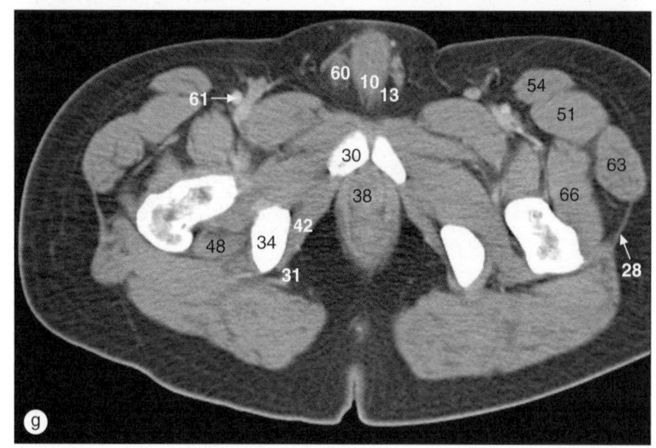

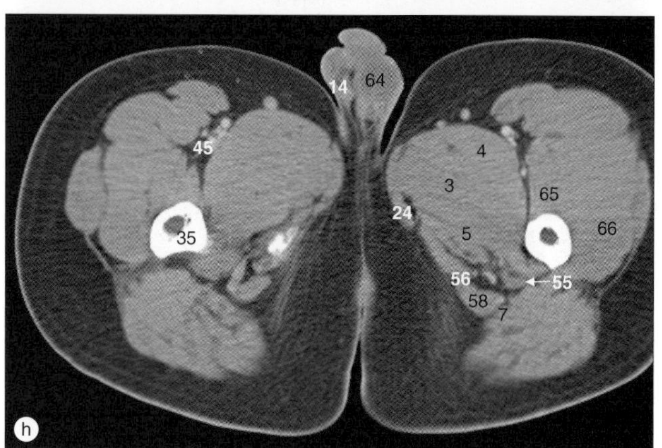

（**a**）～（**h**）男性盆部，连续轴位 CT 图像，从上至下

34. 坐骨
35. 股骨小转子
36. 肛提肌
37. 白线
38. 尿道膜部
39. 股骨颈
40. 闭孔动脉和静脉
41. 闭孔外肌
42. 闭孔内肌
43. 耻骨肌
44. 梨状肌
45. 股深动脉
46. 前列腺
47. 耻骨联合
48. 股方肌
49. 直肠
50. 腹直肌
51. 股直肌
52. 骶棘韧带
53. 骶骨
54. 缝匠肌
55. 坐骨神经
56. 半膜肌
57. 精囊
58. 半腱肌
59. 半月线
60. 精索
61. 股浅动脉
62. 耻骨上支
63. 阔筋膜张肌
64. 睾丸
65. 股中间肌
66. 股外侧肌

第 145 ～ 146 页共用编号 1 ～ 66 的注释。

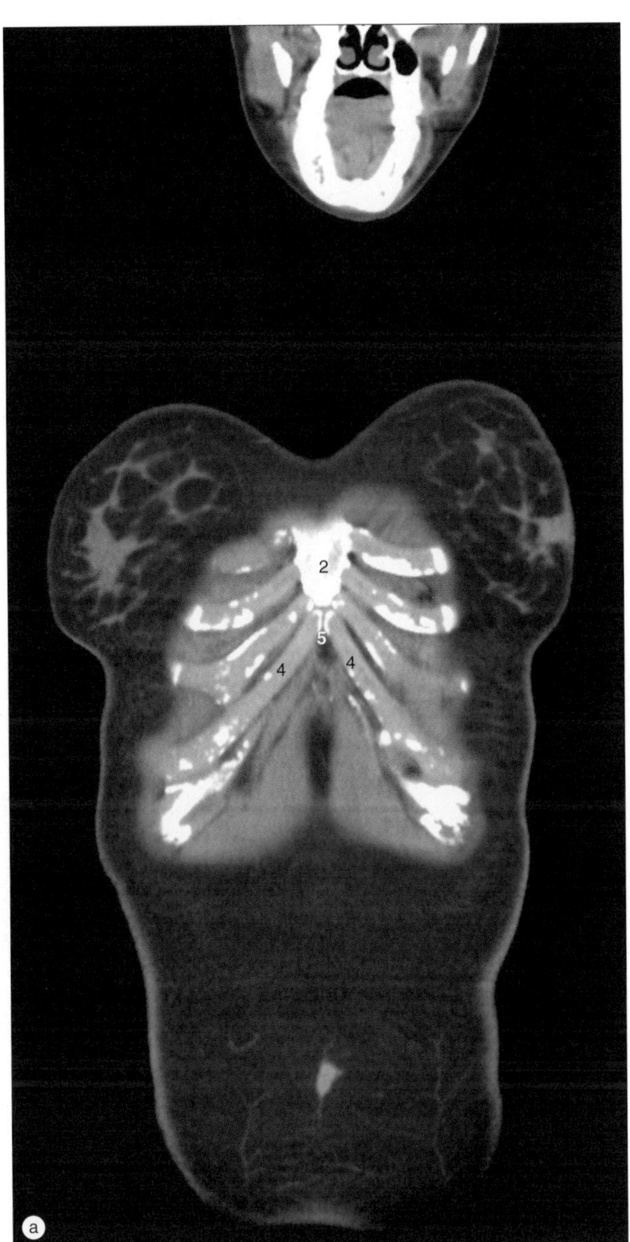

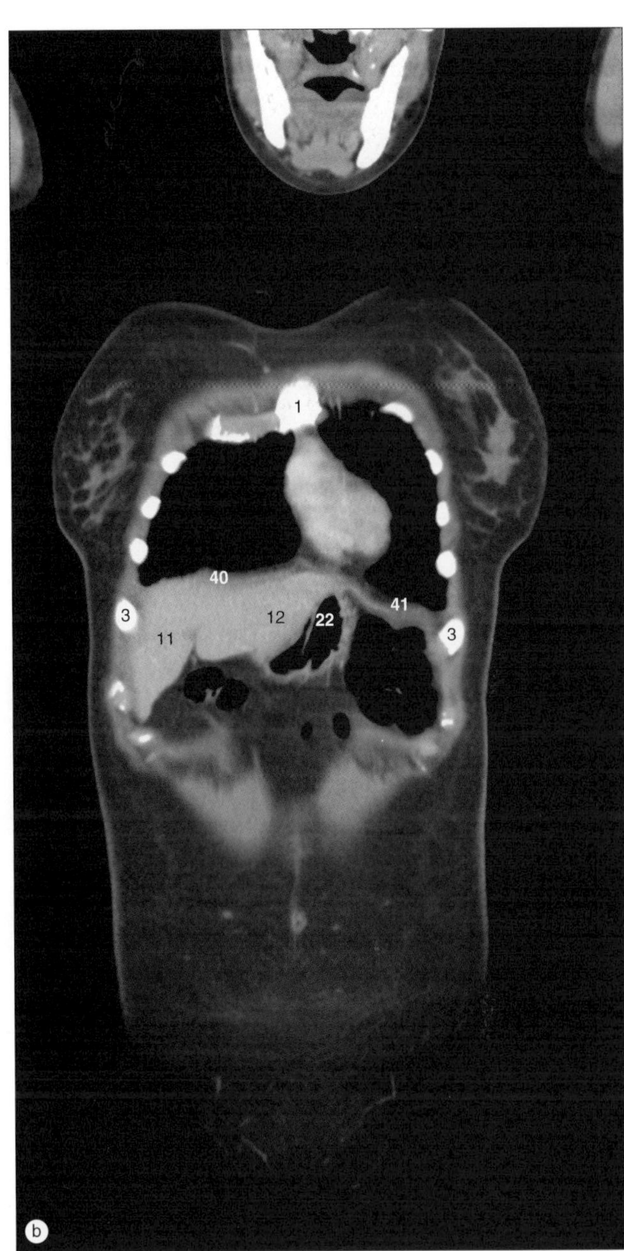

(**a**)～(**d**)女性胸、腹盆部，连续冠状位 CT 图像，从前至后
注：第 147 ～ 156 页所示图像为同一女性患者。

1. 胸骨柄	8. 右心室	15. 腹直肌
2. 胸骨体	9. 左心室	16. 腹内斜肌
3. 肋骨	10. 肺动脉圆锥	17. 腹外斜肌
4. 肋软骨	11. 肝右叶	18. 腹横肌
5. 剑突	12. 肝左叶	19. 横结肠
6. 乳房	13. 胆囊	20. 结肠左曲
7. 锁骨	14. 镰状韧带裂	21. 结肠右曲

第 147 ～ 148 页共用编号 1 ～ 41 的注释。

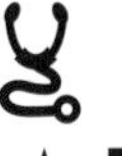
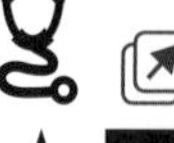

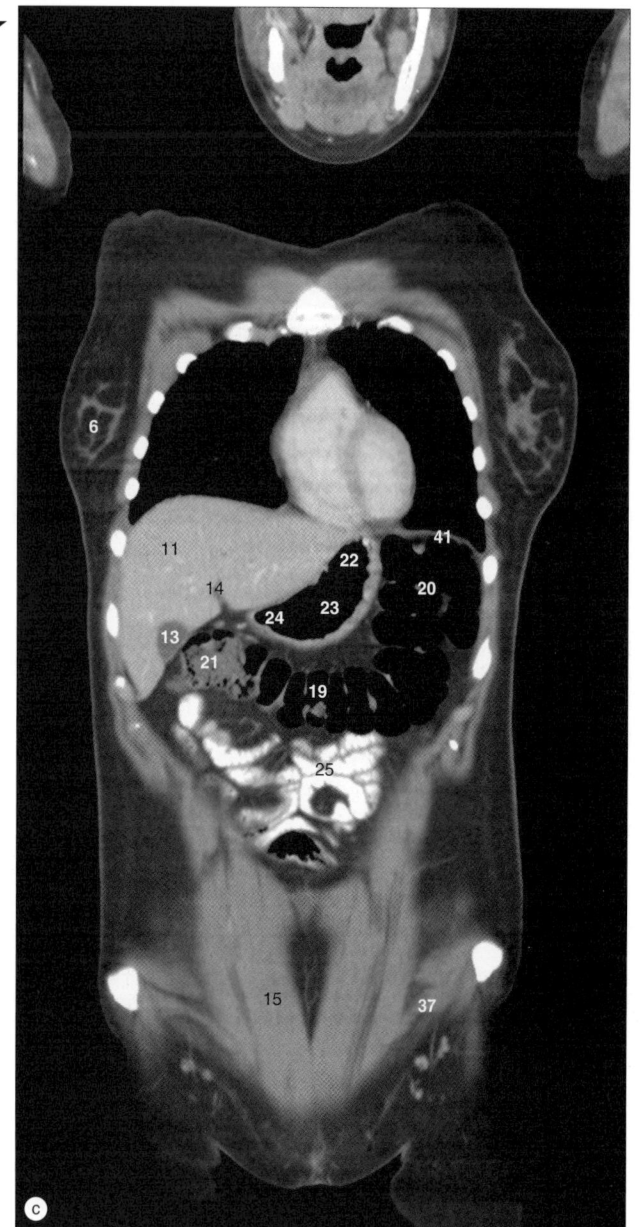

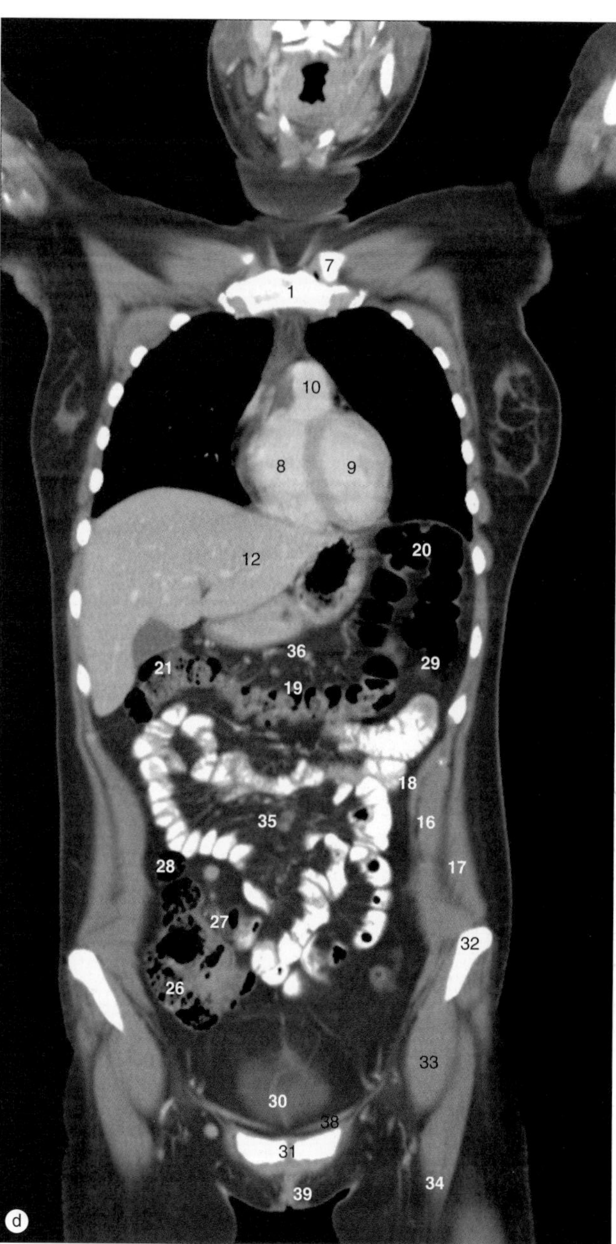

（**a**）～（**d**）女性胸、腹盆部，连续冠状位 CT 图像，从前至后

22. 胃底
23. 胃体
24. 胃窦
25. 空肠
26. 盲肠
27. 回肠
28. 升结肠
29. 降结肠
30. 膀胱
31. 耻骨联合
32. 髂嵴
33. 髂腰肌
34. 缝匠肌
35. 小肠系膜
36. 横结肠系膜
37. 耻骨肌
38. 肛提肌
39. 大阴唇
40. 右半膈
41. 左半膈

第 147 ～ 148 页共用编号 1 ～ 41 的注释。

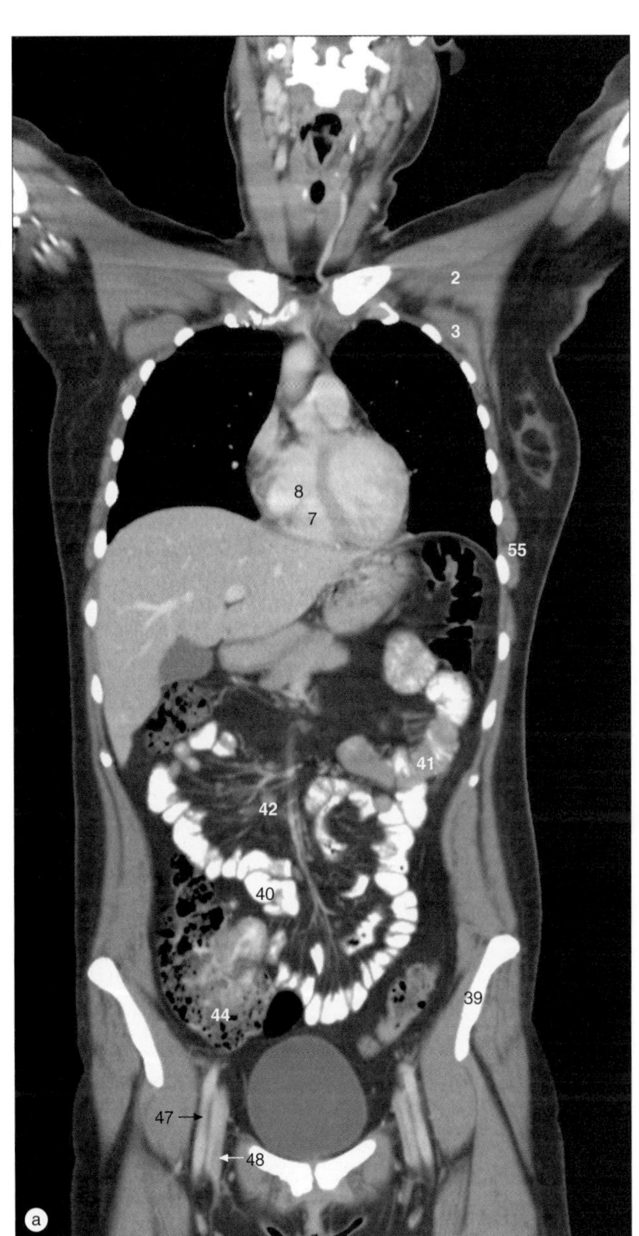

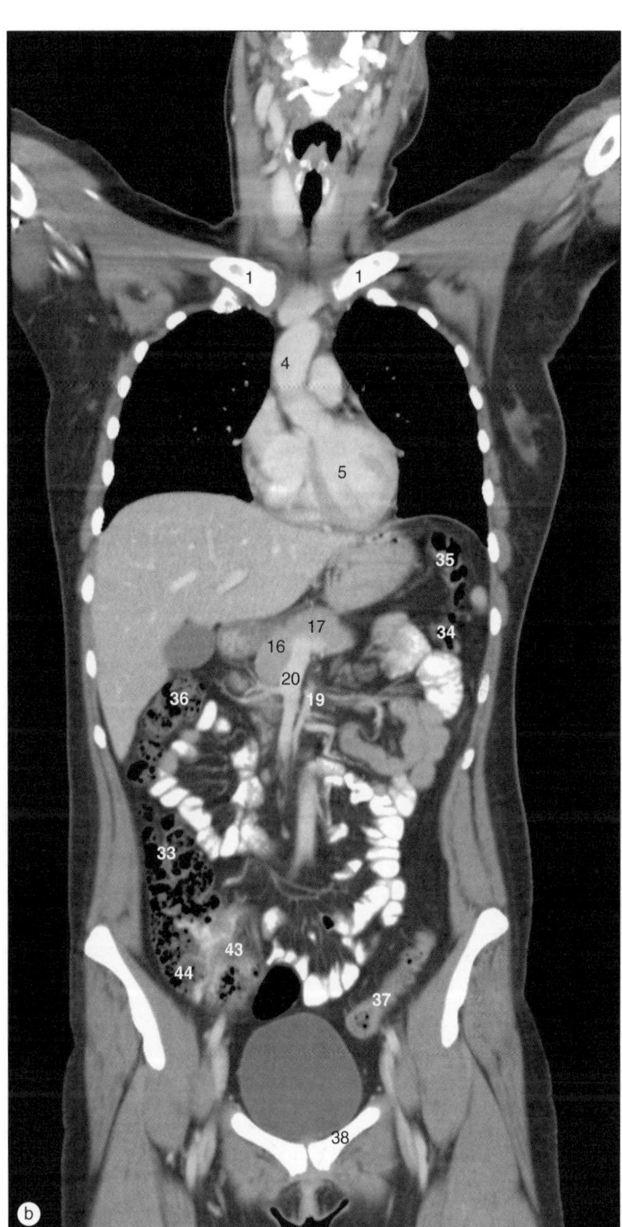

（**a**）～（**d**）女性胸、腹盆部，连续冠状位 CT 图像，从前至后

1. 锁骨
2. 胸大肌
3. 胸小肌
4. 升主动脉
5. 左心室
6. 肺动脉
7. 右心室
8. 右心房
9. 上腔静脉
10. 左头臂静脉
11. 头臂干
12. 右肺
13. 左肺
14. 肝右叶
15. 肝左叶
16. 胰头
17. 胰颈
18. 胰体
19. 肠系膜上动脉
20. 肠系膜上静脉
21. 脾静脉
22. 门静脉
23. 胆囊
24. 下腔静脉
25. 主动脉
26. 右髂总动脉
27. 左髂总动脉
28. 腰肌
29. 髂肌
30. 髂腰肌

第 149 ～ 150 页共用编号 1 ～ 55 的注释。

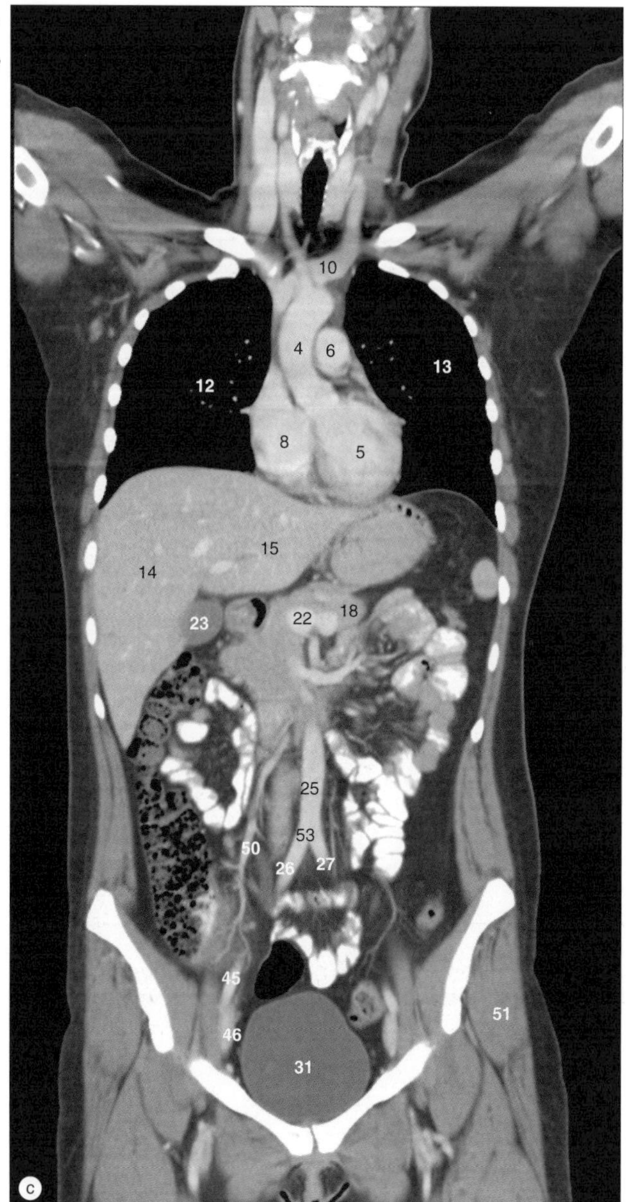

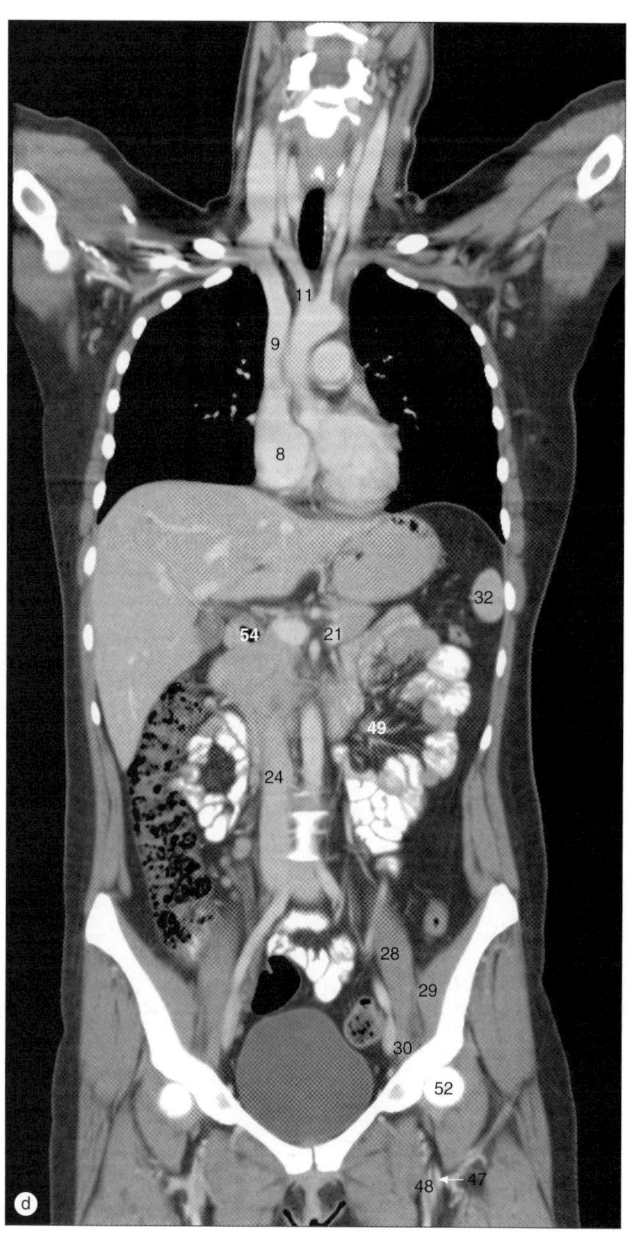

（**a**）～（**d**）女性胸、腹盆部，连续冠状位 CT 图像，从前至后

31. 膀胱
32. 脾
33. 升结肠
34. 降结肠
35. 结肠左曲
36. 结肠右曲
37. 乙状结肠
38. 耻骨上支
39. 髂骨
40. 回肠
41. 空肠
42. 小肠系膜
43. 回肠末端
44. 盲肠
45. 髂外动脉
46. 髂外静脉
47. 股动脉
48. 股静脉
49. 肠系膜上动脉空肠分支
50. 肠系膜上动脉回肠分支
51. 臀中肌
52. 股骨头
53. 主动脉杈
54. 十二指肠第 1 段
55. 前锯肌

第 149 ～ 150 页共用编号 1 ～ 55 的注释。

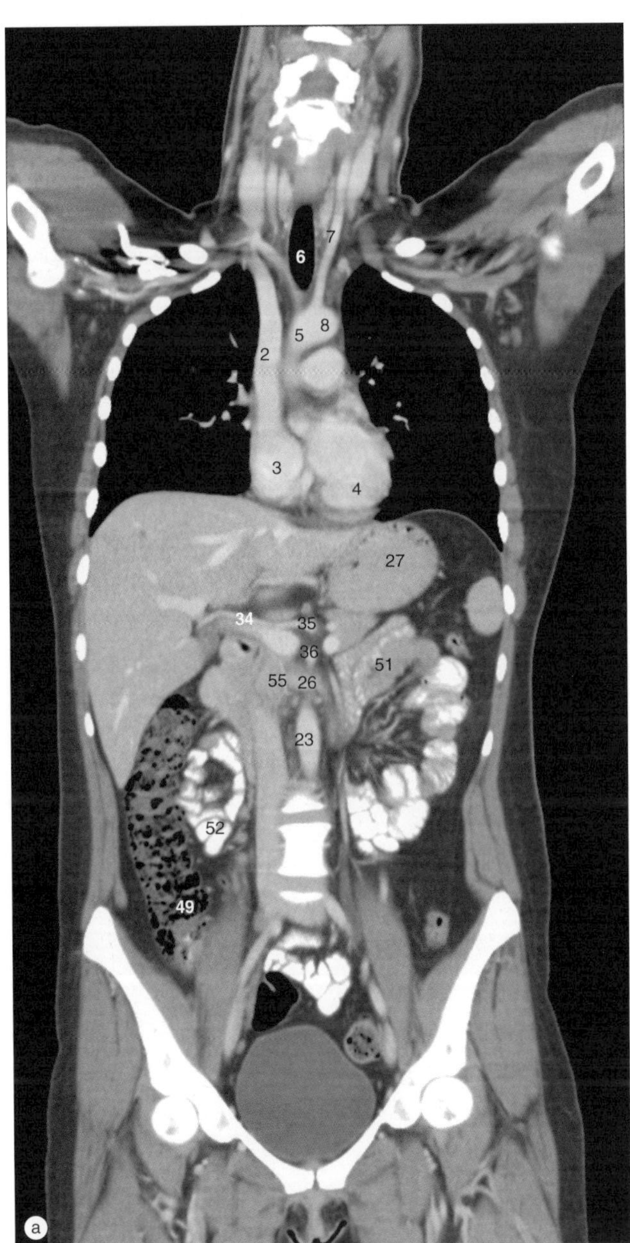

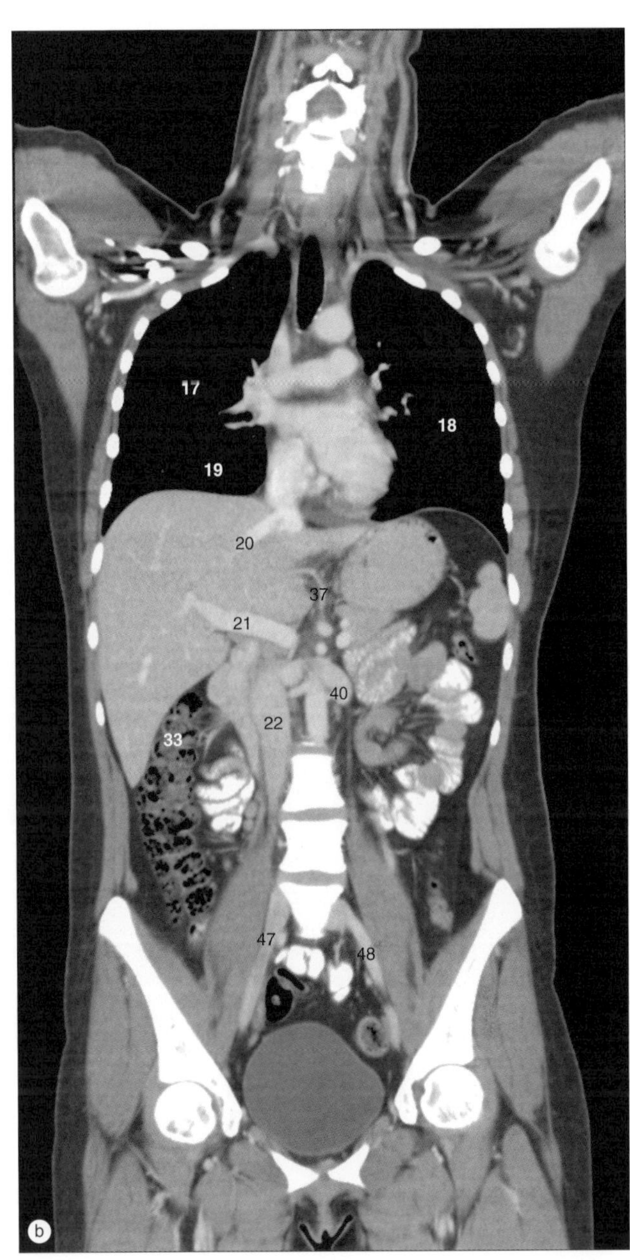

（a）～（d）女性胸、腹盆部，连续冠状位 CT 图像，从前至后

1. 食管
2. 上腔静脉
3. 右心房
4. 左心室
5. 升主动脉
6. 气管
7. 左颈总动脉
8. 主动脉弓
9. 右肺动脉
10. 左肺动脉
11. 右主支气管
12. 右上叶支气管
13. 中间段支气管
14. 左主支气管
15. 左上叶支气管
16. 左心房
17. 右肺
18. 左肺
19. 右肺下叶
20. 肝静脉
21. 门静脉
22. 下腔静脉
23. 主动脉
24. 右肾
25. 右肾动脉
26. 左肾静脉
27. 胃底
28. 脾
29. 升结肠
30. 降结肠
31. 乙状结肠
32. 结肠左曲
33. 结肠右曲

第 151 ～ 152 页共用编号 1 ～ 60 的注释。

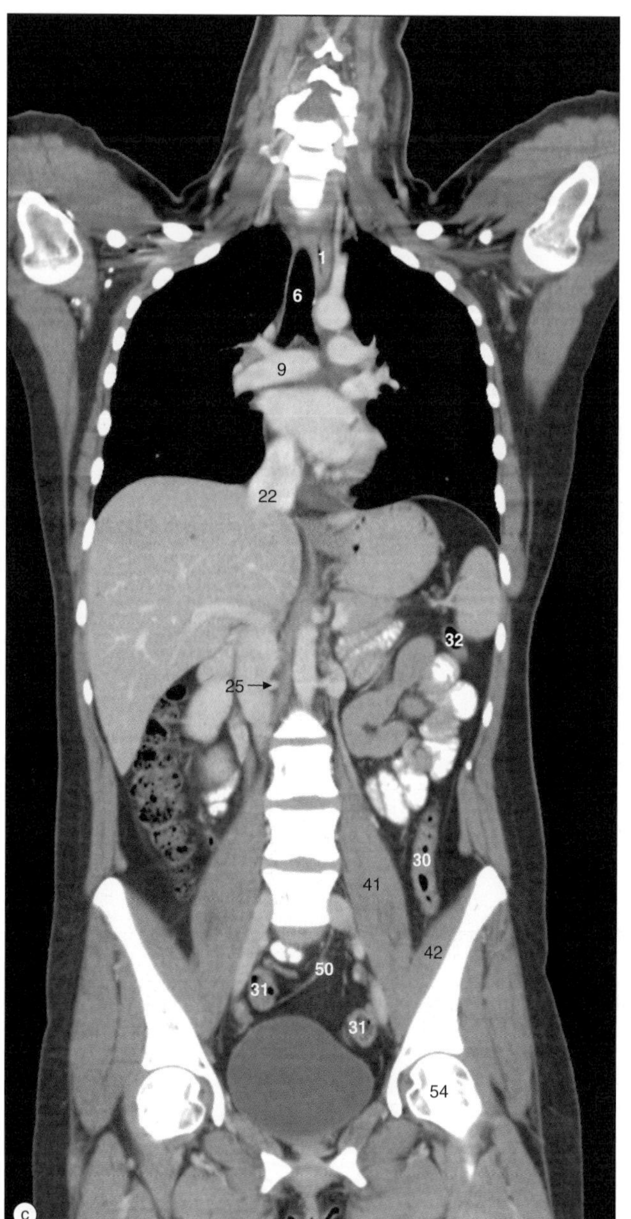

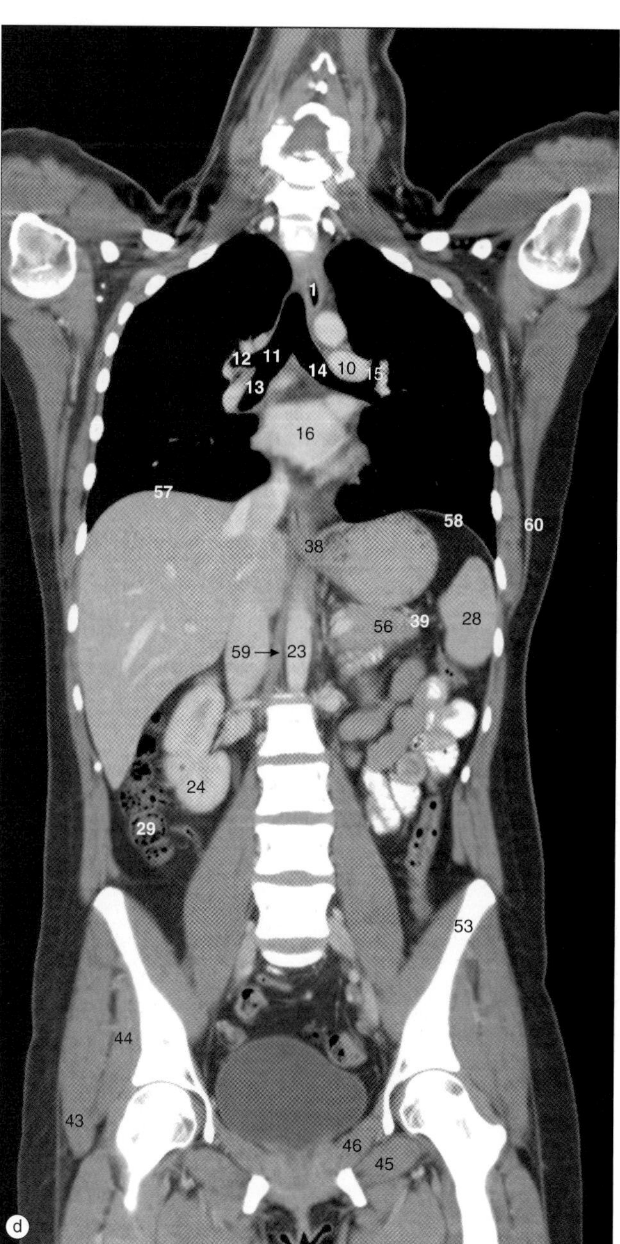

（**a**）～（**d**）女性胸、腹盆部，连续冠状位 CT 图像，从前至后

34. 肝总动脉
35. 腹腔干
36. 肠系膜上动脉
37. 胃左动脉
38. 食管胃交界处
39. 脾动脉
40. 左肾动脉
41. 腰肌
42. 髂肌
43. 臀大肌
44. 臀中肌
45. 闭孔外肌
46. 闭孔内肌
47. 右髂总静脉
48. 左髂总静脉
49. 盲肠
50. 乙状结肠动脉（来自肠系膜下动脉）
51. 空肠
52. 回肠
53. 髂骨
54. 股骨头
55. 胰体
56. 胰尾
57. 右半膈
58. 左半膈
59. 右膈脚
60. 背阔肌

第 151 ～ 152 页共用编号 1 ～ 60 的注释。

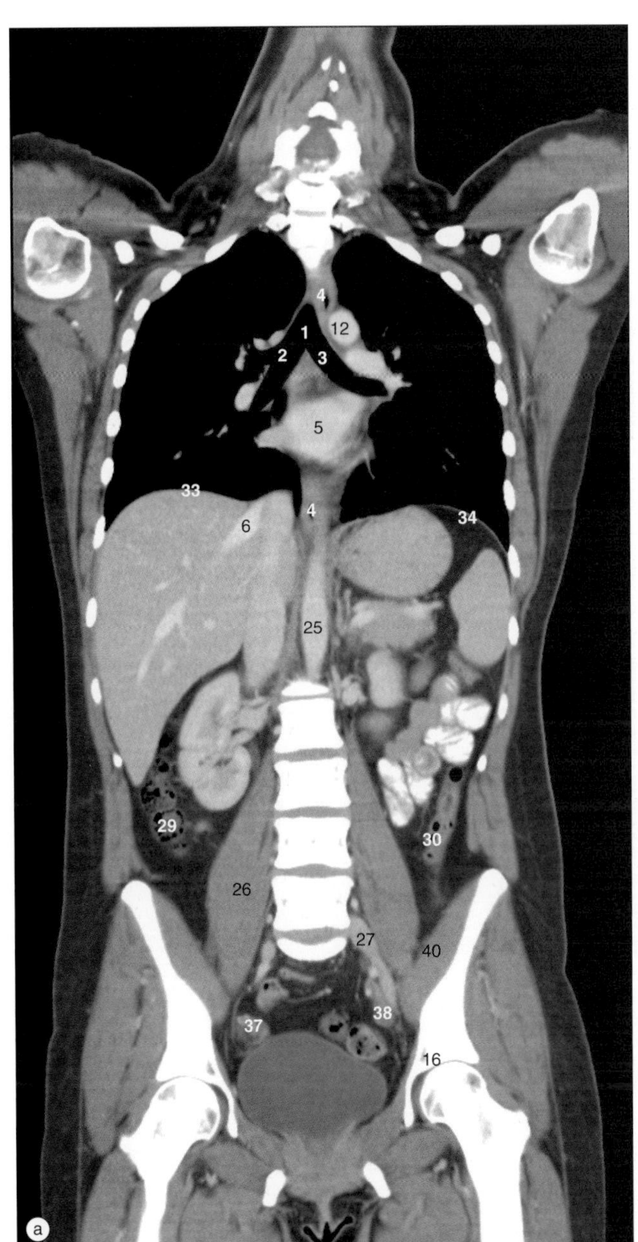

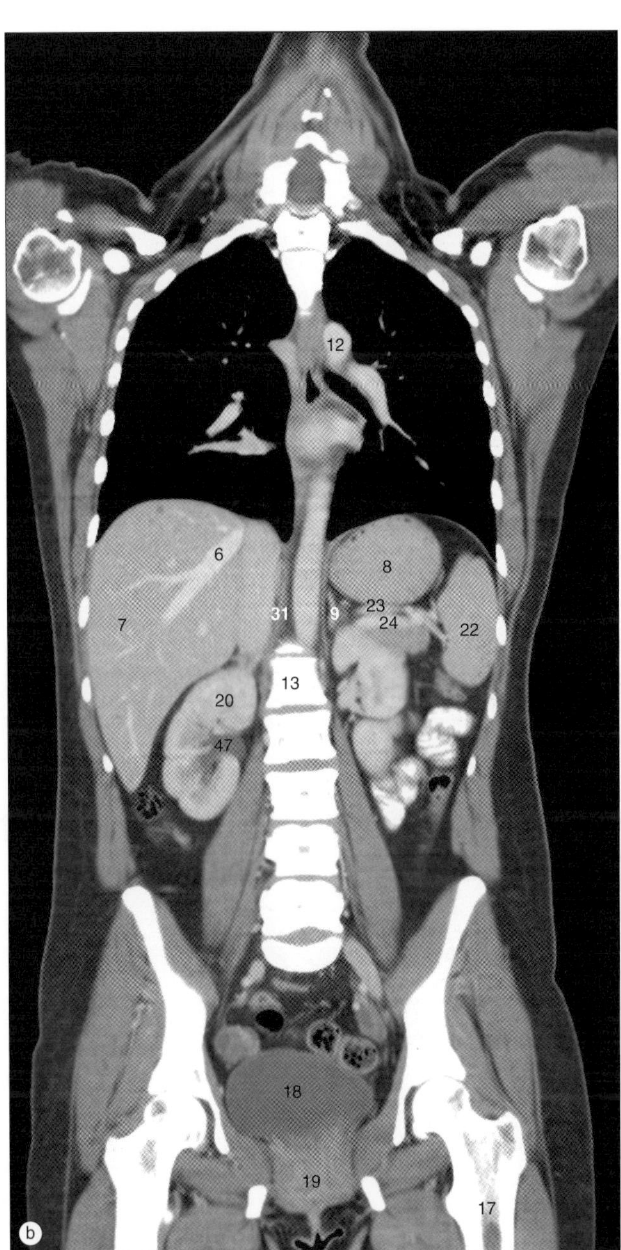

（**a**）～（**d**）女性胸、腹盆部，连续冠状位 CT 图像，从前至后

1. 隆突
2. 右主支气管
3. 左主支气管
4. 食管
5. 左心房
6. 肝静脉
7. 肝右叶
8. 胃底
9. 左肾上腺
10. 右肾上腺
11. 胸降主动脉
12. 主动脉弓（结）
13. L1 椎体
14. 骶骨
15. 骶髂关节
16. 髋臼
17. 股骨
18. 膀胱
19. 阴道
20. 右肾
21. 左肾
22. 脾
23. 脾动脉
24. 脾静脉

第 153 ～ 154 页共用编号 1 ～ 47 的注释。

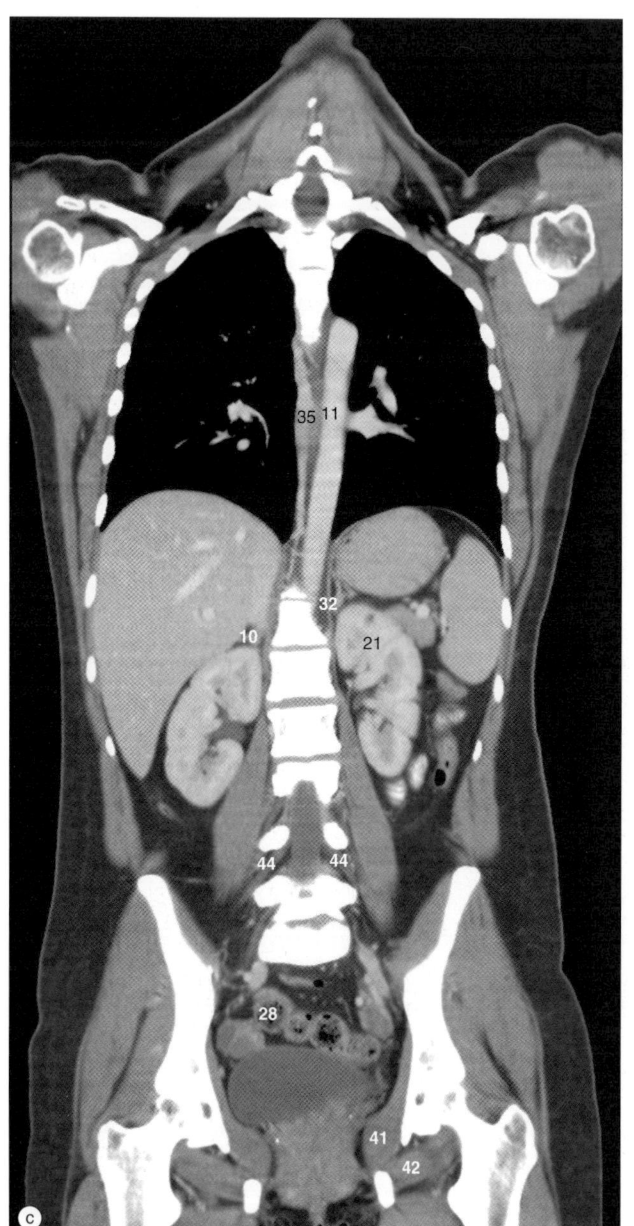

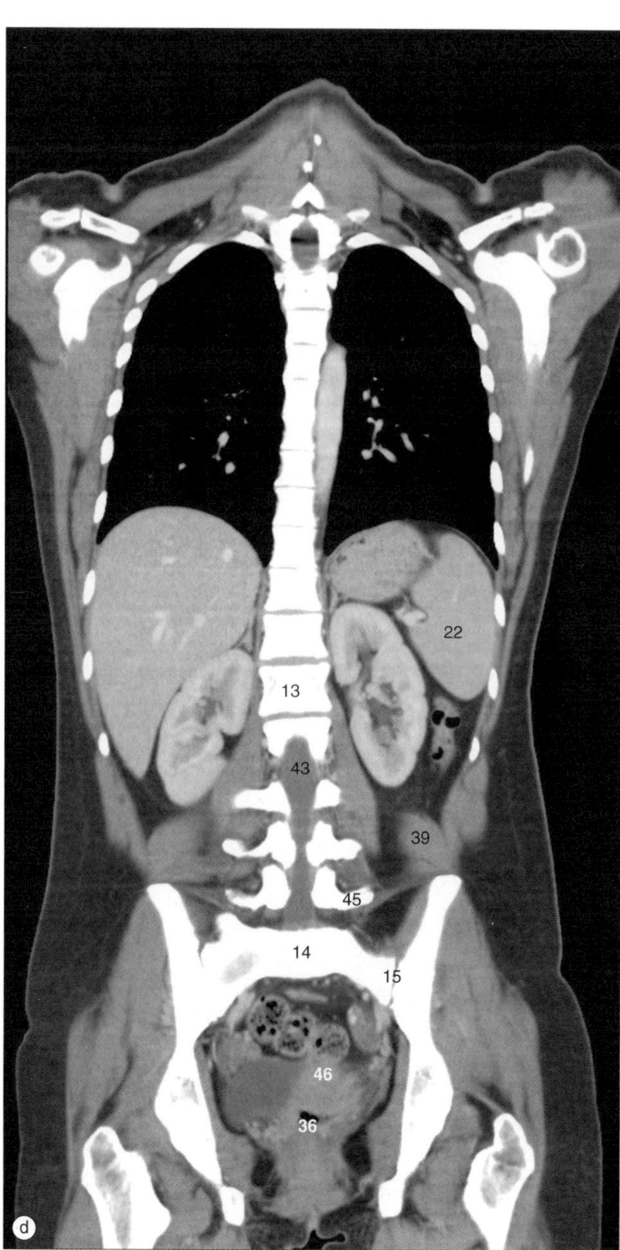

（**a**）～（**d**）女性胸、腹盆部，连续冠状位 CT 图像，从前至后

25. 腹主动脉
26. 腰大肌
27. 左髂总静脉
28. 乙状结肠
29. 升结肠
30. 降结肠
31. 右膈脚
32. 左膈脚
33. 右半膈
34. 左半膈
35. 奇静脉
36. 直肠
37. 右髂内血管
38. 左髂内血管
39. 腰方肌
40. 髂肌
41. 闭孔内肌
42. 闭孔外肌
43. 椎管
44. 腰神经根
45. L5 横突
46. 子宫
47. 肾盂

第 153 ～ 154 页共用编号 1 ～ 47 的注释。

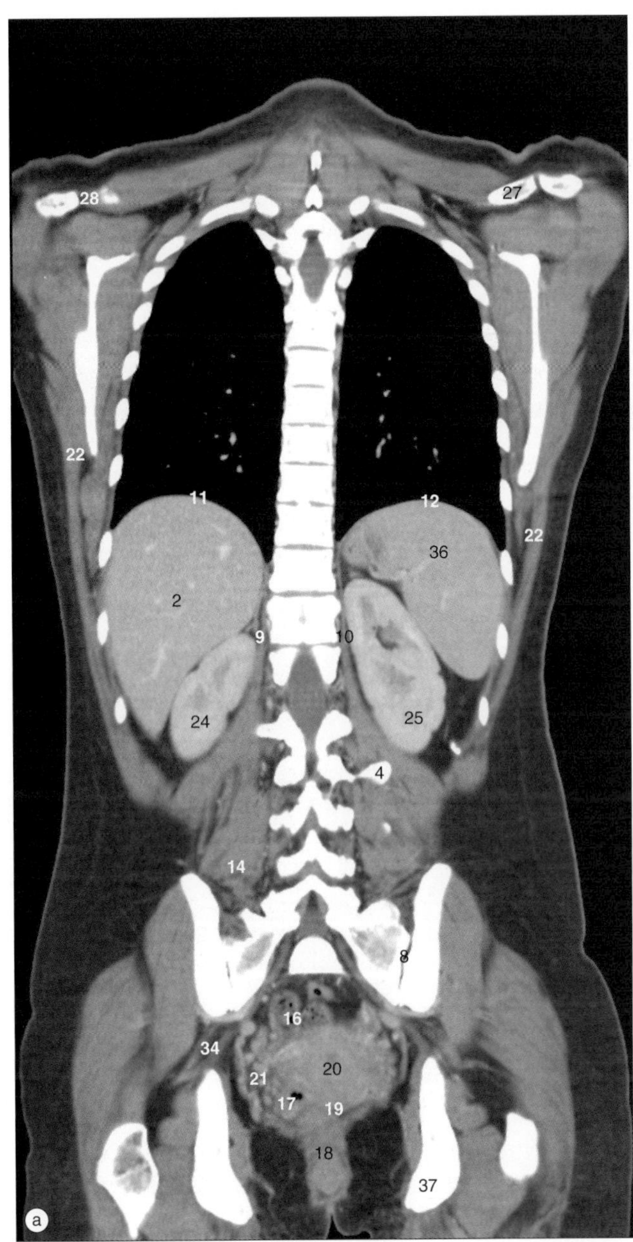

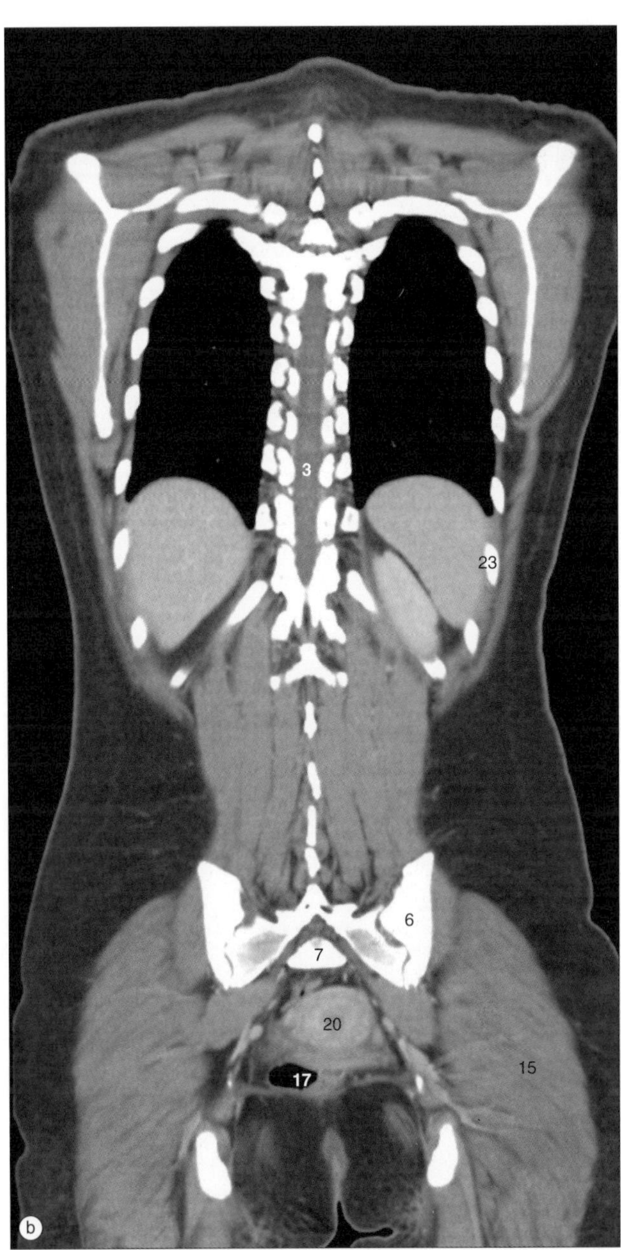

（**a**）～（**d**）女性胸、腹盆部，连续冠状位 CT 图像，从前至后

1. 第 12 肋骨
2. 肝
3. 脊髓
4. 横突
5. 棘突
6. 髂骨
7. 骶骨
8. 骶髂关节
9. 右膈脚
10. 左膈脚
11. 右半膈
12. 左半膈
13. 竖脊肌
14. 腰方肌
15. 臀大肌
16. 乙状结肠
17. 直肠
18. 阴道
19. 子宫颈
20. 子宫
21. 子宫静脉

第 155 ～ 156 页共用编号 1 ～ 37 的注释。

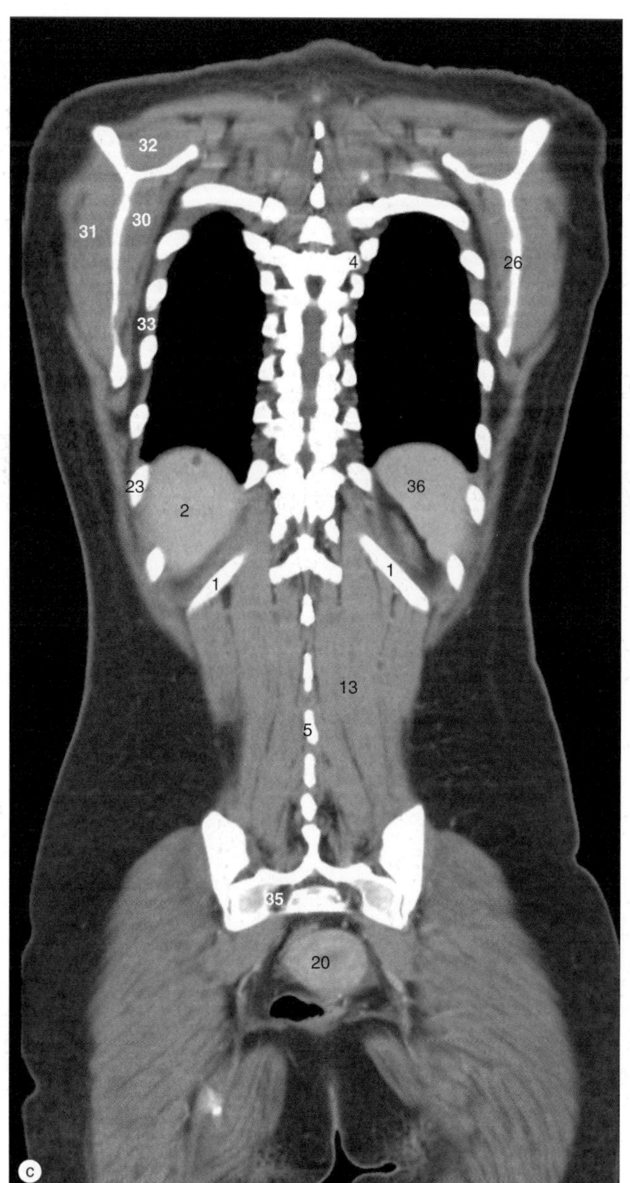

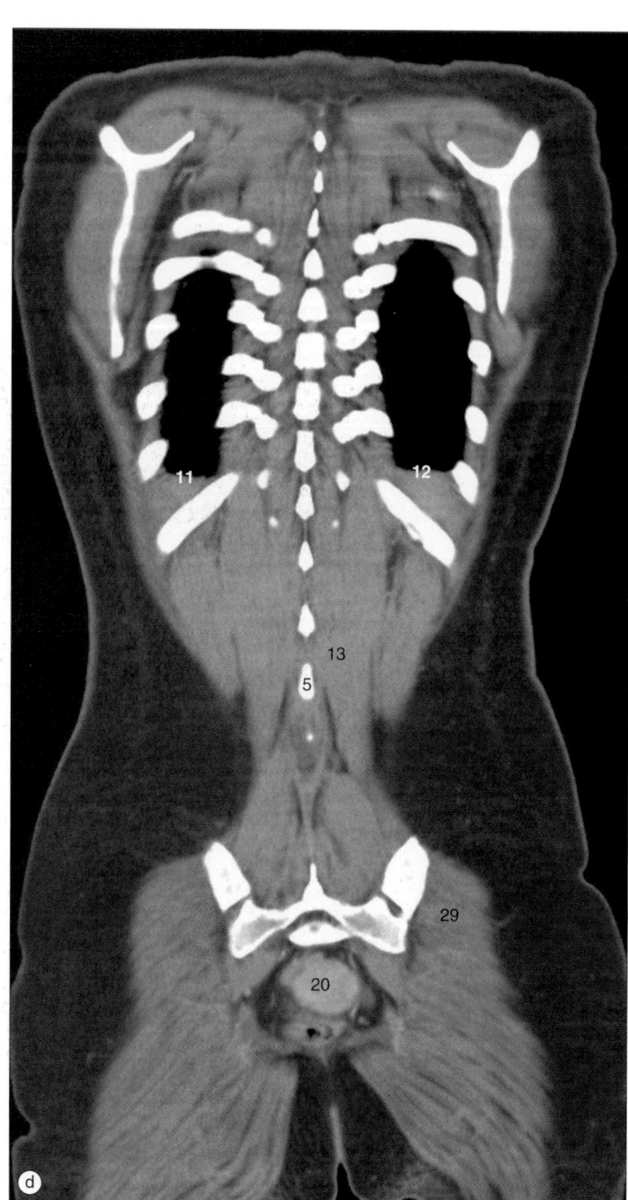

（**a**）～（**d**）女性胸、腹盆部，连续冠状位 CT 图像，从前至后

22. 背阔肌
23. 第 10 肋骨
24. 右肾
25. 左肾
26. 肩胛骨
27. 锁骨
28. 肩锁关节
29. 臀大肌
30. 肩胛下肌
31. 冈下肌
32. 冈上肌
33. 肋间肌
34. 坐骨神经
35. 骶孔
36. 脾
37. 坐骨

第 155 ～ 156 页共用编号 1 ～ 37 的注释。

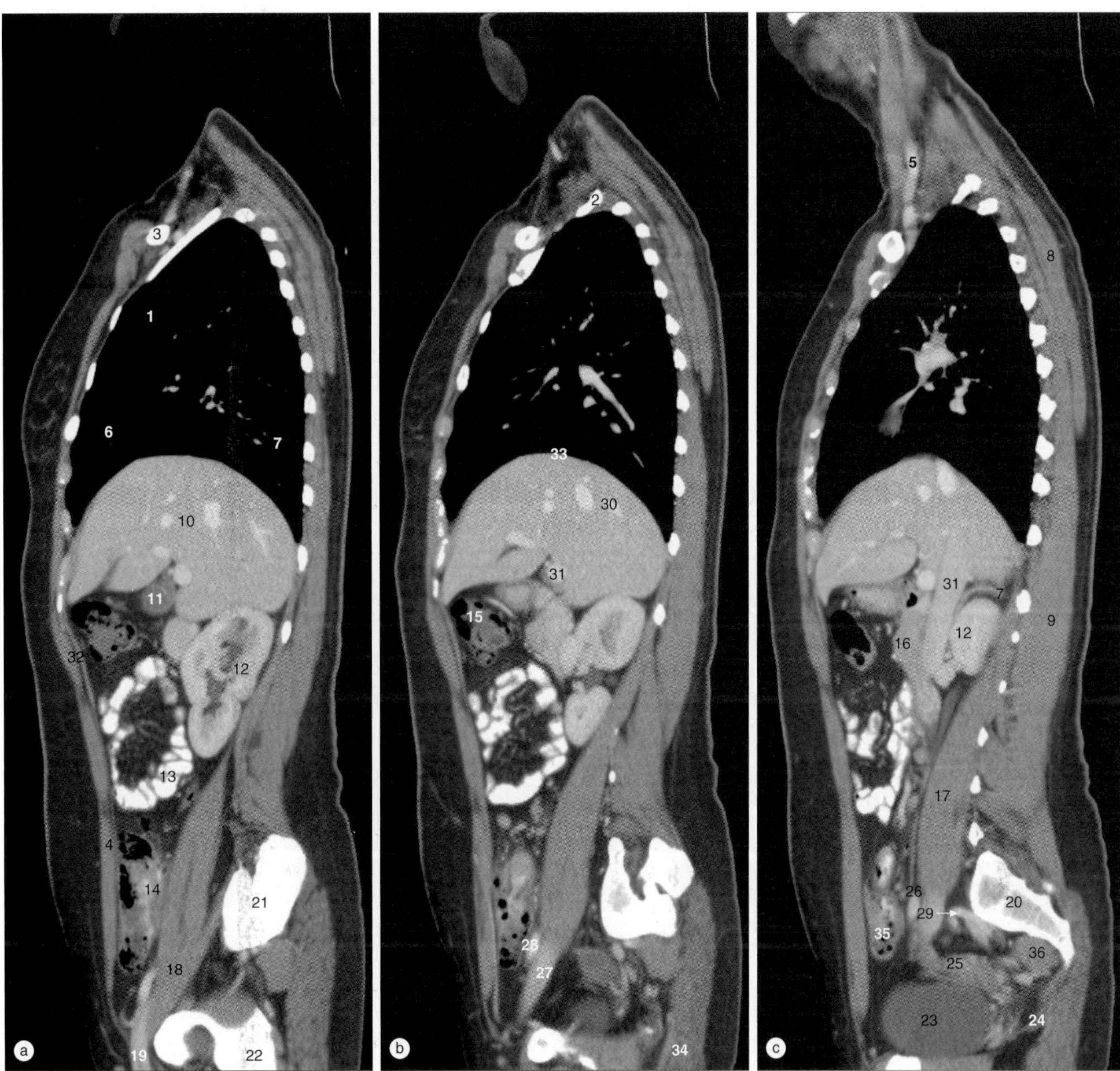

（a）～（h）女性胸、腹盆部，连续矢状位 CT 图像，从右至左

注：第 157 ～ 159 页所示图像为同一女性患者。

1. 右肺上叶
2. 右侧第 1 肋骨
3. 右侧锁骨
4. 腹直肌
5. 右颈内静脉
6. 右肺中叶
7. 右肺下叶
8. 斜方肌
9. 背阔肌
10. 肝右叶
11. 胆囊
12. 右肾
13. 空肠
14. 末端回肠
15. 结肠右曲
16. 胰腺
17. 腰大肌
18. 髂腰肌
19. 右股总血管
20. 骶骨
21. 髂骨
22. 坐骨
23. 膀胱
24. 肛提肌
25. 乙状结肠
26. 右髂总动脉
27. 右髂外静脉
28. 右髂外动脉
29. 右髂内动脉
30. 肝静脉
31. 门静脉
32. 腹横筋膜
33. 右半膈
34. 臀大肌
35. 盲肠
36. 梨状肌

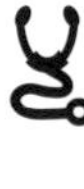

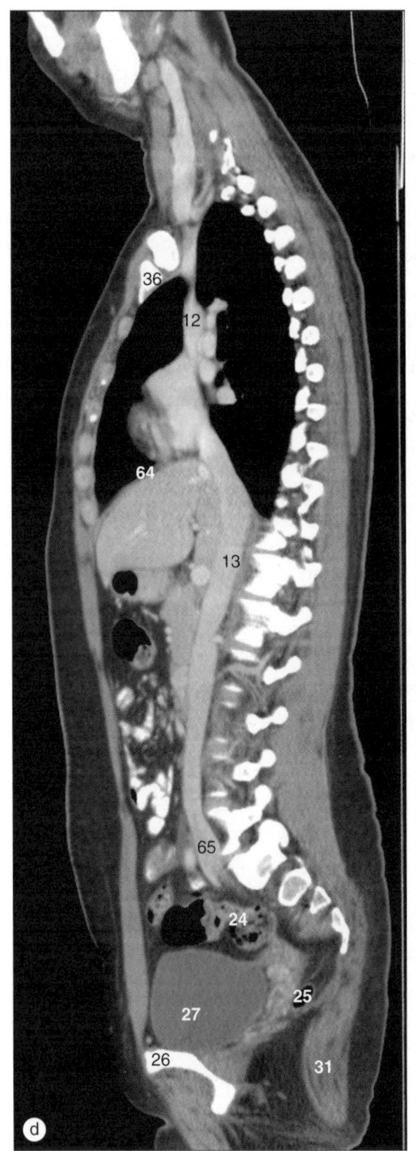

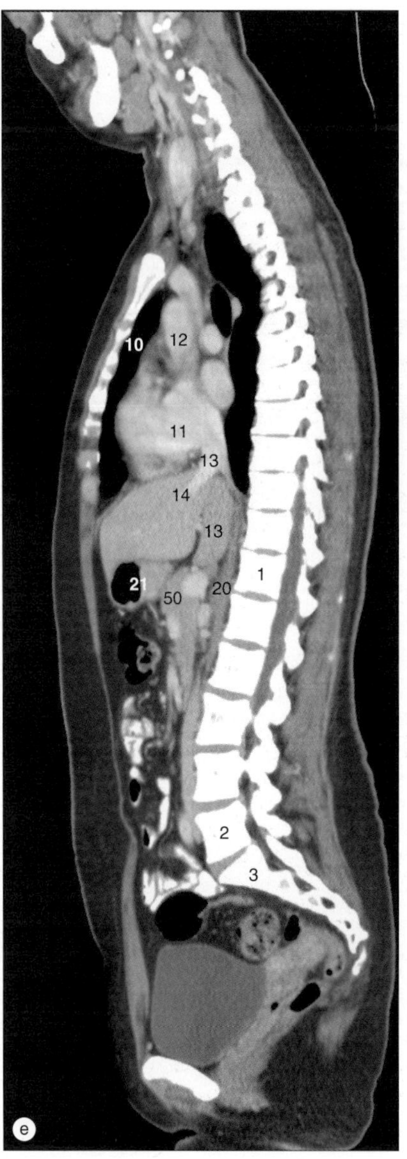

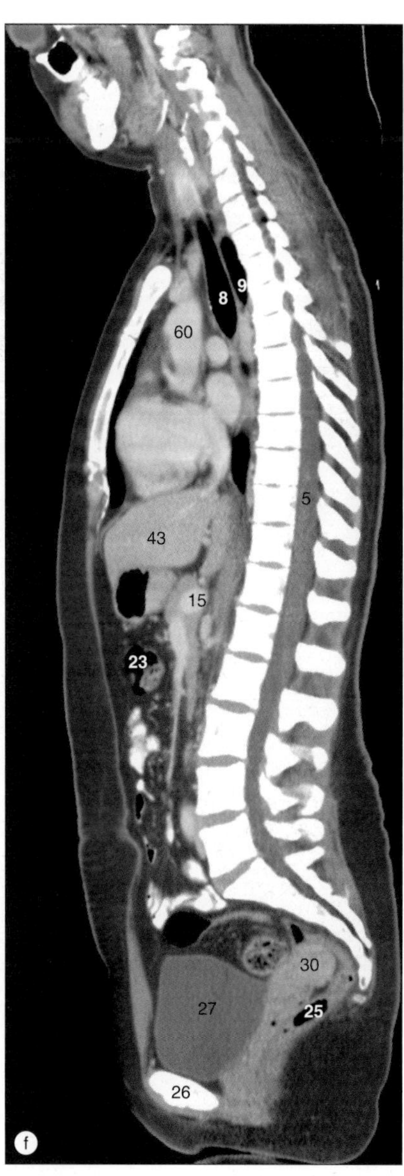

（**a**）～（**h**）女性胸、腹盆部，连续矢状位 CT 图像，从右至左

1. T12 椎体
2. L5 椎体
3. 骶骨
4. 尾骨
5. 脊髓
6. 马尾
7. 左肾静脉
8. 气管
9. 食管
10. 右肺
11. 右心房
12. 上腔静脉
13. 下腔静脉
14. 肝静脉
15. 脾静脉
16. 肠系膜上静脉
17. 肠系膜上动脉
18. 腹腔干
19. 主动脉
20. 右膈脚
21. 胃窦
22. 降结肠
23. 横结肠
24. 乙状结肠
25. 直肠
26. 耻骨体
27. 膀胱
28. 子宫颈
29. 阴道
30. 子宫（后位）
31. 臀大肌
32. 髂骨
33. 股骨头
34. 坐骨
35. 胸骨体
36. 胸骨柄

第 158 ～ 159 页共用编号 1 ～ 65 的注释。

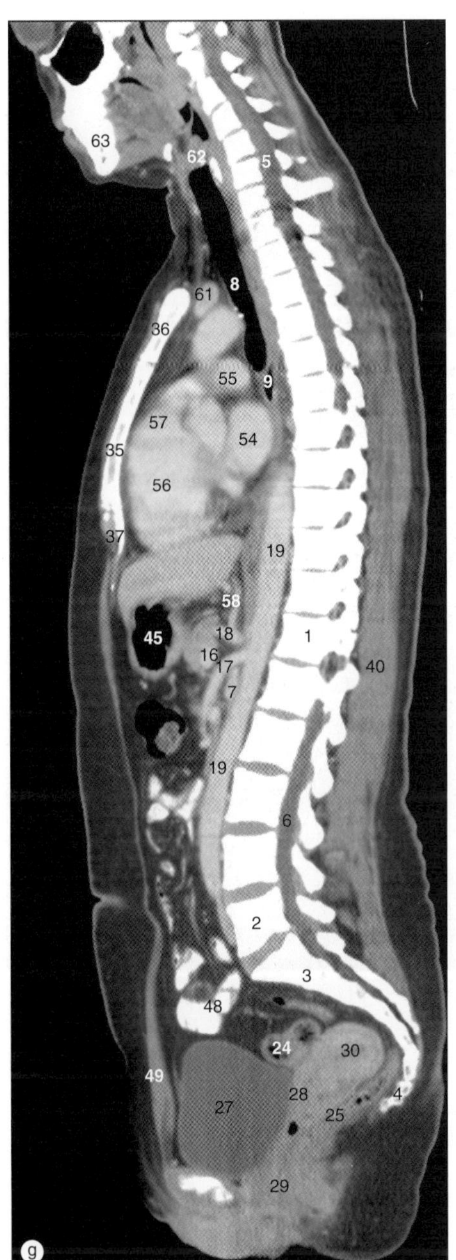

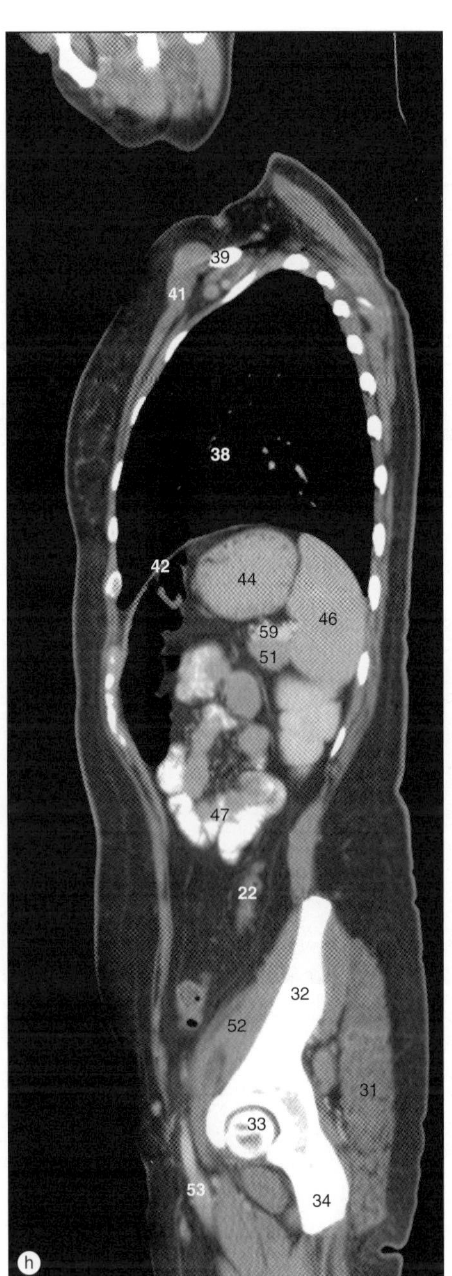

（**a**）～（**h**）女性胸、腹盆部，连续矢状位 CT 图像，从右至左

37. 剑突
38. 左肺
39. 左锁骨
40. 竖脊肌
41. 左胸大肌
42. 左半膈
43. 肝
44. 胃底
45. 胃体
46. 脾
47. 空肠
48. 回肠
49. 腹直肌
50. 胰体
51. 胰尾
52. 髂肌
53. 左股血管
54. 左心房
55. 右肺动脉
56. 右心室
57. 肺动脉流出道
58. 胃左动脉
59. 脾动脉
60. 升主动脉
61. 左头臂静脉
62. 喉
63. 下颌骨
64. 右半膈
65. 左髂总静脉

第 158 ～ 159 页共用编号 1 ～ 65 的注释。

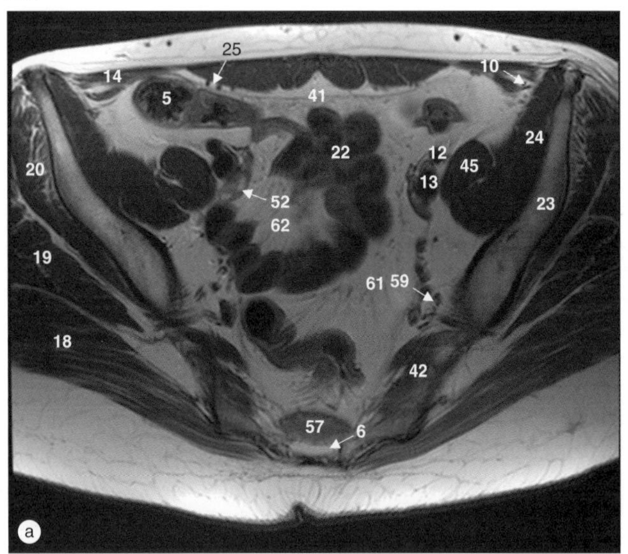

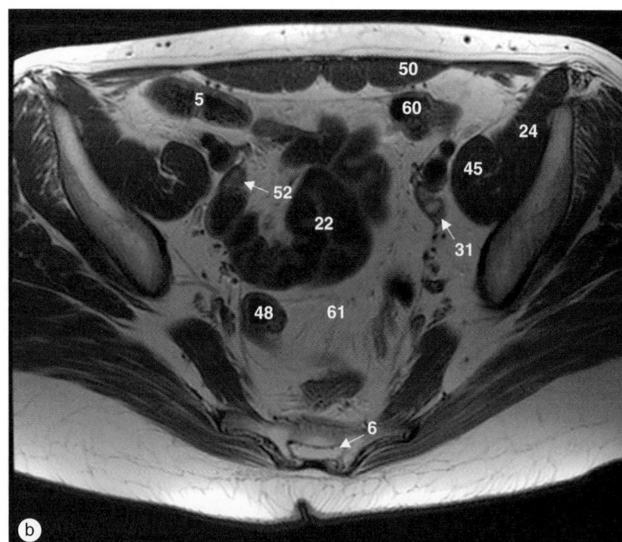

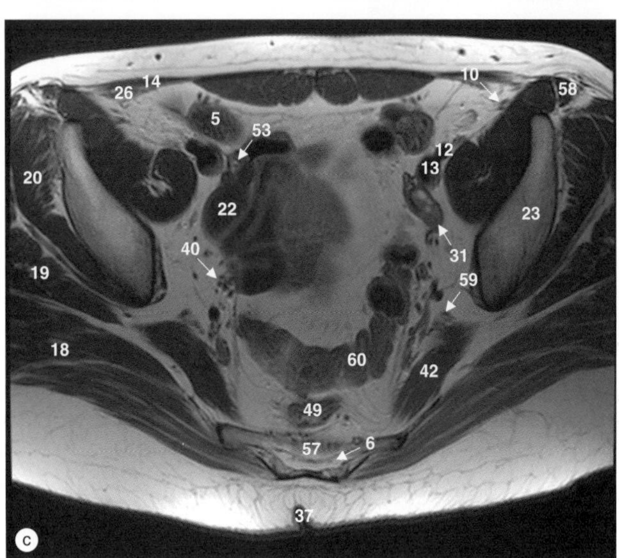

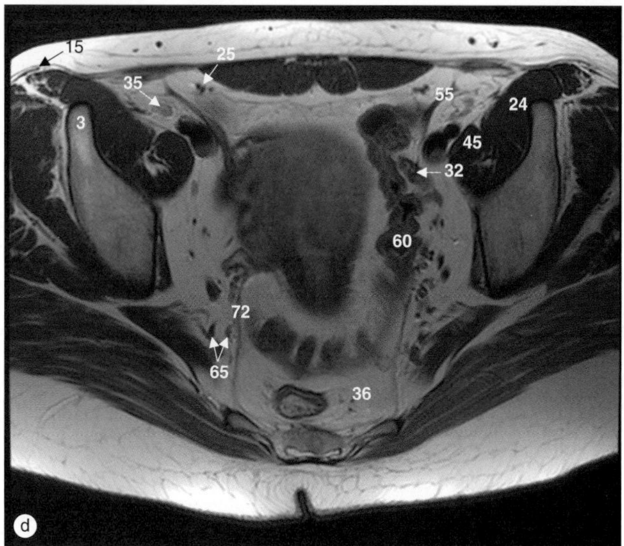

（**a**）～（**p**）女性盆部，MR 连续轴位 T2WI，从上至下

1. 髋臼唇（后）
2. 阴道前穹窿
3. 髂前下棘
4. 膀胱
5. 盲肠末端
6. 中央骶管
7. 子宫颈壁
8. 股总动脉
9. 股总静脉
10. 旋髂深血管
11. 宫颈外口
12. 髂外动脉
13. 髂外静脉
14. 腹外斜肌腱膜
15. 阔筋膜
16. 股骨头
17. 股神经
18. 臀大肌
19. 臀中肌
20. 臀小肌
21. 髋关节囊（伴髂股韧带）
22. 回肠
23. 髂骨
24. 髂肌
25. 腹壁下血管
26. 腹股沟韧带
27. 宫颈内口
28. 坐骨棘
29. 坐骨肛门窝
30. 坐骨
31. 左卵巢
32. 左输卵管
33. 肛提肌（耻骨直肠肌）
34. 股骨头韧带
35. 淋巴结

第 160 ～ 161 页共用编号 1 ～ 72 的注释。

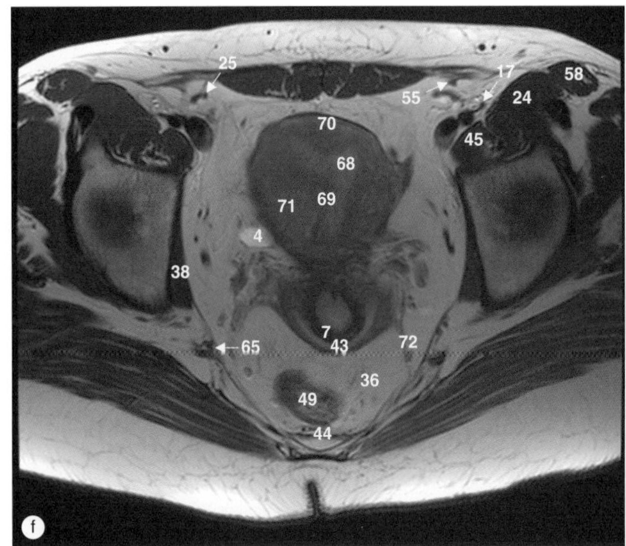

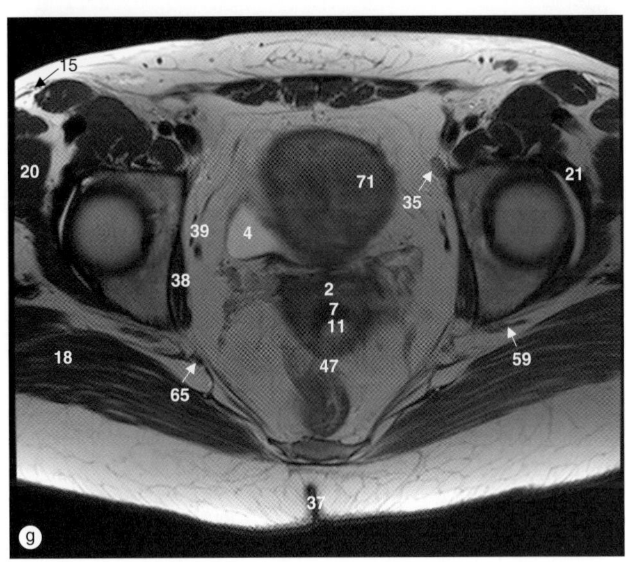

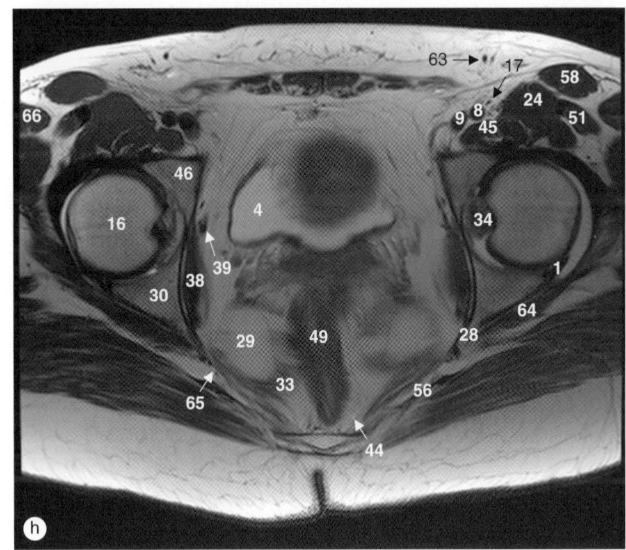

（**a**）～（**p**）女性盆部，MR 连续轴位 T2WI，从上至下

36. 直肠系膜
37. 臀沟
38. 闭孔内肌
39. 闭孔血管
40. 卵巢血管
41. 壁层腹膜
42. 梨状肌
43. 阴道后穹窿
44. 骶前（Waldeyer）筋膜
45. 腰肌
46. 耻骨
47. 直肠子宫陷凹（Douglas 陷凹）
48. 直肠乙状结肠交界处
49. 直肠
50. 腹直肌
51. 股直肌
52. 右卵巢
53. 右输卵管
54. 髋臼顶
55. 子宫圆韧带
56. 骶棘韧带
57. 骶骨
58. 缝匠肌
59. 坐骨神经
60. 乙状结肠
61. 乙状结肠系膜
62. 小肠系膜
63. 腹壁浅血管
64. 上孖肌
65. 臀上血管
66. 阔筋膜张肌
67. 主韧带（宫颈横韧带）
68. 子宫内膜
69. 子宫结合带
70. 子宫底
71. 子宫肌层
72. 子宫骶韧带

第 160 ～ 161 页共用编号 1 ～ 72 的注释。

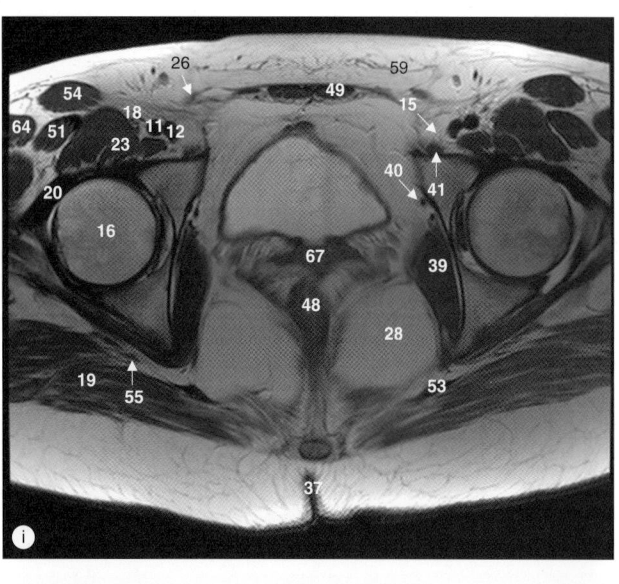

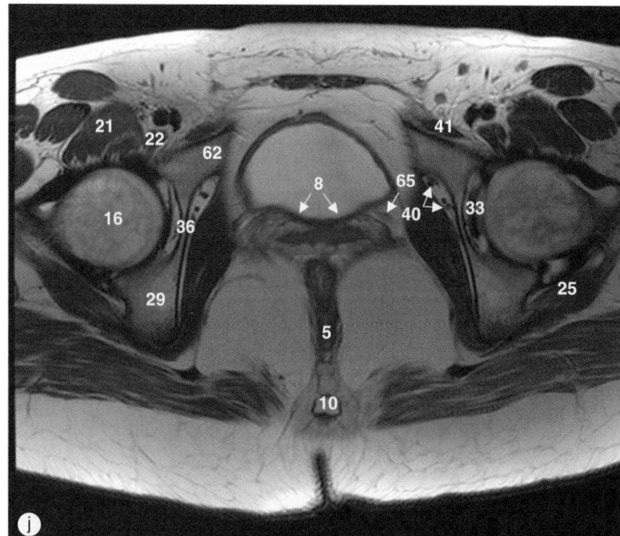

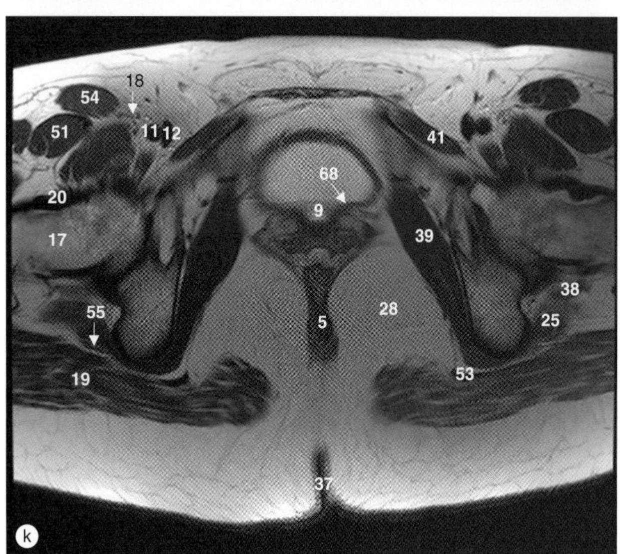

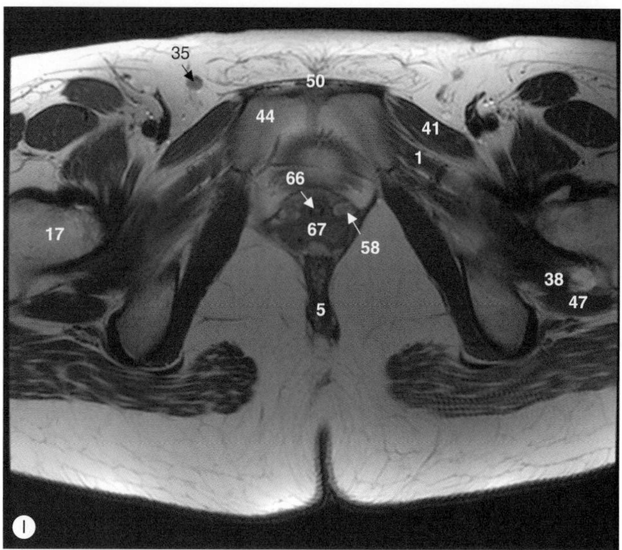

（a）～（p）女性盆部，MR 连续轴位 T2WI，从上至下

1. 短收肌
2. 长收肌
3. 大收肌
4. 肛管
5. 肛尾韧带
6. 肛管直肠交界处
7. 股二头肌腱
8. 膀胱底
9. 膀胱颈
10. 尾骨
11. 股总动脉
12. 股总静脉
13. 肛门外括约肌
14. 腹膜外脂肪（Retzius 间隙）
15. 股管
16. 股骨头
17. 股骨颈
18. 股神经分支
19. 臀大肌
20. 髋关节囊（伴髂股韧带）
21. 髂肌
22. 髂小肌
23. 髂腰肌
24. 髂腰肌腱
25. 下孖肌
26. 腹股沟韧带
27. 坐骨结节
28. 坐骨肛门窝
29. 坐骨
30. 小阴唇
31. 大阴唇
32. 股骨小转子
33. 股骨头韧带
34. 大隐静脉
35. 淋巴结

第 162 ～ 163 页共用编号 1 ～ 68 的注释。

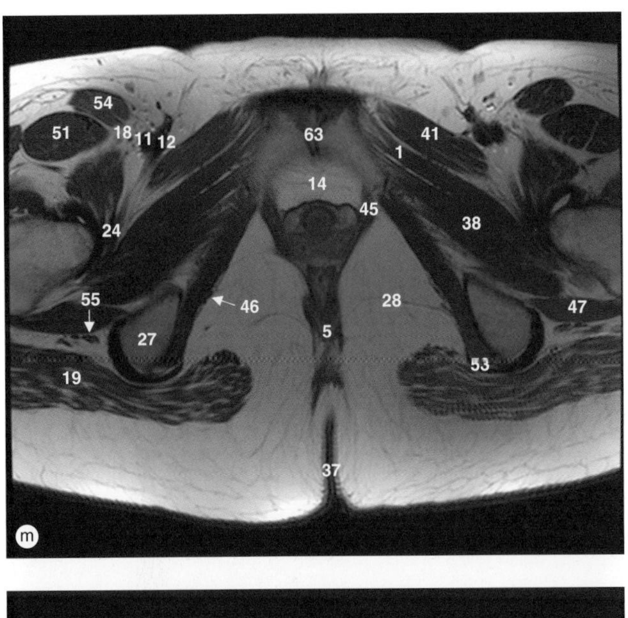

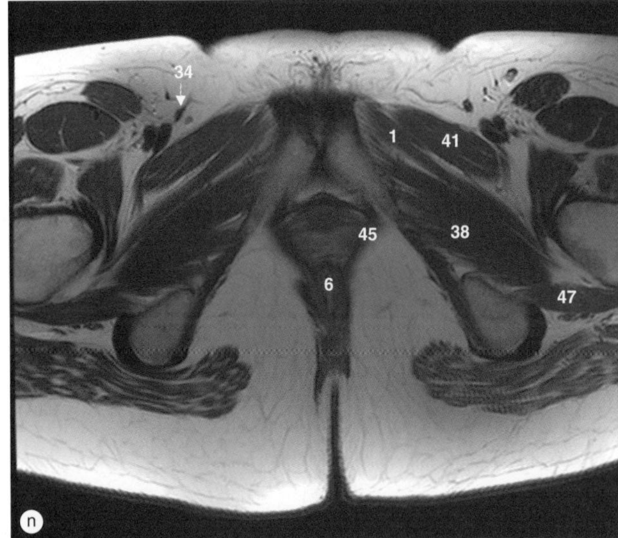

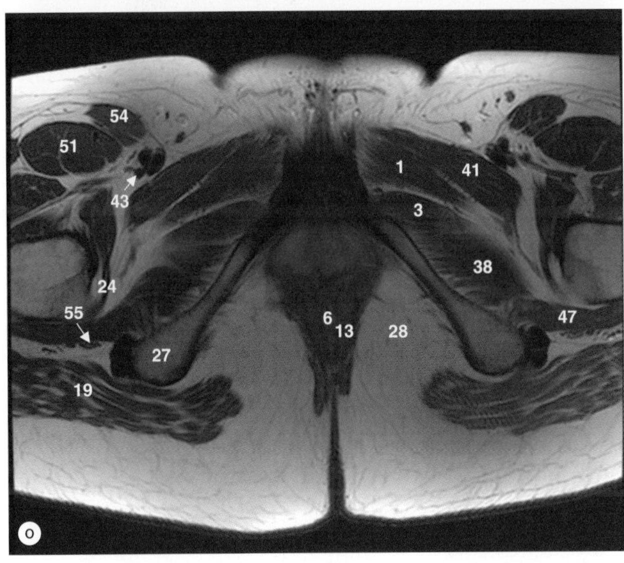

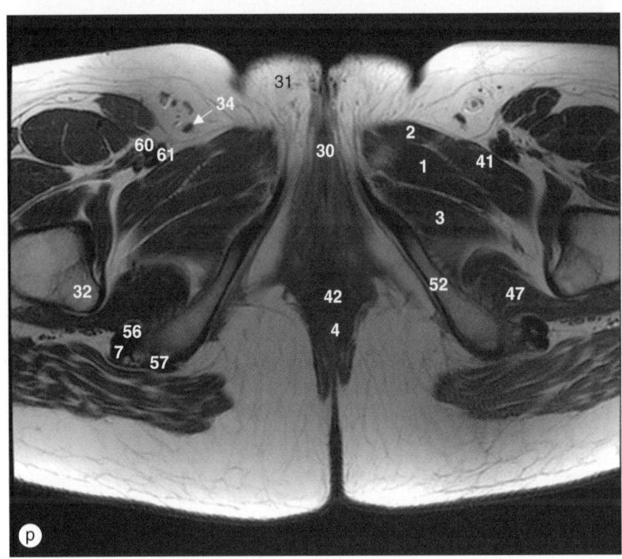

（**a**）～（**p**）女性盆部，MR 连续轴位 T2WI，从上至下

36. 髋臼内壁
37. 臀沟
38. 闭孔外肌
39. 闭孔内肌
40. 闭孔血管和神经
41. 耻骨肌
42. 会阴体
43. 股深动脉
44. 耻骨体
45. 耻骨直肠肌
46. 阴部内神经血管束（Alcock 管）
47. 股方肌
48. 直肠
49. 腹直肌
50. 腹直肌腱
51. 股直肌
52. 耻骨下支
53. 骶结节韧带
54. 缝匠肌
55. 坐骨神经
56. 半膜肌腱
57. 半腱肌腱
58. 斯基恩（Skene）腺
59. 浅筋膜层（Camper 筋膜）
60. 股浅动脉
61. 股浅静脉
62. 耻骨上支
63. 耻骨联合
64. 阔筋膜张肌
65. 输尿管
66. 尿道
67. 阴道
68. 膀胱输尿管连接处

第 162 ～ 163 页共用编号 1 ～ 68 的注释。

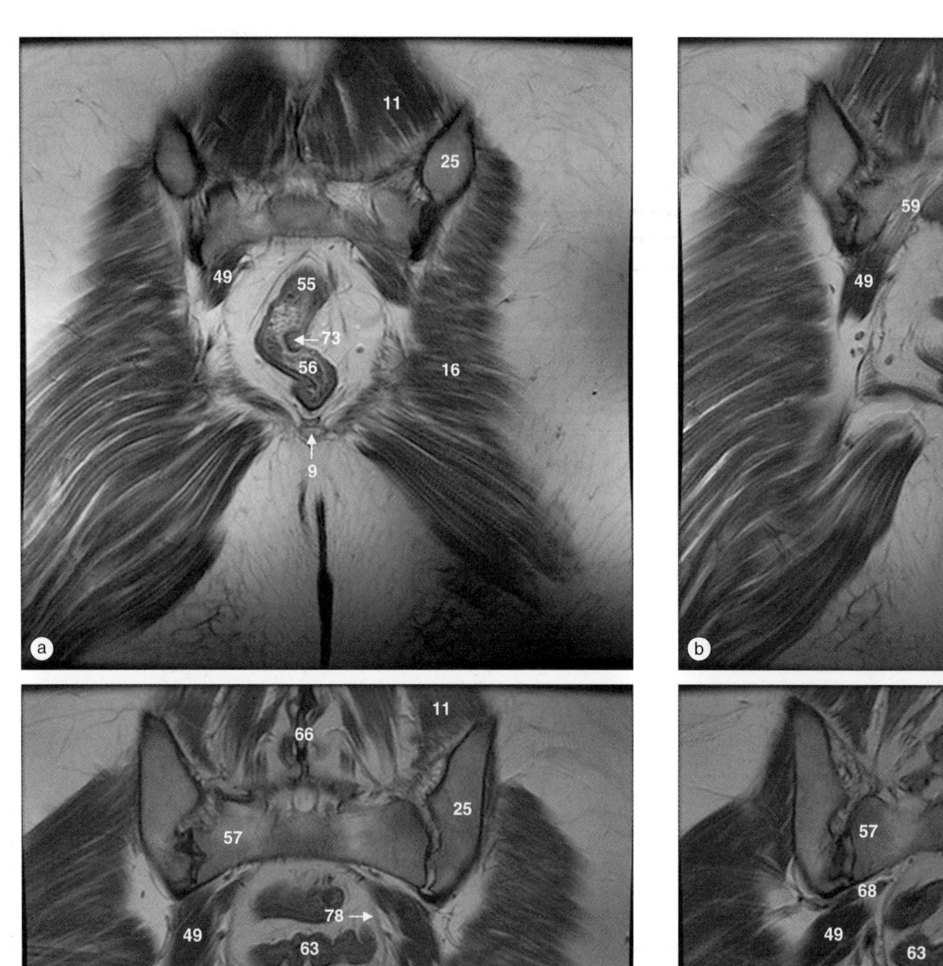

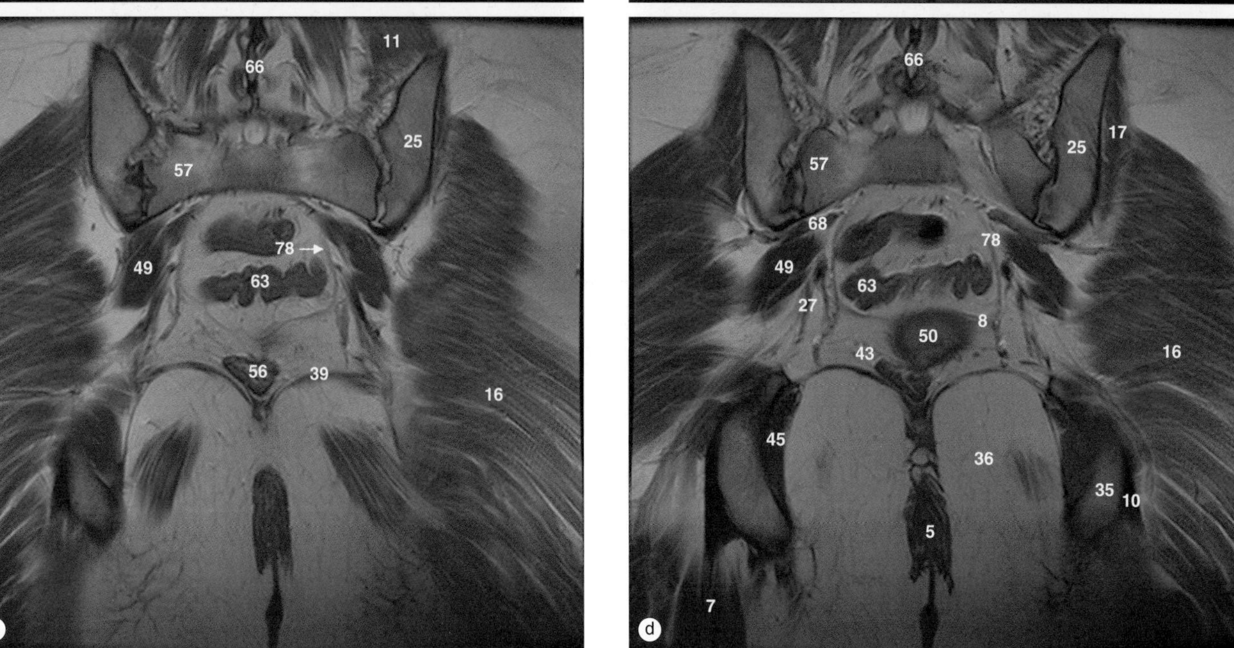

（a）~（p）女性盆部，MR 连续冠状位 T2WI，从后至前

1. 髋臼
2. 短收肌
3. 左卵巢
4. 大收肌
5. 肛管
6. 阴道前穹窿
7. 股二头肌
8. 子宫阔韧带
9. 尾骨
10. 腘绳肌共同起点
11. 竖脊肌
12. 肛门外括约肌
13. 宫颈外口
14. 股骨头
15. 股骨颈
16. 臀大肌
17. 臀中肌
18. 臀小肌
19. 股薄肌
20. 股骨大转子
21. 回肠
22. 髂嵴
23. 髂肌
24. 髂腰肌腱
25. 髂骨
26. 下孖肌
27. 臀下血管
28. 耻骨下支
29. 直肠下神经血管束
30. 宫颈内口
31. 髂内血管
32. 阴部内神经血管束（Alcock 管）
33. 股骨转子间区
34. L5/S1 椎间盘（后缘）
35. 坐骨结节

第 164 ~ 165 页共用编号 1 ~ 79 的注释。

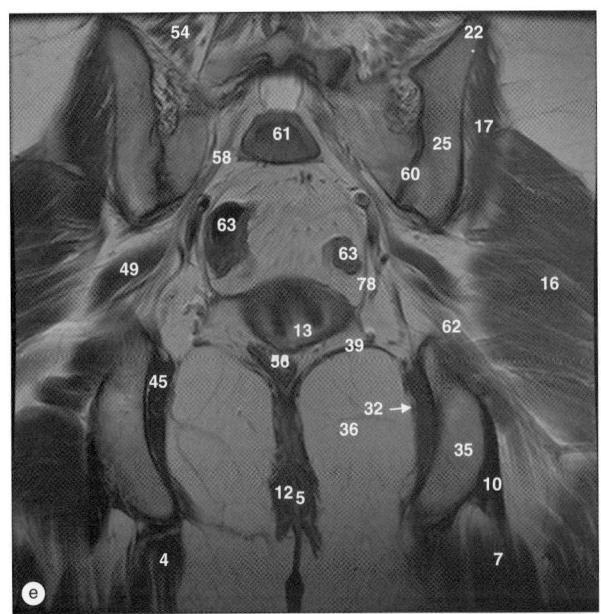

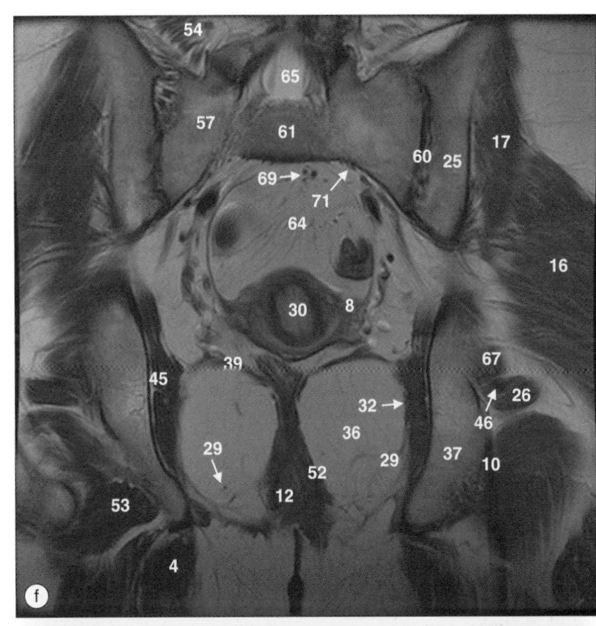

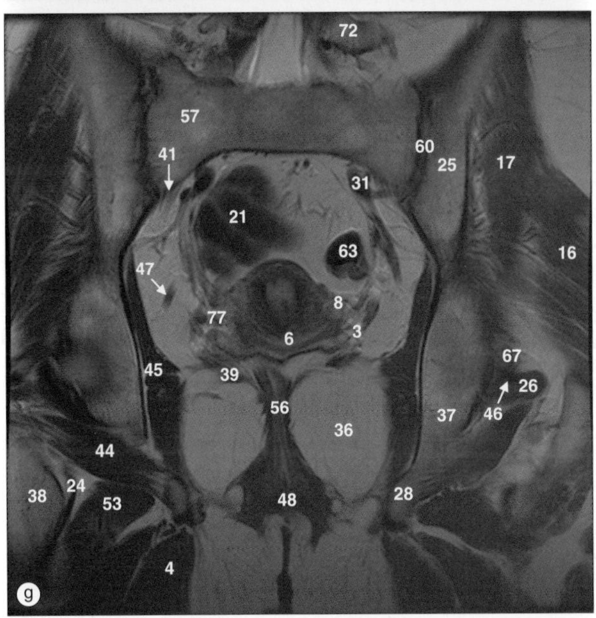

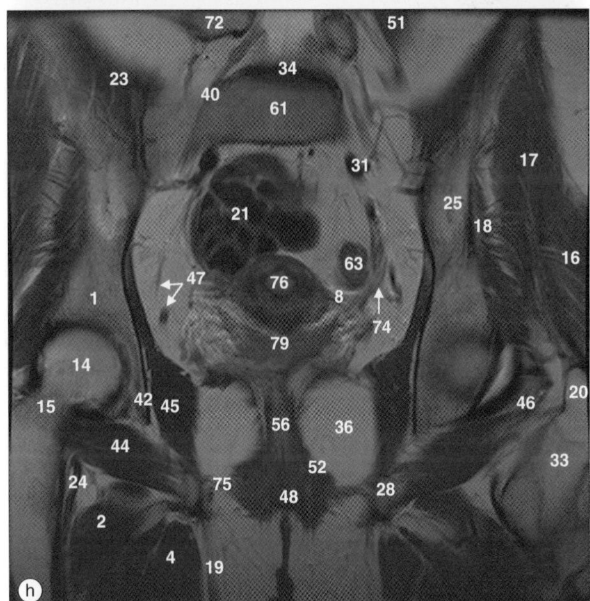

（a）～（p）女性盆部，MR 连续冠状位 T2WI，从后至前

36. 坐骨肛门窝
37. 坐骨
38. 股骨小转子
39. 肛提肌
40. 腰神经（L5）
41. 腰骶干
42. 髋臼内壁
43. 直肠下血管
44. 闭孔外肌
45. 闭孔内肌
46. 闭孔内肌腱
47. 闭孔神经血管束
48. 会阴体
49. 梨状肌
50. 阴道后穹窿
51. 腰大肌
52. 耻骨直肠肌
53. 股方肌
54. 腰方肌
55. 直肠乙状结肠交界处
56. 直肠
57. 骶骨翼
58. 骶神经（S1）
59. 骶神经（S2）
60. 骶髂关节
61. 骶骨
62. 坐骨神经
63. 乙状结肠
64. 乙状结肠系膜
65. 椎管
66. L5 棘突
67. 上孖肌
68. 臀上血管
69. 直肠上血管
70. 棘上韧带
71. 交感神经链
72. L5 横突
73. 直肠横襞（Houston 瓣）
74. 输尿管
75. 尿生殖膈
76. 子宫内膜
77. 子宫血管
78. 子宫骶韧带
79. 阴道

第 164 ～ 165 页共用编号 1 ～ 79 的注释。

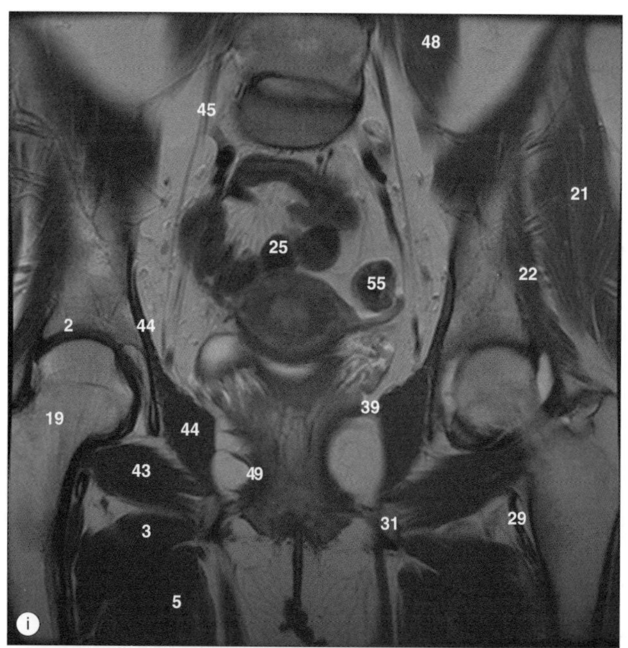

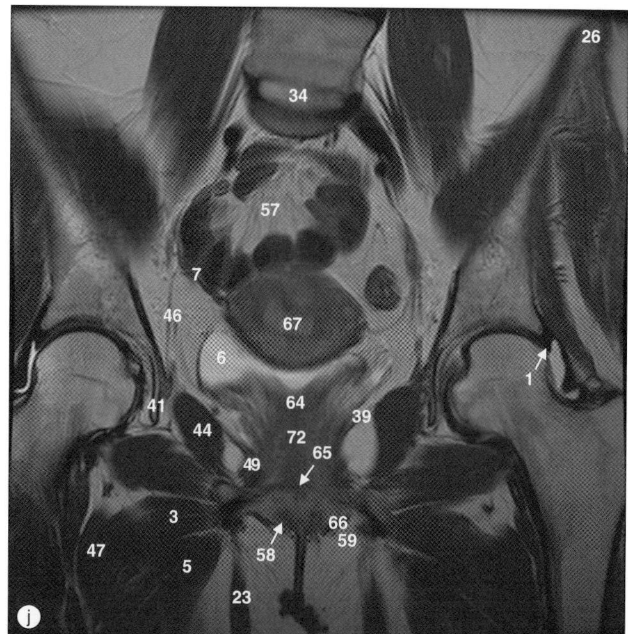

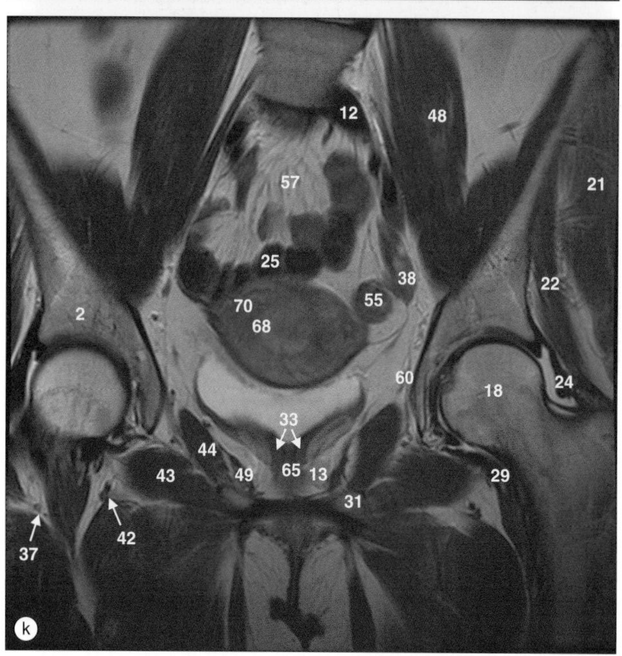

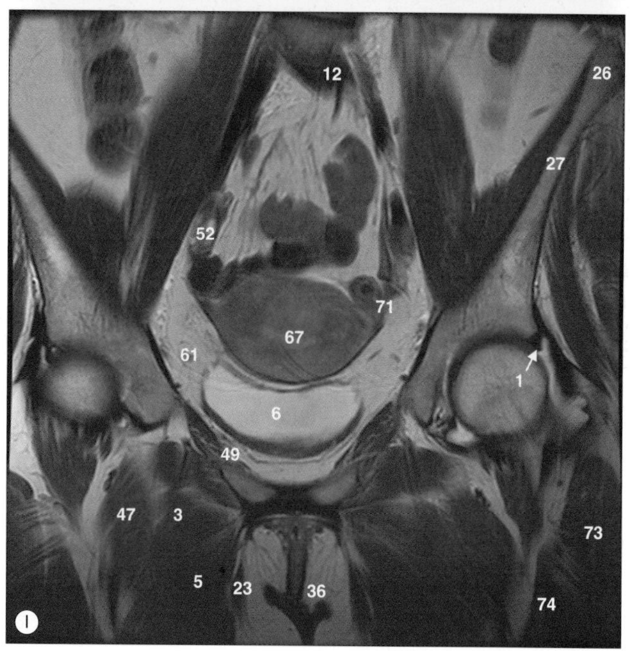

（a）~（p）女性盆部，MR 连续冠状位 T2WI，从后至前

1. 髋臼唇
2. 髋臼顶
3. 短收肌
4. 长收肌
5. 大收肌
6. 膀胱
7. 子宫阔韧带
8. 盲肠
9. 股总动脉
10. 股总静脉
11. 髂总动脉
12. 髂总静脉
13. 会阴深隙
14. 降结肠
15. 髂外动脉
16. 腹外斜肌
17. 股管
18. 股骨头
19. 股骨颈
20. 股神经
21. 臀中肌
22. 臀小肌
23. 股薄肌
24. 髋关节囊
25. 回肠
26. 髂嵴
27. 髂骨翼
28. 髂肌
29. 髂腰肌腱
30. 腹壁下血管
31. 耻骨下支
32. 腹内斜肌
33. 膀胱内括约肌
34. L5/S1 椎间盘
35. 小阴唇
36. 大阴唇

第 166 ~ 167 页共用编号 1 ~ 74 的注释。

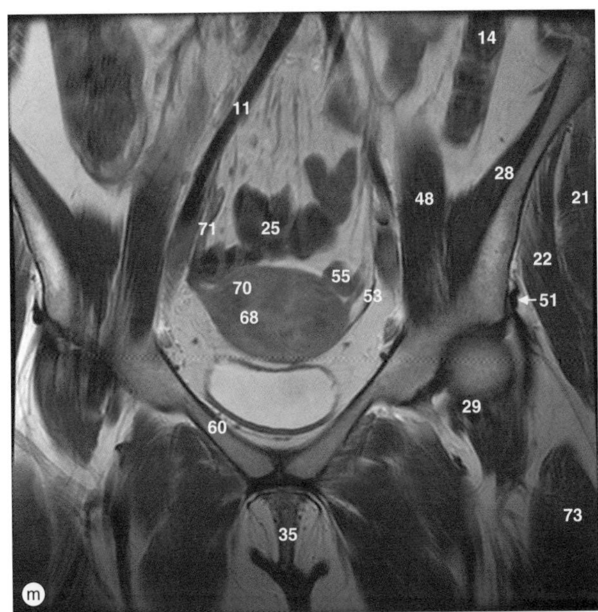

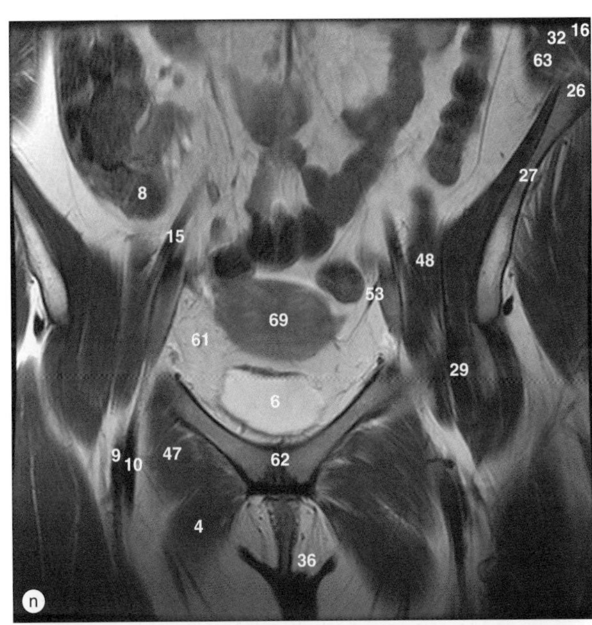

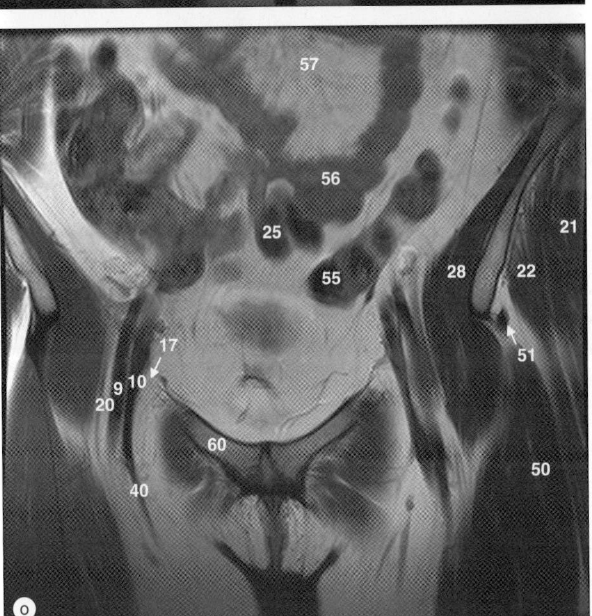

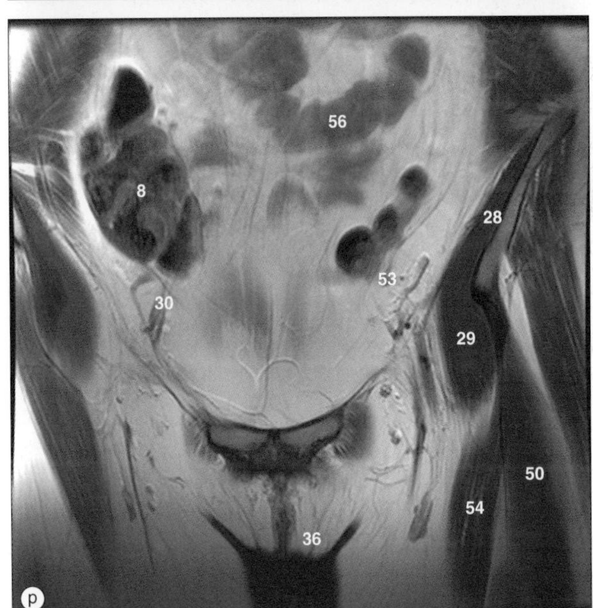

（a）～（p）女性盆部，MR 连续冠状位 T2WI，从后至前

37. 旋股外侧血管
38. 左卵巢
39. 肛提肌
40. 大隐静脉
41. 内侧髋臼
42. 旋股内侧血管
43. 闭孔外肌
44. 闭孔内肌
45. 闭孔神经
46. 闭孔神经血管束
47. 耻骨肌
48. 腰大肌
49. 耻骨阴道肌
50. 股直肌
51. 股直肌反折头
52. 右卵巢
53. 子宫圆韧带
54. 缝匠肌
55. 乙状结肠
56. 小肠
57. 小肠系膜
58. 尿道括约肌
59. 会阴浅隙
60. 耻骨上支
61. 膀胱上血管
62. 耻骨联合
63. 腹横肌
64. 膀胱三角
65. 尿道
66. 尿生殖膈
67. 子宫内膜
68. 子宫结合带
69. 子宫底
70. 子宫肌层
71. 输卵管
72. 阴道
73. 股外侧肌
74. 股中间肌

第 166 ～ 167 页共用编号 1 ～ 74 的注释。

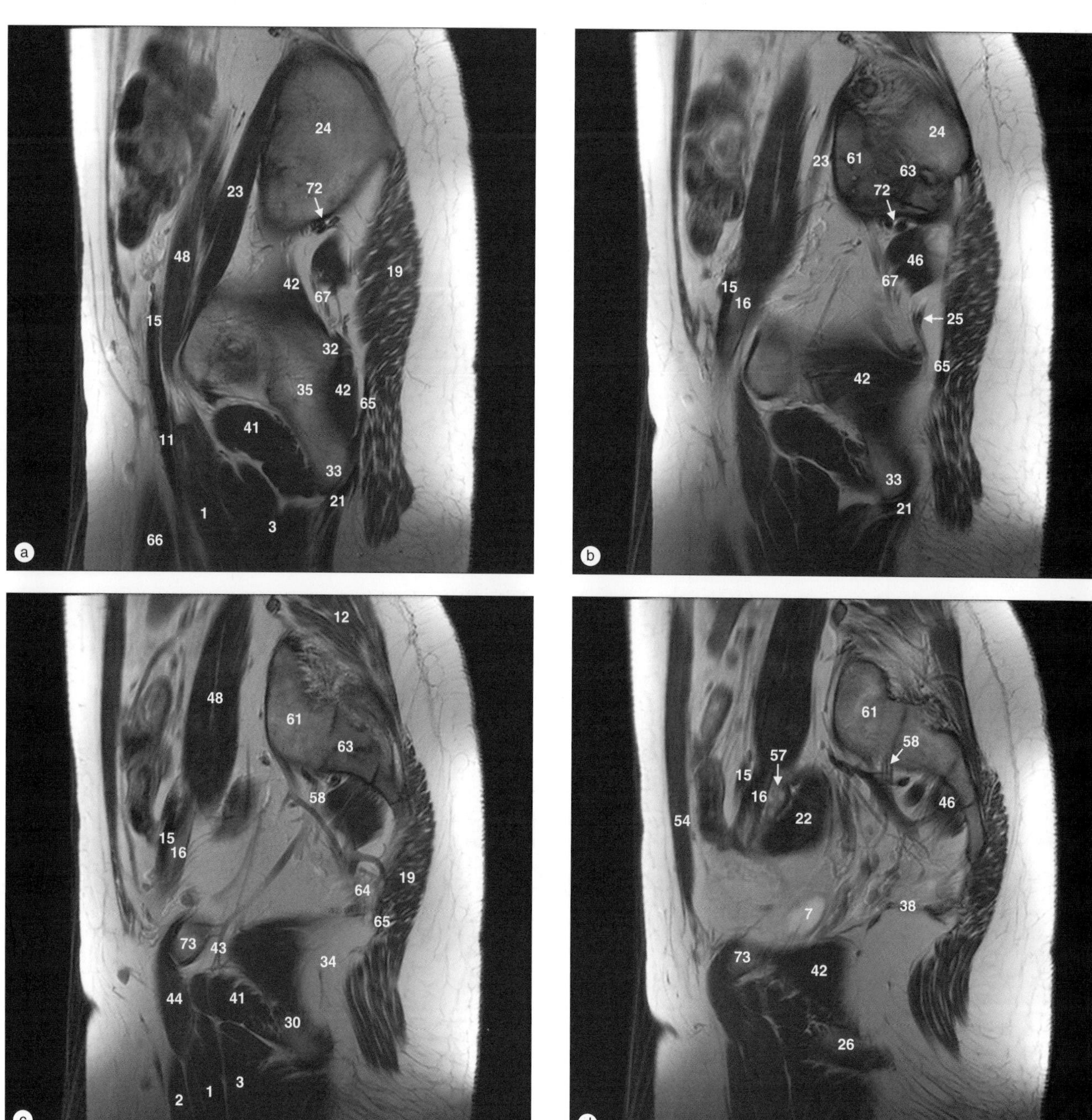

（a）～（p）女性盆部，MR 连续矢状位 T2WI，从右至左

1. 短收肌
2. 长收肌
3. 大收肌
4. 肛尾缝
5. 阴道前穹窿
6. 肛门
7. 膀胱
8. 子宫阔韧带
9. 子宫颈
10. 尾骨
11. 股总动脉
12. 竖脊肌
13. 肛门外括约肌
14. 宫颈外口
15. 髂外动脉
16. 髂外静脉
17. 腹膜外脂肪
18. 终丝
19. 臀大肌
20. 股薄肌
21. 腘绳肌起点
22. 回肠
23. 髂肌
24. 髂骨

第 168 ～ 171 页共用编号 1 ～ 88 的注释。

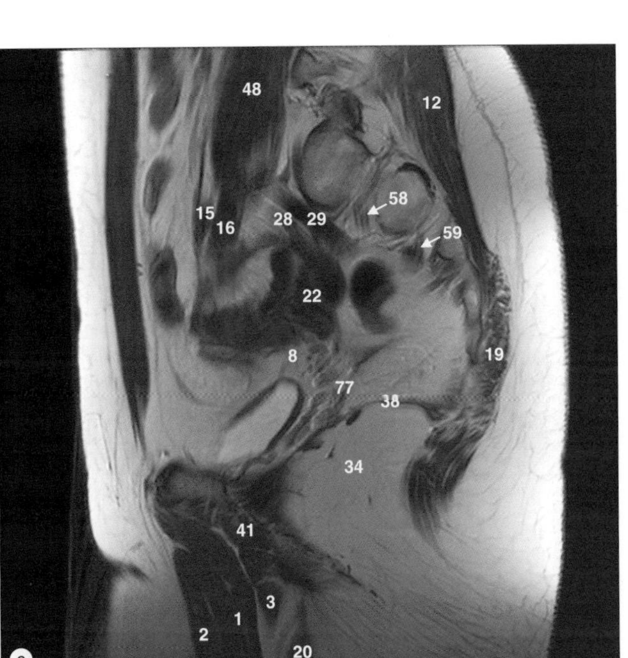

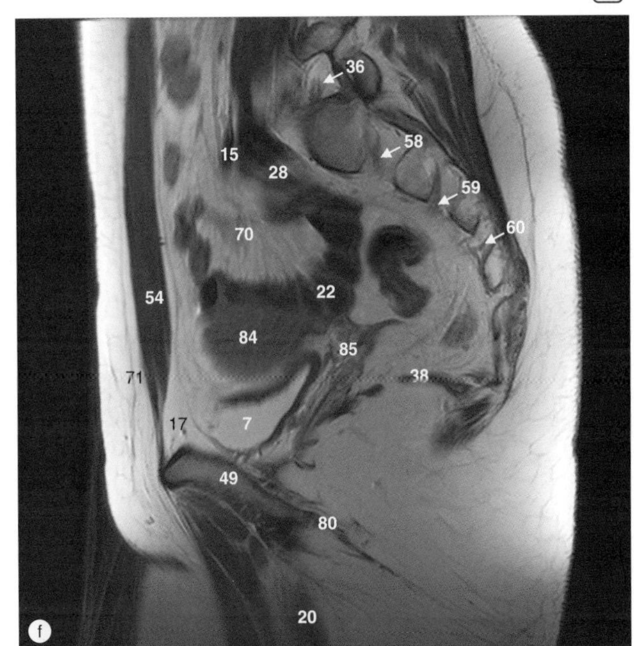

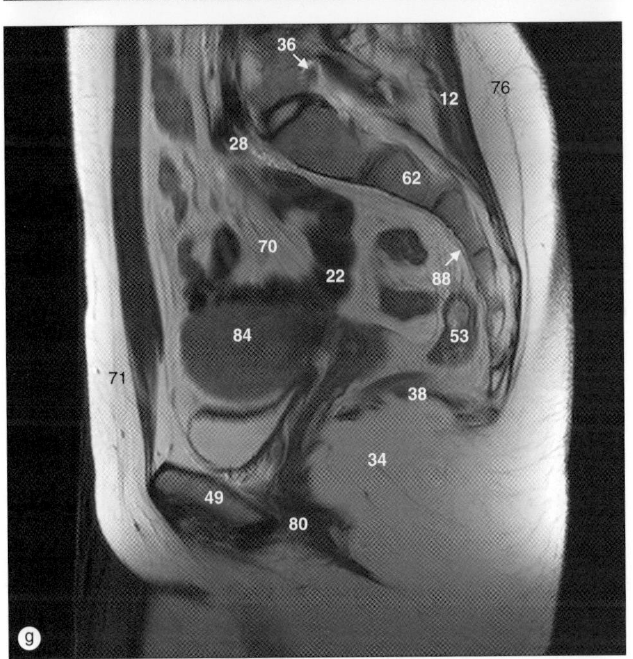

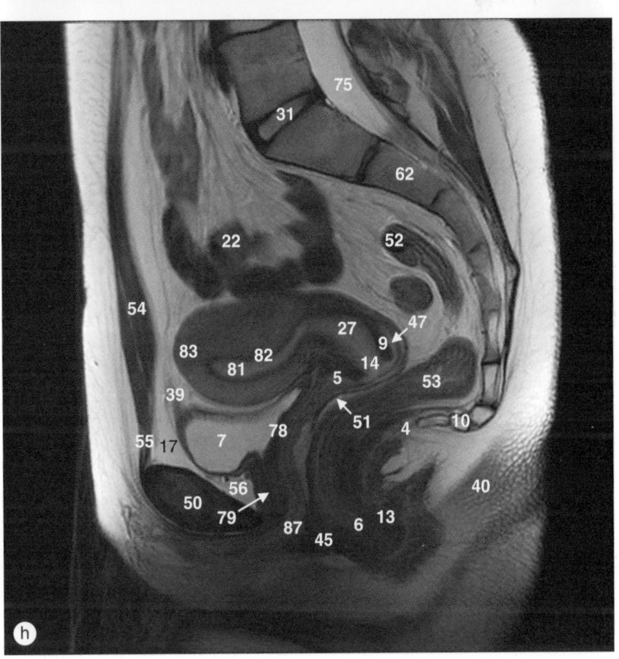

（**a**）～（**p**）女性盆部，MR 连续矢状位 T2WI，从右至左

25. 臀下血管
26. 耻骨下支
27. 宫颈内口
28. 髂内动脉
29. 髂内静脉
30. 阴部内神经血管束（Alcock 管）
31. L5/S1 椎间盘
32. 坐骨棘
33. 坐骨结节
34. 坐骨肛门窝
35. 坐骨
36. L5 神经根
37. 左卵巢
38. 尾骨肌
39. 脐正中韧带
40. 臀沟
41. 闭孔外肌
42. 闭孔内肌
43. 闭孔神经血管束
44. 耻骨肌
45. 会阴体
46. 梨状肌
47. 阴道后穹窿

第 168～171 页共用编号 1～88 的注释。

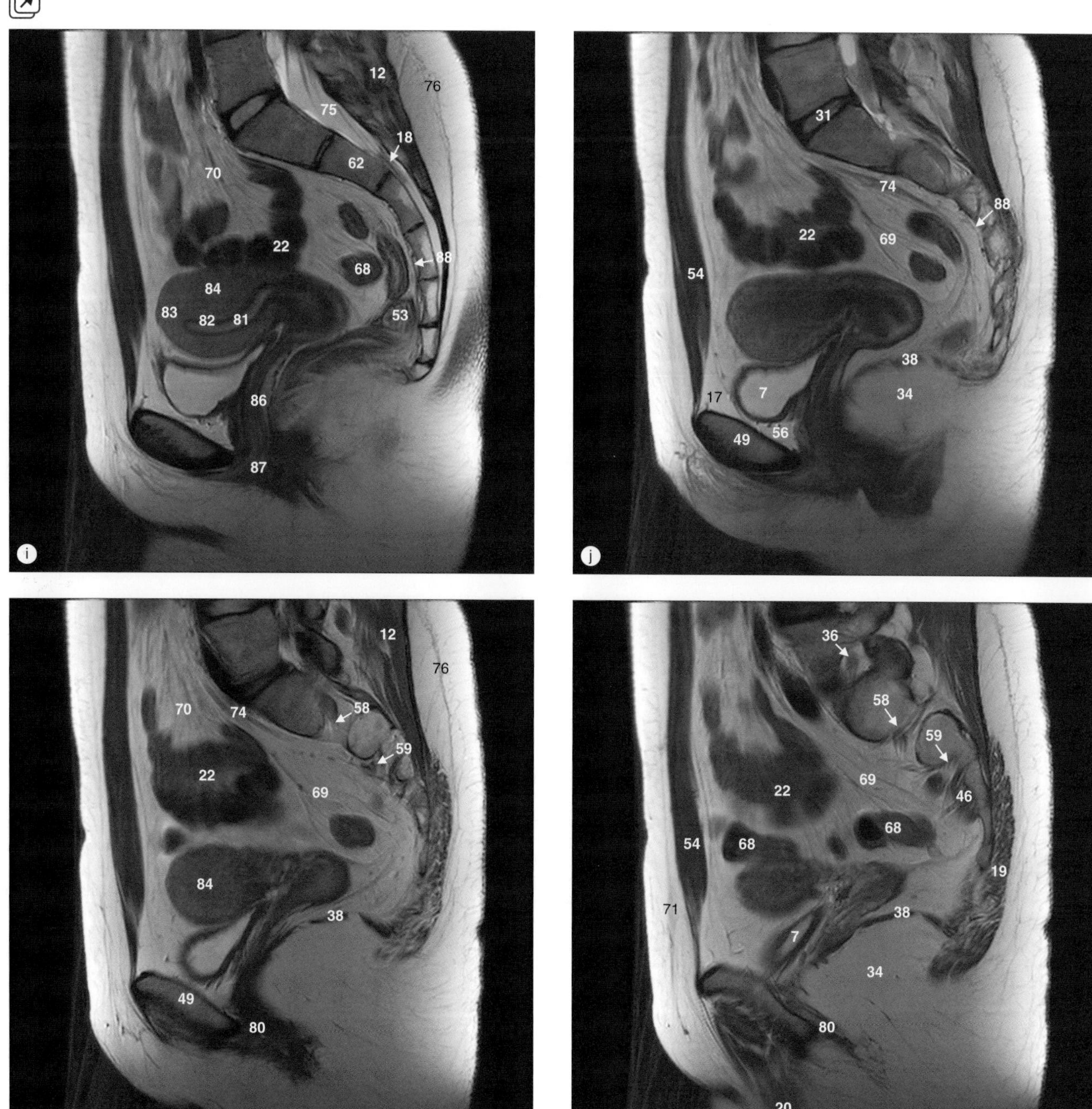

（**a**）～（**p**）女性盆部，MR 连续矢状位 T2WI，从右至左

48. 腰大肌
49. 耻骨体
50. 耻骨联合
51. 直肠子宫陷凹（Douglas 陷凹）
52. 直肠乙状结肠交界处
53. 直肠
54. 腹直肌
55. 腹直肌鞘
56. 耻骨后间隙（Retzius 穴，腹膜外脂肪）
57. 右卵巢
58. S1 神经根
59. S2 神经根
60. S3 神经根
61. 骶骨翼
62. 骶骨体
63. 骶髂关节
64. 骶棘韧带
65. 骶结节韧带
66. 缝匠肌
67. 坐骨神经

第 168 ～ 171 页共用编号 1 ～ 88 的注释。

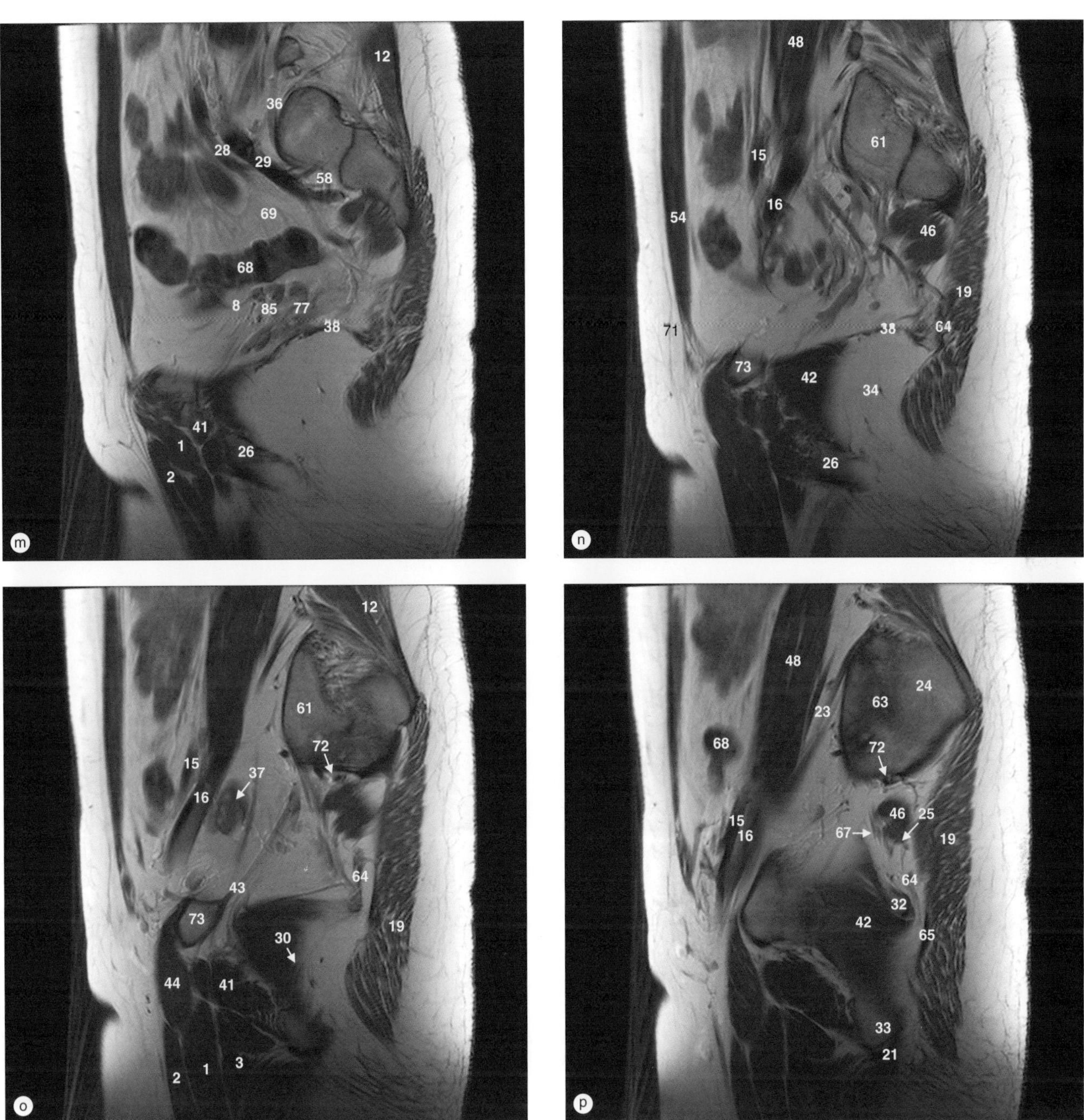

（a）～（p）女性盆部，MR 连续矢状位 T2WI，从右至左

68. 乙状结肠
69. 乙状结肠系膜
70. 小肠系膜
71. 腹部浅筋膜
72. 臀上血管
73. 耻骨上支
74. 直肠上血管
75. 硬膜囊
76. 胸腰筋膜
77. 主韧带（宫颈横韧带）
78. 膀胱三角
79. 尿道
80. 尿生殖膈
81. 子宫内膜
82. 子宫结合带
83. 子宫底
84. 子宫肌层
85. 子宫血管
86. 阴道
87. 阴道口
88. 骶前筋膜（Waldeyer 筋膜）

第 168 ～ 171 页共用编号 1 ～ 88 的注释。

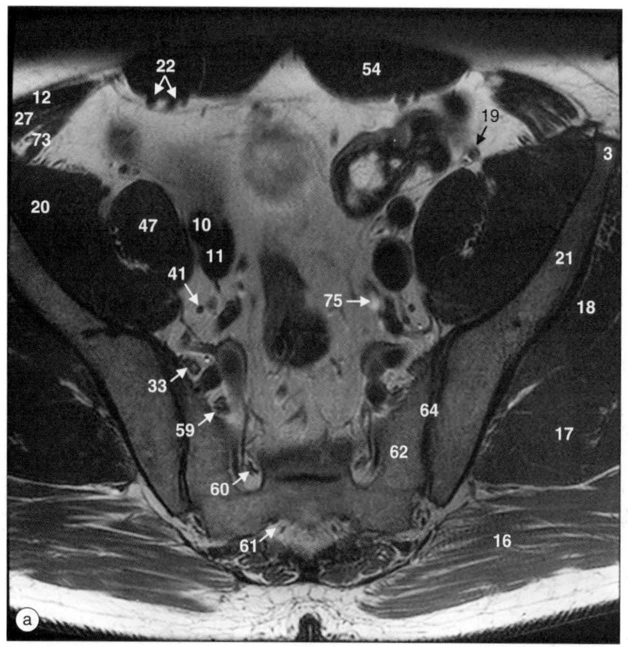

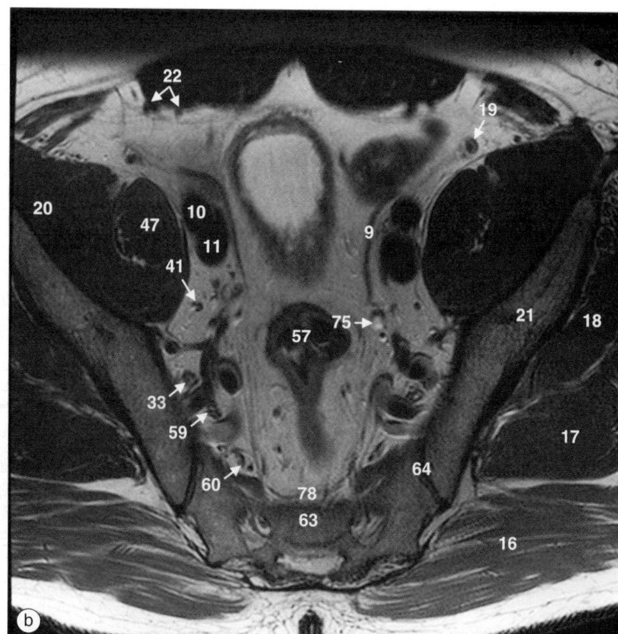

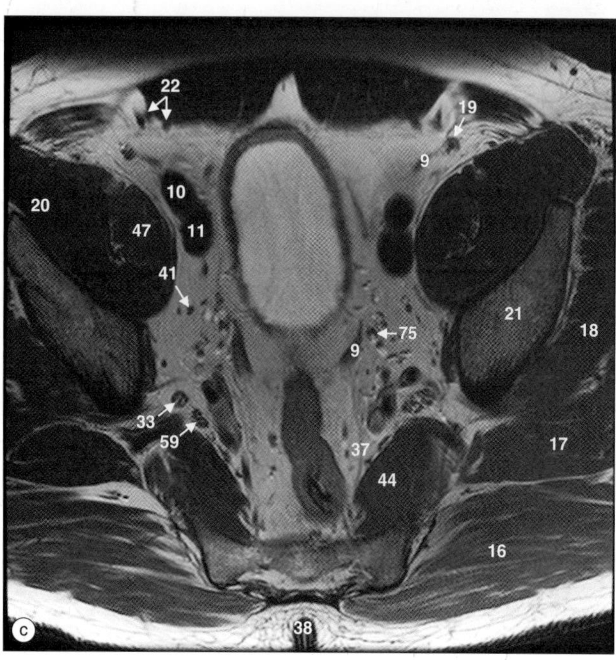

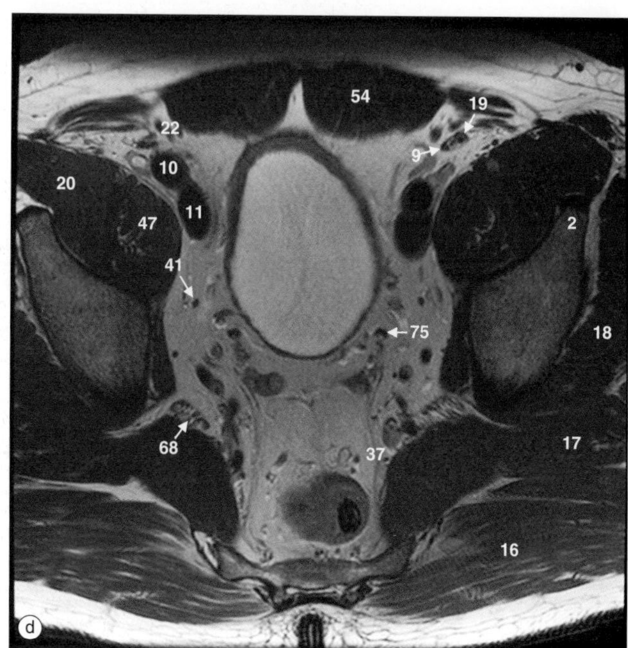

（**a**）～（**w**）男性盆部，MR 连续轴位 T2WI，从上至下

1. 髋臼	7. 股总静脉	13. 股管
2. 髂前下棘	8. 腘绳肌共同起点	14. 股骨头
3. 髂前上棘	9. 输精管	15. 股神经分支
4. 膀胱	10. 髂外动脉	16. 臀大肌
5. 尾骨	11. 髂外静脉	17. 臀中肌
6. 股总动脉	12. 腹外斜肌	18. 臀小肌

第 172 ～ 175 页共用编号 1 ～ 78 的注释。

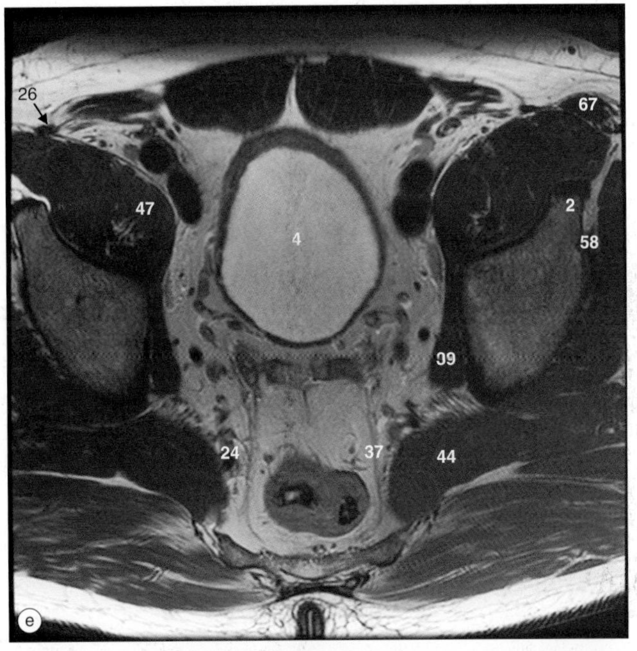

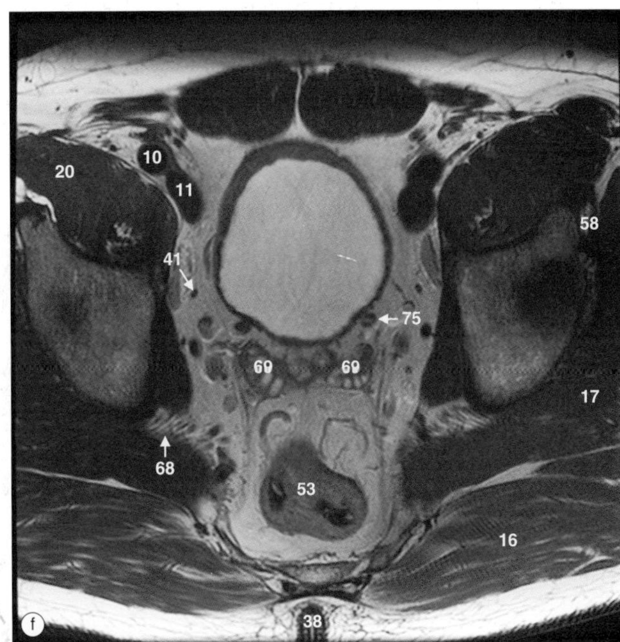

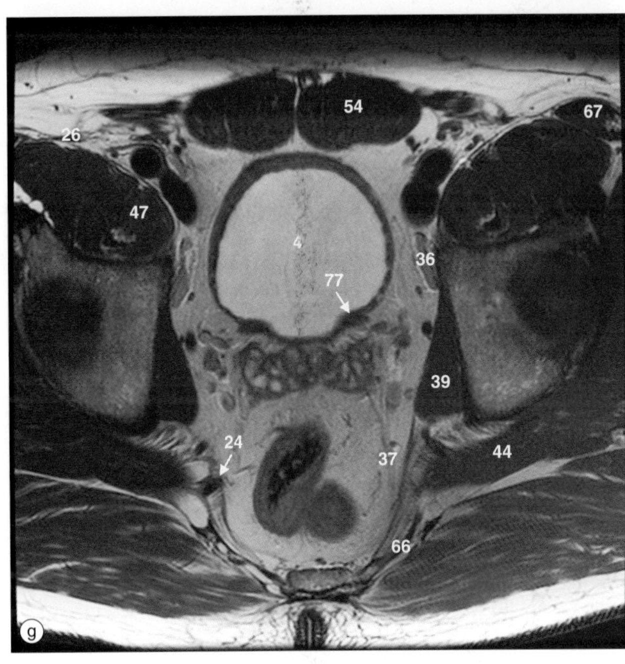

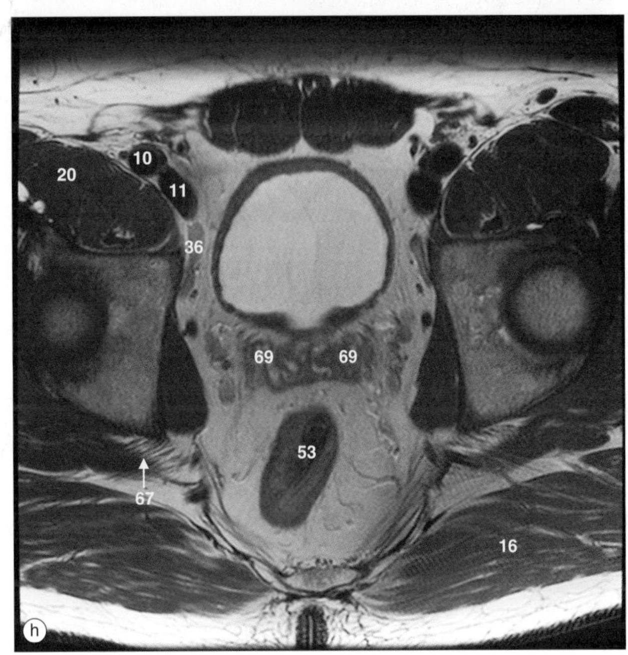

（**a**）～（**w**）男性盆部，MR 连续轴位 T2WI，从上至下

19. 性腺血管
20. 髂肌
21. 髂骨
22. 腹壁下血管
23. 下孖肌
24. 臀下血管
25. 直肠下血管和神经
26. 腹股沟韧带
27. 腹内斜肌
28. 尿道内口
29. 坐骨棘
30. 坐骨结节
31. 坐骨肛门窝
32. 坐骨
33. L5 神经根
34. 肛提肌
35. 股骨头韧带
36. 淋巴结
37. 直肠系膜
38. 臀沟
39. 闭孔内肌

第 172 ～ 175 页共用编号 1 ～ 78 的注释。

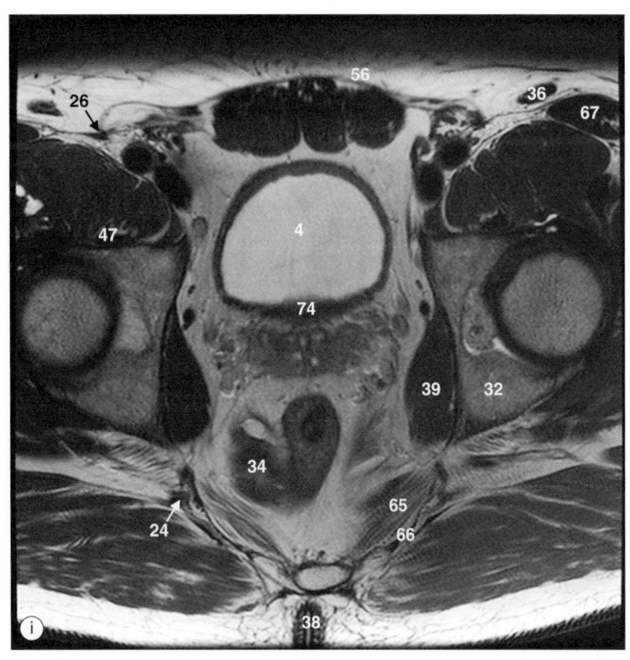

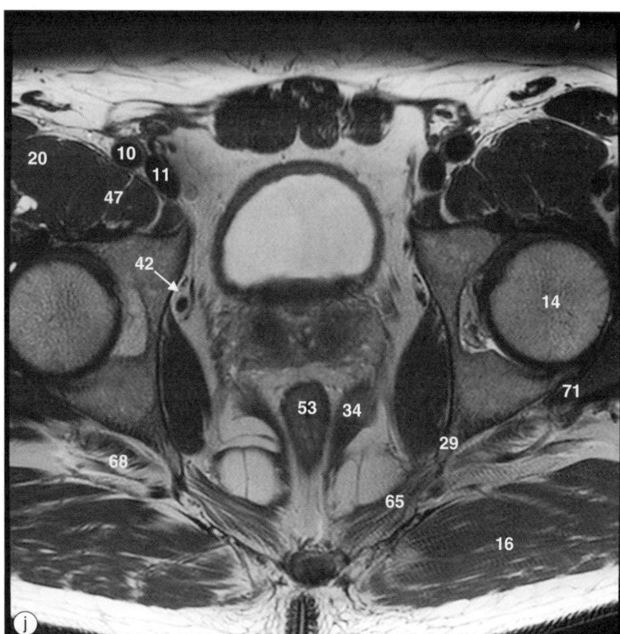

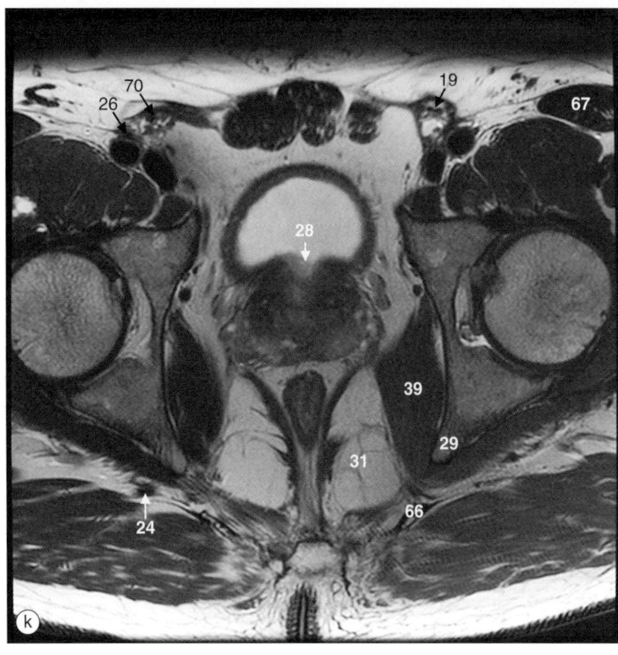

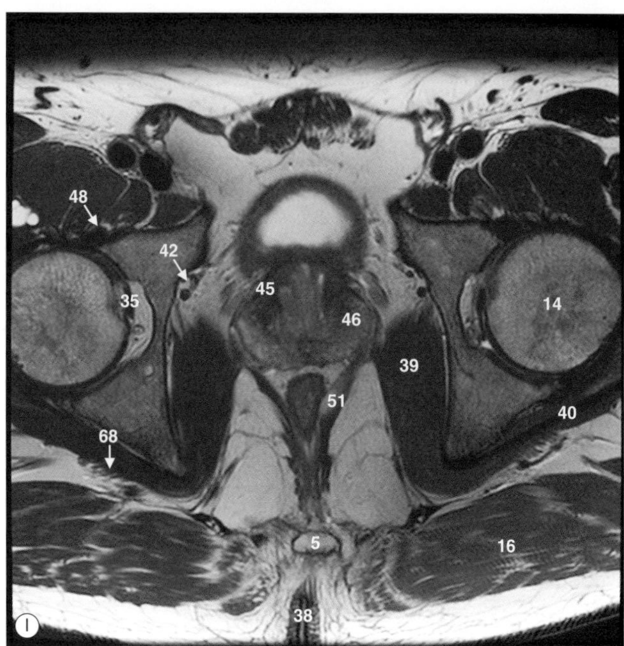

（**a**）～（**w**）男性盆部，MR 连续轴位 T2WI，从上至下

40. 闭孔内肌腱
41. 闭孔神经
42. 闭孔神经血管束
43. 耻骨肌
44. 梨状肌
45. 前列腺（中央带和移行带）
46. 前列腺（外周带）
47. 腰大肌
48. 腰大肌腱
49. 耻骨联合
50. 耻骨结节
51. 耻骨直肠肌
52. 股方肌
53. 直肠
54. 腹直肌
55. 股直肌
56. 腹直肌鞘
57. 直肠乙状结肠交界处

第 172 ～ 175 页共用编号 1 ～ 78 的注释。

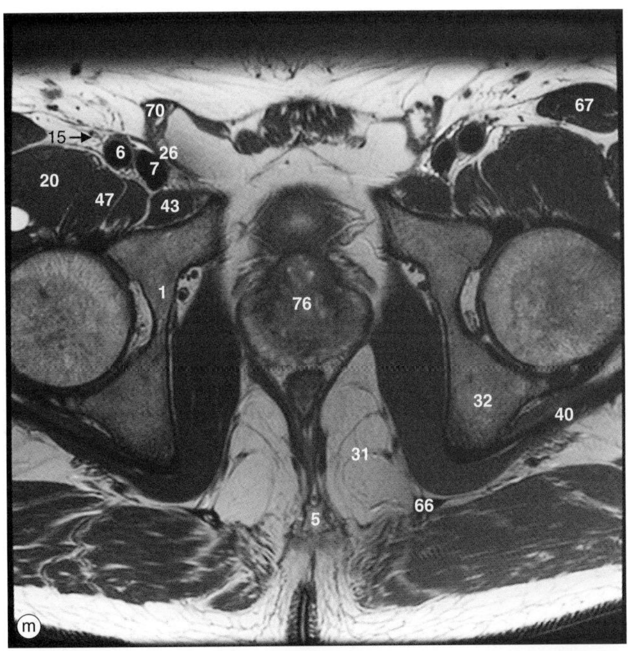

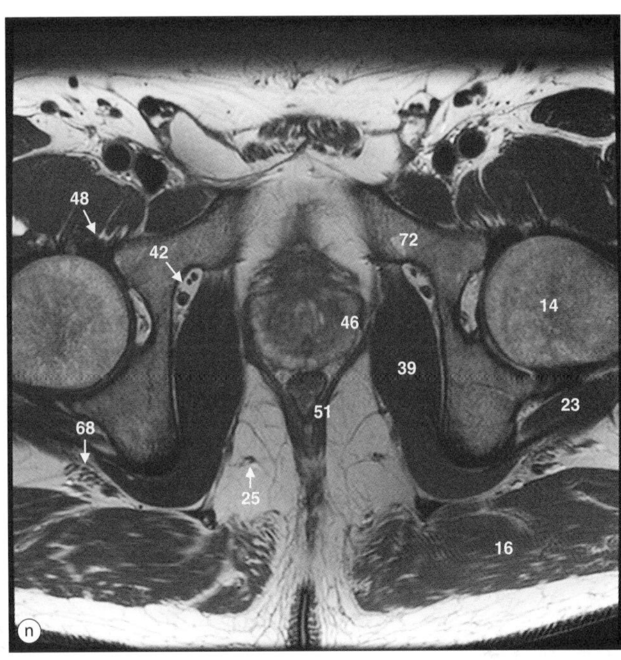

（a）~（w）男性盆部，MR 连续轴位 T2WI，从上至下

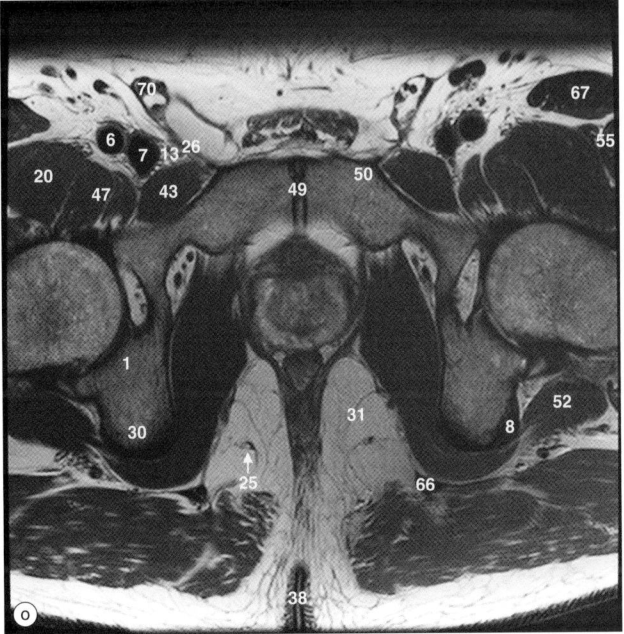

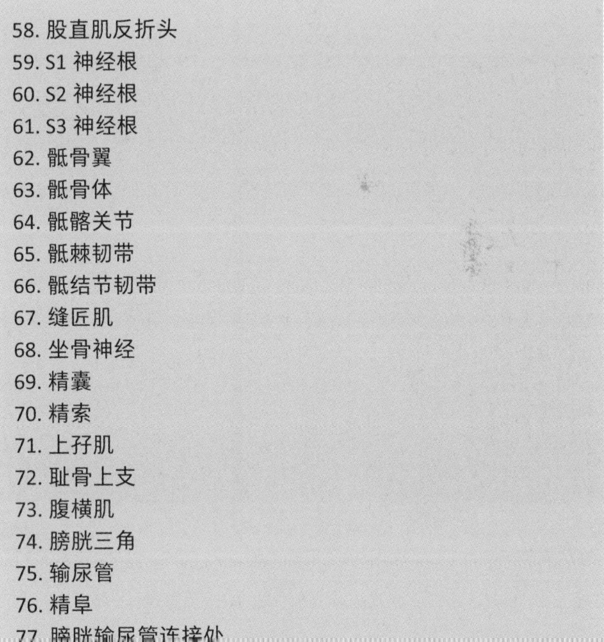
58. 股直肌反折头
59. S1 神经根
60. S2 神经根
61. S3 神经根
62. 骶骨翼
63. 骶骨体
64. 骶髂关节
65. 骶棘韧带
66. 骶结节韧带
67. 缝匠肌
68. 坐骨神经
69. 精囊
70. 精索
71. 上孖肌
72. 耻骨上支
73. 腹横肌
74. 膀胱三角
75. 输尿管
76. 精阜
77. 膀胱输尿管连接处
78. 骶前筋膜（Waldeyer 筋膜）

第 172 ~ 175 页共用编号 1 ~ 78 的注释。

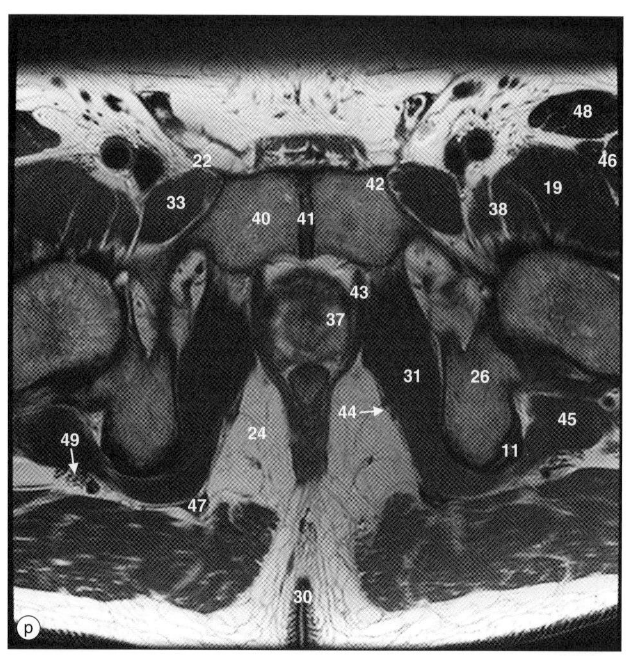

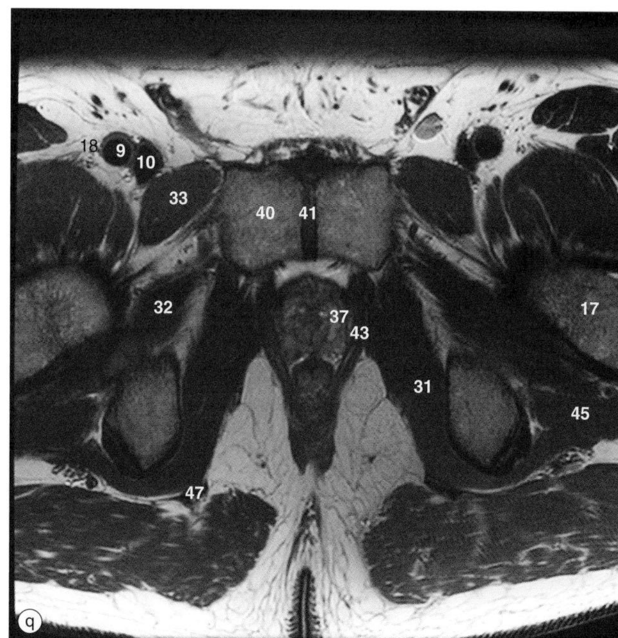

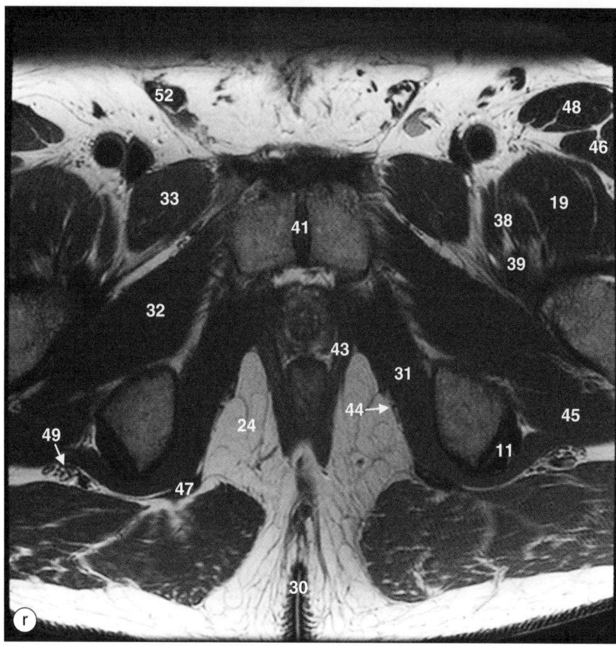

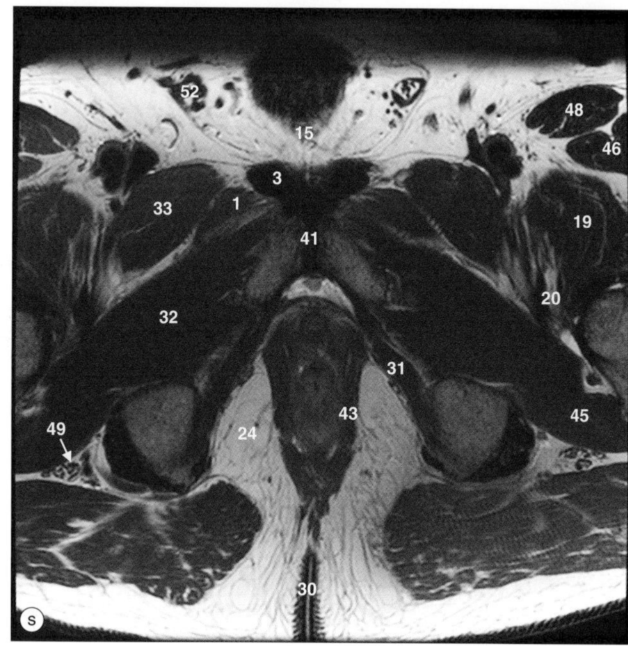

（**a**）～（**w**）男性盆部，MR 连续轴位 T2WI，从上至下

1. 短收肌
2. 长收肌
3. 长收肌腱
4. 大收肌
5. 肛管
6. 股二头肌腱
7. 阴茎球
8. 球海绵体肌
9. 股总动脉
10. 股总静脉
11. 腘绳肌共同起点
12. 阴茎海绵体
13. 尿道海绵体
14. 阴茎脚
15. 阴茎背血管
16. 肛门外括约肌
17. 股骨颈
18. 股神经分支
19. 髂肌
20. 髂腰肌腱
21. 耻骨下支
22. 腹股沟韧带
23. 坐骨结节
24. 坐骨肛门窝

第 176 ～ 177 页共用编号 1 ～ 54 的注释。

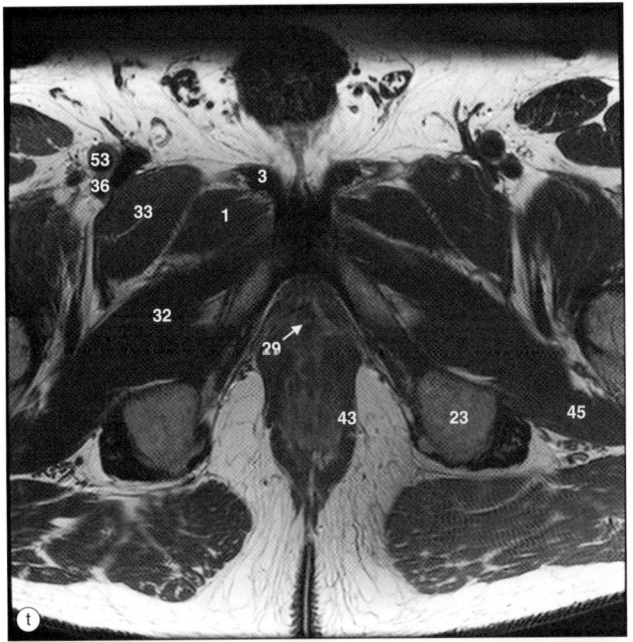

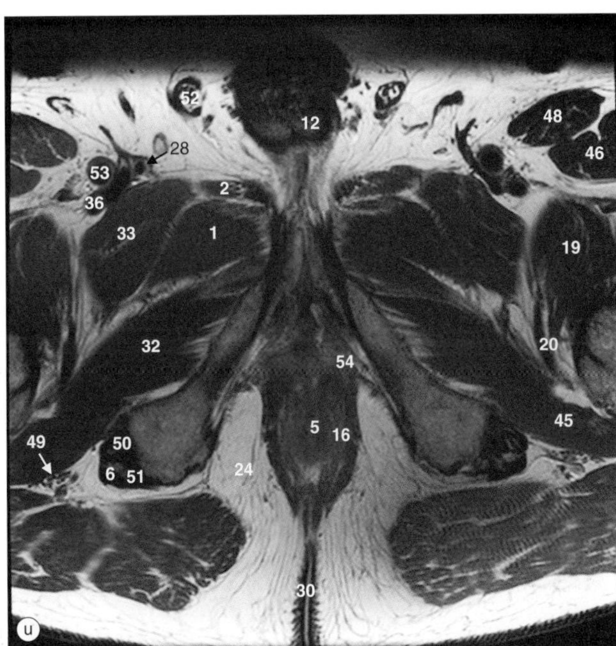

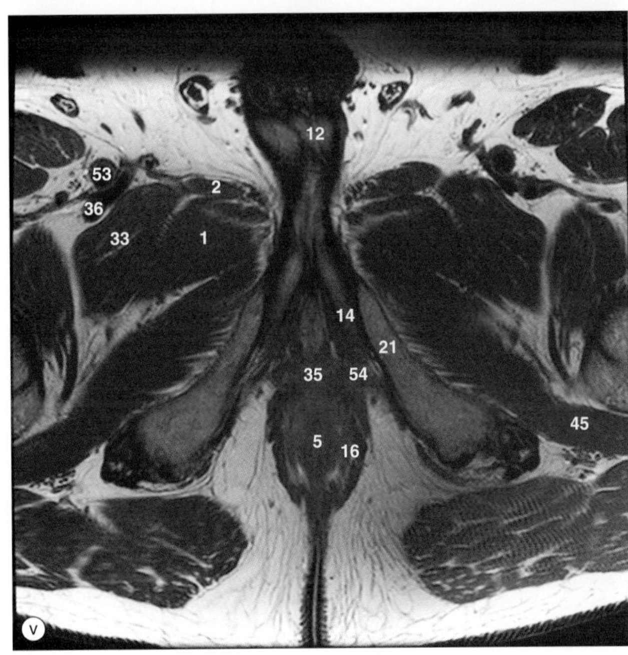

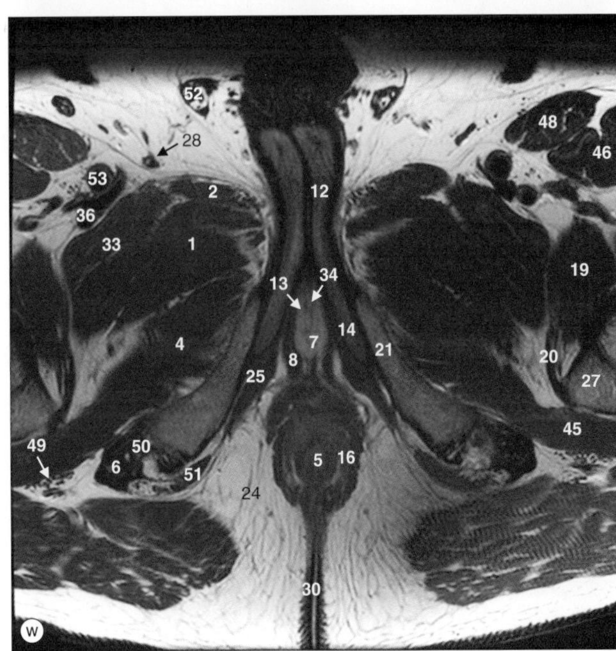

（**a**）～（**w**）男性盆部，MR 连续轴位 T2WI，从上至下

25. 坐骨海绵体肌
26. 坐骨
27. 股骨小转子
28. 大隐静脉
29. 尿道膜部
30. 臀沟
31. 闭孔内肌
32. 闭孔外肌
33. 耻骨肌
34. 尿道海绵体部
35. 会阴体
36. 股深动脉
37. 前列腺（外周带）
38. 腰肌
39. 腰肌腱
40. 耻骨体
41. 耻骨联合
42. 耻骨结节
43. 耻骨直肠肌
44. 阴部内神经血管束（Alcock 管）
45. 股方肌
46. 股直肌
47. 骶结节韧带
48. 缝匠肌
49. 坐骨神经
50. 半膜肌腱
51. 半腱肌腱
52. 精索
53. 股浅动脉
54. 会阴横肌（尿生殖膈）

第 176 ～ 177 页共用编号 1 ～ 54 的注释。

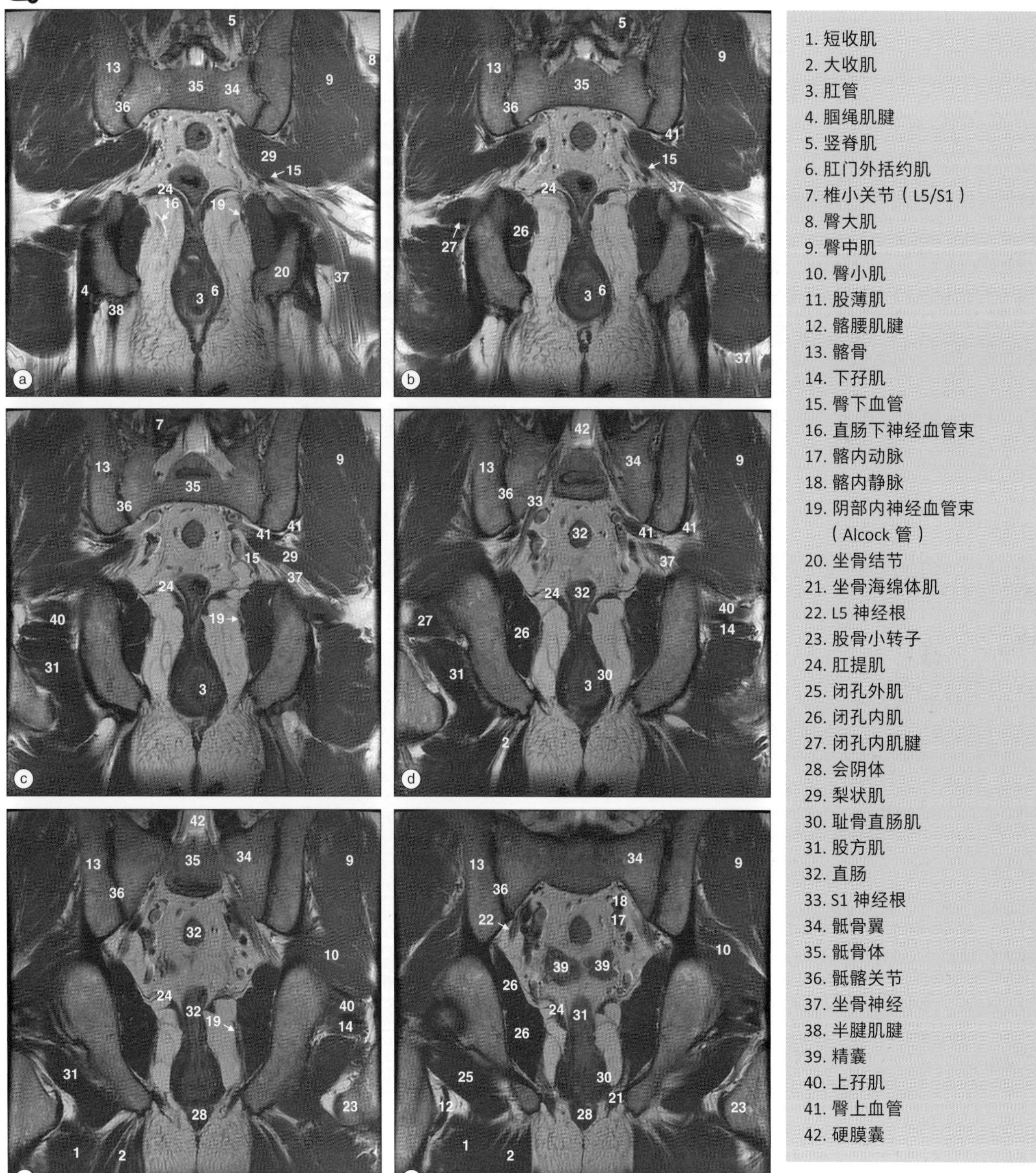

（**a**）～（**x**）男性盆部，MR 连续冠状位 T2WI，从后至前

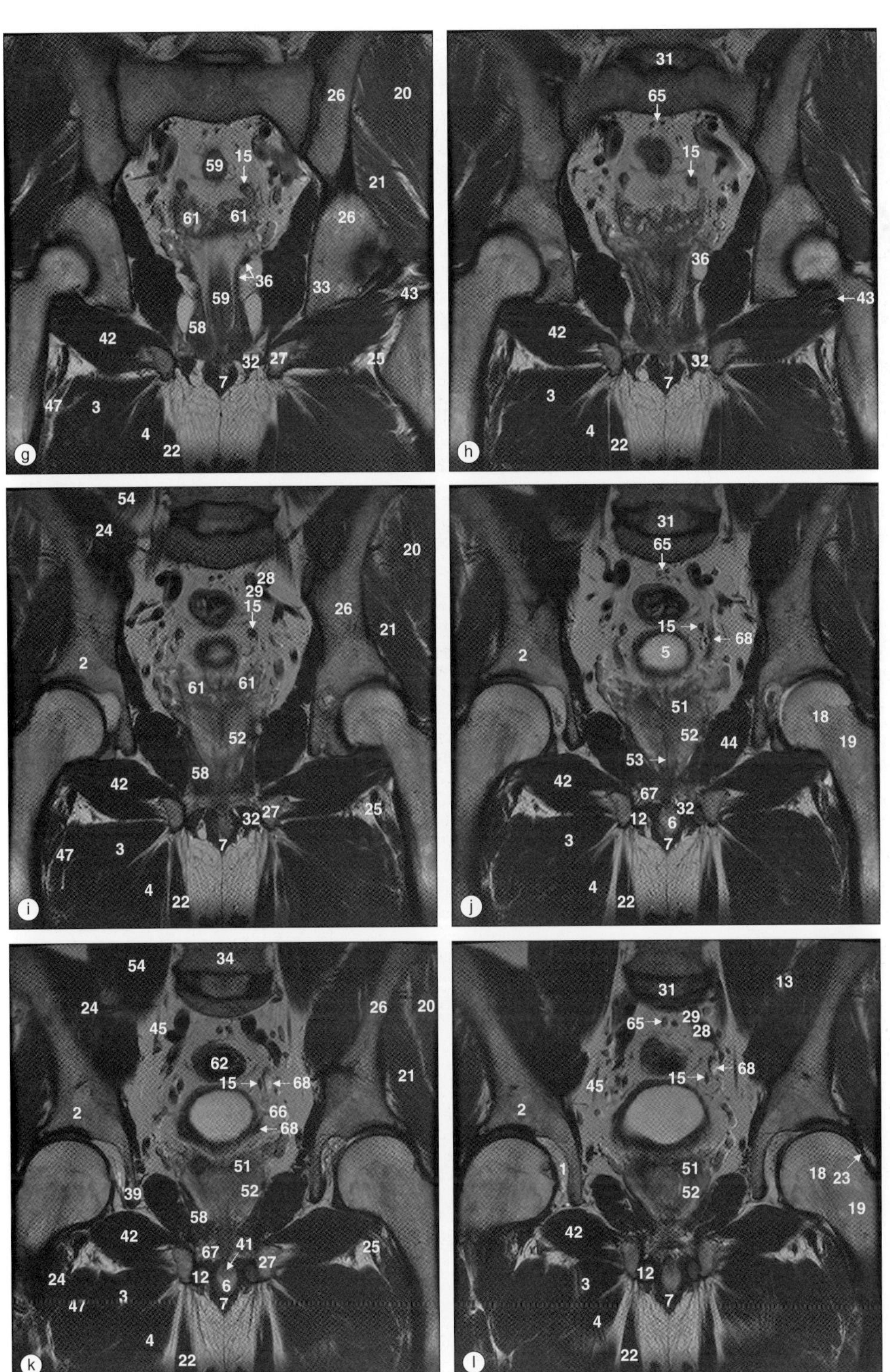

1. 髋臼窝
2. 髋臼顶
3. 短收肌
4. 大收肌
5. 膀胱
6. 阴茎球
7. 球海绵体肌
8. 髂总动脉
9. 髂总静脉
10. 阴茎海绵体
11. 尿道海绵体

（a）～（x）男性盆部，MR 连续冠状位 T2WI，从后至前

第 179～180 页共用编号 1～69 的注释。

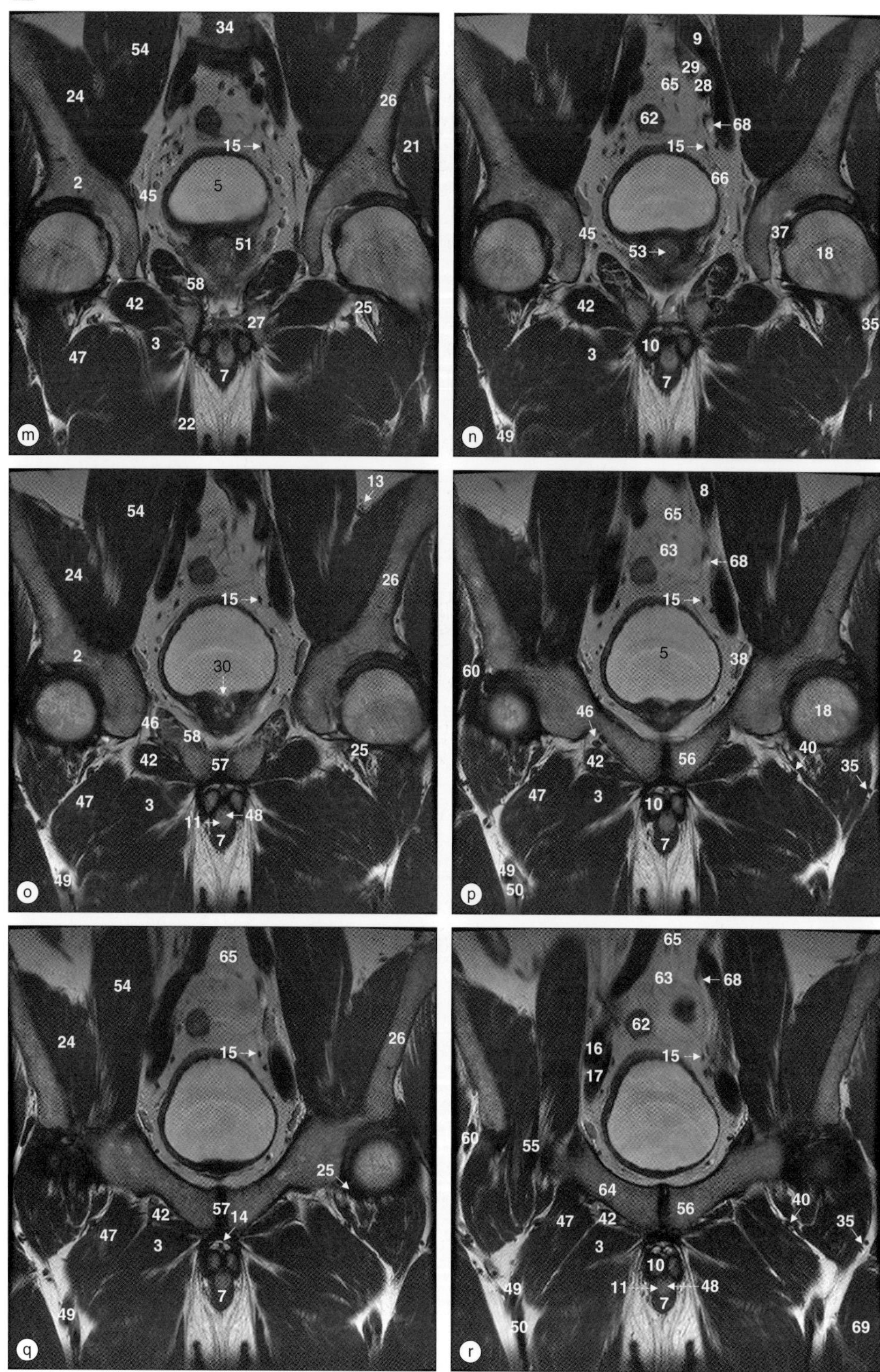

（a）～（x）男性盆部，MR 连续冠状位 T2WI，从后至前

第 179 ～ 180 页共用编号 1 ～ 69 的注释。

12. 阴茎脚
13. 旋髂深血管
14. 阴茎背血管
15. 输精管
16. 髂外动脉
17. 髂外静脉
18. 股骨头
19. 股骨颈
20. 臀中肌
21. 臀小肌
22. 股薄肌
23. 髋关节囊
24. 髂肌
25. 髂腰肌腱
26. 髂骨
27. 耻骨下支
28. 髂内动脉
29. 髂内静脉
30. 尿道内口
31. 椎间盘（L5/S1）
32. 坐骨海绵体肌
33. 坐骨
34. L5 椎体
35. 旋股外侧血管
36. 肛提肌
37. 股骨头韧带
38. 淋巴结
39. 内侧髋臼
40. 旋股内侧血管
41. 尿道膜部
42. 闭孔外肌
43. 闭孔外肌腱
44. 闭孔内肌
45. 闭孔神经
46. 闭孔神经血管束
47. 耻骨肌
48. 尿道海绵体部
49. 股深动脉
50. 股深静脉
51. 前列腺（中央带和移行带）
52. 前列腺（外周带）
53. 尿道前列腺部
54. 腰大肌
55. 腰大肌腱
56. 耻骨体
57. 耻骨联合
58. 耻骨直肠肌
59. 直肠
60. 股直肌反折头
61. 精囊
62. 乙状结肠
63. 乙状结肠系膜
64. 耻骨上支
65. 直肠上血管
66. 膀胱上血管
67. 会阴横肌（尿生殖膈）
68. 输尿管
69. 股外侧肌

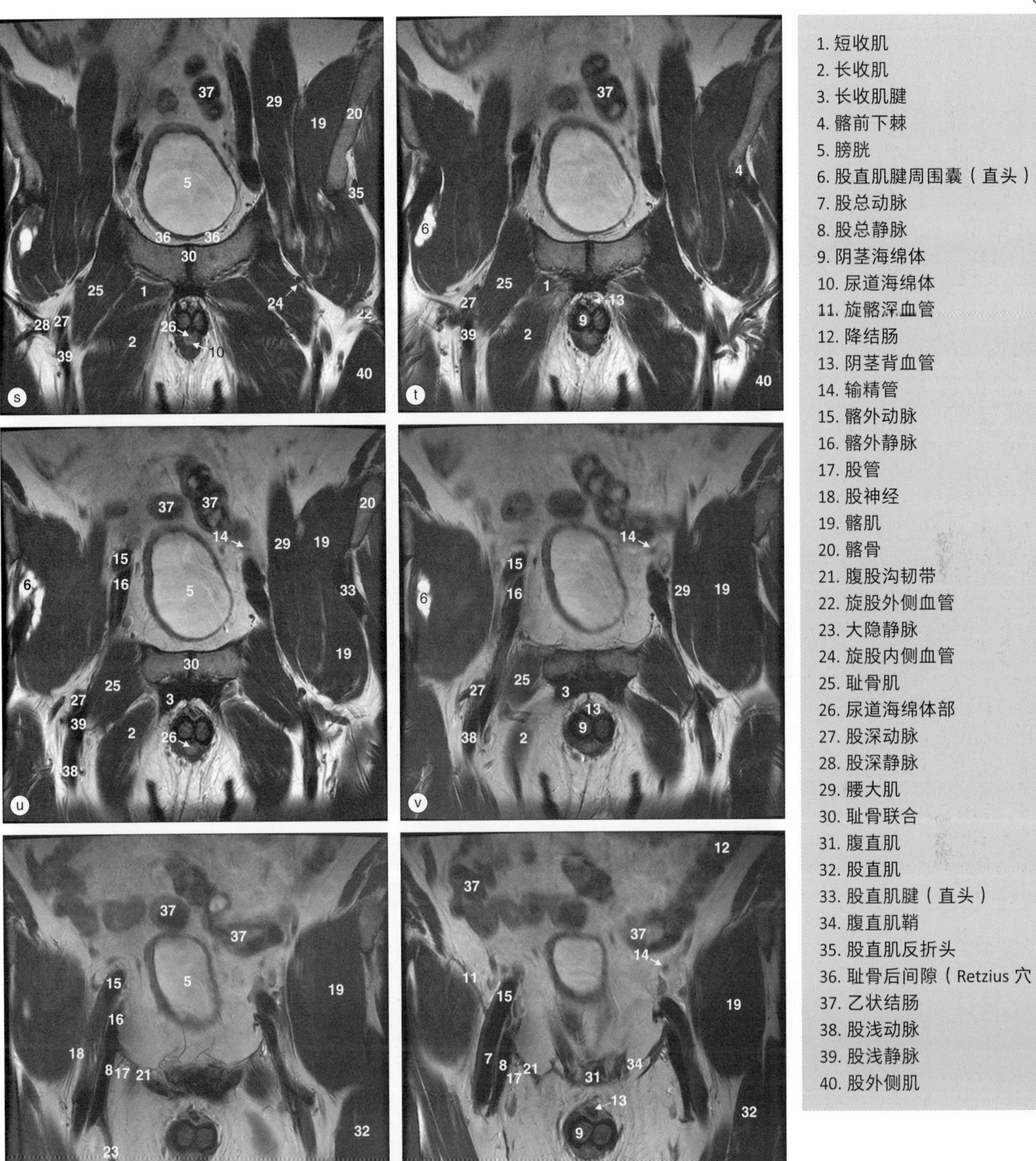

（**a**）～（**x**）男性盆部，MR 连续冠状位 T2WI，从后至前

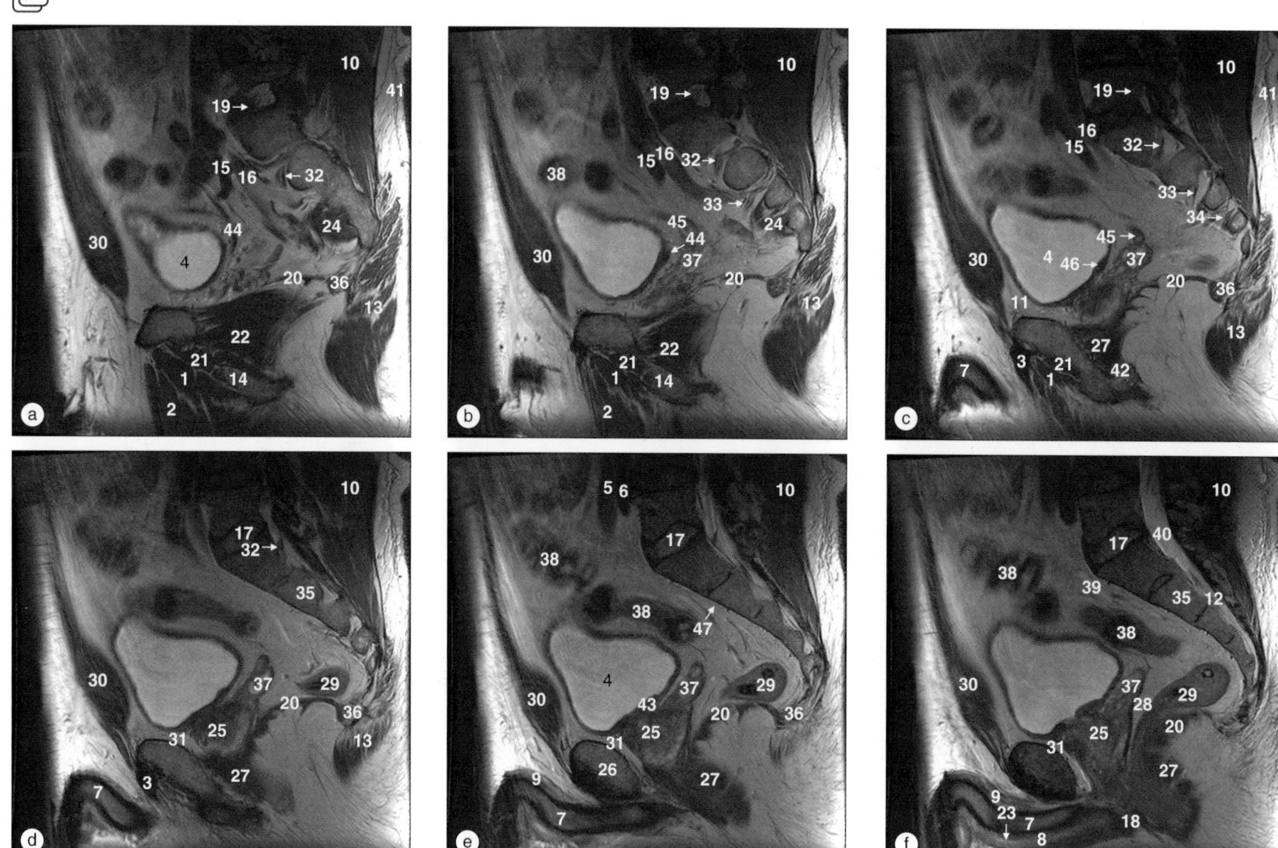

（a）～（i）男性盆部，MR 连续矢状位 T2WI，从右至左

1. 短收肌
2. 长收肌
3. 长收肌腱
4. 膀胱
5. 髂总动脉
6. 髂总静脉
7. 阴茎海绵体
8. 尿道海绵体
9. 阴茎背血管
10. 竖脊肌
11. 腹膜外脂肪
12. 终丝
13. 臀大肌
14. 耻骨下支
15. 髂内动脉
16. 髂内静脉
17. 椎间盘（L5/S1）
18. 坐骨海绵体肌
19. L5 神经根
20. 尾骨肌
21. 闭孔外肌
22. 闭孔内肌
23. 尿道海绵体部
24. 梨状肌
25. 前列腺
26. 耻骨体
27. 耻骨直肠肌
28. 直肠膀胱陷凹
29. 直肠
30. 腹直肌
31. 耻骨后间隙（Retzius 穴）
32. S1 神经根
33. S2 神经根
34. S3 神经根
35. 骶骨
36. 骶棘韧带
37. 精囊
38. 乙状结肠
39. 直肠上血管
40. 硬膜囊
41. 胸腰筋膜
42. 会阴横肌（尿生殖膈）
43. 膀胱三角
44. 输尿管
45. 输精管
46. 膀胱输尿管连接处
47. 骶前筋膜（Waldeyer 筋膜）

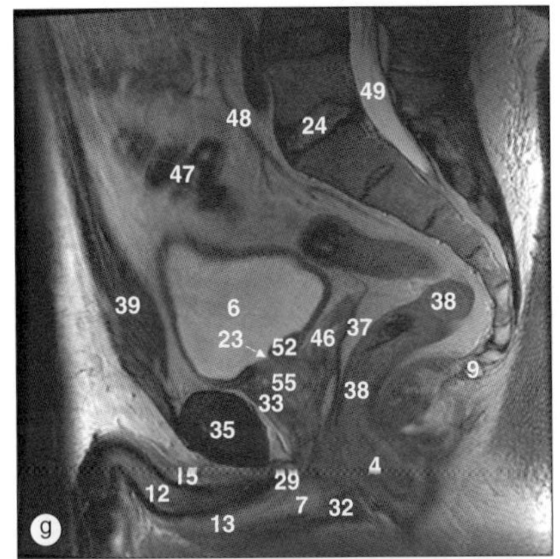

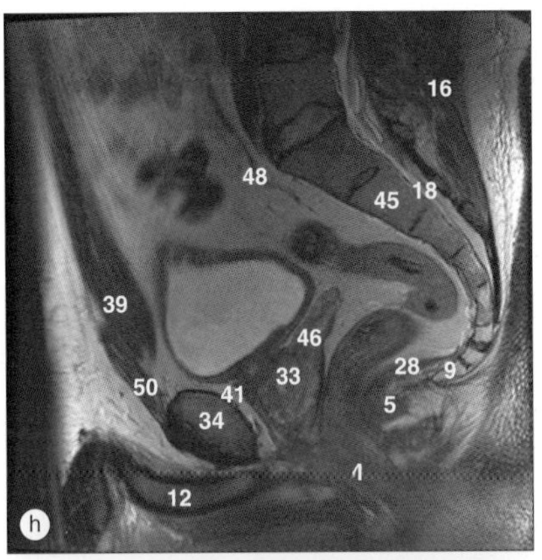

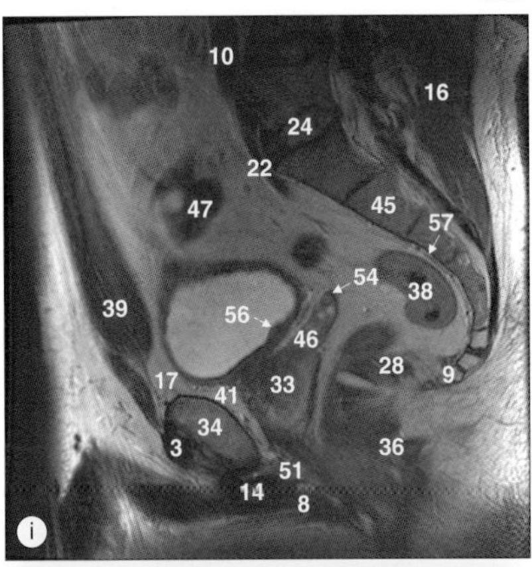

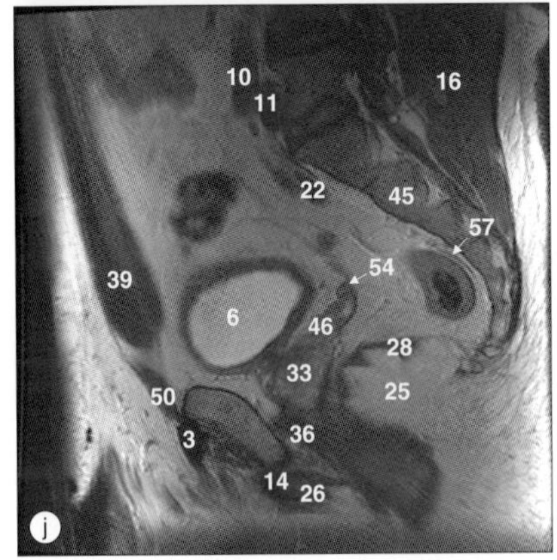

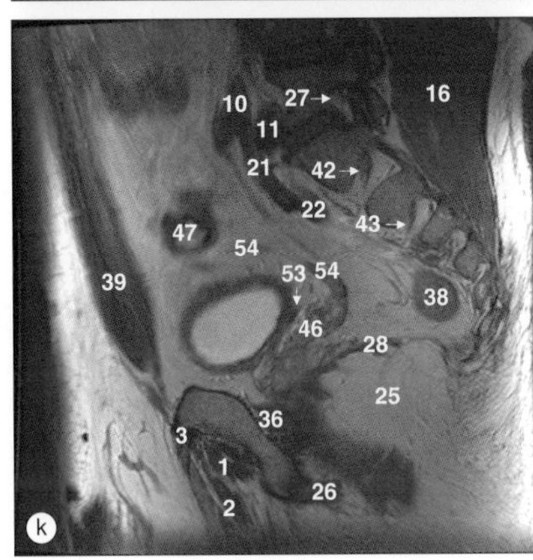

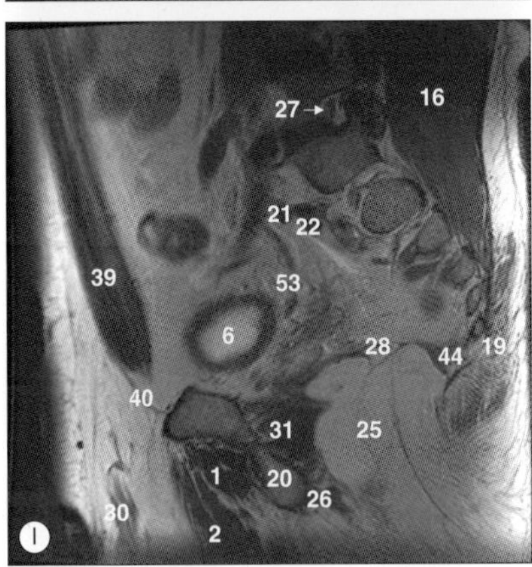

（a）~（i）男性盆部，MR 连续矢状位 T2WI，从右至左

1. 短收肌
2. 长收肌
3. 长收肌腱
4. 肛管
5. 肛尾缝
6. 膀胱
7. 阴茎球
8. 球海绵体肌
9. 尾骨
10. 髂总动脉
11. 髂总静脉
12. 阴茎海绵体
13. 尿道海绵体
14. 阴茎脚
15. 阴茎背血管
16. 竖脊肌
17. 腹膜外脂肪
18. 终丝
19. 臀大肌
20. 坐耻骨支
21. 髂内动脉
22. 髂内静脉
23. 尿道内口
24. 椎间盘（L5/S1）
25. 坐骨肛门窝
26. 坐骨海绵体肌
27. L5 神经根
28. 尾骨肌
29. 尿道膜部
30. 精索
31. 闭孔内肌
32. 会阴体
33. 前列腺
34. 耻骨体
35. 耻骨联合
36. 耻骨直肠肌
37. 直肠膀胱陷凹
38. 直肠
39. 腹直肌
40. 腹直肌鞘
41. 耻骨后间隙（Retzius 穴）
42. S1 神经根
43. S2 神经根
44. 骶棘韧带
45. 骶骨
46. 精囊
47. 乙状结肠
48. 直肠上血管
49. 硬膜囊
50. 锥状肌
51. 会阴横肌（尿生殖膈）
52. 膀胱三角
53. 输尿管
54. 输精管
55. 精阜
56. 膀胱输尿管连接处
57. 骶前筋膜（Waldeyer 筋膜）

附赠电子资源

1. 断层影像图集：上腹部轴位 CT，静脉注射对比剂后摄于门静脉期，联合口服对比剂；下腹部轴位 CT，静脉注射对比剂后摄于门静脉期，联合口服对比剂；盆部轴位 CT，静脉注射对比剂后摄于门静脉期，联合口服对比剂
2. 多层标注解剖结构“幻灯片”及自我测试：女性盆部 MR 正中矢状位 T2WI，男性盆部 MR 正中矢状位 T2WI
3. 摘自本书第 4 版的页面
4. 病理学教程：教程 6a、6b、6c、6d、6e、6f、6g、6h、6i、7a、7b、7c
5. 单选自测题

解剖变异

变异	发生率	临床意义
右肝动脉起源于肠系膜上动脉近端	20%	肝部病变（如原发性肿瘤、转移瘤）的动脉栓塞路径发生改变
盆腔阑尾	12%	症状可与急性膀胱炎相混淆
胰腺分裂	＜ 10%	与胰腺炎相关；ERCP 时需要注意的解剖变异
Meckel 憩室	1%	异位胃黏膜位点；隐匿性胃肠道出血的原因；Meckel 憩室炎；可能会形成纤维条带，导致 SBO
重复肾	＜ 1%	上肾部分尿路梗阻；下肾部分膀胱输尿管反流；感染风险升高
左位下腔静脉	＜ 0.5%	影响血管外科手术的制订和 IVC 滤器的置入
环状胰腺	＜ 0.5%	十二指肠梗阻；慢性胰腺炎风险升高
马蹄肾	＜ 0.25%	创伤、感染、肾积水、肾结石和恶性肿瘤的风险升高
盆腔肾	＜ 0.05%	可无症状；表现为盆腔肿物；感染和继发性高血压的风险升高；应考虑到此变异，而不只考虑肾缺如；其他相关的肾、血管和生殖器发育异常
肠旋转不良	0.01%	有中肠扭转的风险；其他相关的发育异常；可见肠系膜上动脉和肠系膜上静脉换位，且十二指肠空肠曲、小肠和大肠位置异常

ERCP，内镜逆行胰胆管造影；SBO，小肠梗阻；IVC，下腔静脉

第 10 章 腹盆部：非断层

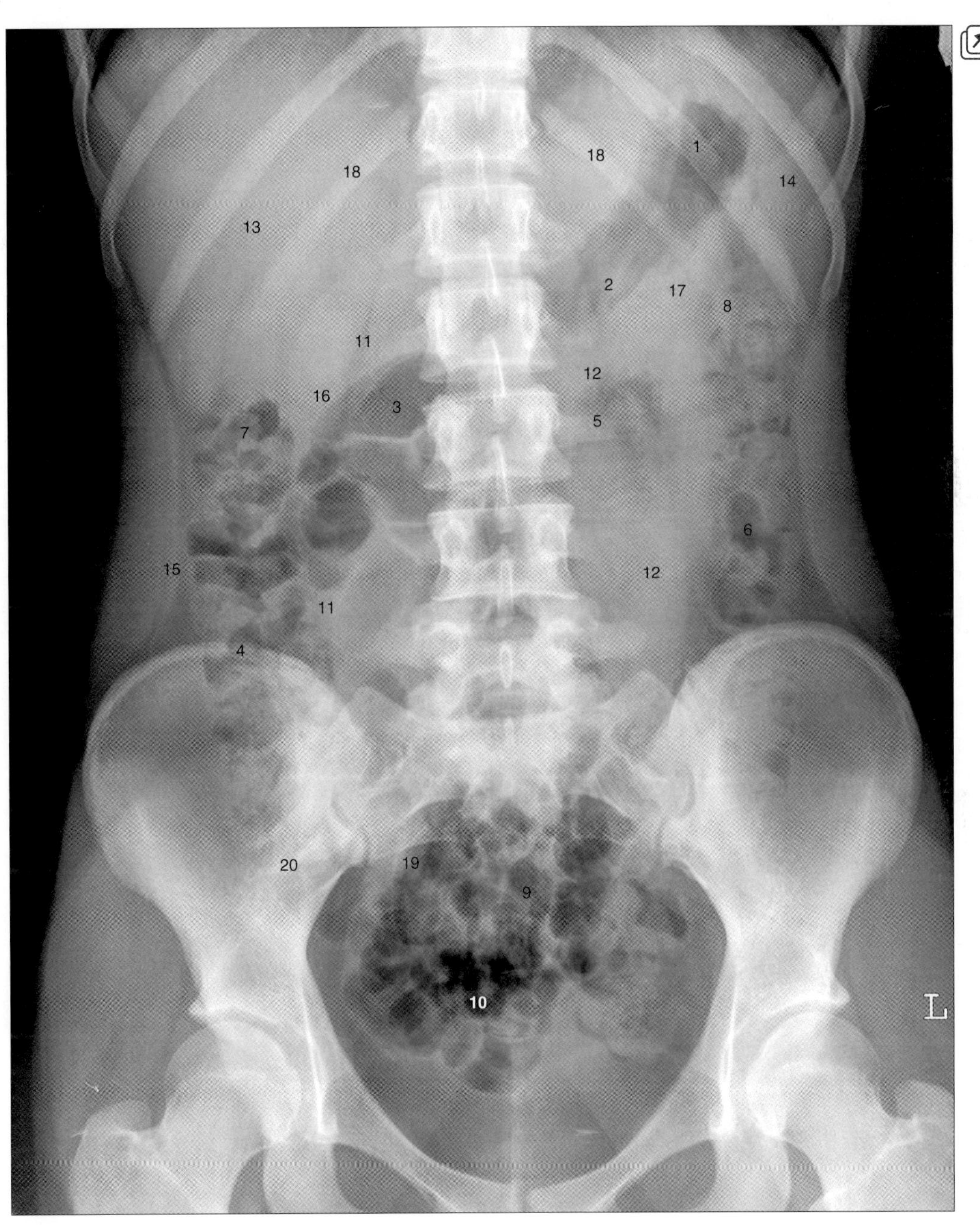

仰卧位腹部 X 线片

1. 胃泡
2. 胃体腔的气体
3. 十二指肠第 1 段（十二指肠球部）腔内的气体
4. 升结肠
5. 横结肠
6. 降结肠
7. 结肠肝曲
8. 结肠脾曲
9. 乙状结肠
10. 直肠
11. 右侧腰肌边缘
12. 左侧腰肌边缘
13. 肝
14. 脾
15. 腹膜外脂肪线（腹脂线）
16. 右肾
17. 左肾
18. 第 12 肋骨
19. 回肠腔内气体
20. 盲肠腔内气体

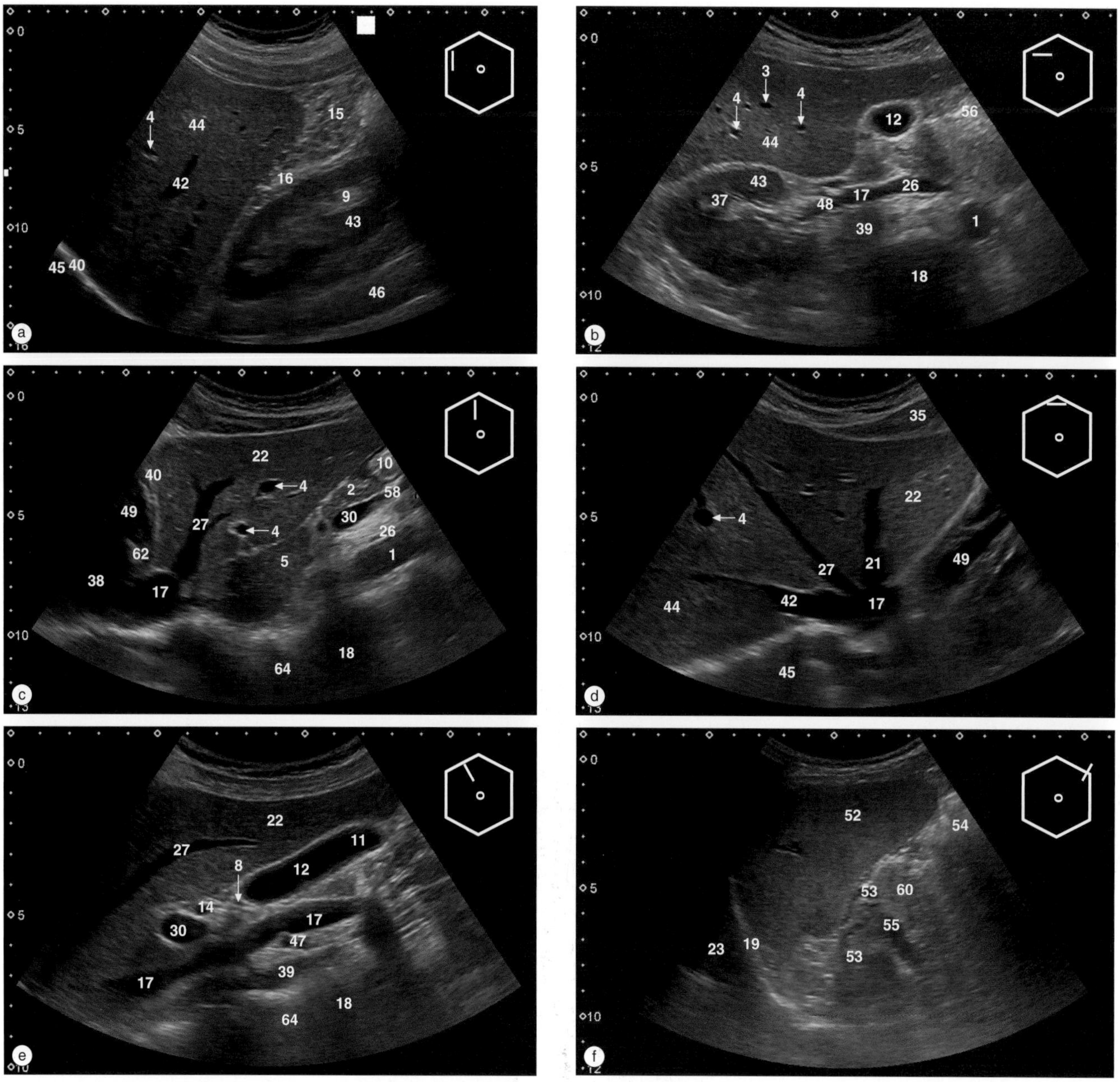

(a)～(f) 上腹部，超声图像

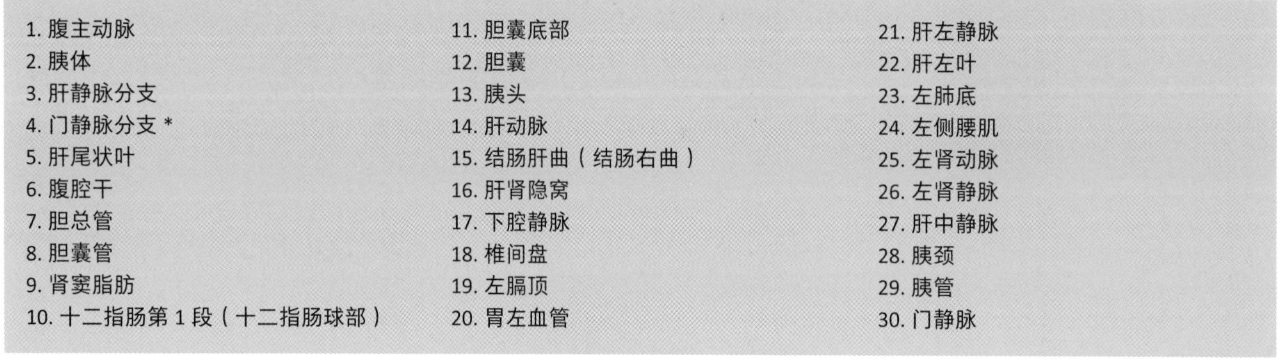

1. 腹主动脉
2. 胰体
3. 肝静脉分支
4. 门静脉分支 *
5. 肝尾状叶
6. 腹腔干
7. 胆总管
8. 胆囊管
9. 肾窦脂肪
10. 十二指肠第 1 段（十二指肠球部）
11. 胆囊底部
12. 胆囊
13. 胰头
14. 肝动脉
15. 结肠肝曲（结肠右曲）
16. 肝肾隐窝
17. 下腔静脉
18. 椎间盘
19. 左膈顶
20. 胃左血管
21. 肝左静脉
22. 肝左叶
23. 左肺底
24. 左侧腰肌
25. 左肾动脉
26. 左肾静脉
27. 肝中静脉
28. 胰颈
29. 胰管
30. 门静脉

第 186～187 页共用编号 1～64 的注释。

* 肝动脉分支和胆管分支与之伴行。

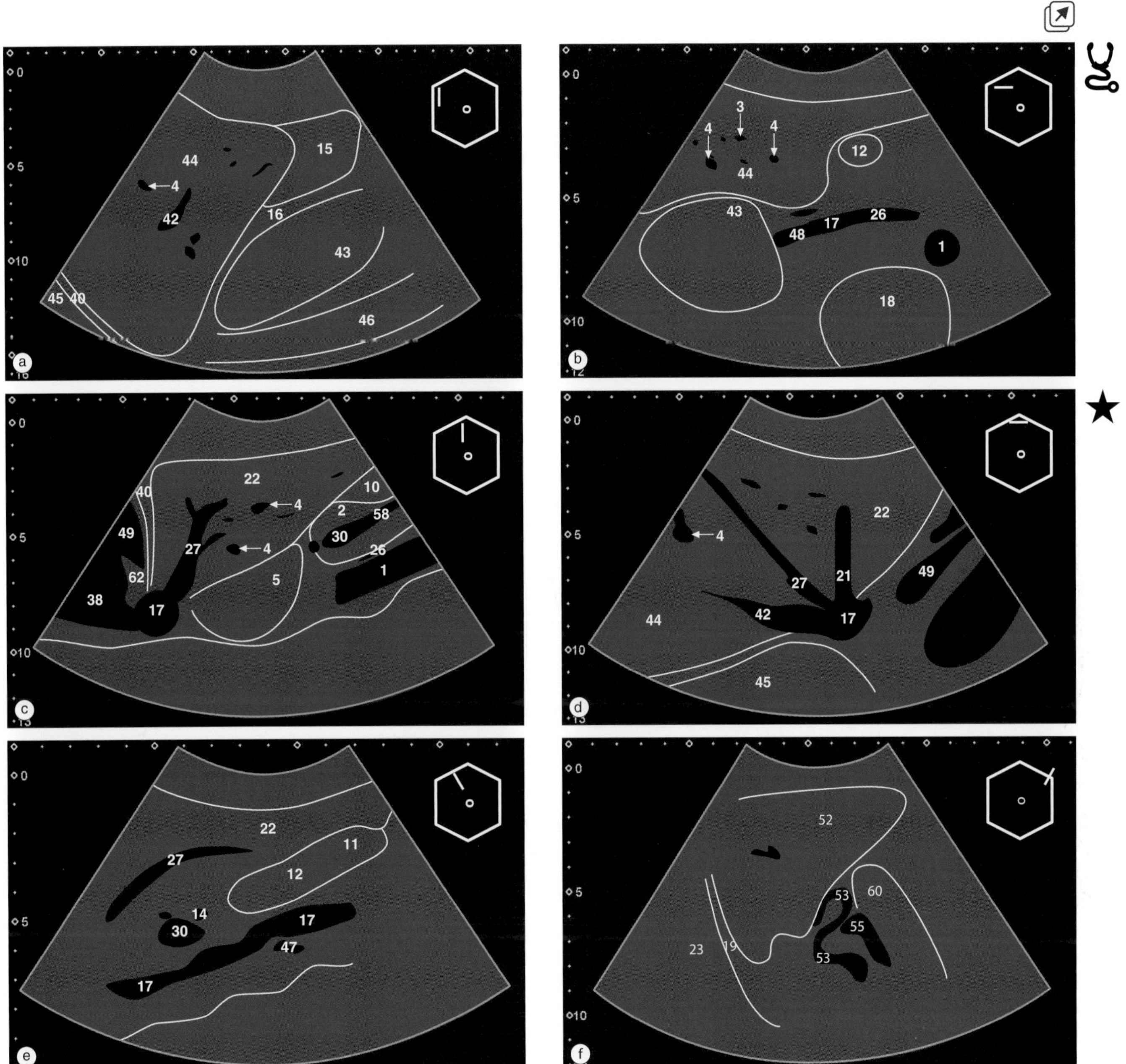

(a)～(f)相对应的超声图像线图

31. 前列腺
32. 耻骨联合
33. 耻骨直肠肌
34. 直肠
35. 腹直肌
36. 腹直肌腱
37. 肾乳头
38. 右心房
39. 右膈脚
40. 右膈顶
41. 肝右动脉
42. 肝右静脉
43. 右肾
44. 肝右叶
45. 右肺底
46. 右侧腰肌
47. 右肾动脉
48. 右肾静脉
49. 右心室
50. 精囊
51. 小肠
52. 脾
53. 脾动脉
54. 结肠脾曲（结肠左曲）
55. 脾静脉
56. 胃
57. 肠系膜上动脉
58. 肠系膜上静脉
59. 耻骨上支
60. 胰尾
61. 横结肠
62. 三尖瓣
63. 膀胱
64. 椎体

第 186～187 页共用编号 1～64 的注释。

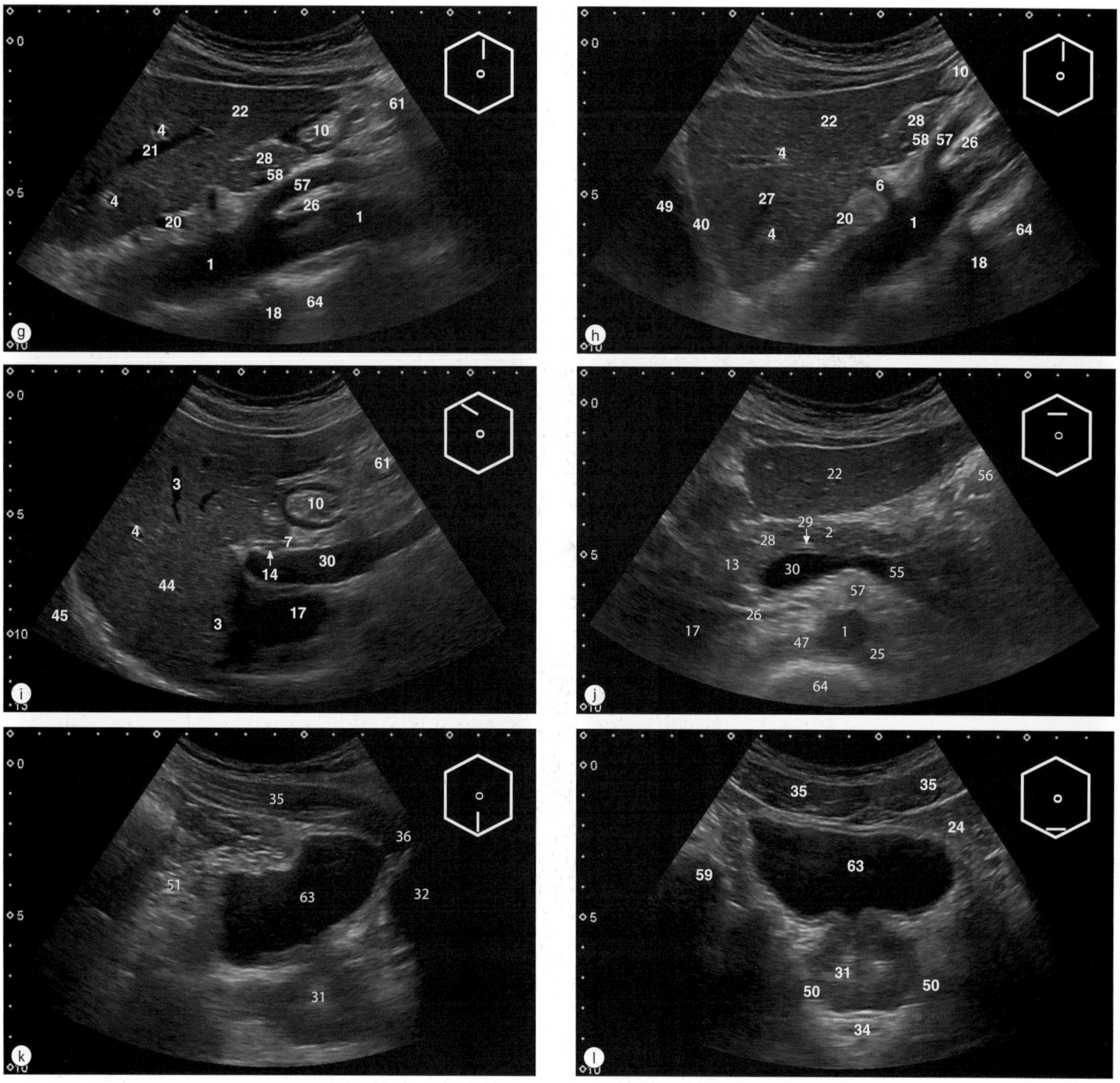

★

★

（g）～（l）上腹部和男性盆腔，超声图像

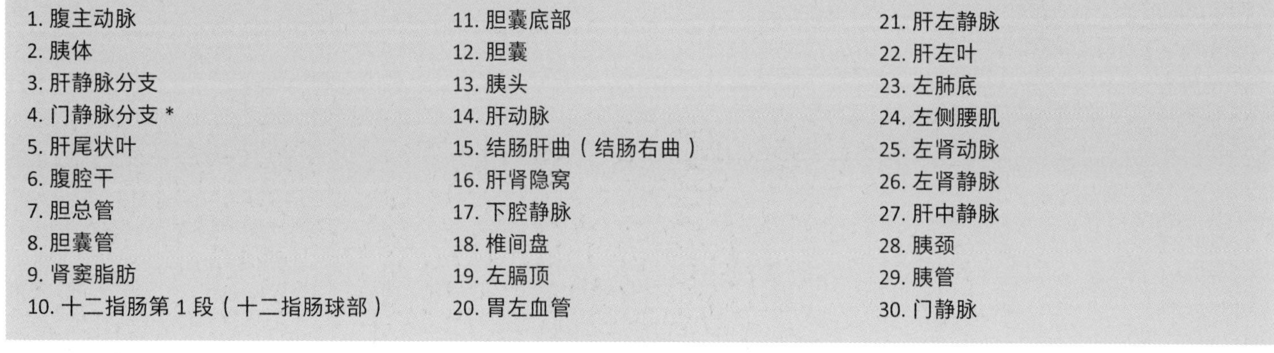

1. 腹主动脉
2. 胰体
3. 肝静脉分支
4. 门静脉分支 *
5. 肝尾状叶
6. 腹腔干
7. 胆总管
8. 胆囊管
9. 肾窦脂肪
10. 十二指肠第 1 段（十二指肠球部）
11. 胆囊底部
12. 胆囊
13. 胰头
14. 肝动脉
15. 结肠肝曲（结肠右曲）
16. 肝肾隐窝
17. 下腔静脉
18. 椎间盘
19. 左膈顶
20. 胃左血管
21. 肝左静脉
22. 肝左叶
23. 左肺底
24. 左侧腰肌
25. 左肾动脉
26. 左肾静脉
27. 肝中静脉
28. 胰颈
29. 胰管
30. 门静脉

第 188 ～ 189 页共用编号 1 ～ 64 的注释。

* 肝动脉分支和胆管分支与之伴行。

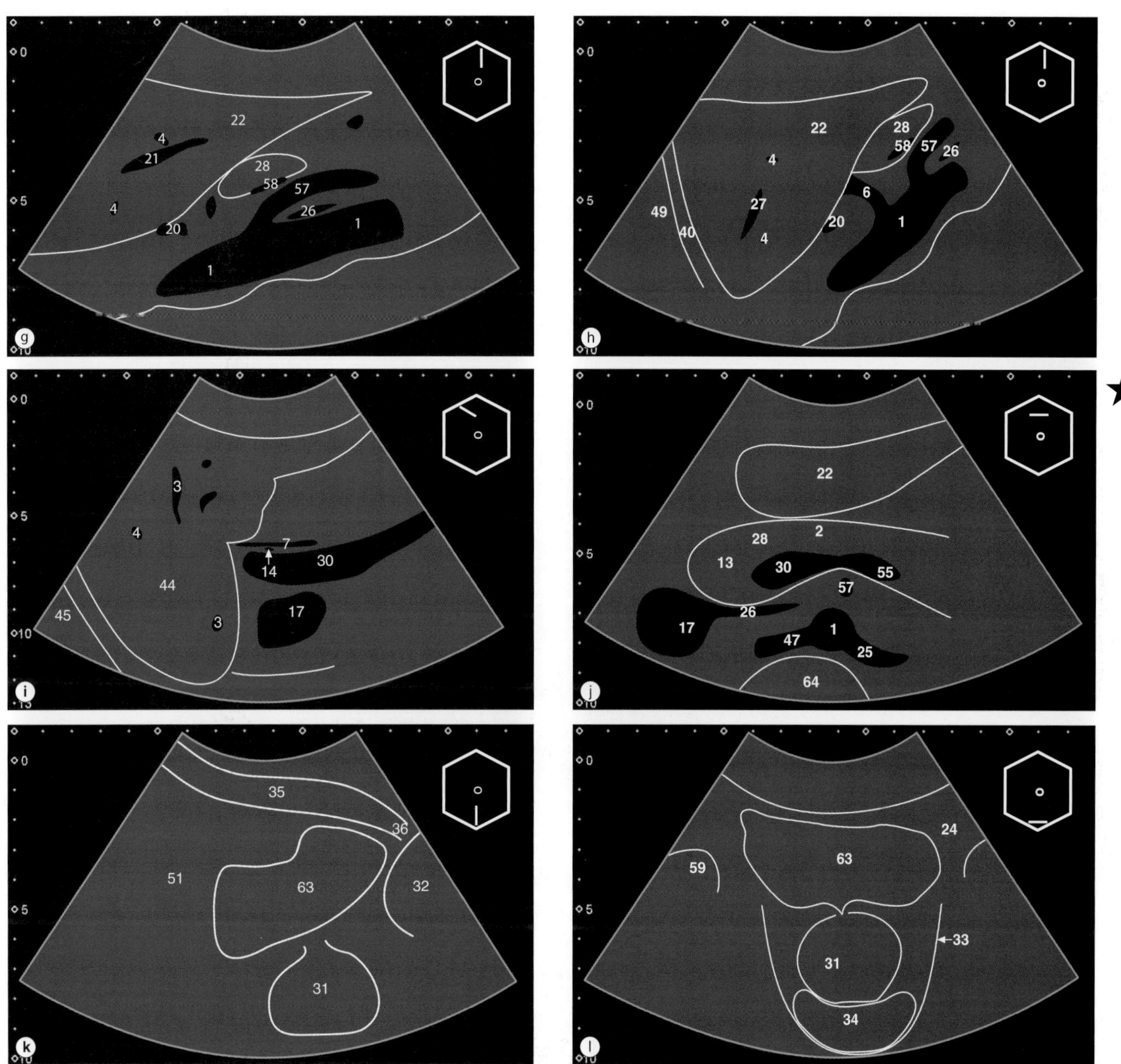

（g）～（l）相对应的超声图像线图

31. 前列腺
32. 耻骨联合
33. 耻骨直肠肌
34. 直肠
35. 腹直肌
36. 腹直肌腱
37. 肾乳头
38. 右心房
39. 右膈脚
40. 右膈顶
41. 肝右动脉
42. 肝右静脉
43. 右肾
44. 肝右叶
45. 右肺底
46. 右侧腰肌
47. 右肾动脉
48. 右肾静脉
49. 右心室
50. 精囊
51. 小肠
52. 脾
53. 脾动脉
54. 结肠脾曲（结肠左曲）
55. 脾静脉
56. 胃
57. 肠系膜上动脉
58. 肠系膜上静脉
59. 耻骨上支
60. 胰尾
61. 横结肠
62. 三尖瓣
63. 膀胱
64. 椎体

第 188 ～ 189 页共用编号 1 ～ 64 的注释。

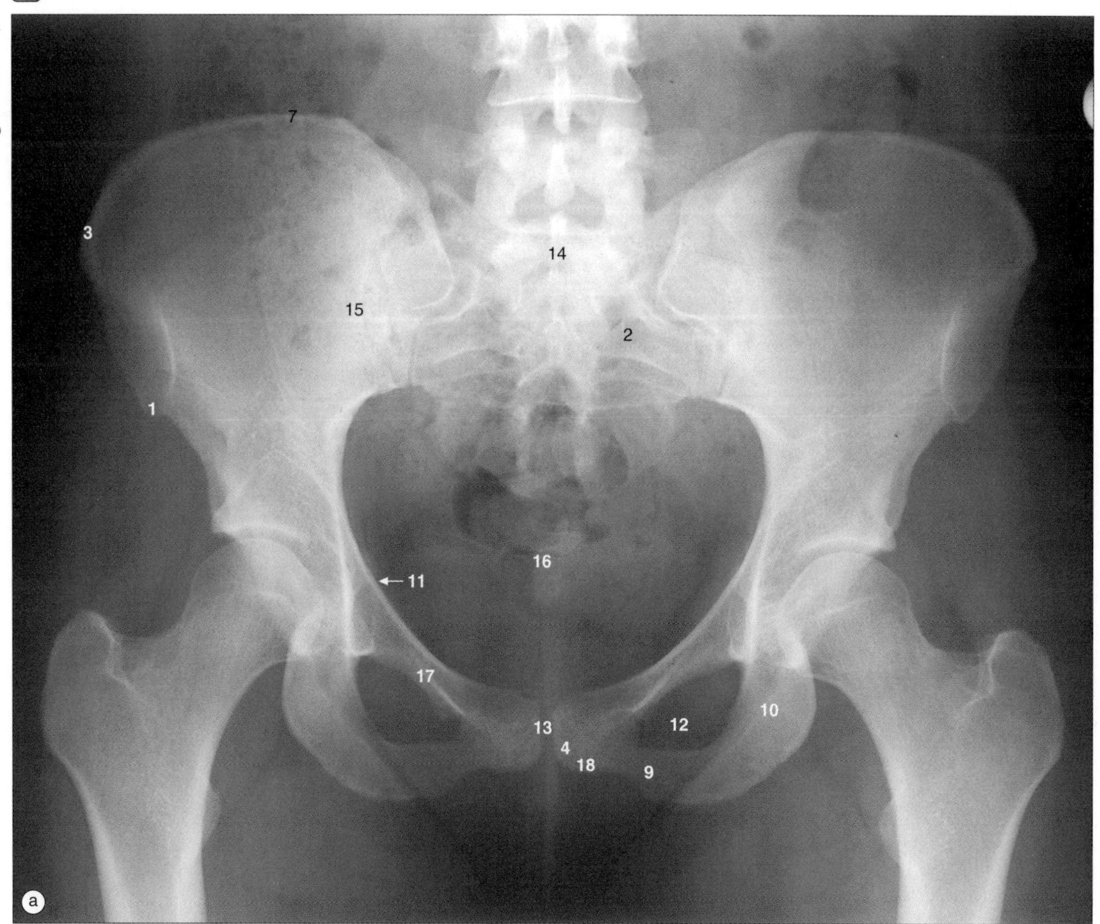

（a）一名成年女性的骨盆和髋部，正位X线片

（b）和（c）一名17岁男性的骨盆，正位X线片

1. 髂前下棘
2. 骶前孔
3. 髂前上棘
4. 耻骨体
5. 髂嵴骨化中心
6. 坐骨结节骨化中心
7. 髂嵴
8. 髂骨
9. 耻骨下支
10. 坐骨支
11. 坐骨棘
12. 闭孔
13. 耻骨联合
14. 骶正中嵴
15. 骶髂关节（前缘）
16. 尾骨节段
17. 耻骨上支
18. 耻骨结节

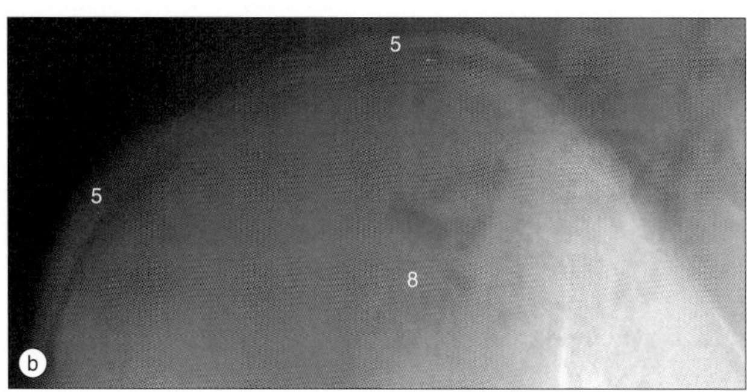

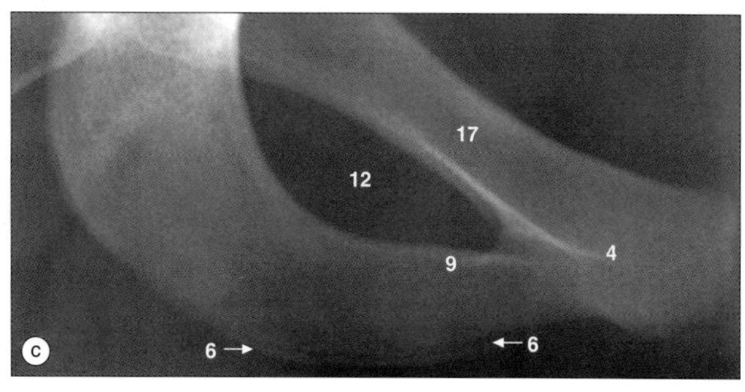

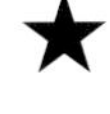

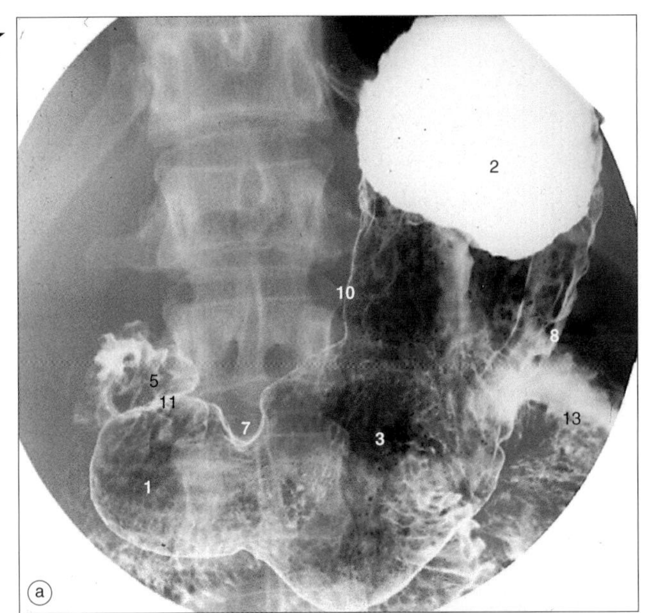

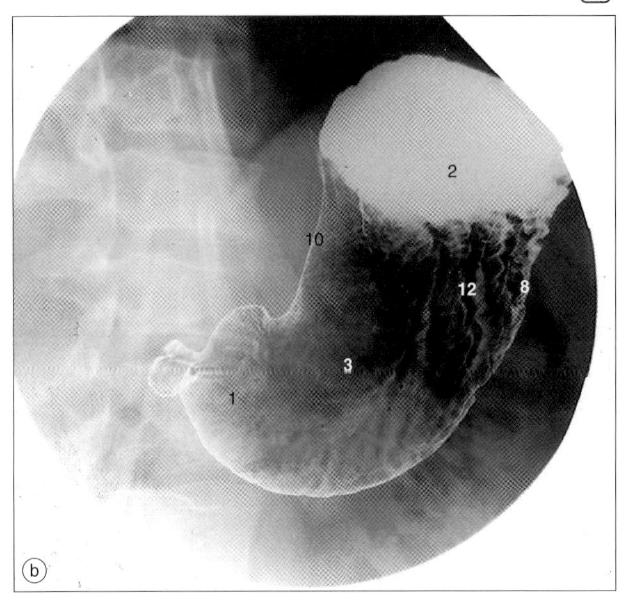

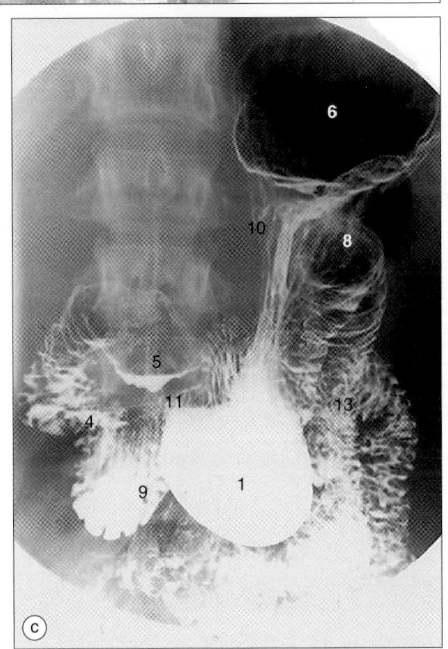

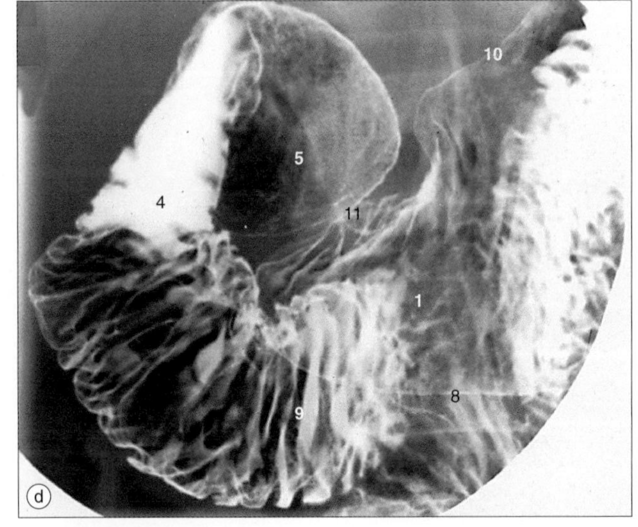

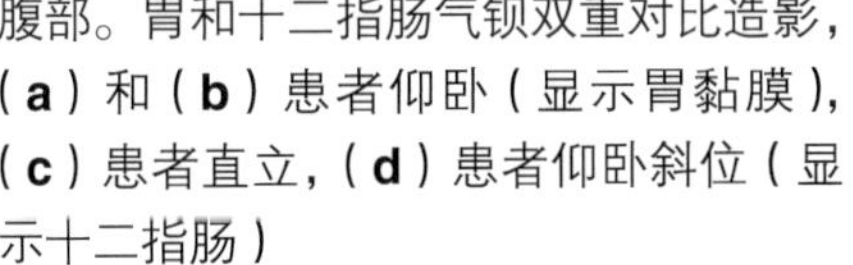
腹部。胃和十二指肠气钡双重对比造影，(**a**) 和 (**b**) 患者仰卧（显示胃黏膜），(**c**) 患者直立，(**d**) 患者仰卧斜位（显示十二指肠）

1. 胃窦
2. 胃底钡池
3. 胃体
4. 十二指肠第 2 段（十二指肠降部）
5. 十二指肠第 1 段（十二指肠球部）
6. 胃底
7. 角切迹
8. 胃大弯
9. 十二指肠第 3 段（十二指肠水平部）
10. 胃小弯
11. 幽门管区
12. 胃黏膜皱襞
13. 小肠（空肠）

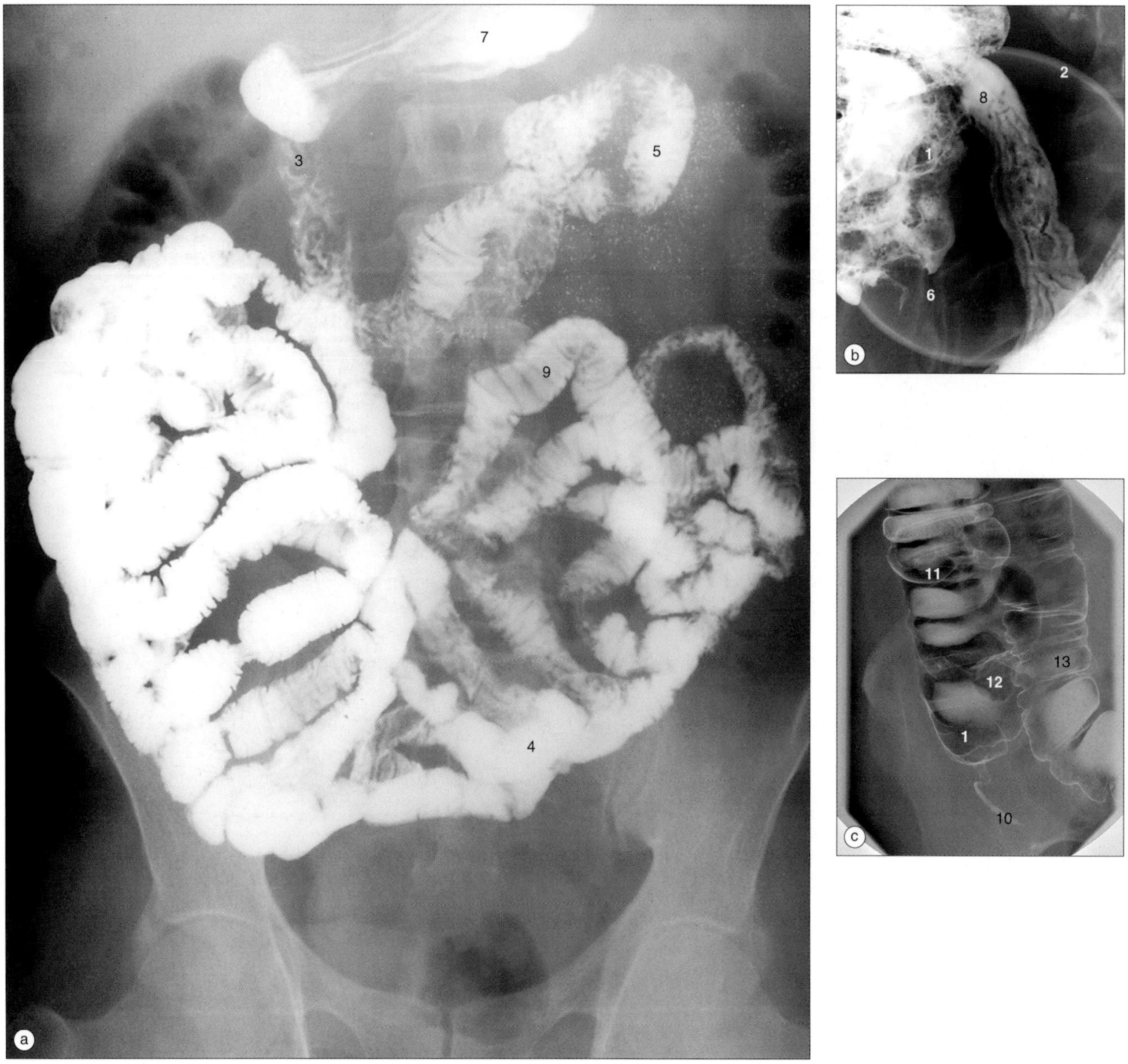

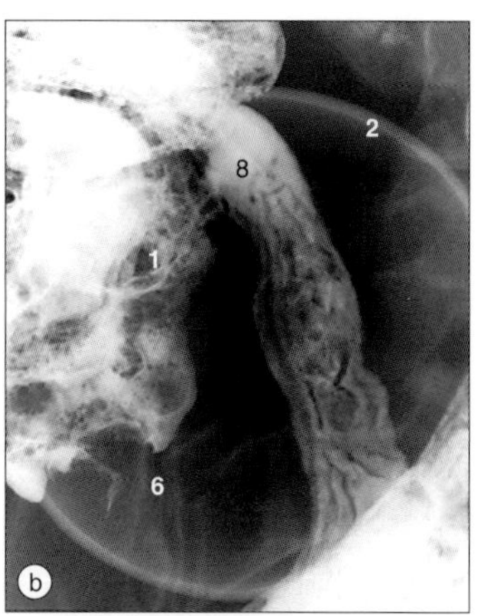

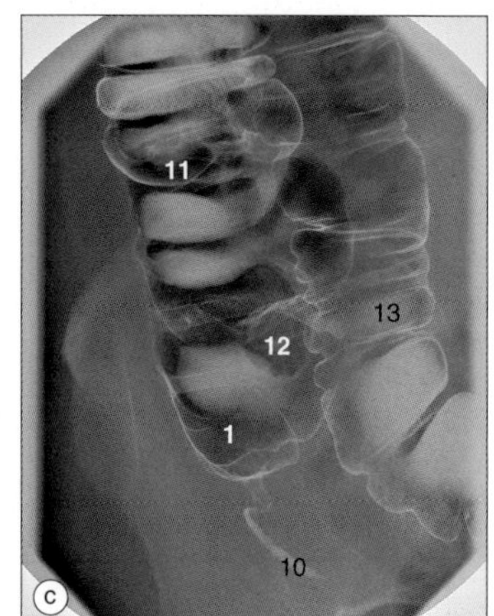

腹部，口服钡餐小肠造影。(**a**) 患者仰卧；(**b**) 显示末端回肠的局部视图；(**c**) 回盲瓣。正位 X 线片。

1. 盲肠
2. 胃肠 X 射线机的压迫器
3. 十二指肠第 2 段（十二指肠降部）
4. 回肠近端
5. 空肠近端
6. 右骶髂关节
7. 胃
8. 回肠末端
9. 空肠环状皱襞
10. 阑尾
11. 升结肠
12. 回盲瓣
13. 横结肠

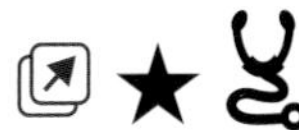

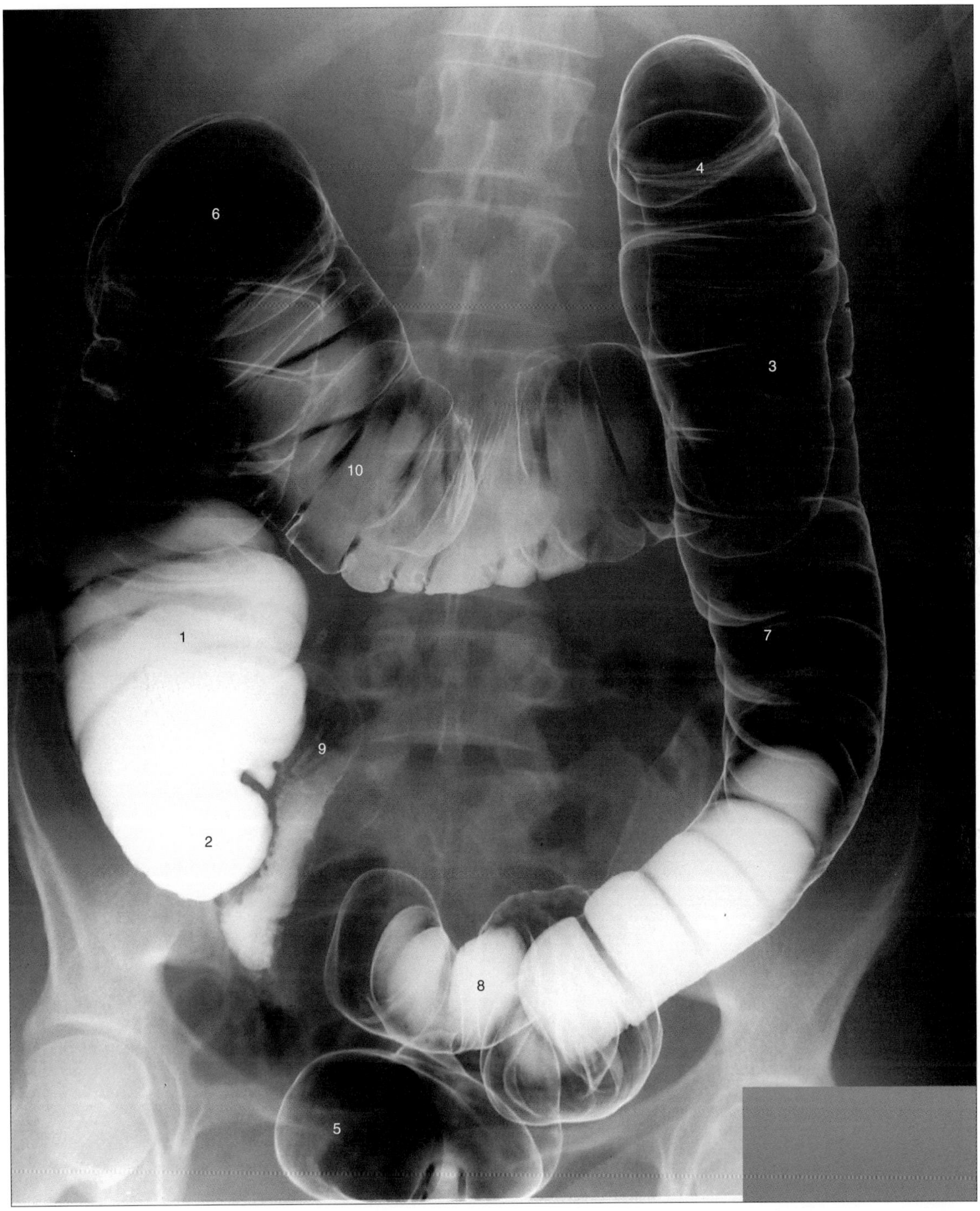

腹部，大肠双重对比剂钡灌肠造影

1. 升结肠
2. 盲肠
3. 降结肠
4. 结肠脾曲（结肠左曲）
5. 直肠
6. 结肠肝曲（结肠右曲）
7. 结肠袋
8. 乙状结肠
9. 回肠末端
10. 横结肠

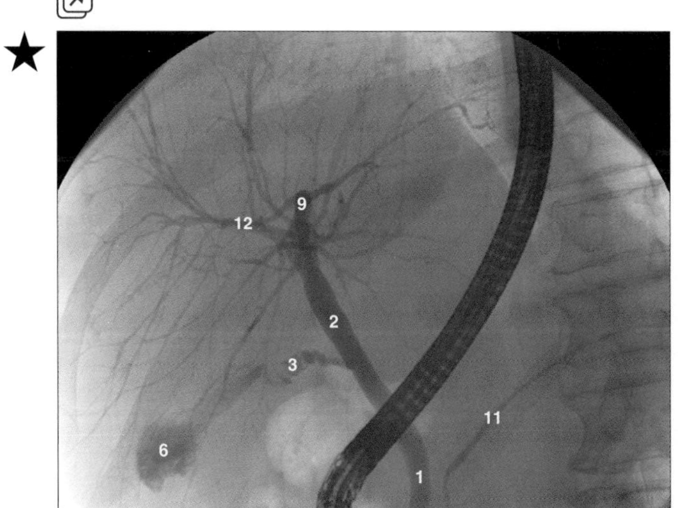

(**a**) 内镜逆行胰胆管造影（ERCP）(内镜导管通过十二指肠大乳头进入肝胰壶腹注射对比剂)

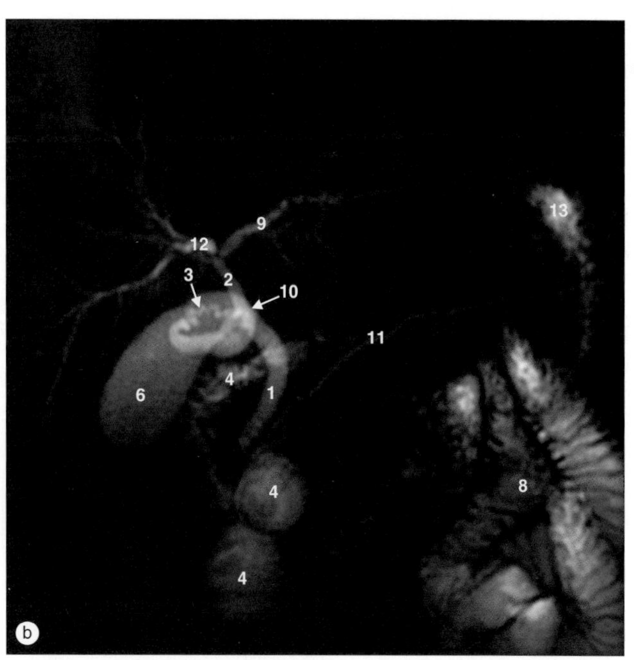

(**b**) 磁共振胰胆管成像（MRCP）

1. 胆总管
2. 肝总管
3. 胆囊管
4. 十二指肠
5. 位于十二指肠腔内的内镜
6. 胆囊
7. 肝胰壶腹（Vater 壶腹）
8. 空肠
9. 左肝管
10. 胆囊颈
11. 胰管
12. 右肝管
13. 胃

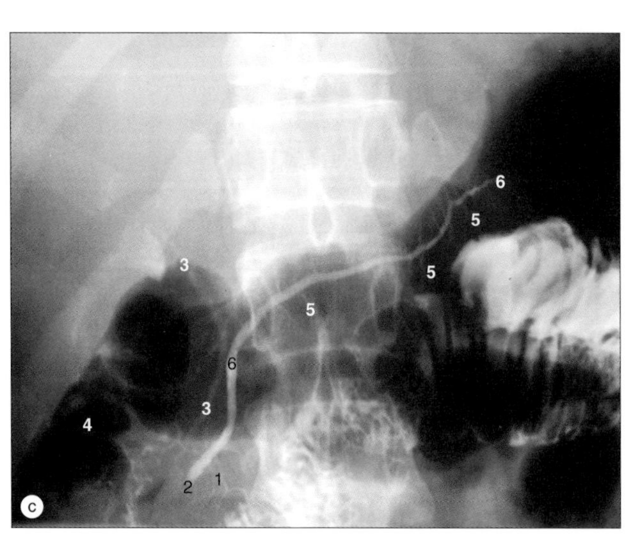

(**c**) ERCP（内镜已移除）

1. 副胰管（Santorini 管）
2. 胰管壶腹部
3. 胆总管
4. 十二指肠第 2 段（十二指肠降部）腔内的对比剂和气体
5. 胰腺小叶内导管
6. 主胰管

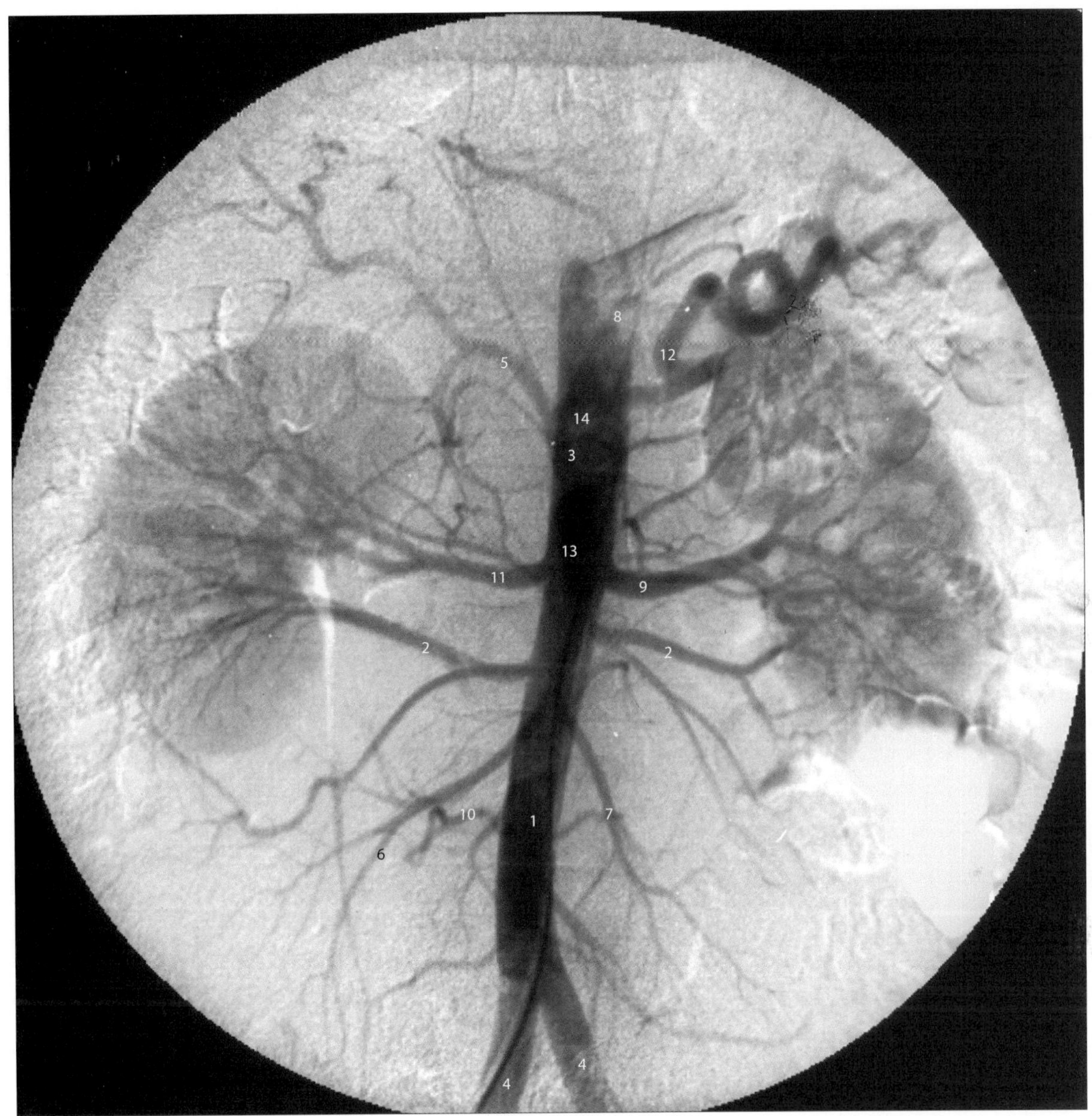

腹主动脉造影

1. 腹主动脉
2. 副肾动脉
3. 腹腔干
4. 髂总动脉
5. 肝动脉
6. 回结肠动脉
7. 肠系膜上动脉空肠分支
8. 胃左动脉
9. 左肾动脉
10. 腰动脉
11. 右肾动脉
12. 脾动脉
13. 肠系膜上动脉
14. 腹主动脉中的猪尾导管末端

(**a**)和(**b**)数字减影腹腔干动脉造影

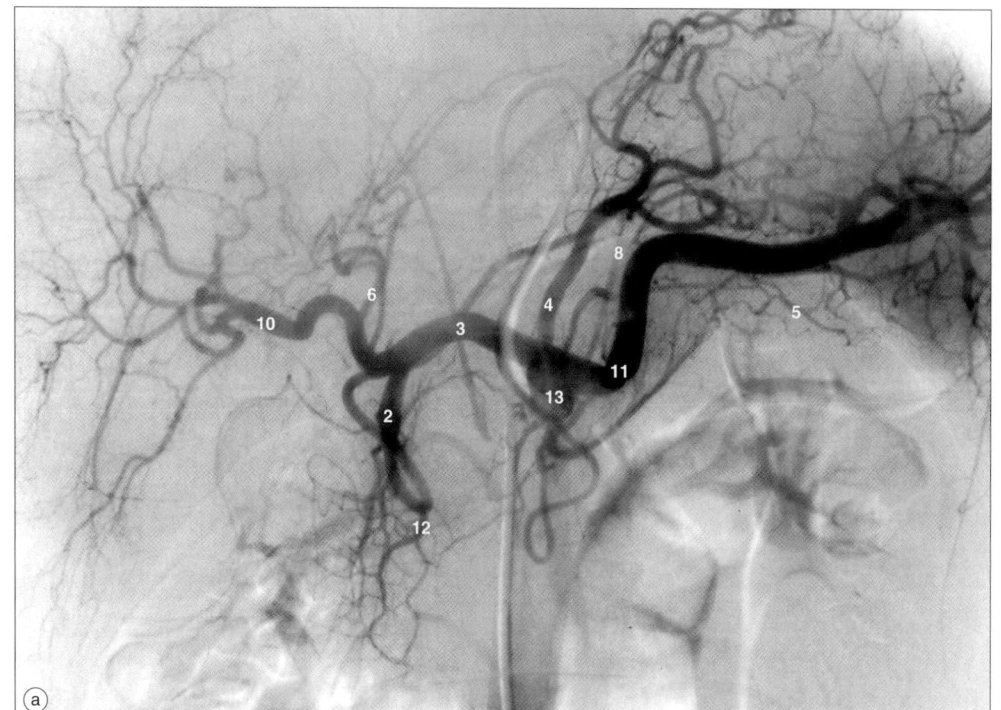

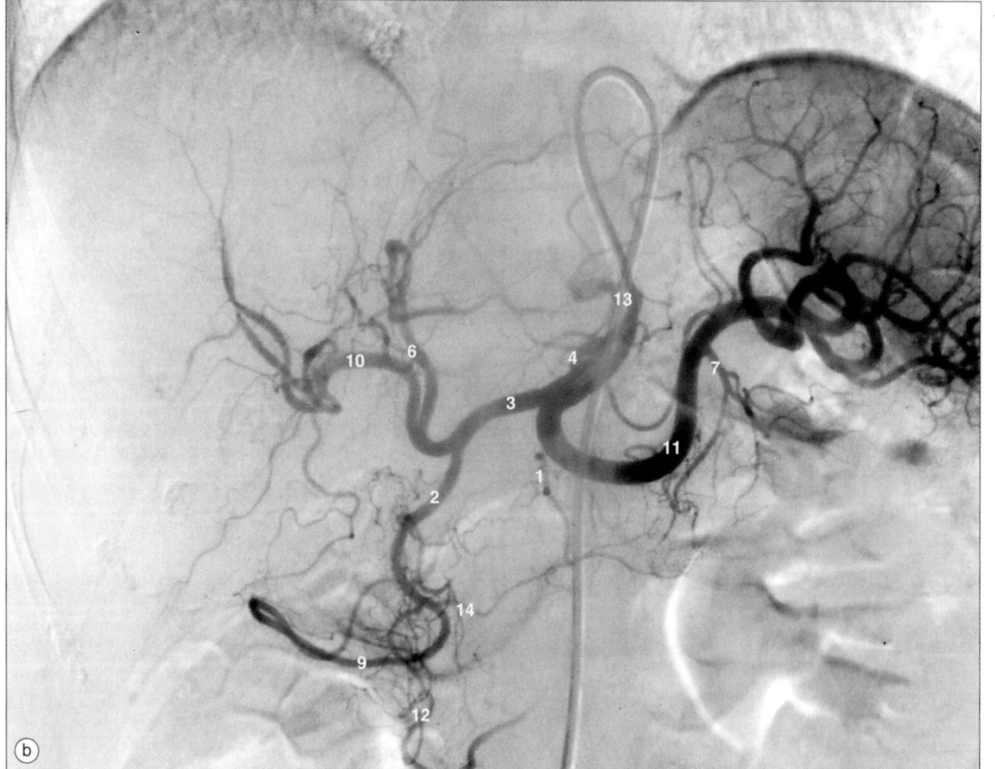

1. 胰背动脉
2. 胃十二指肠动脉
3. 肝动脉
4. 胃左动脉
5. 胃网膜左动脉
6. 肝左动脉
7. 胰大动脉
8. 膈动脉
9. 胃网膜右动脉
10. 肝右动脉
11. 脾动脉
12. 胰十二指肠上动脉
13. 腹腔干内的导管末端
14. 胰横动脉

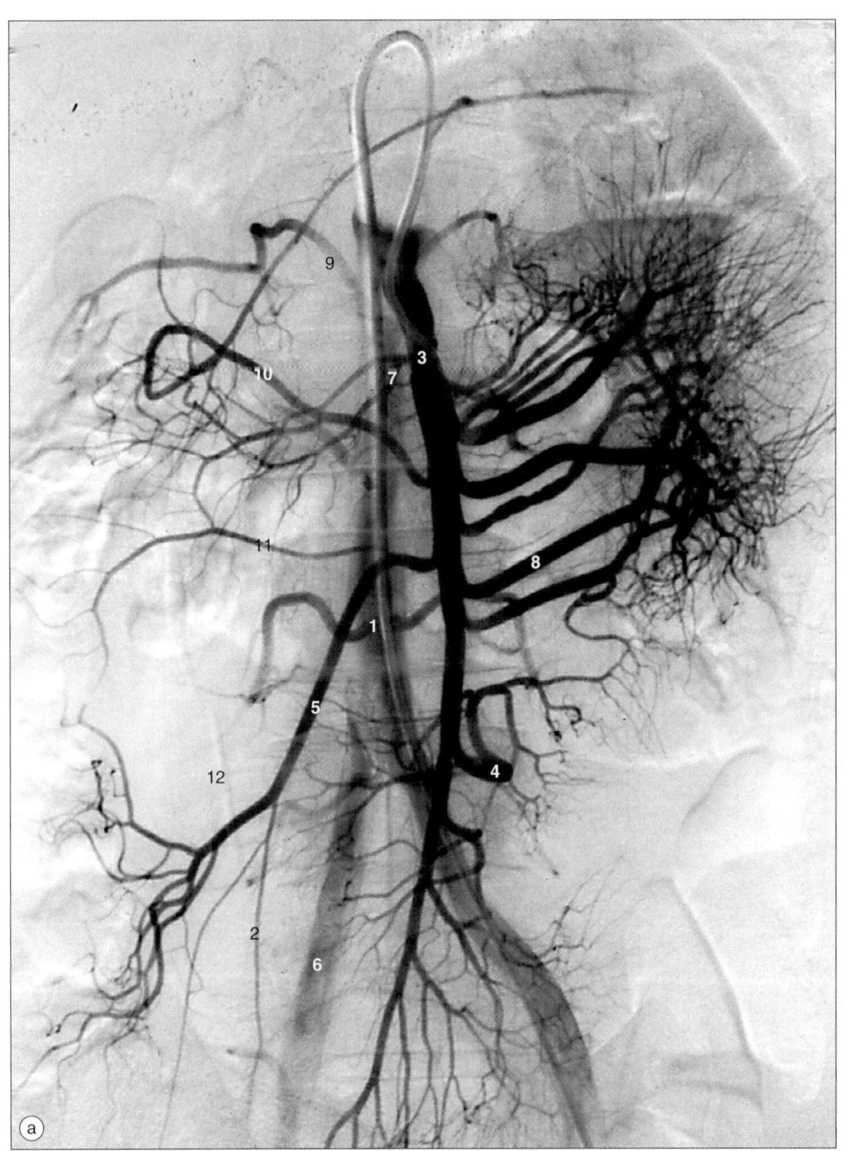

(**a**) 数字减影肠系膜上动脉造影

1. 主动脉
2. 阑尾动脉
3. 选择性肠系膜上动脉造影的导管末端
4. 肠系膜上动脉回肠分支
5. 回结肠动脉
6. 右侧髂总动脉
7. 胰十二指肠下动脉
8. 肠系膜上动脉空肠分支
9. 起源于腹主动脉的腰动脉
10. 结肠中动脉
11. 右结肠动脉
12. 右输尿管

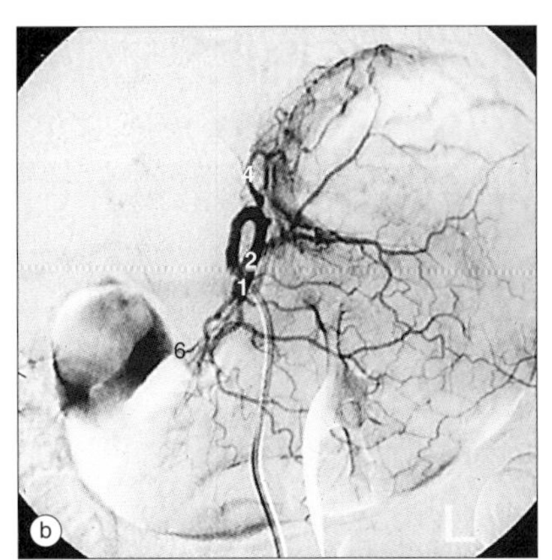

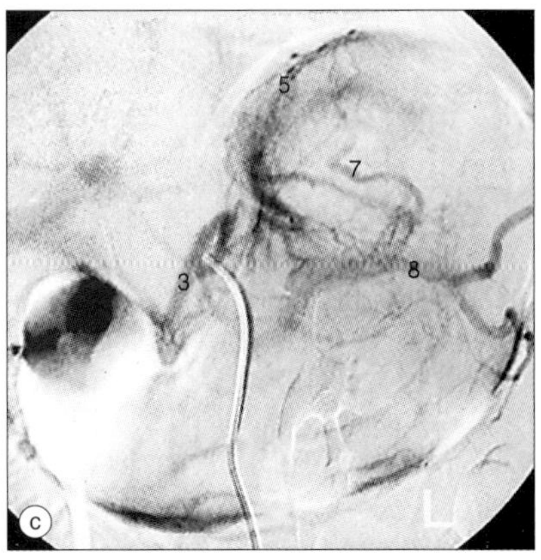

(**b**) 胃动脉，(**c**) 胃静脉

1. 胃左动脉起始处的导管
2. 胃左动脉
3. 胃左静脉
4. 胃左动脉食管支
5. 胃左静脉食管支
6. 胃右动脉
7. 胃短静脉
8. 脾静脉

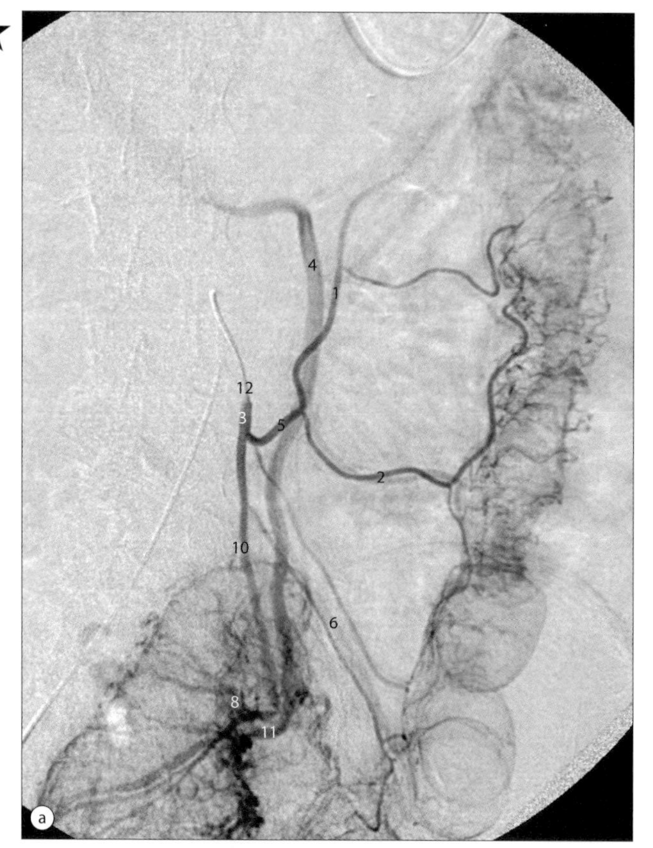

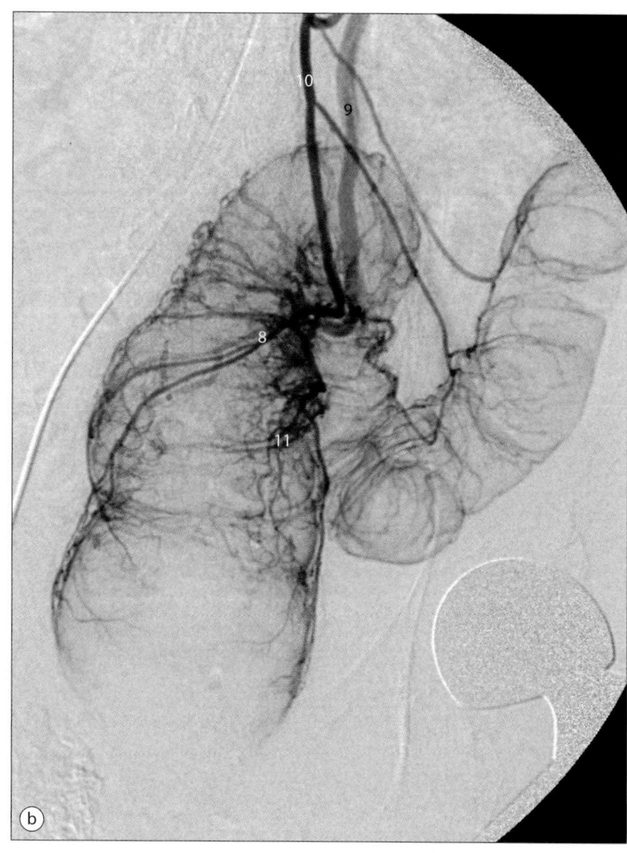

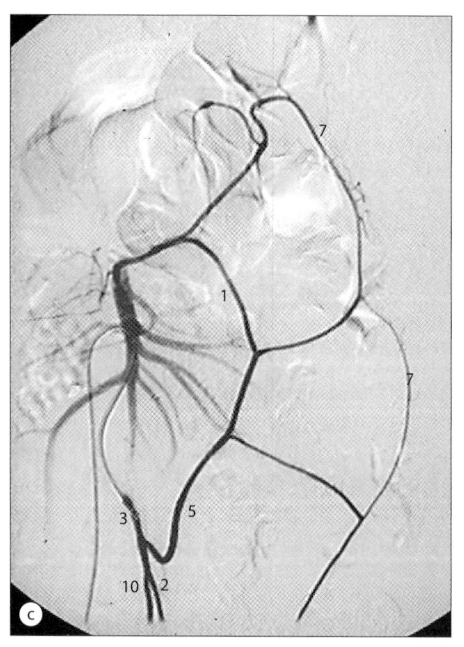

1. 左结肠动脉升支
2. 左结肠动脉降支
3. 肠系膜下动脉
4. 肠系膜下静脉
5. 左结肠动脉
6. 左结肠静脉
7. 结肠缘动脉（Drummond 边缘动脉）
8. 乙状结肠动脉
9. 乙状结肠静脉
10. 直肠上动脉
11. 直肠上静脉
12. 肠系膜下动脉内导管末端

（**a**）～（**c**）肠系膜下动脉造影

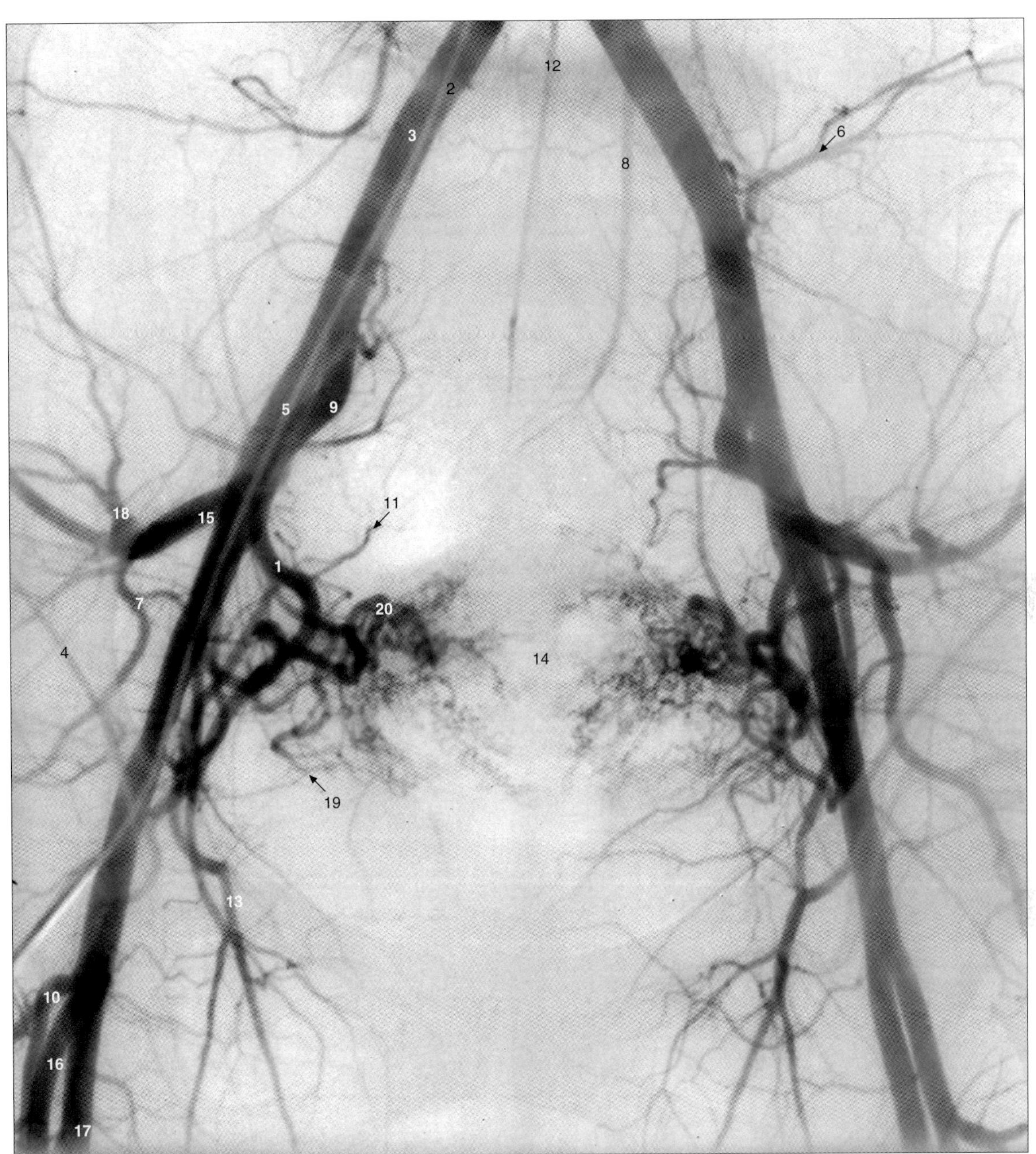

数字减影盆腔动脉造影

骨盆的正位片显示了髂内动脉和髂外动脉及其分支。许多血管是重叠的；如果想更清楚地观察这些血管，可以拍摄斜位片。注入动脉的对比剂会由肾排出，如果膀胱内充盈了对比剂，则可能会使一些血管分支无法清晰显示。如果使用预成形导管对髂内动脉和髂外动脉进行选择性造影，则可避免血管重叠显影，从而显示出更多细节。

1. 髂内动脉前干
2. 经右股动脉引入远端腹主动脉的导管
3. 髂总动脉
4. 旋髂深动脉
5. 髂外动脉
6. 髂腰动脉
7. 臀下动脉
8. 肠系膜下动脉
9. 髂内动脉
10. 旋股外侧动脉
11. 骶外侧动脉
12. 骶正中动脉
13. 闭孔动脉
14. 子宫位置
15. 髂内动脉后干
16. 股深动脉
17. 股浅动脉
18. 臀上动脉
19. 膀胱上动脉
20. 子宫动脉

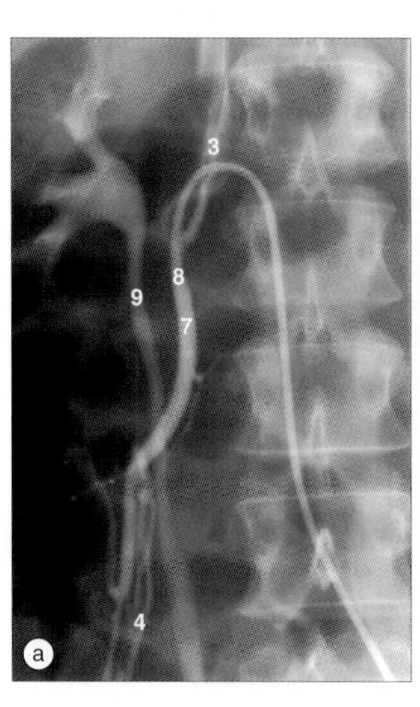

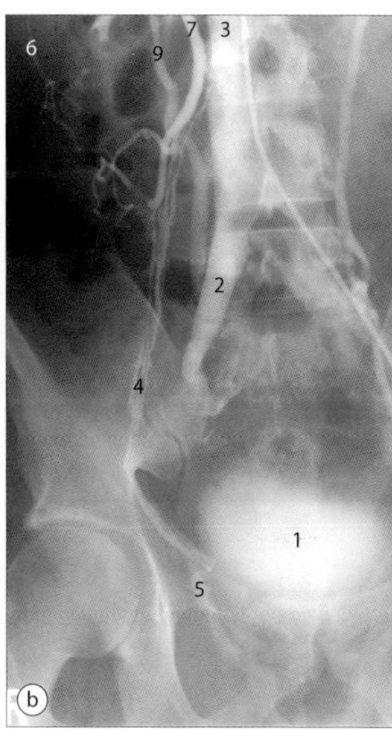

（**a**）和（**b**）右侧睾丸静脉造影

性腺静脉通过静脉丛汇成 1 或 2 条静脉主干。在左侧，性腺静脉主干汇入左肾静脉。偶尔可与肠系膜下静脉相通，汇入门静脉系统。在右侧，性腺静脉主干通常直接汇入下腔静脉（如图所示），有时也可以汇入右肾静脉。

1. 膀胱
2. 髂总静脉
3. 下腔静脉
4. 蔓状静脉丛
5. 蔓状静脉丛（位于腹股沟管内的隐睾）
6. 肾包膜静脉
7. 右睾丸静脉
8. 经左侧股静脉穿刺进入右睾丸静脉的导管末端
9. 输尿管

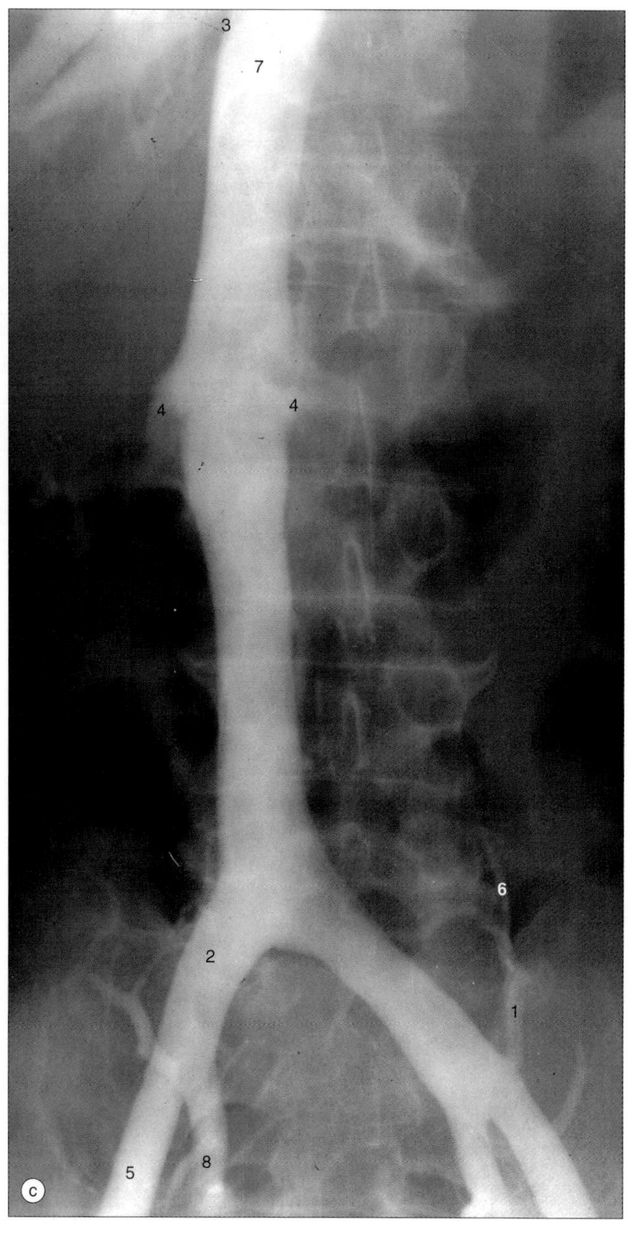

（**c**）下腔静脉造影

1. 腰升静脉
2. 髂总静脉
3. 肝静脉入口
4. 肾静脉入口
5. 髂外静脉
6. 髂腰静脉
7. 下腔静脉
8. 髂内静脉

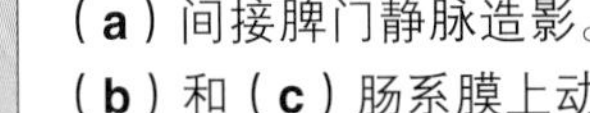

（**a**）间接脾门静脉造影。（**b**）和（**c**）肠系膜上动脉造影静脉期

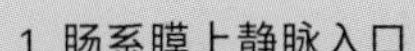

1. 肠系膜上静脉入口
2. 回结肠静脉
3. 空肠静脉
4. 门静脉左支
5. 门静脉
6. 门静脉右支
7. 脾
8. 脾静脉
9. 肠系膜上静脉
10. 脾动脉内的导管末端
11. 肠系膜上动脉内的导管末端

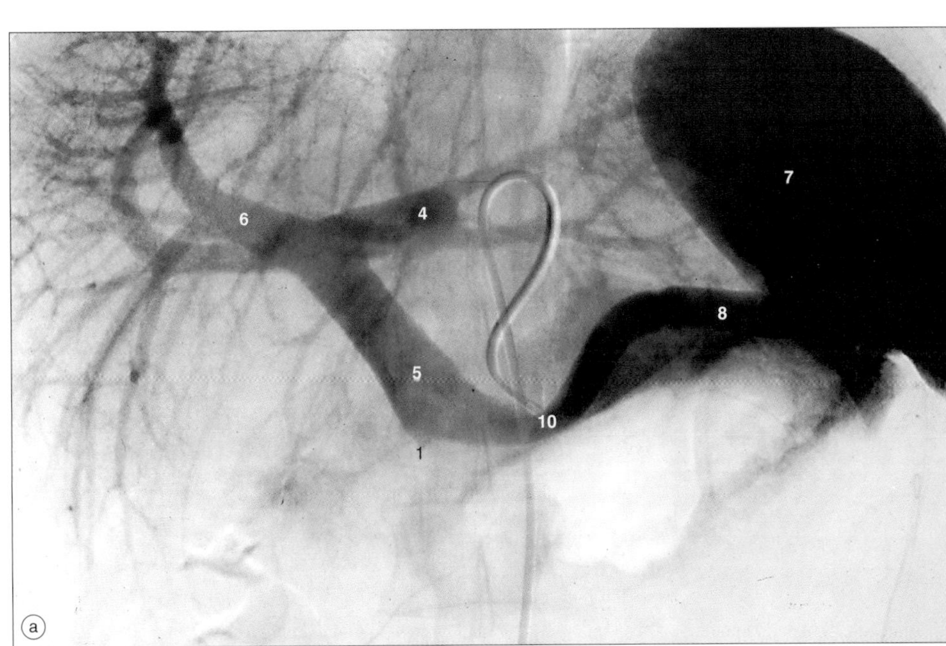

★

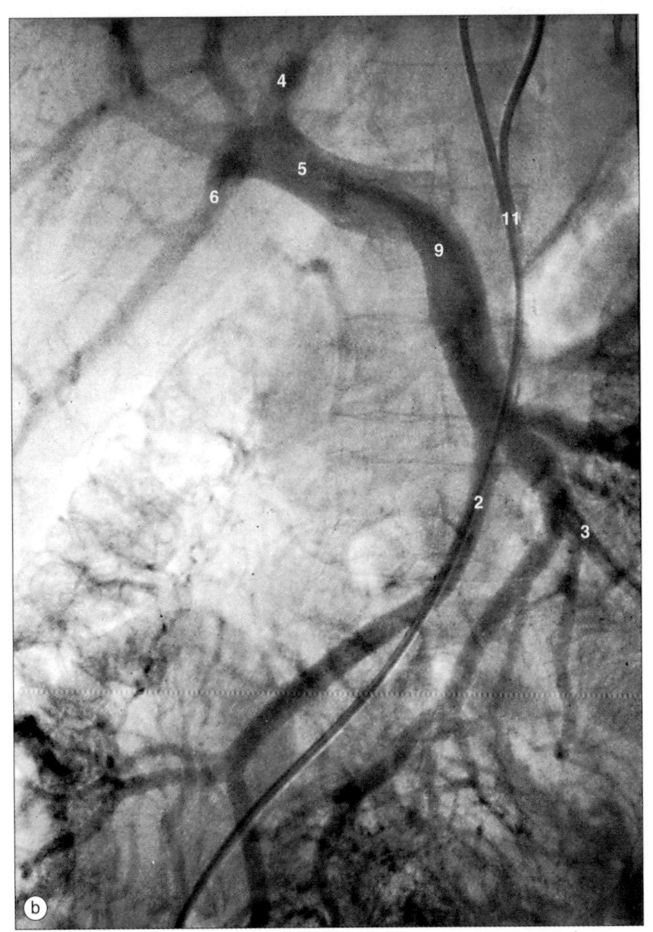

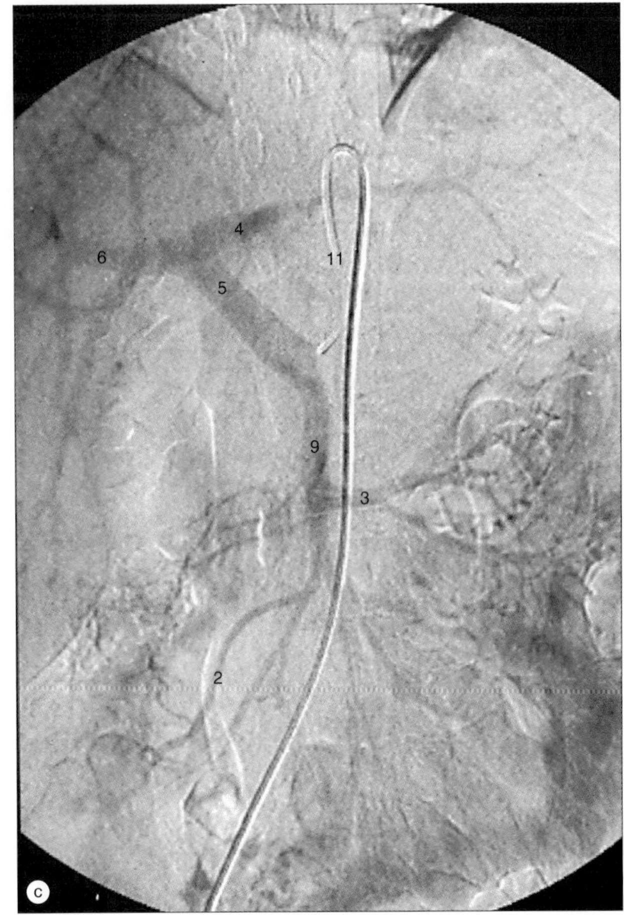

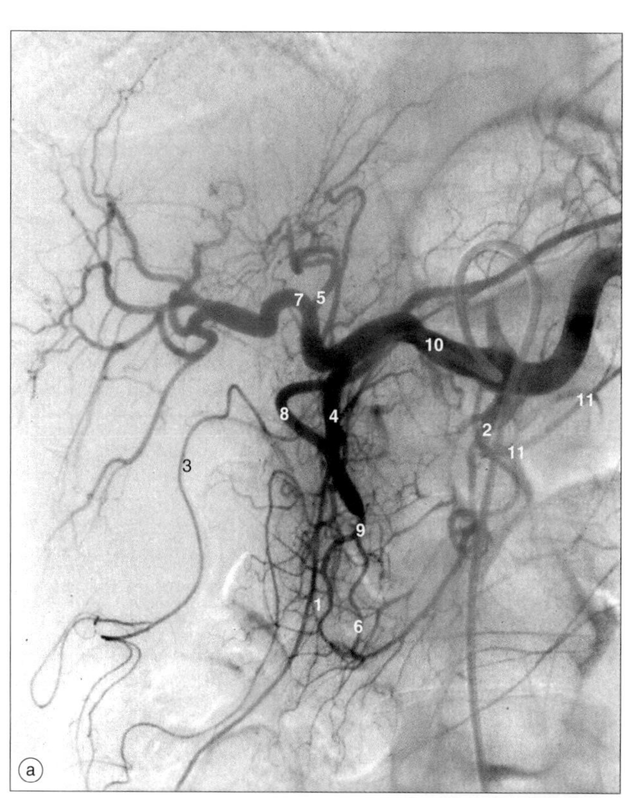

（a）数字减影肝动脉造影

1. 胰十二指肠下动脉前支
2. 胰背动脉
3. 网膜动脉
4. 胃十二指肠动脉
5. 肝动脉左支
6. 胰十二指肠上动脉后支
7. 肝动脉右支
8. 胃网膜右动脉
9. 胰十二指肠上动脉
10. 肝动脉内的导管末端
11. 胰横动脉

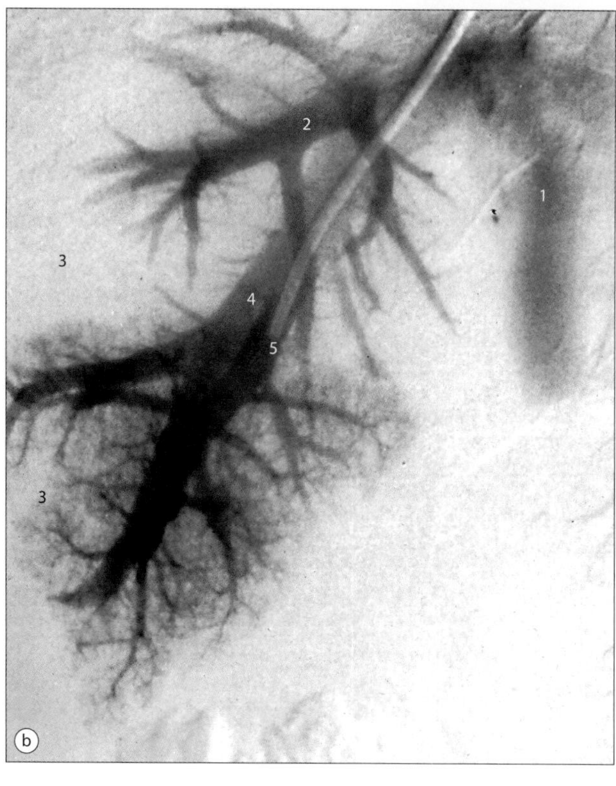

（b）数字减影肝静脉造影

1. 下腔静脉
2. 肝中静脉
3. 肝实质
4. 肝右静脉
5. 肝静脉内的导管末端

（a）选择性胃十二指肠动脉造影
（b）数字减影胰腺动脉造影

1. 胰十二指肠下动脉前支
2. 胰十二指肠上动脉前支
3. 胃十二指肠动脉
4. 胃网膜左动脉
5. 胰十二指肠下动脉后支
6. 胰十二指肠上动脉后支
7. 胃网膜右动脉
8. 肠系膜上动脉
9. 胰背动脉内的导管末端
10. 胰横动脉

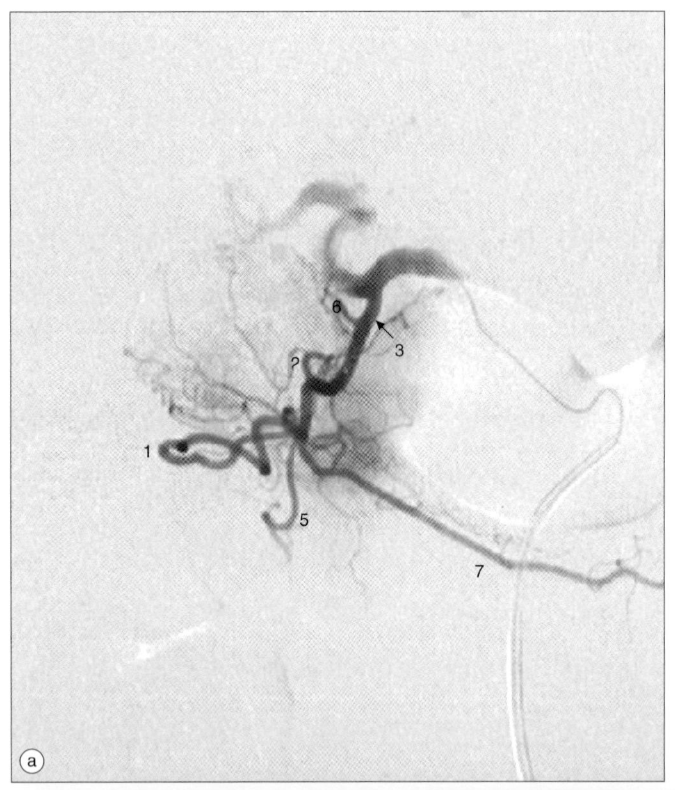

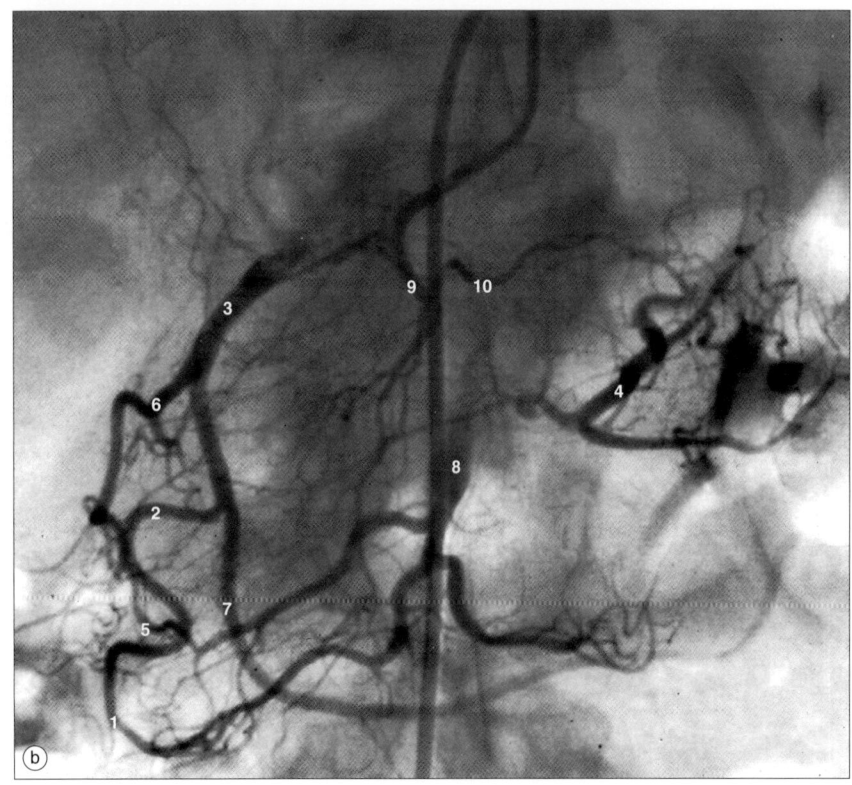

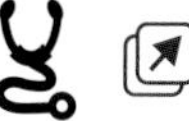

（a）肾动脉造影

1. 弓状动脉
2. 叶间动脉
3. 叶动脉
4. 肾动脉主干
5. 肾动脉内的导管末端
6. 小叶间动脉

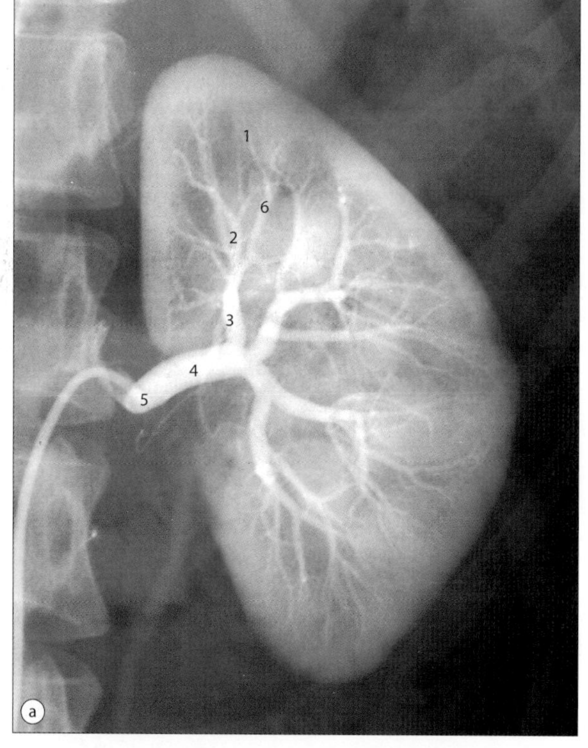

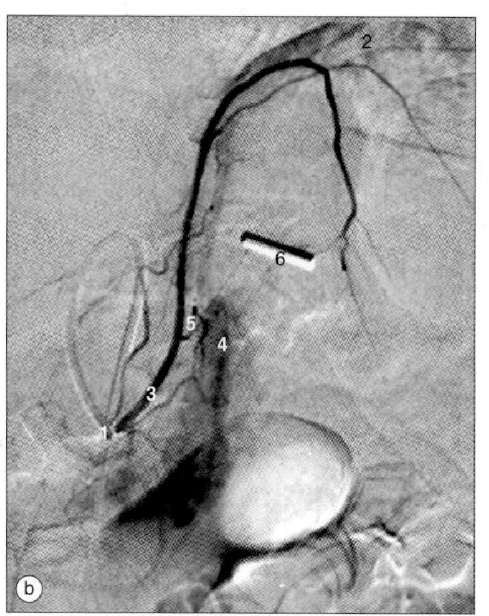

（b）左肾上腺动脉造影

1. 膈下动脉起始处的导管
2. 膈
3. 膈下动脉
4. 左肾上腺
5. 肾上腺上动脉
6. 鼻胃管末端

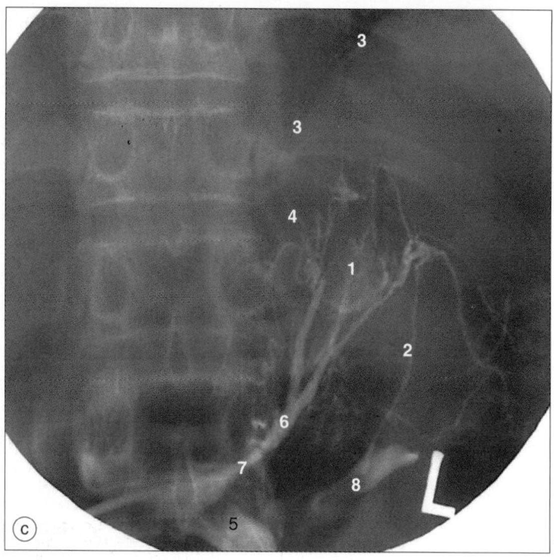

（c）左肾上腺静脉造影

1. 肾上腺腺瘤
2. 肾包膜静脉
3. 膈
4. 膈下静脉
5. 左肾静脉
6. 左肾上腺静脉
7. 左肾上腺静脉内的导管末端
8. 左肾上极肾盏

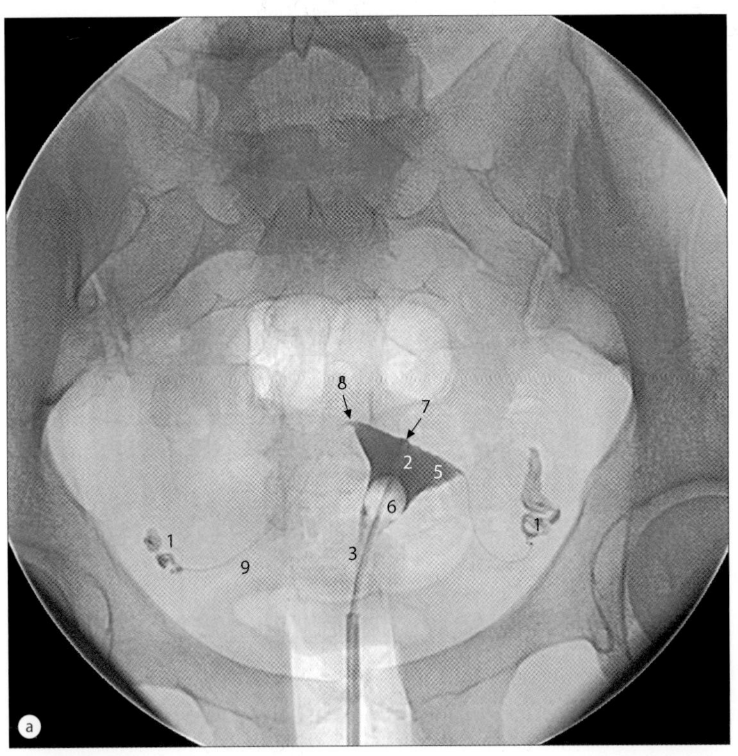

（**a**）早期对比剂充盈子宫

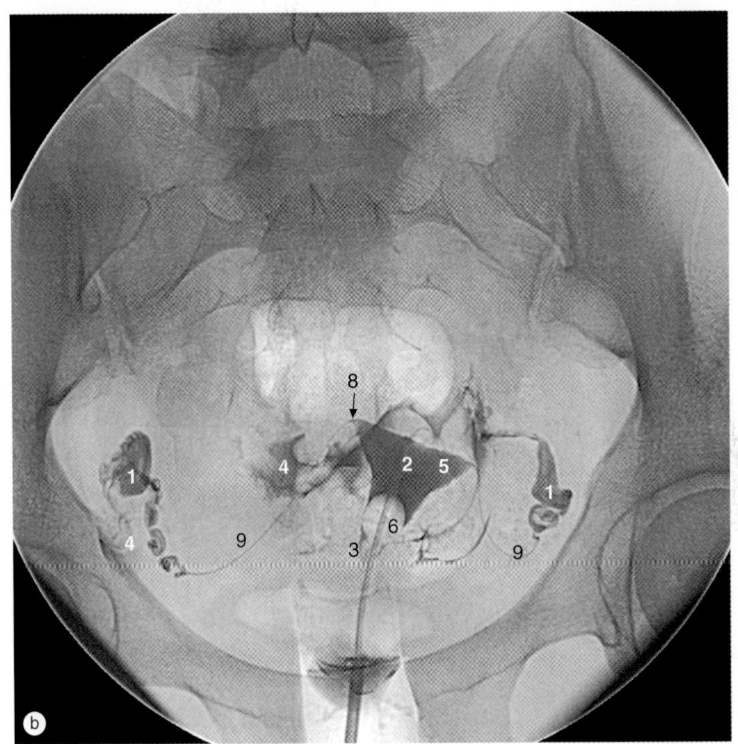

（**b**）晚期对比剂盆腔弥散

1. 输卵管壶腹
2. 子宫体
3. 子宫颈
4. 对比剂溢出至盆腔
5. 子宫角
6. 子宫内 Foley 球囊导管
7. 子宫底
8. 输卵管峡部
9. 输卵管

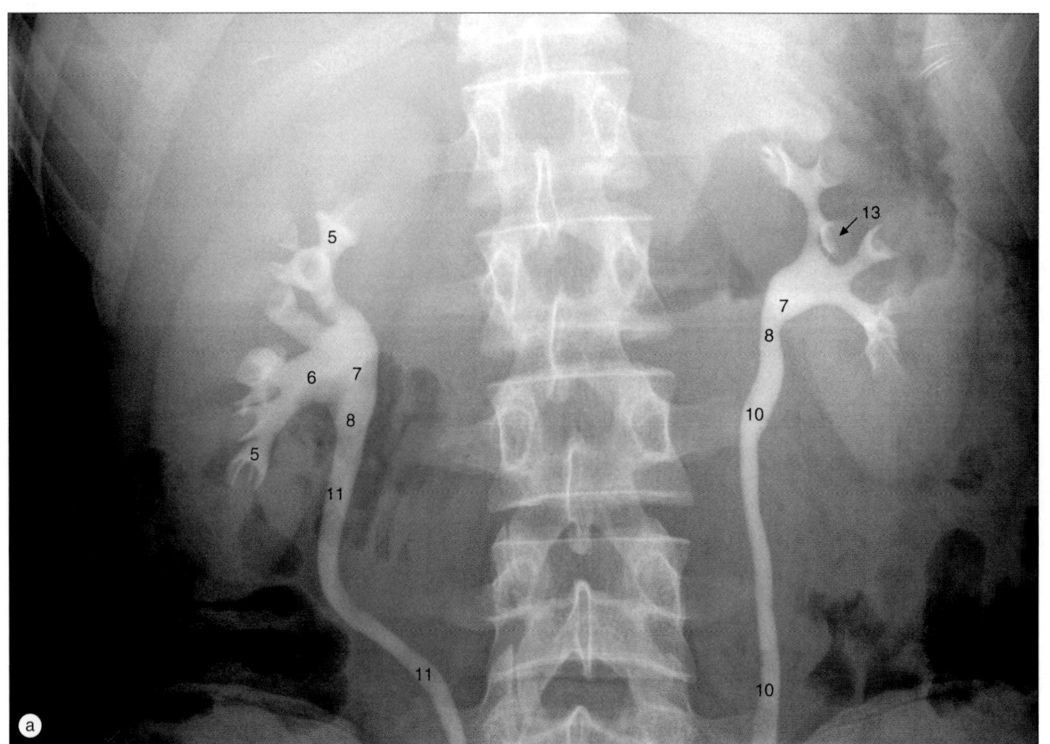

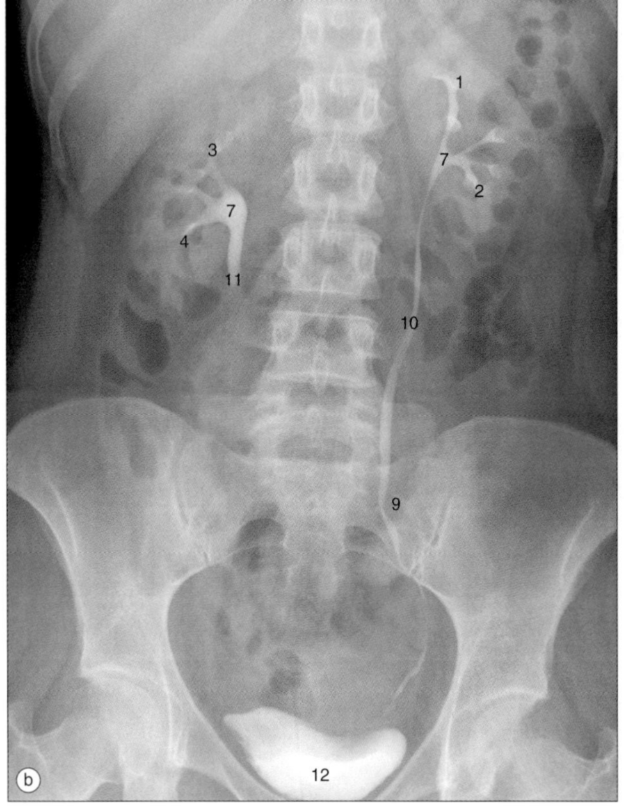

（**a**）10 min 静脉尿路造影（IVU）伴腹部加压

（**b**）移除腹部加压后，全长 15 min 静脉尿路造影

1. 左肾上极
2. 左肾下极
3. 右肾上极
4. 右肾下极
5. 肾小盏
6. 肾大盏
7. 肾盂
8. 肾盂-输尿管连接处
9. 髂总动脉压迹
10. 左输尿管
11. 右输尿管
12. 膀胱
13. 肾乳头

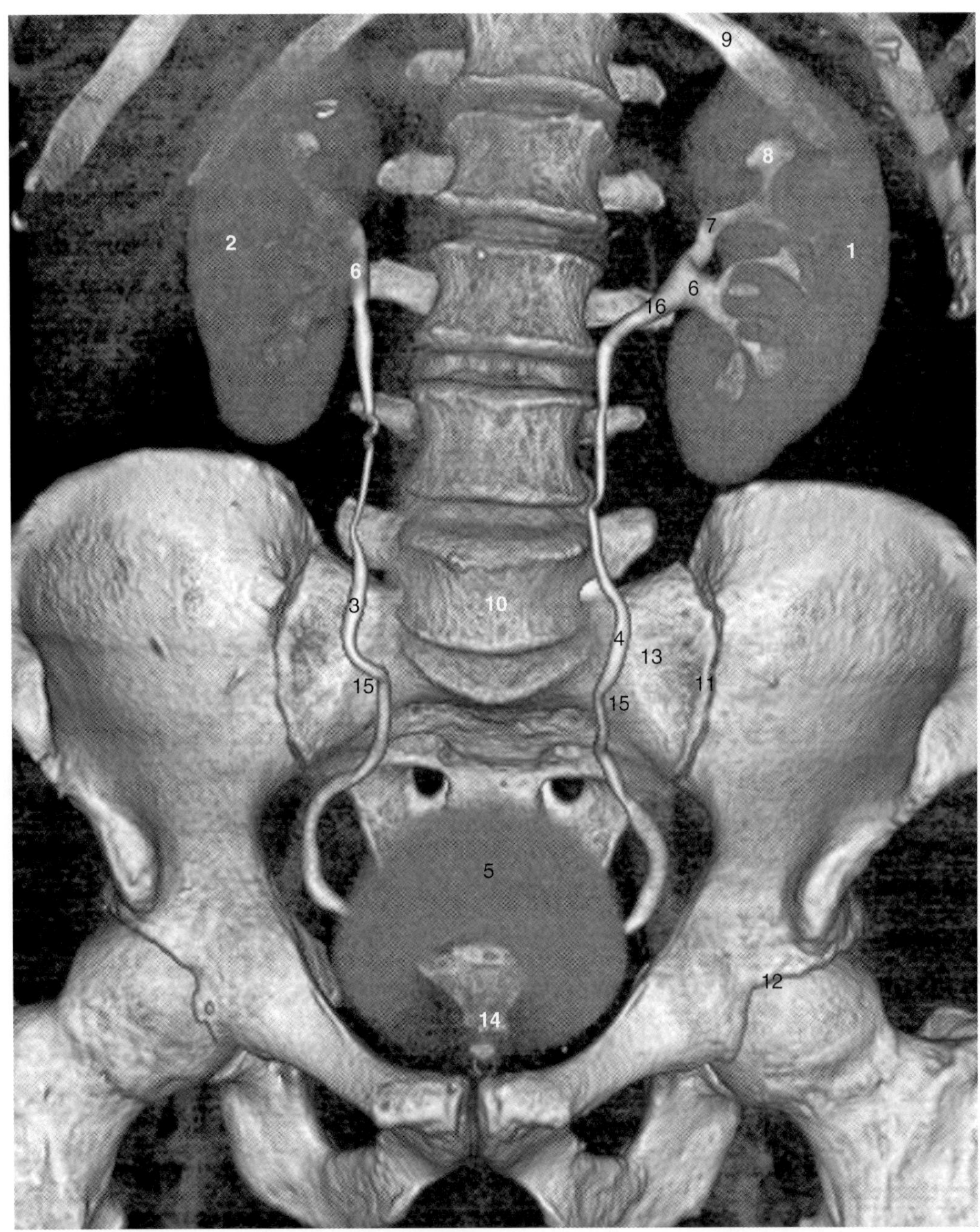

静脉注射对比剂后 10 min 的三维 CT 尿路造影

1. 左肾
2. 右肾
3. 右输尿管
4. 左输尿管
5. 膀胱
6. 肾盂
7. 肾大盏
8. 肾小盏
9. 第 12 肋骨
10. L5 椎体
11. 骶髂关节
12. 髋关节
13. 骶骨翼
14. 尾骨
15. 髂总血管与输尿管交叉点
16. 肾盂-输尿管连接处

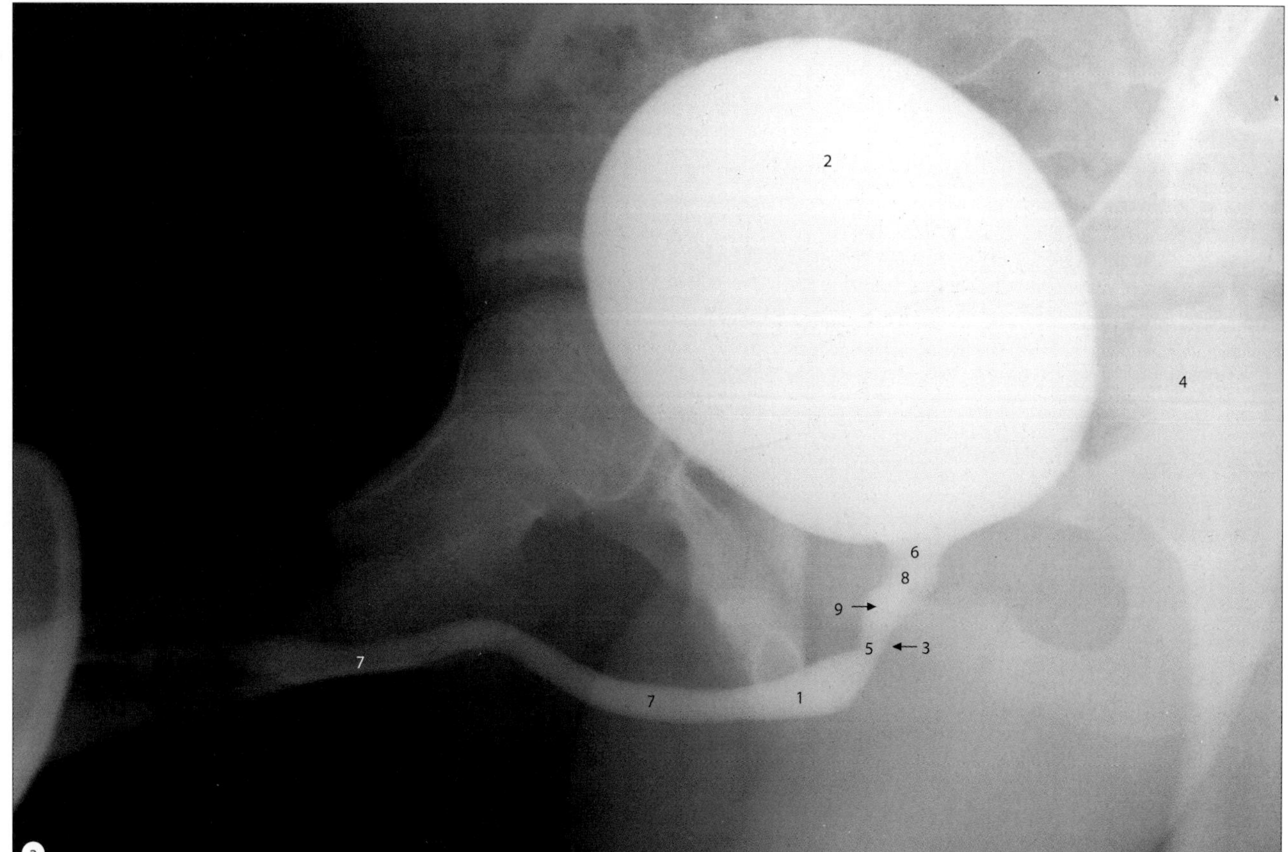

（**a**）男性尿道造影，斜位图
（**b**）阴茎动脉造影
（**c**）海绵体造影

1. 尿道球部
2. 膀胱内对比剂
3. 外括约肌（尿道括约肌）
4. 股骨头
5. 尿道膜部
6. 膀胱颈
7. 尿道海绵体部
8. 尿道前列腺部
9. 精阜

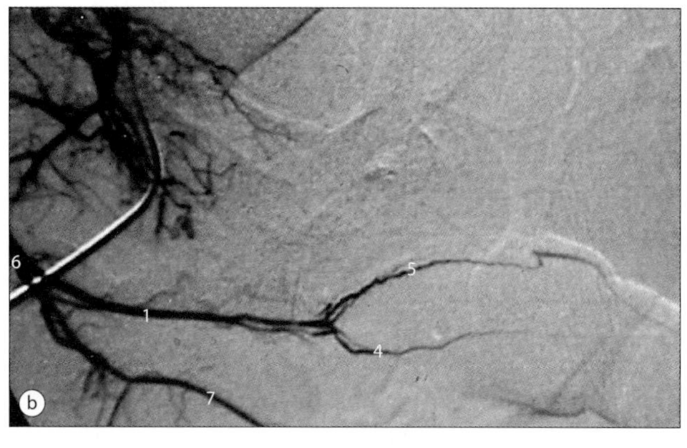

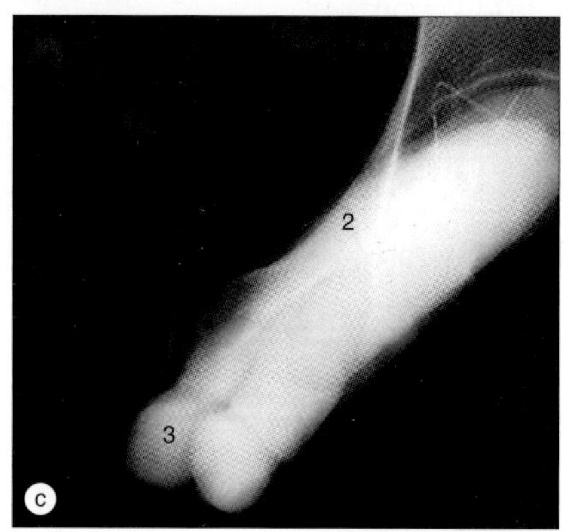

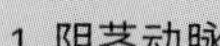

1. 阴茎动脉
2. 海绵体
3. （阴茎）海绵体脚
4. 阴茎深动脉
5. 阴茎背动脉
6. 阴部内动脉
7. 会阴动脉

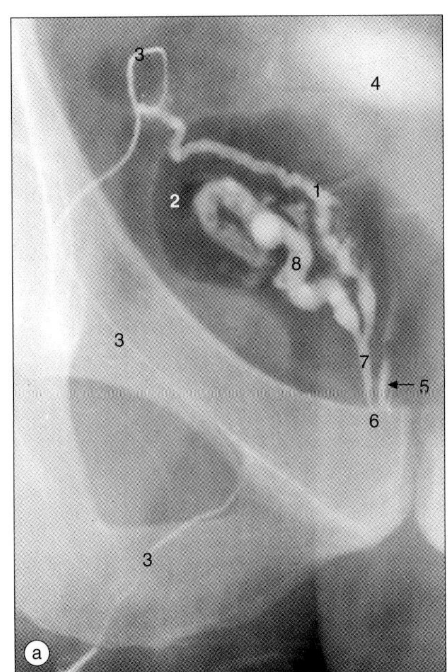

（**a**）精囊造影

1. 输精管壶腹
2. 直肠内气体
3. 输精管
4. 充盈的膀胱
5. 左射精管
6. 精阜的位置
7. 右射精管
8. 精囊

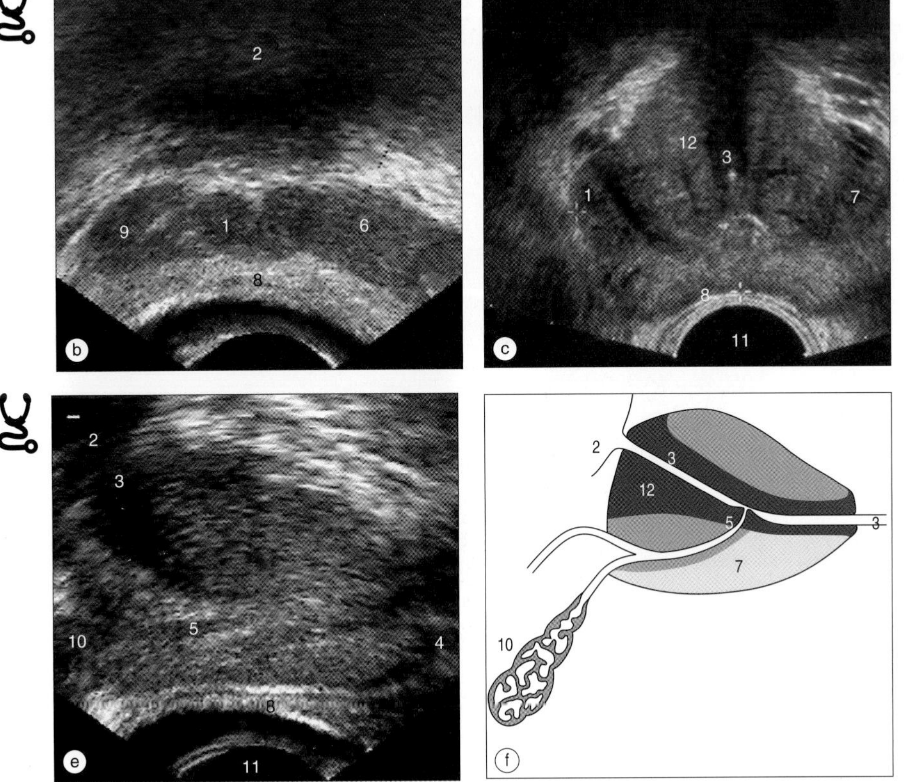

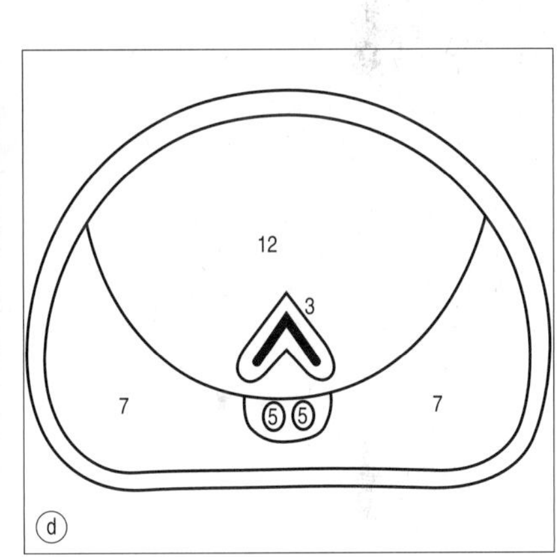

1. 输精管壶腹
2. 膀胱
3. 尿道走行区
4. 远端尿道
5. 射精管（穿过前列腺中央带）
6. 左侧精囊
7. 前列腺外周带
8. 直肠壁
9. 右侧精囊
10. 精囊
11. 超声探头
12. 前列腺移行带

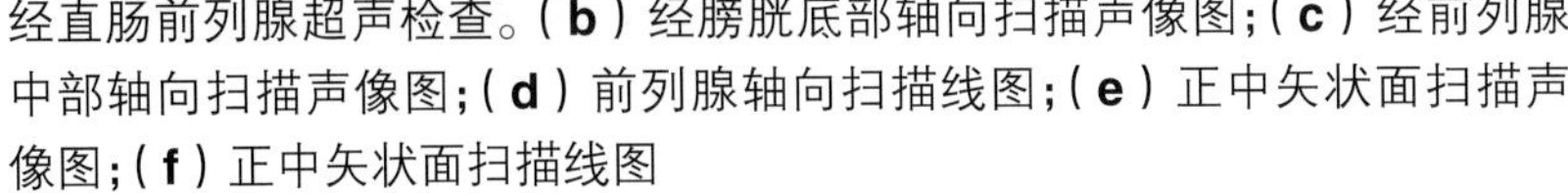

经直肠前列腺超声检查。（**b**）经膀胱底部轴向扫描声像图；（**c**）经前列腺中部轴向扫描声像图；（**d**）前列腺轴向扫描线图；（**e**）正中矢状面扫描声像图；（**f**）正中矢状面扫描线图

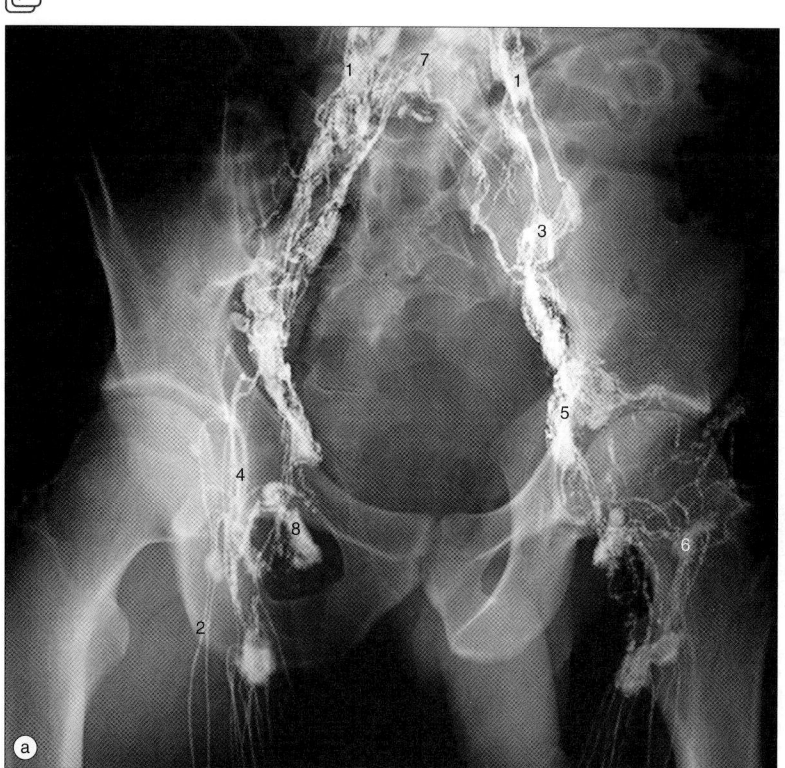

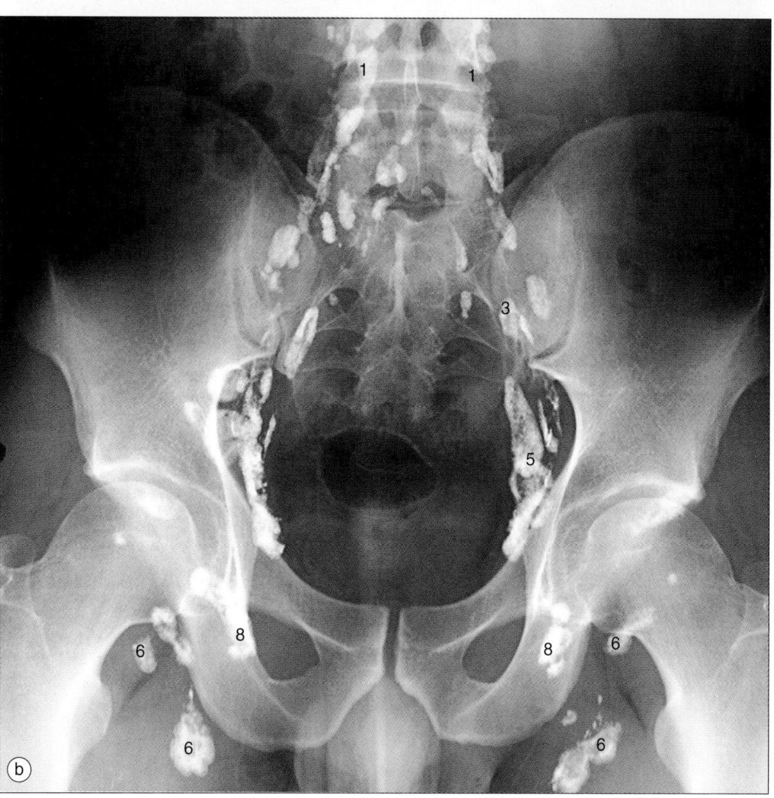

（**a**）盆腔淋巴造影，早期充盈期
（**b**）盆腔淋巴造影，晚期充盈期

1. 左右腰干（腰升淋巴链）
2. 腹股沟输入淋巴管
3. 髂总淋巴结
4. 腹股沟输出淋巴管
5. 髂外淋巴结
6. 腹股沟浅淋巴结
7. 左右腰干之间的淋巴管交通
8. 腹股沟深淋巴结

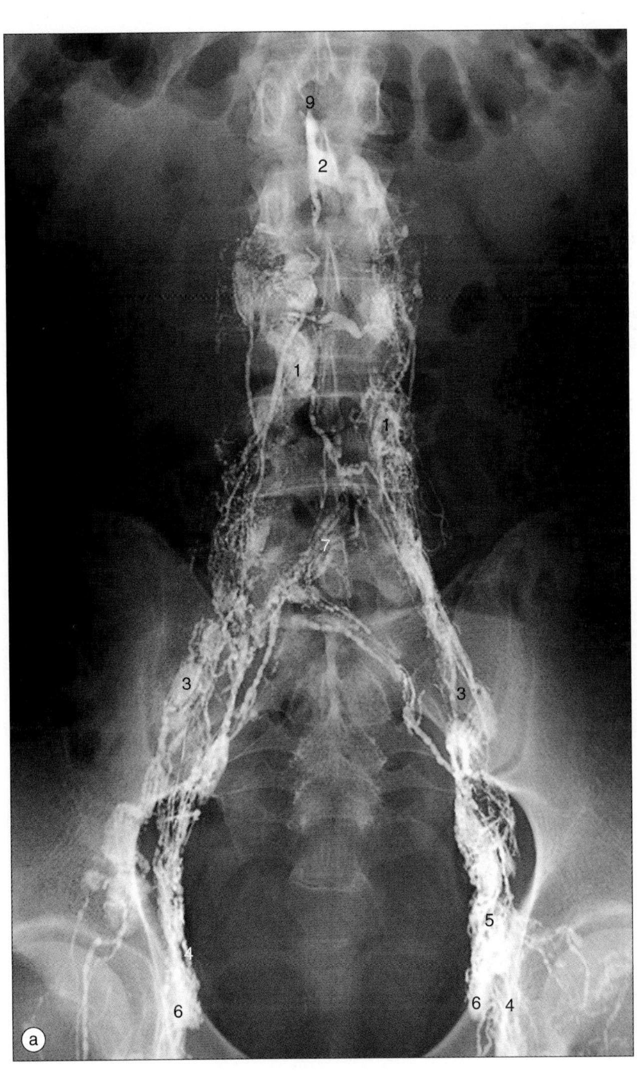

（**a**）腹盆部淋巴造影，早期充盈期

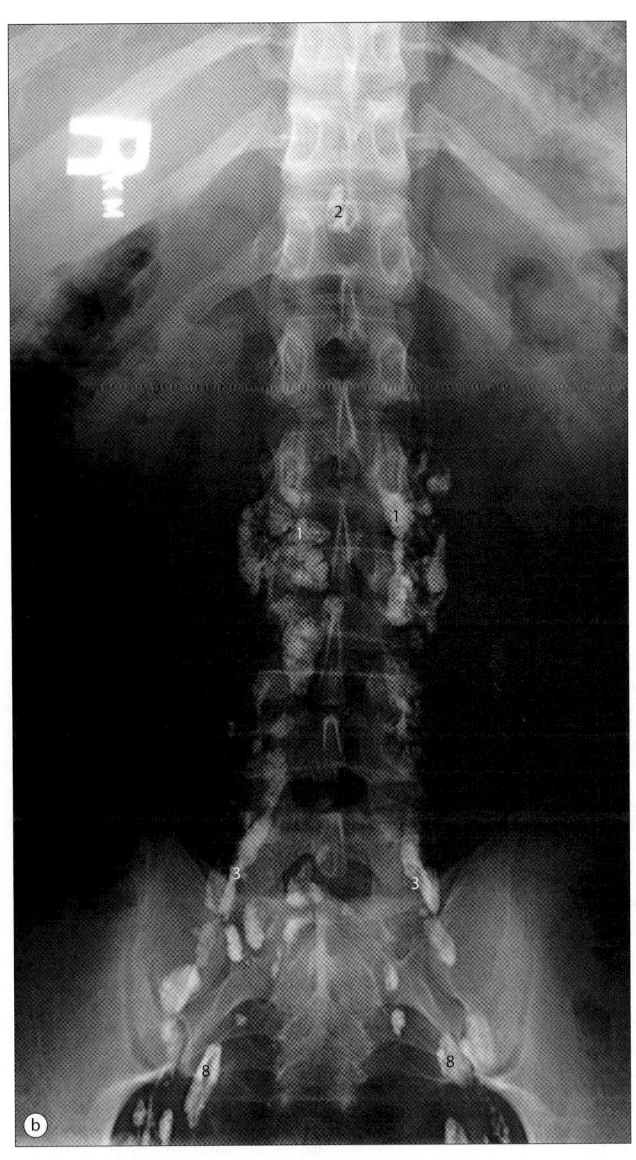

（**b**）腹盆部淋巴造影，晚期充盈期

1. 左右腰干（腰升淋巴链）
2. 乳糜池
3. 髂总淋巴结
4. 腹股沟输出淋巴管
5. 髂外淋巴结（早期充盈期）
6. 腹股沟淋巴结（早期充盈期）
7. 左右腰干之间的淋巴管交通
8. 髂内淋巴结
9. 胸导管

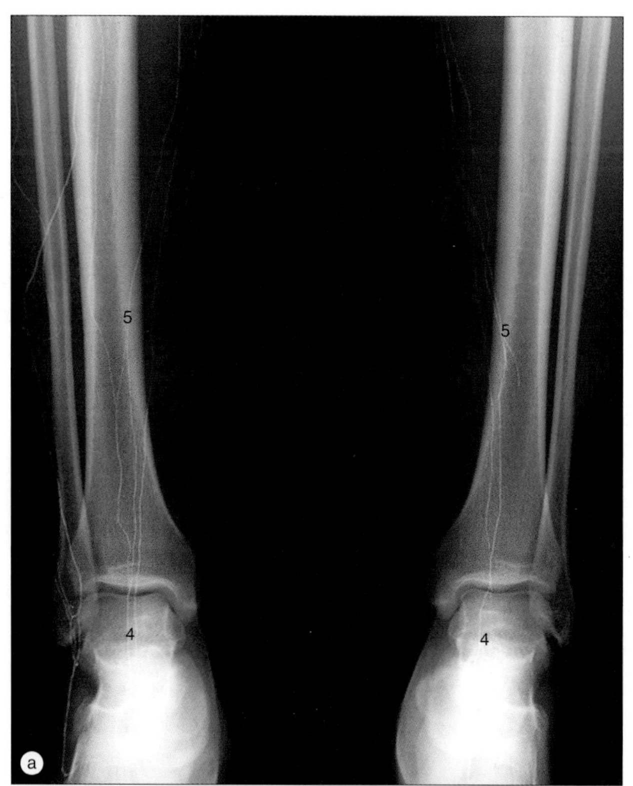

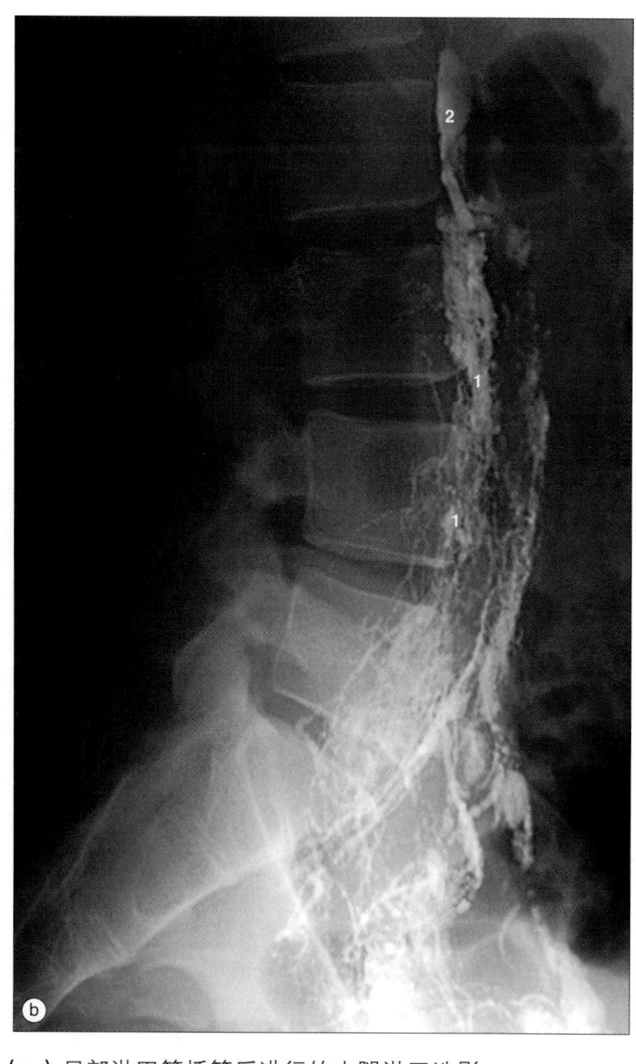

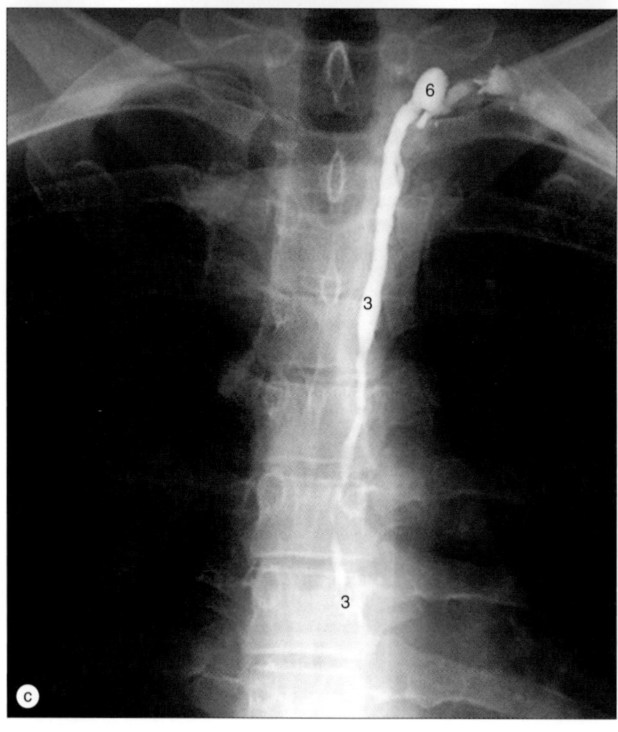

(**a**) 足部淋巴管插管后进行的小腿淋巴造影
(**b**) 腹部淋巴造影侧位片，早期充盈期
(**c**) 足部淋巴管插管后进行的淋巴造影，延迟期胸导管显影

1. 左右腰干（腰升淋巴链）
2. 乳糜池
3. 胸导管
4. 足近端淋巴管
5. 小腿远端淋巴管
6. 胸导管末端（壶腹）

附赠电子资源

1. 解剖结构 X 线特征“幻灯片”：腹部仰卧位 X 线片、骨盆正位 X 线片（女性）
2. 摘自本书第 4 版的页面
3. 病理学教程：教程 6a、6b、6c、6d、6e、6f、6g、6h、6i、7a、7b、7c
4. 单选自测题

解剖变异

变异	发生率	临床意义
右肝动脉起源于肠系膜上动脉近端	20%	导致肝部病变（如原发性肿瘤或转移瘤）动脉栓塞的路径发生变化
阑尾位于盆腔	12%	发生阑尾炎时临床表现容易与膀胱炎混淆
胆囊管较长并与肝外胆管并行	10%	可能导致胆囊切除术时误结扎或横断肝外胆管而非胆囊管；在 ERCP 插管时需要注意的解剖变异
胰腺分裂	＜ 10%	与胰腺炎的发生有关；在 ERCP 插管时需要注意的解剖变异
梅克尔（Meckel）憩室	1%	此处可能有异位胃黏膜；可能是隐匿性胃肠道出血的来源；可发生梅克尔憩室炎。该结构为胚胎时期卵黄管退化不全导致，可使腹内存在纤维条索，继而导致小肠梗阻
重复肾	＜ 1%	上肾部分尿路梗阻；下肾部分膀胱输尿管反流；感染风险增加
左位下腔静脉	＜ .5%	制订血管外科手术计划和 IVC 内滤器放置时需要注意
环状胰腺	＜ 0.5%	可导致十二指肠梗阻；慢性胰腺炎风险增加
马蹄肾	＜ 0.25%	肾外伤、泌尿系统感染、肾积水、肾结石和肾恶性肿瘤的风险增加
盆腔肾	＜ 0.05%	可无症状；可表现为盆腔肿块；泌尿系统感染和继发性高血压的风险增加；应与肾发育不全鉴别；可伴发其他肾、血管和生殖器发育异常
肠旋转不良	0.01%	中肠扭转风险增加；可伴发其他发育异常

ERCP，内镜逆行胰胆管造影；IVC，下腔静脉

第 11 章 下肢

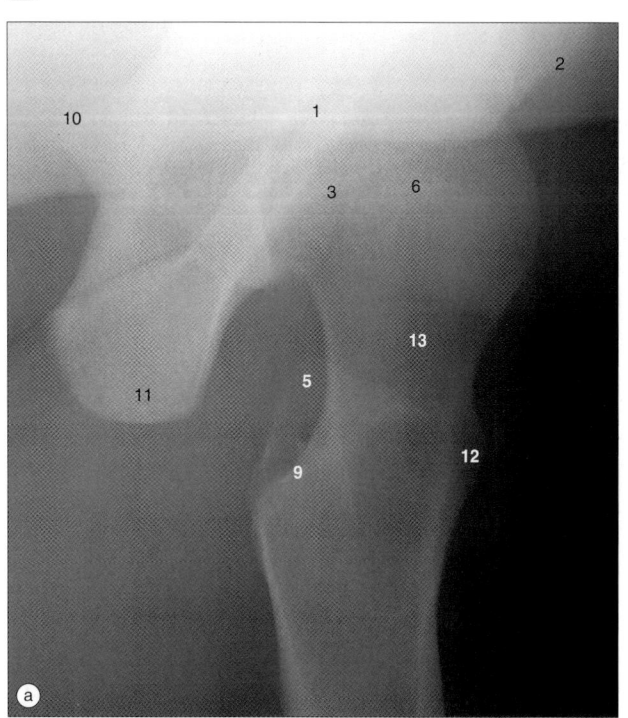

（**a**）髋关节（股骨颈），侧位片

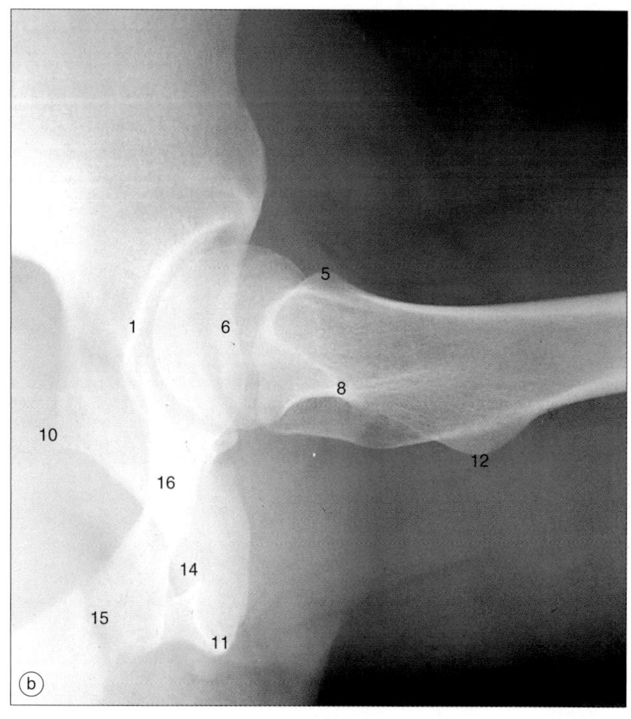

（**b**）髋关节，侧位片

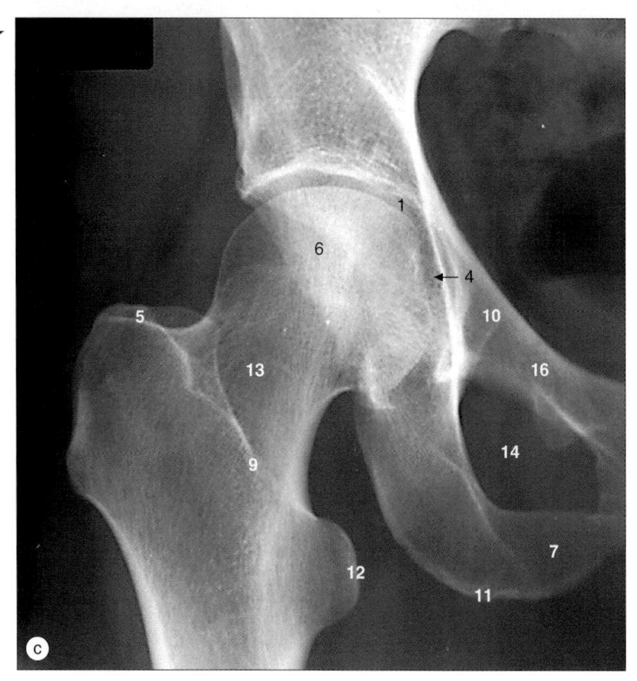

（**c**）髋关节，正位片

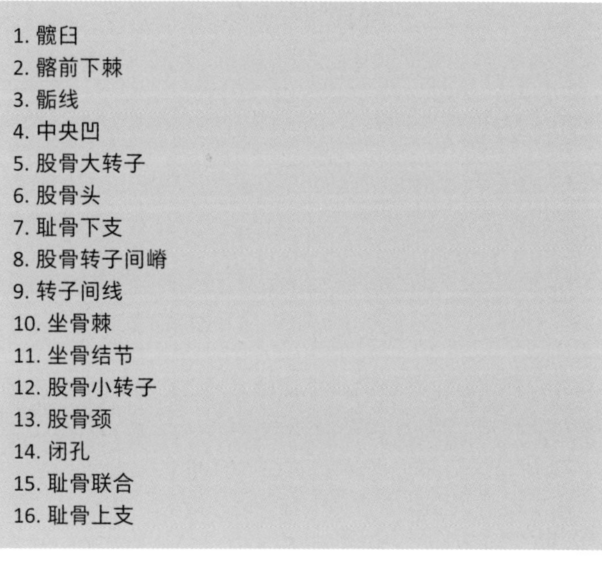

1. 髋臼
2. 髂前下棘
3. 骺线
4. 中央凹
5. 股骨大转子
6. 股骨头
7. 耻骨下支
8. 股骨转子间嵴
9. 转子间线
10. 坐骨棘
11. 坐骨结节
12. 股骨小转子
13. 股骨颈
14. 闭孔
15. 耻骨联合
16. 耻骨上支

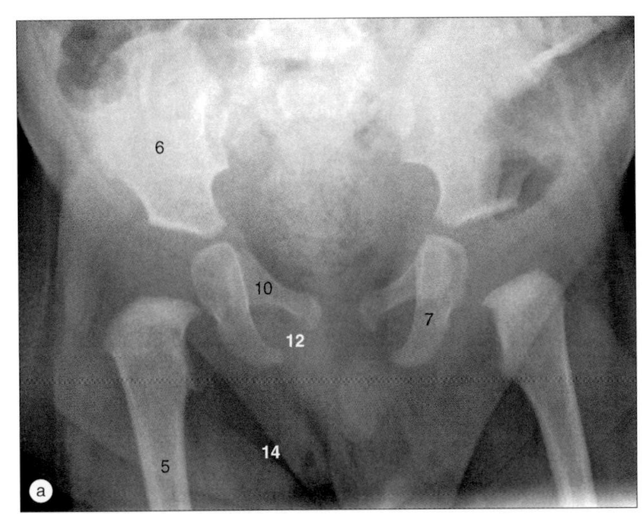

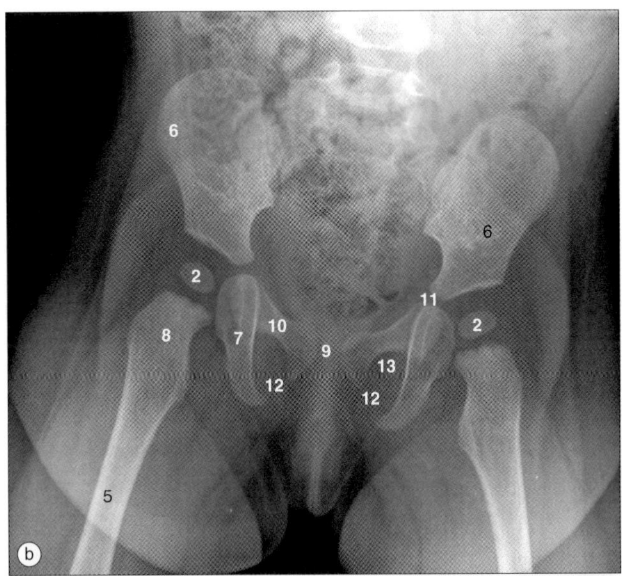

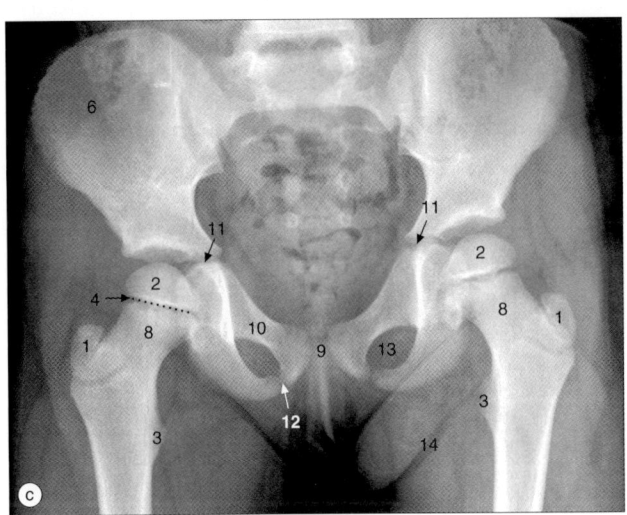

骨盆。(**a**) 4 月龄女童;(**b**) 9 月龄女童;(**c**) 6 岁女童;(**d**) 11 岁女童

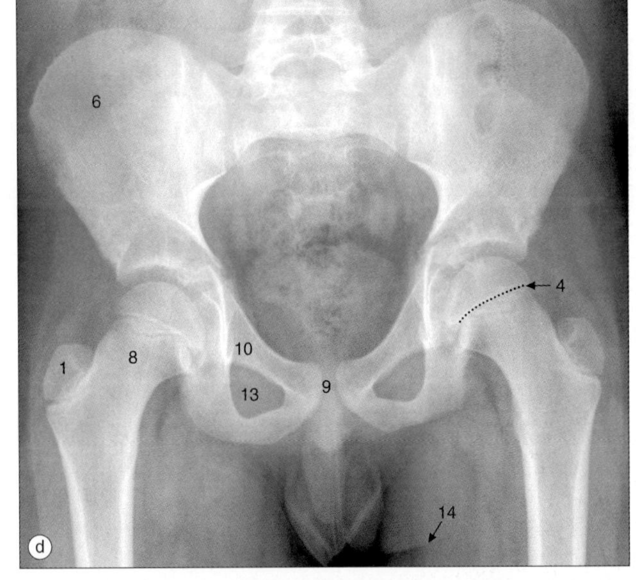

1. 大转子骨化中心
2. 股骨头骨化中心(股骨头骨骺)
3. 小转子骨化中心
4. 骺线
5. 股骨
6. 髂骨
7. 坐骨
8. 股骨颈
9. 耻骨联合
10. 耻骨
11. Y 形软骨
12. 坐骨与耻骨间未骨化连接
13. 闭孔
14. 脂肪皱褶

髋骨(hip)	出现	融合
髂骨	胚胎 2～3 个月	7～9 岁
坐骨	胚胎 4 个月	7～9 岁
耻骨	胚胎 4 个月	7～9 岁
髋臼	11～14 岁	15～25 岁
髂前上棘	青春期	15～25 岁
髂嵴/上棘	青春期	15～25 岁
坐骨结节	青春期+	15～25 岁
股骨(c)		
干	胚胎 7 周	
头	4～6 个月	14～18 岁
大转子	2～4 岁	14～18 岁
小转子	10～12 岁	14～18 岁
远端	胚胎 9 个月	17～19 岁

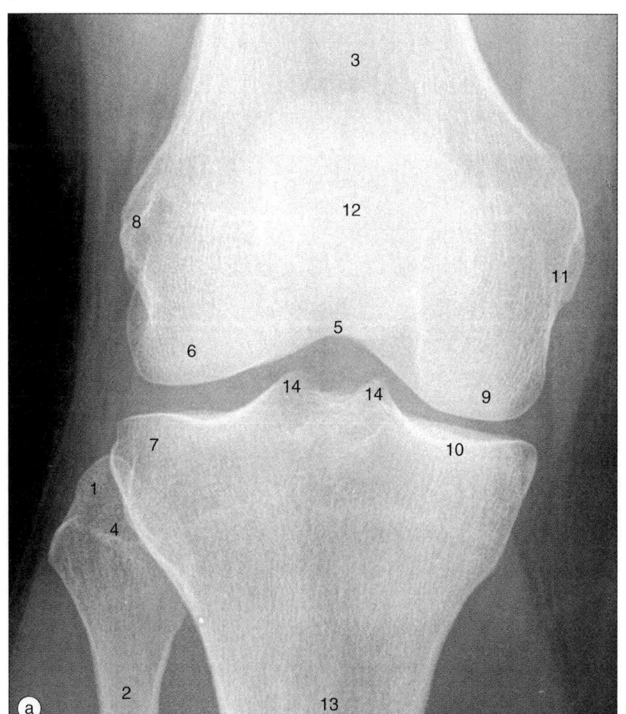

(a) 正位片

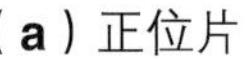

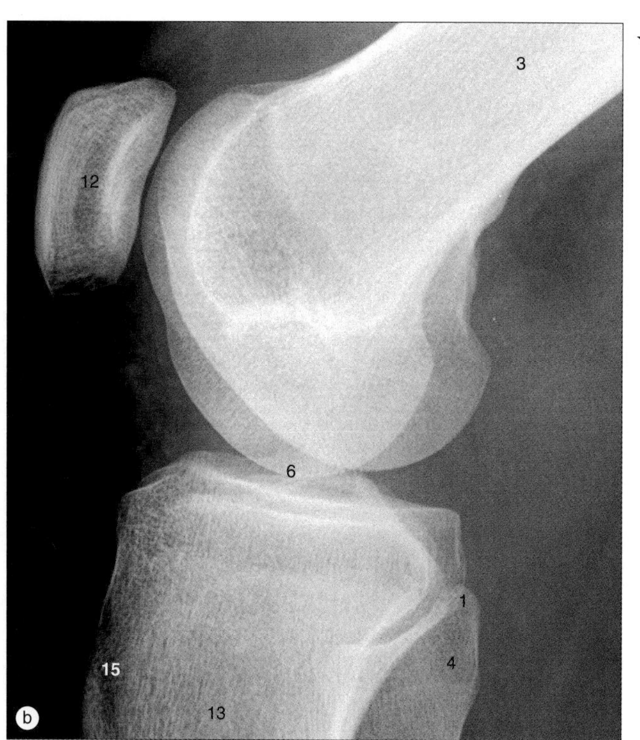

(b) 侧位片

1. 腓骨尖（茎突）
2. 腓骨颈
3. 股骨
4. 腓骨头
5. 髁间窝
6. 股骨外侧髁
7. 胫骨外侧髁
8. 股骨外上髁
9. 股骨内侧髁
10. 胫骨内侧髁
11. 股骨内上髁
12. 髌骨
13. 胫骨
14. 髁间隆起结节
15. 胫骨粗隆

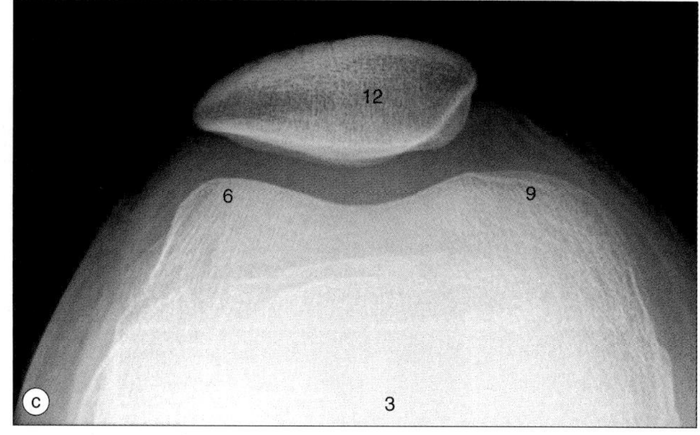

(c) 下上位（轴位）片

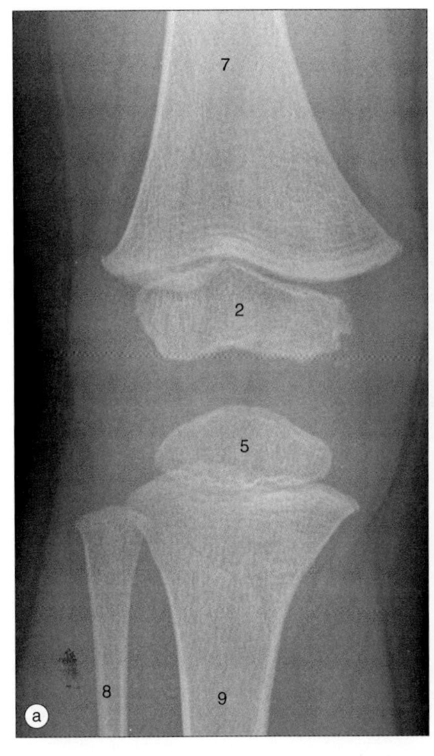

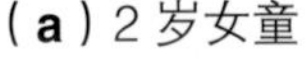
(**a**) 2 岁女童

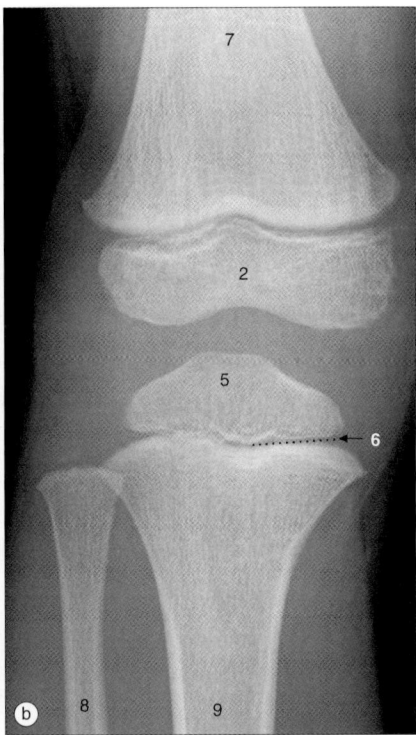

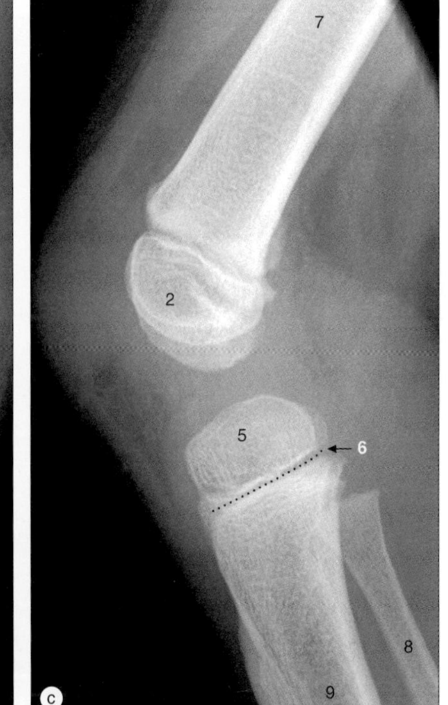

(**b**) 和 (**c**) 5 岁女童

1. 胫骨近端骨化中心前下延伸为胫骨粗隆
2. 股骨远端骨化中心
3. 腓骨头骨化中心
4. 髌骨
5. 胫骨近端骨化中心
6. 骺线
7. 股骨
8. 腓骨
9. 胫骨

髌骨（c）	出现	融合
1～3 个骨化中心	3～5 岁	青春期
胫骨（c）		
干	胚胎 7 周	
近端 / 平台	胚胎 9 个月	16～18 岁
粗隆	10～12 岁	12～14 岁
远端	4 个月至 1 岁	15～17 岁
腓骨（c）		
干	胚胎 8 周	
近端 / 头	2～4 岁	17～19 岁
远端	6 个月至 1 岁	15～17 岁

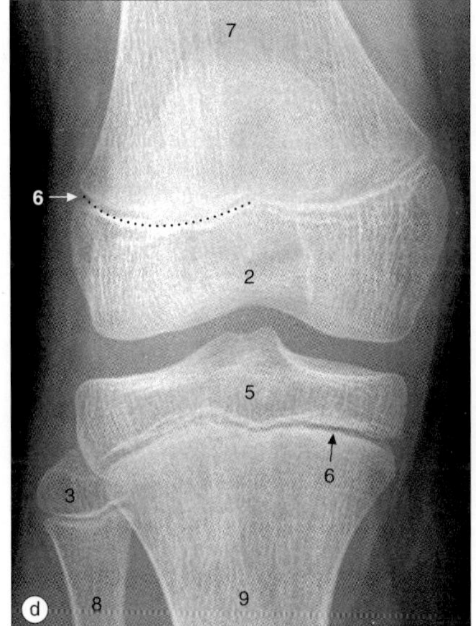

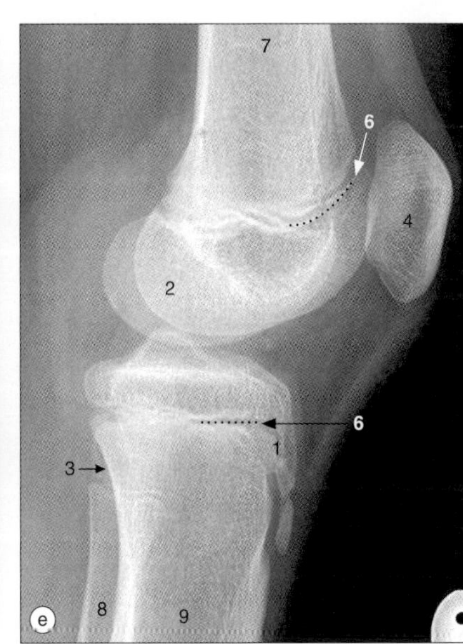

(**d**) 和 (**e**) 12 岁女童

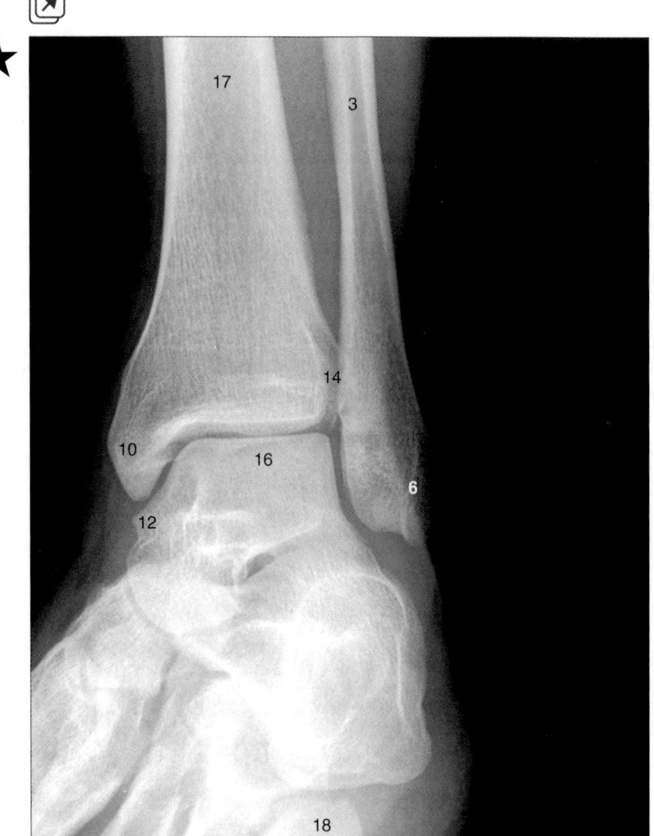

（a）踝关节，正位片

（b）踝关节，侧位片

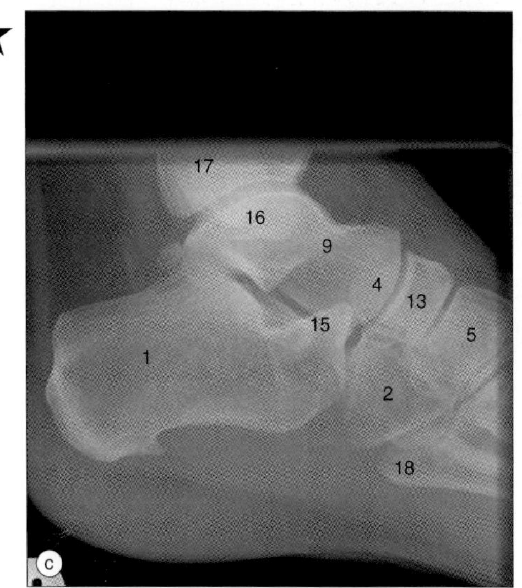

（c）跟骨，侧位片

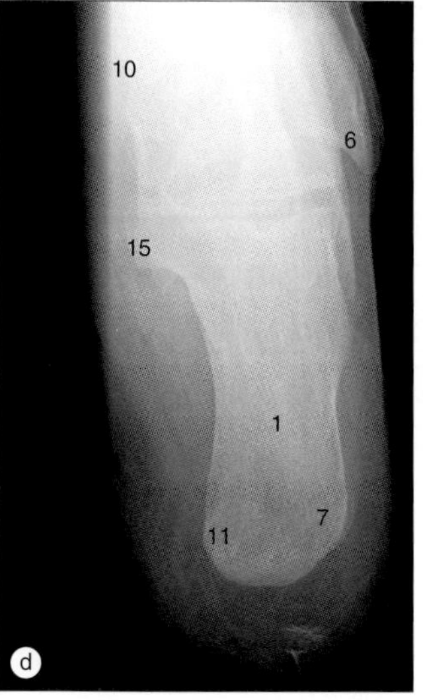

（d）跟骨，轴位（头足位）片

1. 跟骨
2. 骰骨
3. 腓骨
4. 距骨头
5. 外侧楔骨
6. 腓骨外踝
7. 跟骨外侧突
8. 距骨后突
9. 距骨颈
10. 胫骨内踝
11. 跟骨内侧突
12. 距骨内侧结节
13. 舟骨
14. 下胫腓关节区
15. 跟骨载距突
16. 距骨
17. 胫骨
18. 第5跖骨基底粗隆

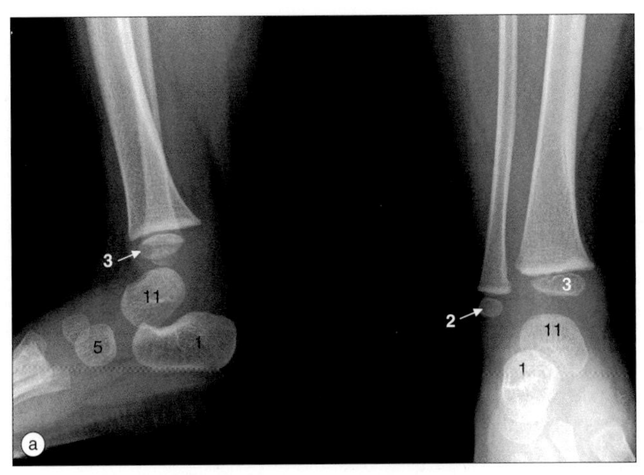

（a）3岁女童踝关节

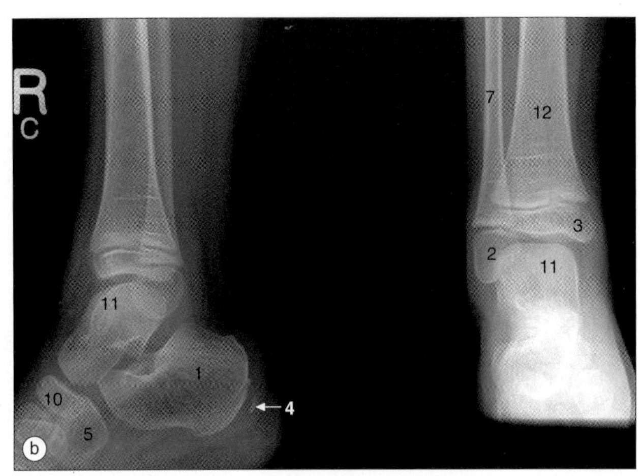

（b）5岁女童踝关节

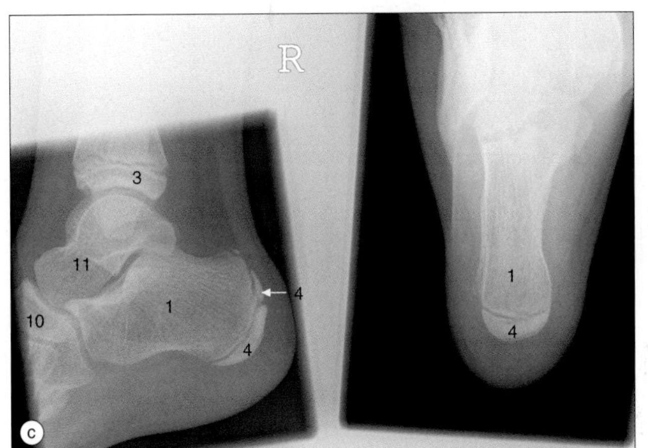

（c）13岁女童踝关节

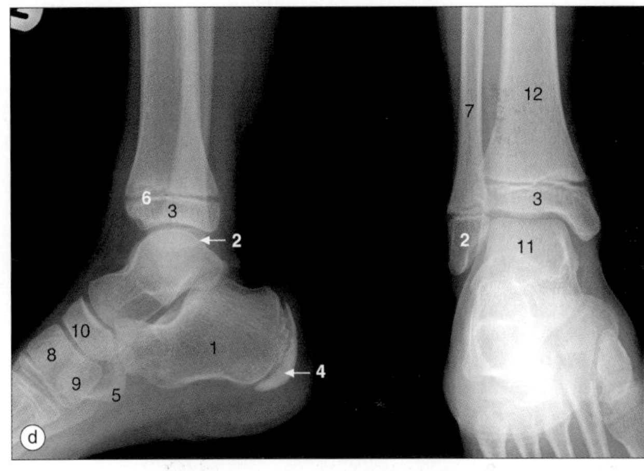

（d）10岁女童跟骨

1. 跟骨
2. 腓骨远端骨化中心
3. 胫骨远端骨化中心
4. 跟骨后方骨化中心
5. 骰骨
6. 骺线
7. 腓骨
8. 中间楔骨
9. 外侧楔骨
10. 舟骨
11. 距骨
12. 胫骨

跗骨（c）	出现	融合
跟骨	胚胎3个月	14～16岁
距骨	胚胎6个月	
舟骨	3岁	
外侧楔骨	6个月至1岁	
中间楔骨	2～3岁	
内侧楔骨	1～2岁	
骰骨	胚胎9个月	

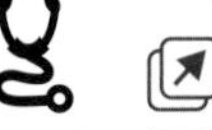

★ ★

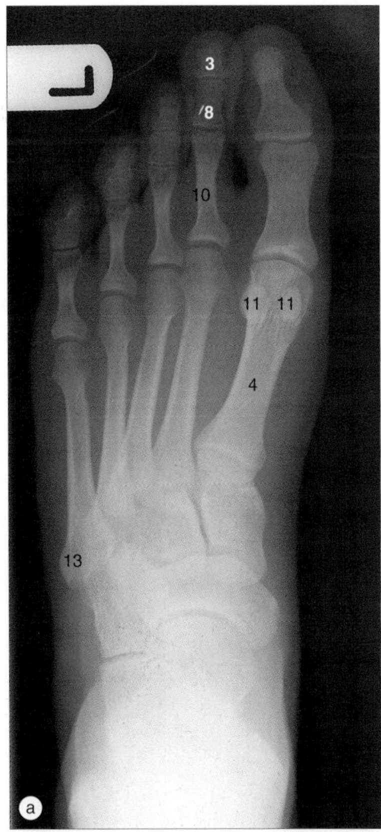

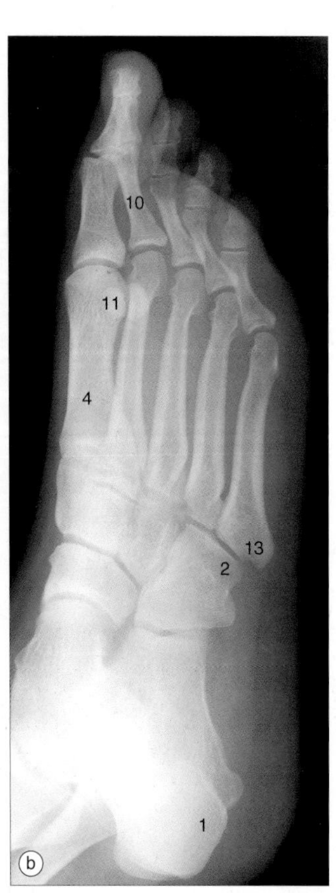

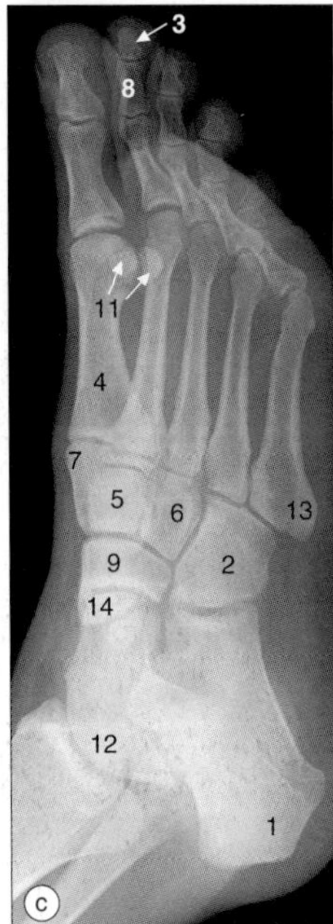

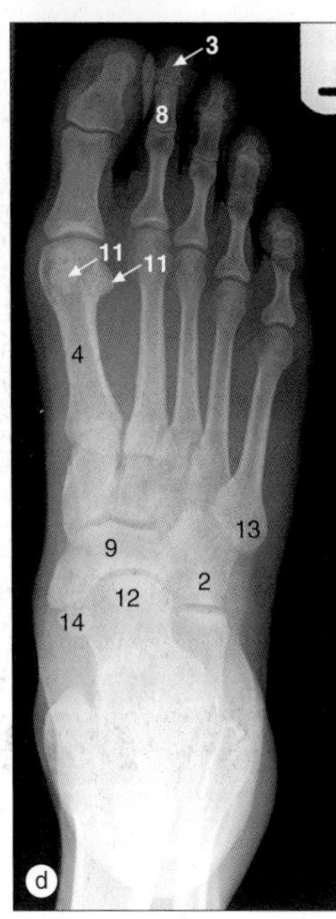

足。(**a**)背跖位片(左足);(**b**)背跖斜位片;(**c**)和(**d**)副舟骨[(**b**)～(**d**)为右足]

1. 跟骨
2. 骰骨
3. 第 2 趾远节趾骨
4. 第 1 跖骨
5. 中间楔骨
6. 外侧楔骨
7. 内侧楔骨
8. 第 2 趾中节趾骨
9. 舟骨
10. 第 2 趾近节趾骨
11. 踇短屈肌籽骨
12. 距骨
13. 第 5 跖骨基底粗隆
14. 副舟骨

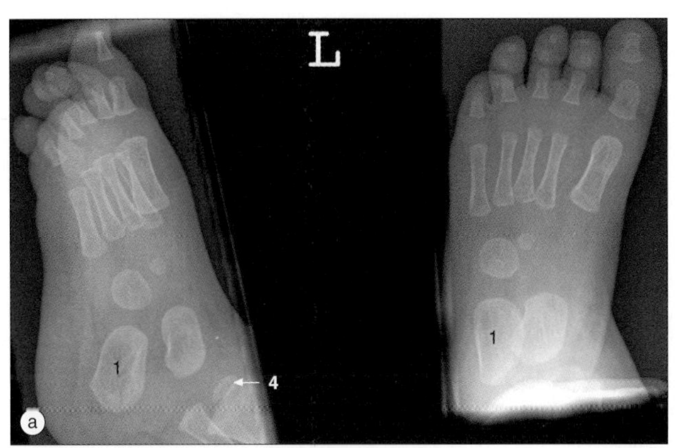

(a) 11 月龄女童足

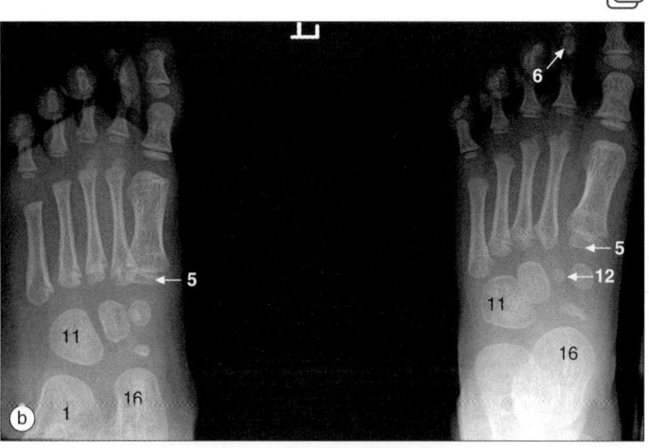

(b) 3 岁女童足

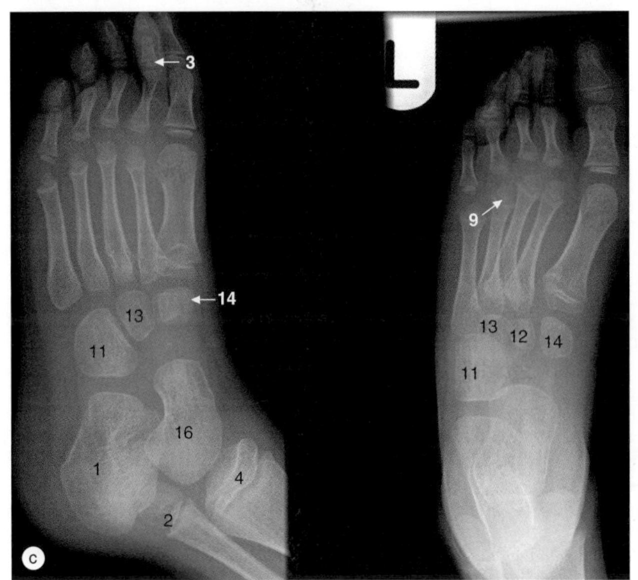

(c) 6 岁女童足

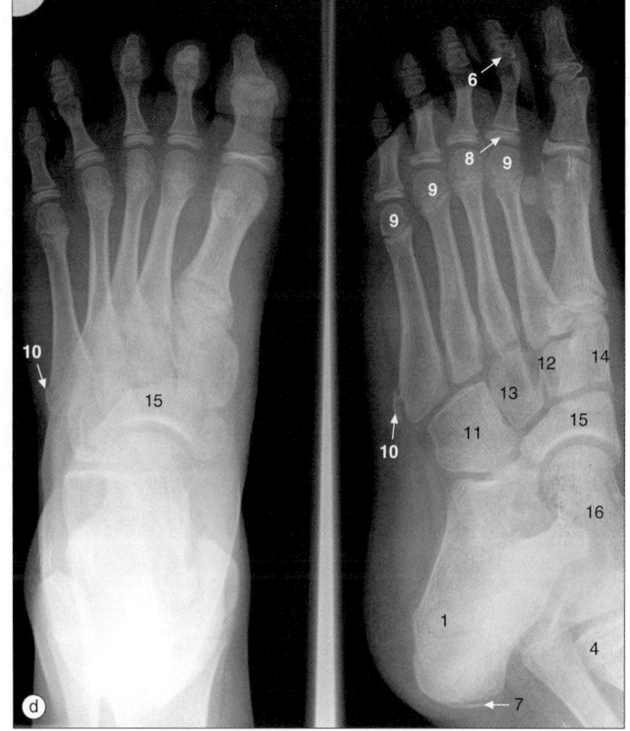

(d) 12 岁女童足

1. 跟骨
2. 腓骨远端骨化中心
3. 第 2 趾中节趾骨骨化中心
4. 胫骨远端骨化中心
5. 第 1 跖骨骨化中心
6. 第 2 趾中节趾骨骨化中心
7. 跟骨后方骨化中心
8. 第 2 趾近节趾骨骨化中心
9. 第 2 跖骨骨化中心（适用于第 2 ～ 5 跖骨）
10. 第 5 跖骨基底粗隆骨化中心
11. 骰骨
12. 中间楔骨
13. 外侧楔骨
14. 内侧楔骨
15. 舟骨
16. 距骨

跖骨（c）	出现	融合
干	胚胎 9 周	
头（第 2 ～ 5 跖骨）或基底（第 1 跖骨）	3 ～ 4 岁	17 ～ 20 岁
第 5 跖骨粗隆	10 ～ 12 岁	13 ～ 15 岁
趾骨（c）		
干	胚胎 9 ～ 12 周	
基底（可变）	1 ～ 6 岁	14 ～ 18 岁

跗骨（c）	出现	融合
跟骨	胚胎 3 个月	14 ～ 16 岁
距骨	胚胎 6 个月	
舟骨	3 岁	
外侧楔骨	6 个月至 1 岁	
中间楔骨	2 ～ 3 岁	
内侧楔骨	1 ～ 2 岁	
骰骨	胚胎 9 个月	

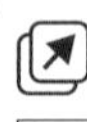

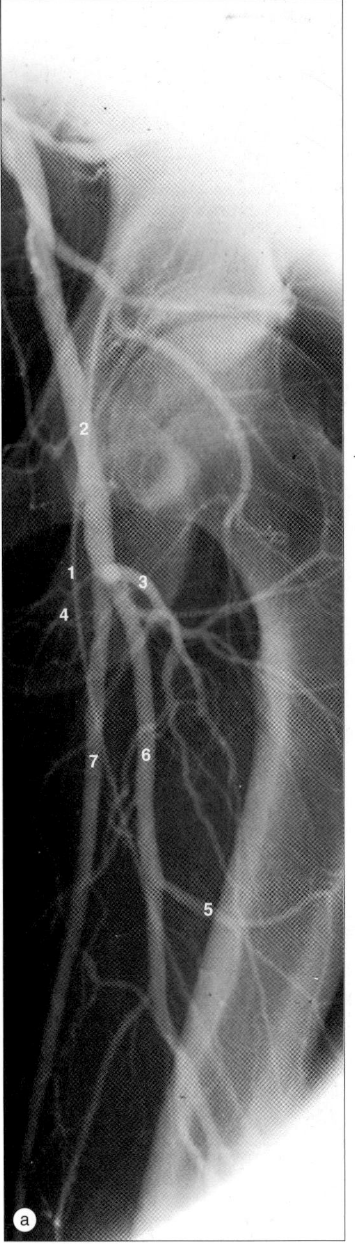

（a）股动脉造影

通过腹主动脉远端插管并注射对比剂，对股腘动脉及胫动脉进行成像。对比剂沿着腿部向下移动。如果只需对一条腿进行成像，则只向同侧股动脉注射对比剂。髂外动脉在腹股沟韧带深方延续为股总动脉，随后分为股浅动脉和股深动脉。斜位片通常有助于观察股动脉分叉，并识别血管起始处的粥样硬化斑块。

1. 经左侧股动脉插入腹主动脉远端的导管
2. 股总动脉
3. 旋股外侧动脉
4. 旋股内侧动脉
5. 穿动脉
6. 股深动脉
7. 股浅动脉

（b）腘动脉造影

股浅动脉通过大收肌裂孔后延续为腘动脉。腘动脉终止于腘肌下缘，分为胫前动脉和胫后动脉。

1. 胫前动脉
2. 膝下外侧动脉
3. 膝下内侧动脉
4. 胫前动脉肌支
5. 胫后动脉肌支
6. 腓动脉
7. 腘动脉
8. 胫后动脉
9. 膝上外侧动脉
10. 膝上内侧动脉
11. 胫腓干

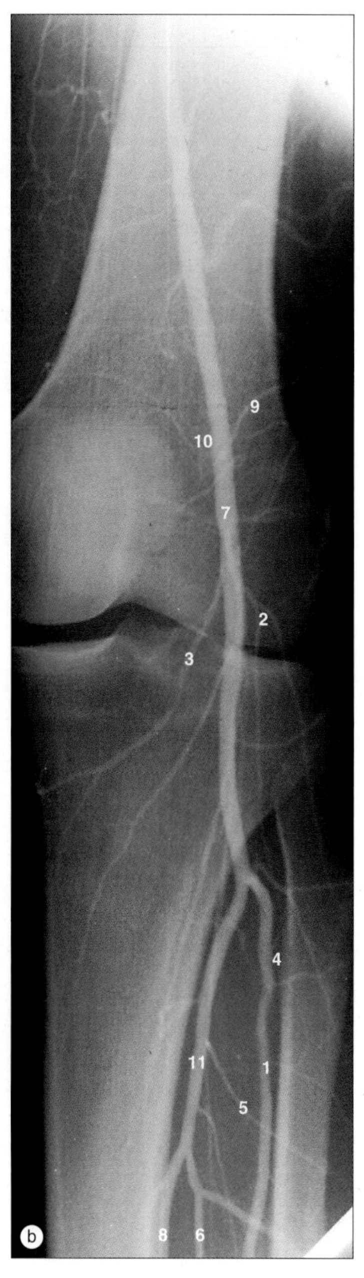

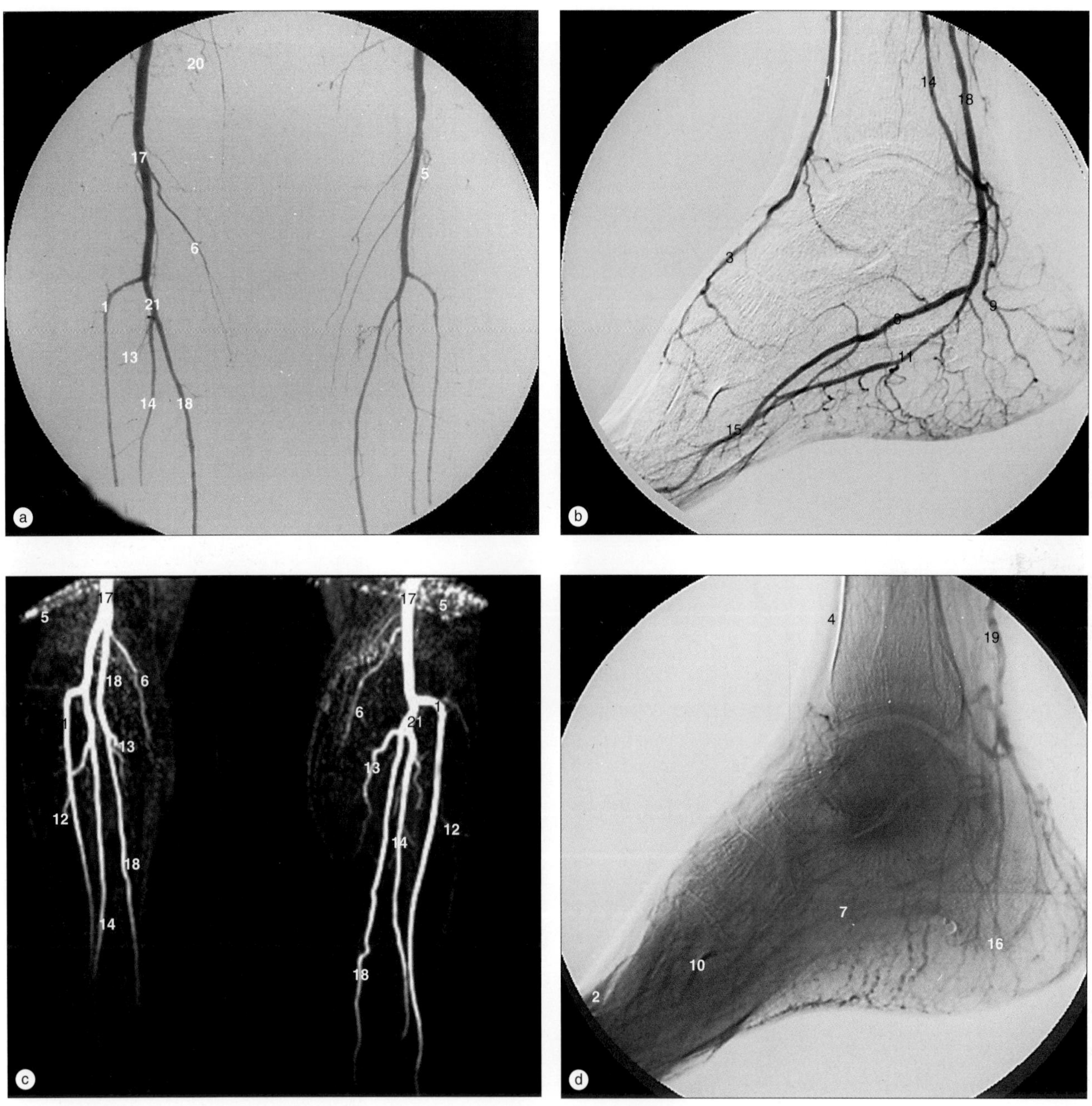

（**a**）腘动脉造影；（**b**）足动脉造影，侧位像；（**c**）小腿动脉 MR 血管成像；（**d**）足静脉造影

1. 胫前动脉
2. 足背静脉弓
3. 足背动脉
4. 大隐静脉
5. 膝下外侧动脉
6. 膝下内侧动脉
7. 足外侧缘静脉
8. 足底外侧动脉
9. 跟骨内侧动脉
10. 足内侧缘静脉
11. 足底内侧动脉
12. 胫前动脉肌支
13. 胫后动脉肌支
14. 腓动脉
15. 足底动脉弓
16. 足底皮肤静脉丛
17. 腘动脉
18. 胫后动脉
19. 小隐静脉
20. 膝上内侧动脉
21. 胫腓干

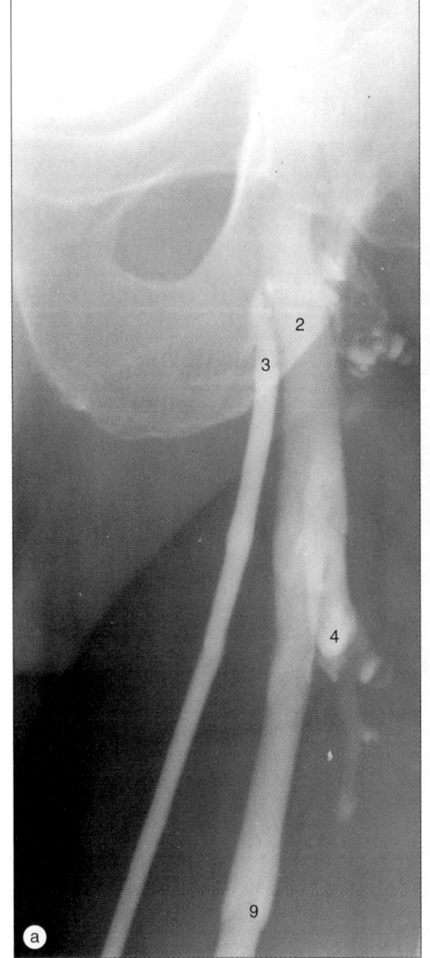

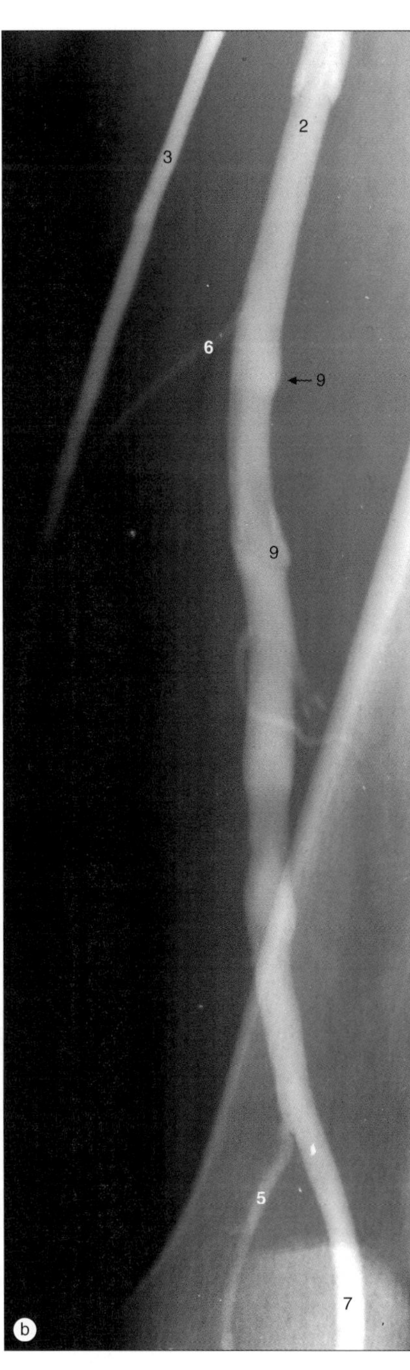

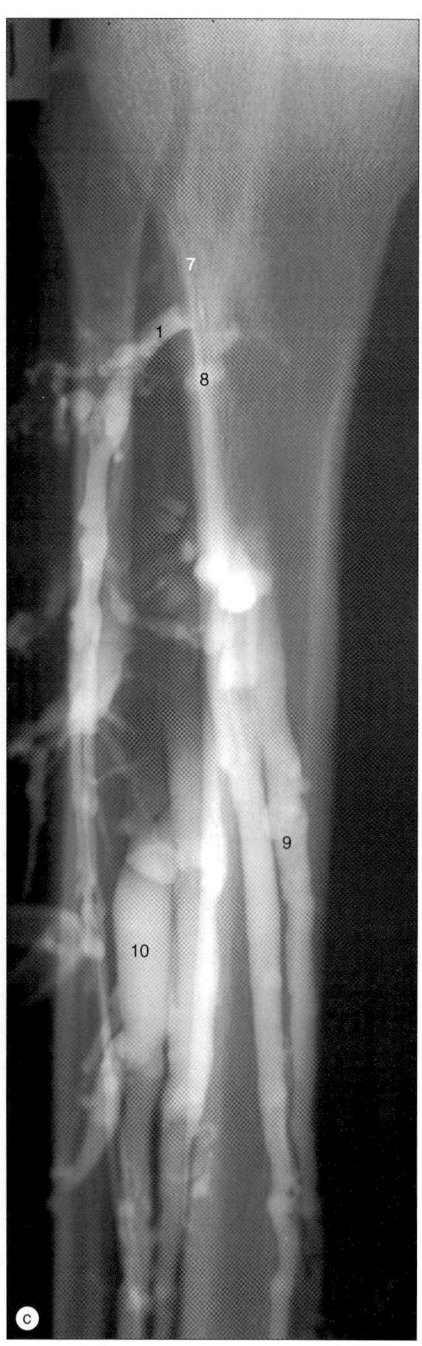

（**a**）～（**c**）下肢静脉造影

1. 胫前静脉
2. 股静脉
3. 大隐静脉
4. 旋外侧静脉
5. 股静脉肌支
6. 穿静脉
7. 腘静脉
8. 胫后静脉
9. 静脉瓣
10. 小腿静脉丛

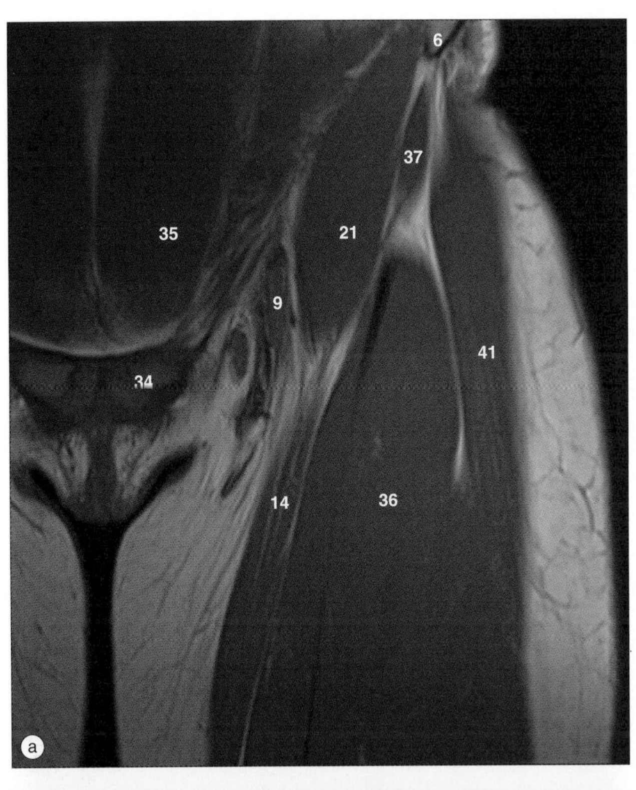

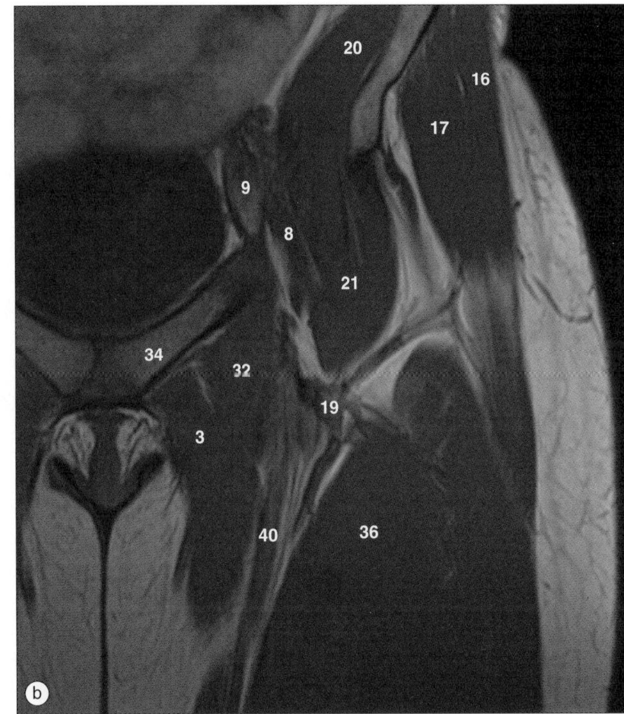

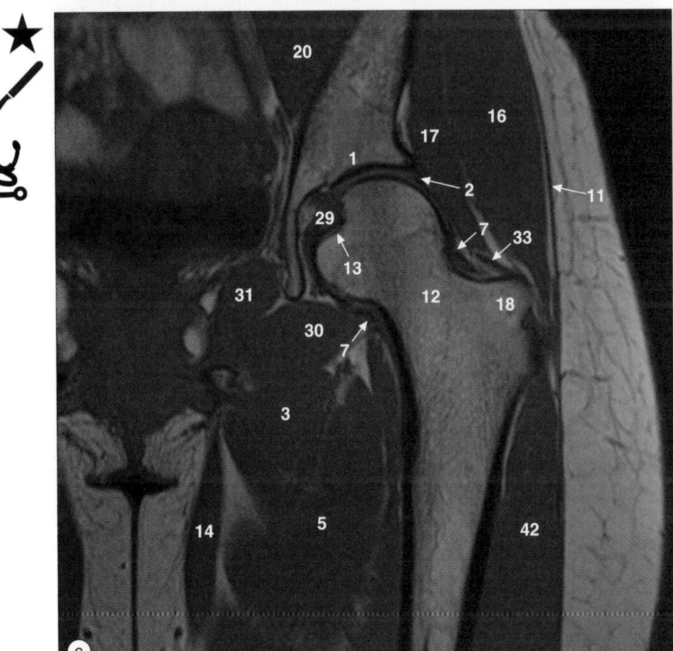

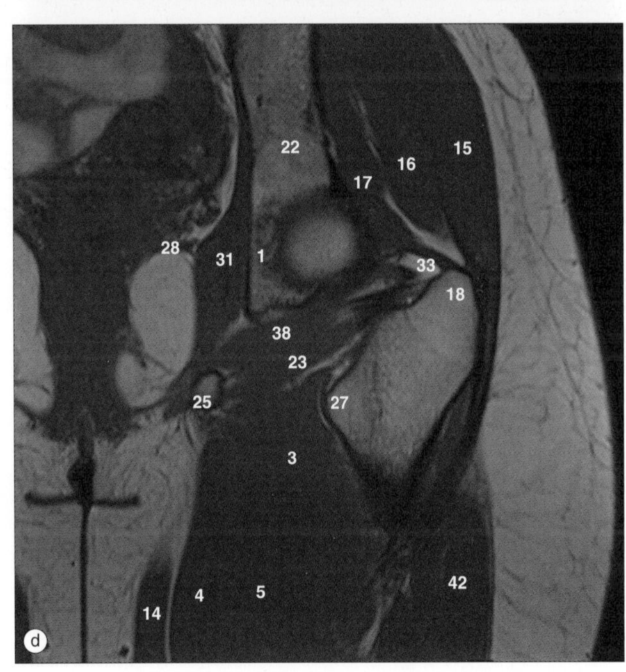

（**a**）～（**f**）髋关节及大腿上段，冠状位 MR 图像，从前至后

注释见第 226 页。

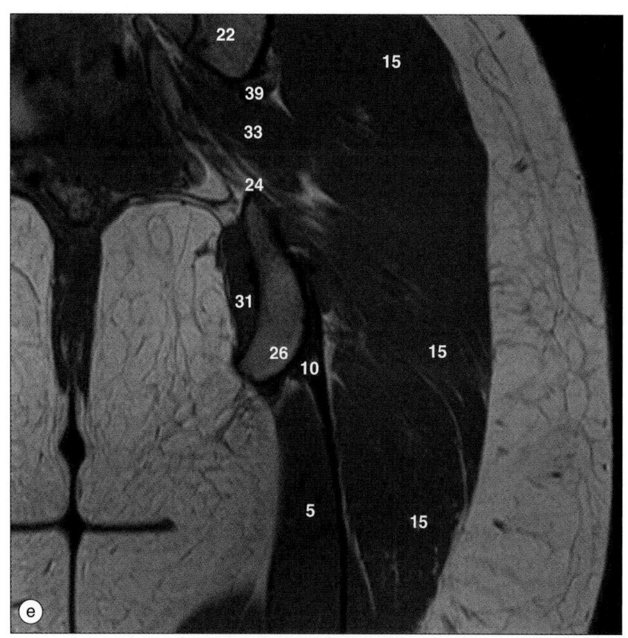

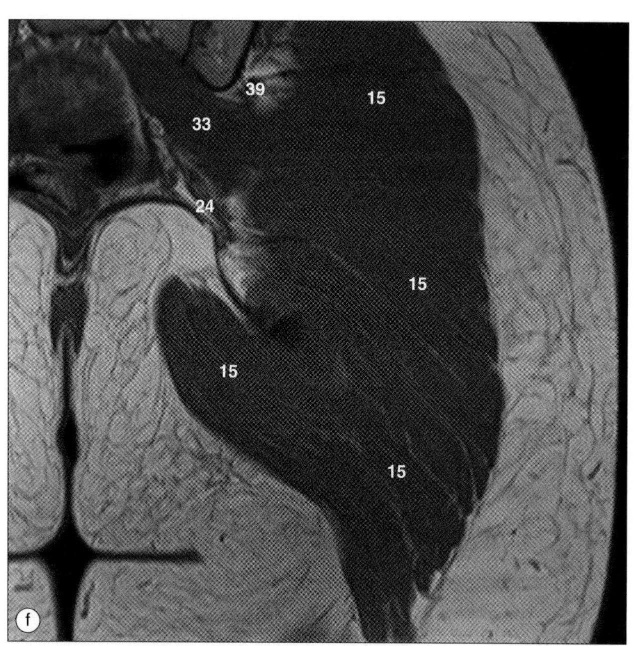

（**a**）～（**f**）髋关节及大腿上段，冠状位 MR 图像，从前至后

1. 髋臼
2. 髋臼唇
3. 短收肌
4. 长收肌
5. 大收肌
6. 髂前上棘
7. 髋关节囊（轮匝带）
8. 股总动脉
9. 股总静脉
10. 腘绳肌共同起点
11. 阔筋膜
12. 股骨颈
13. 股骨头凹
14. 股薄肌
15. 臀大肌
16. 臀中肌
17. 臀小肌
18. 股骨大转子
19. 大隐静脉
20. 髂肌
21. 髂腰肌
22. 髂骨
23. 下孖肌
24. 臀下血管
25. 耻骨下支
26. 坐骨结节
27. 股骨小转子
28. 肛提肌
29. 圆韧带
30. 闭孔外肌
31. 闭孔内肌
32. 耻骨肌
33. 梨状肌
34. 耻骨
35. 腹直肌
36. 股直肌
37. 缝匠肌
38. 上孖肌
39. 臀上血管
40. 股浅静脉
41. 阔筋膜张肌
42. 股外侧肌

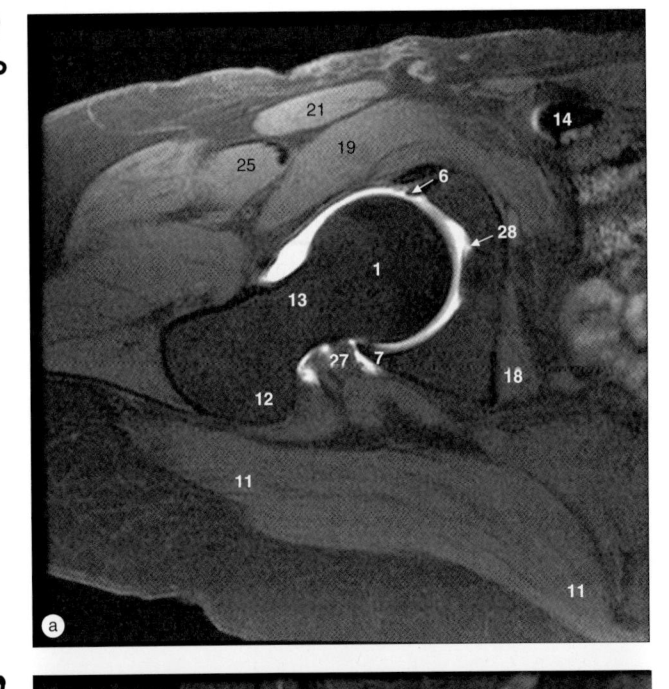

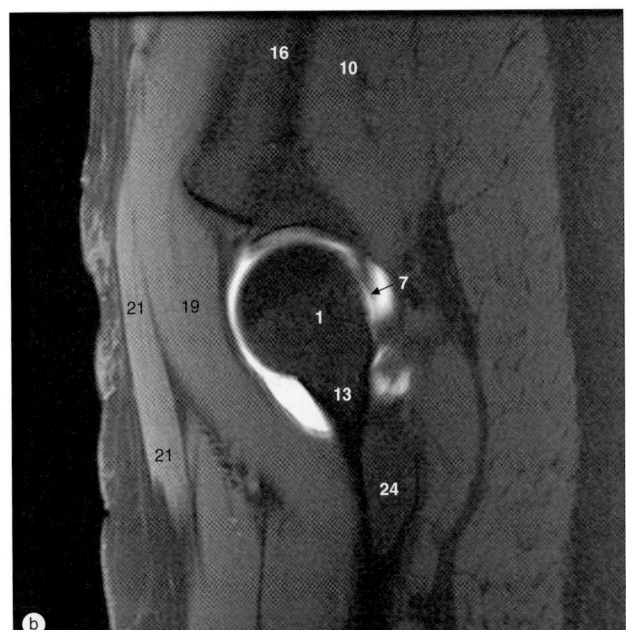

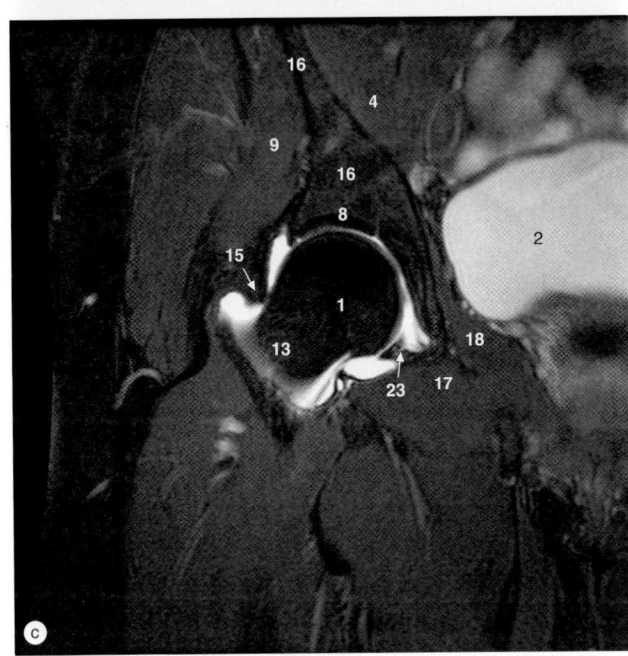

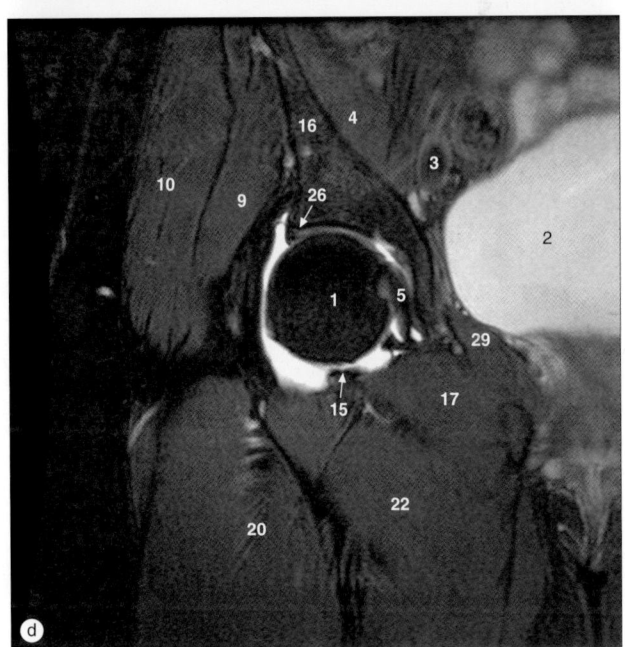

髋关节，MR 关节造影图像。(**a**) 轴位；(**b**) 矢状位；(**c**) 和 (**d**) 冠状位

1. 股骨头
2. 膀胱
3. 髂外动脉
4. 髂肌
5. 圆韧带
6. 髋臼前唇
7. 髋臼后唇
8. 髋臼顶
9. 臀小肌
10. 臀中肌
11. 臀大肌
12. 大转子
13. 股骨颈
14. 股动脉
15. 轮匝带（环形纤维囊）
16. 髂骨
17. 闭孔外肌
18. 闭孔内肌
19. 髂腰肌
20. 股中间肌
21. 缝匠肌
22. 长收肌
23. 髋臼横韧带
24. 股方肌
25. 股直肌
26. 髋臼上唇
27. 孖肌
28. 髋臼切迹
29. 耻骨肌

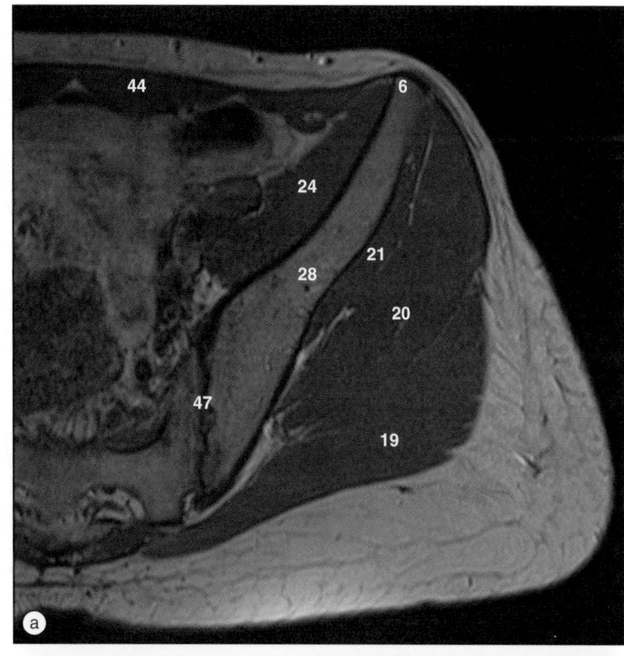

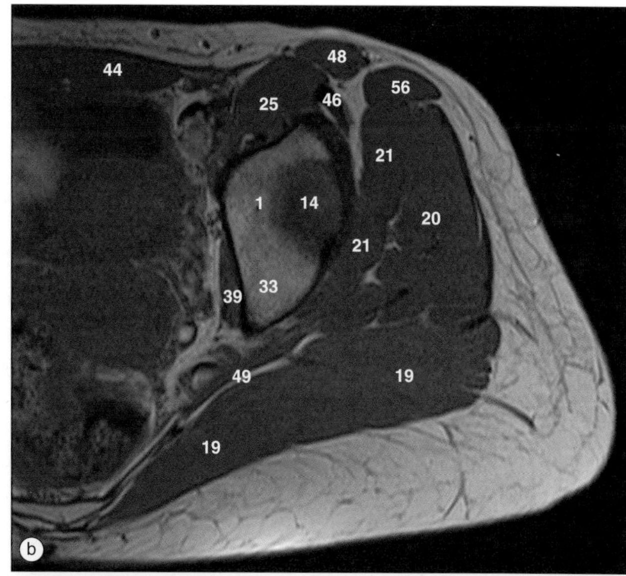

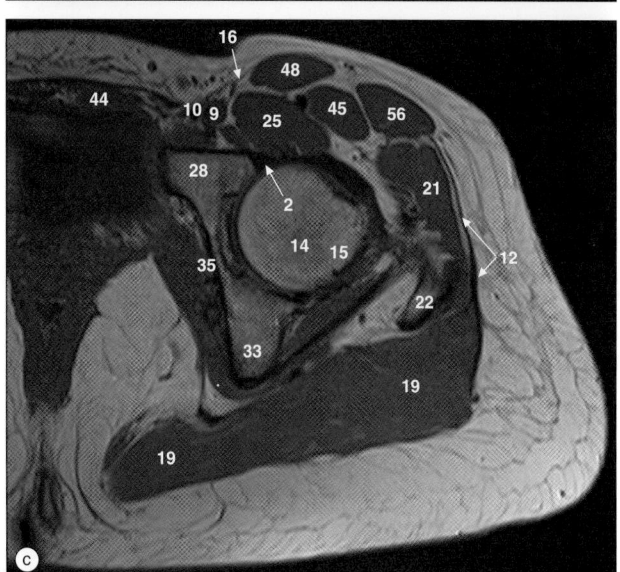

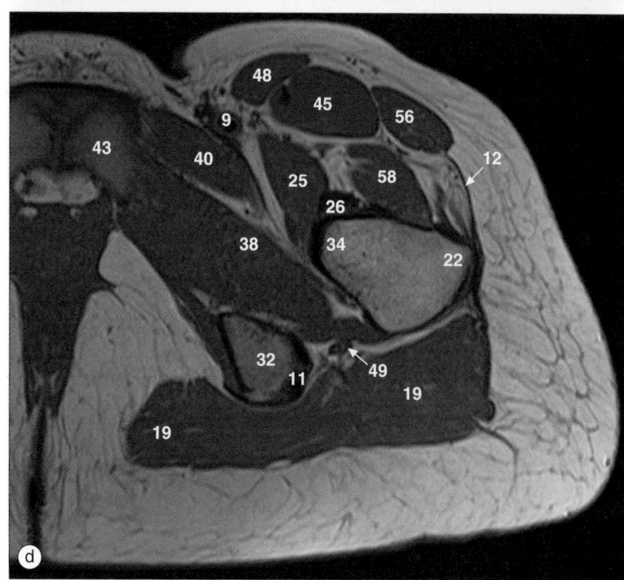

(**a**)～(**g**)髋关节及大腿上段，轴位 MR 图像，从上至下

1. 髋臼	11. 腘绳肌共同起点	21. 臀小肌
2. 髋臼唇	12. 阔筋膜	22. 股骨大转子
3. 短收肌	13. 股骨	23. 大隐静脉
4. 长收肌	14. 股骨头	24. 髂肌
5. 大收肌	15. 股骨颈	25. 髂腰肌
6. 髂前上棘	16. 股神经	26. 髂腰肌腱
7. 股二头肌	17. 股骨头凹	27. 髂胫束
8. 髋关节囊（轮匝带）	18. 股薄肌	28. 髂骨
9. 股总动脉	19. 臀大肌	29. 下孖肌
10. 股总静脉	20. 臀中肌	30. 臀下血管

第 228 ～ 230 页共用编号 1 ～ 59 的注释。

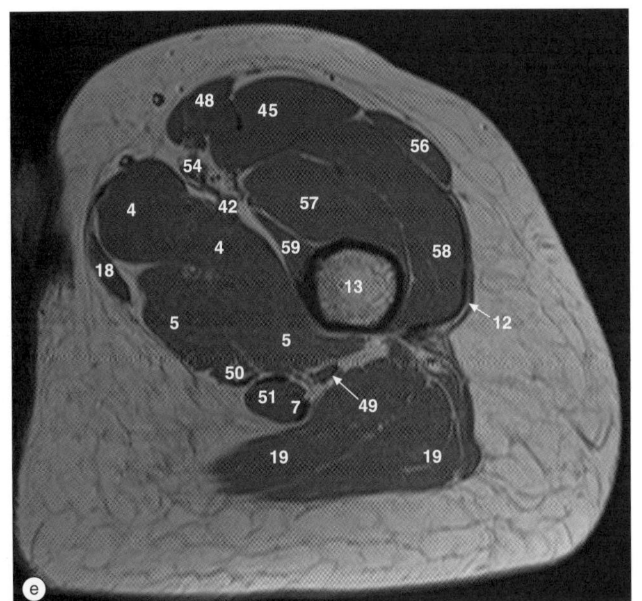

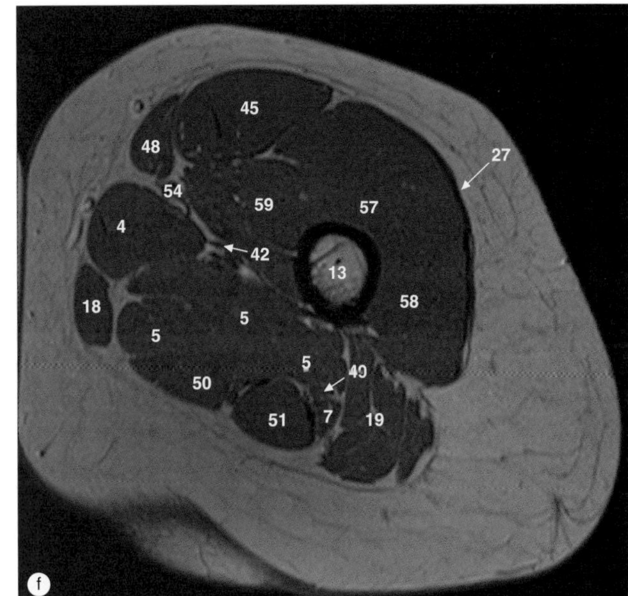

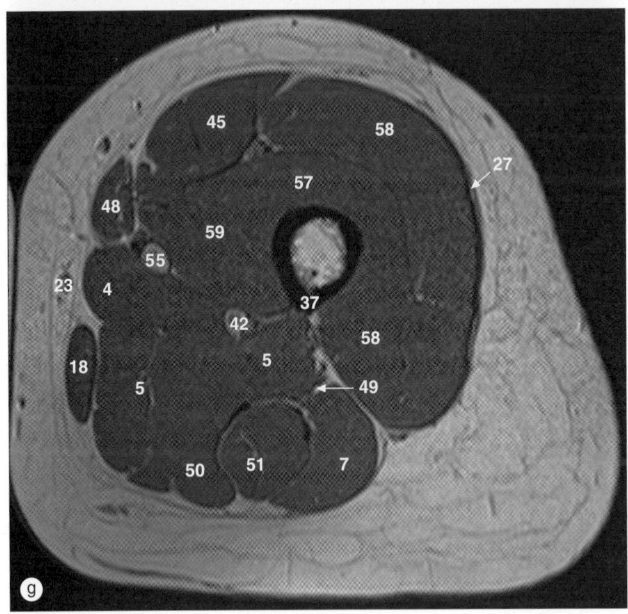

（**a**）～（**g**）髋关节及大腿上段，轴位 MR 图像，从上至下

31. 耻骨下支
32. 坐骨结节
33. 坐骨
34. 股骨小转子
35. 肛提肌
36. 圆韧带
37. 股骨粗线
38. 闭孔外肌
39. 闭孔内肌
40. 耻骨肌
41. 梨状肌
42. 股深血管
43. 耻骨
44. 腹直肌
45. 股直肌
46. 股直肌腱
47. 骶髂关节
48. 缝匠肌
49. 坐骨神经
50. 半膜肌
51. 半腱肌
52. 上孖肌
53. 臀上血管
54. 股浅动脉
55. 股浅静脉
56. 阔筋膜张肌
57. 股中间肌
58. 股外侧肌
59. 股内侧肌

第 228 ～ 230 页共用编号 1 ～ 59 的注释。

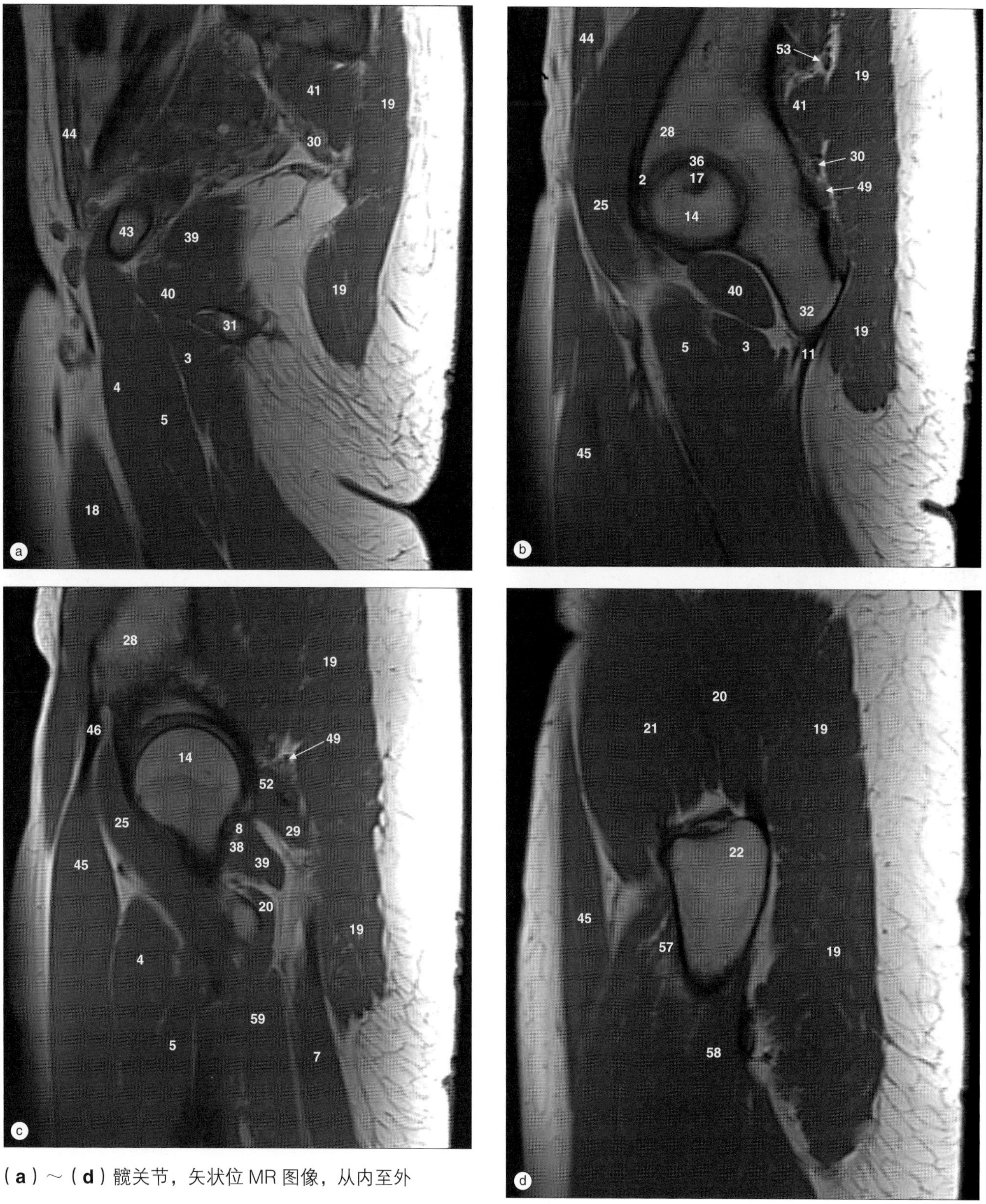

（a）～（d）髋关节，矢状位 MR 图像，从内至外

注释见第 228 ～ 229 页。

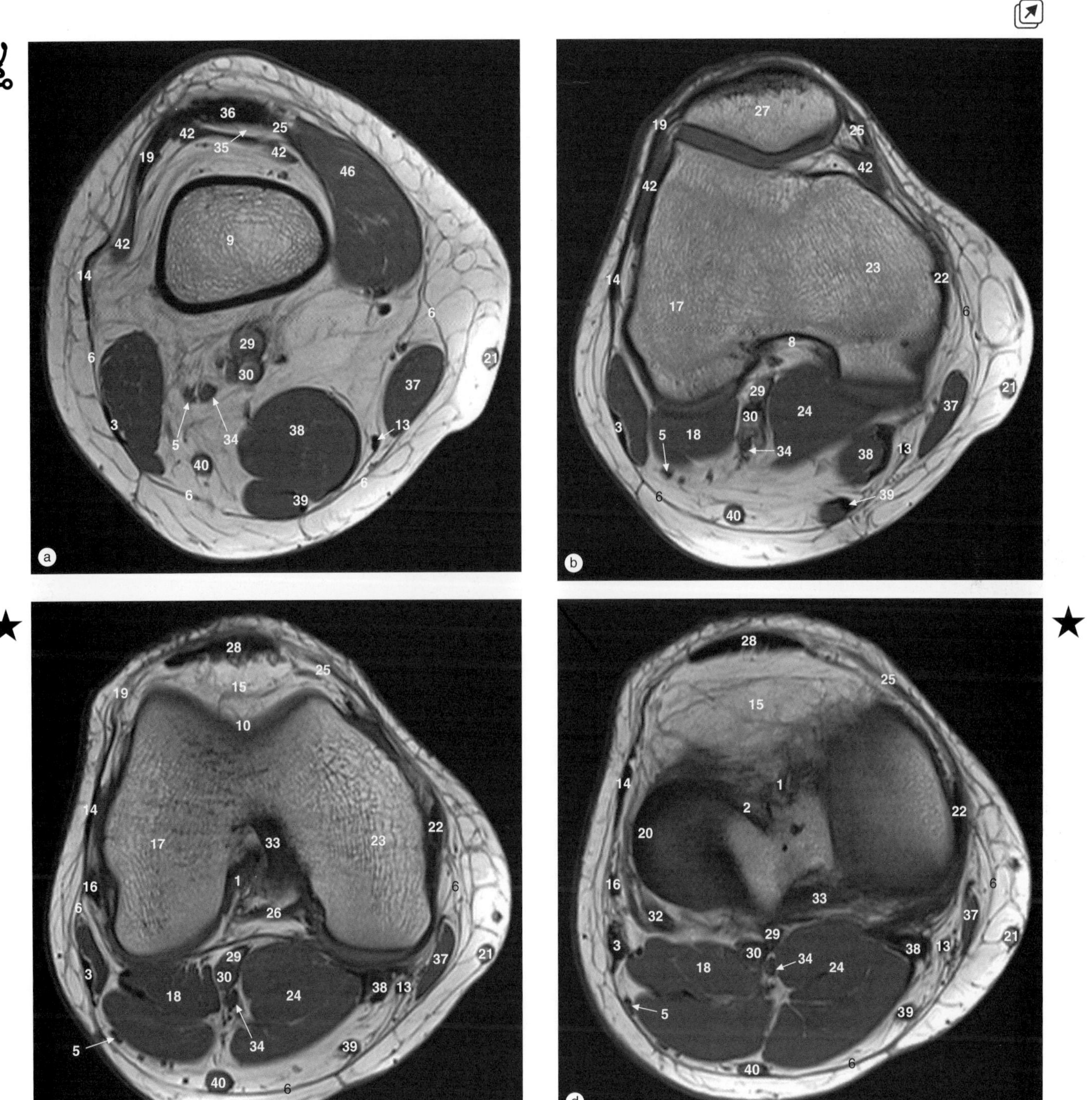

（**a**）～（**f**）膝关节，轴位 MR 图像，从上至下

注释见第 232 页。

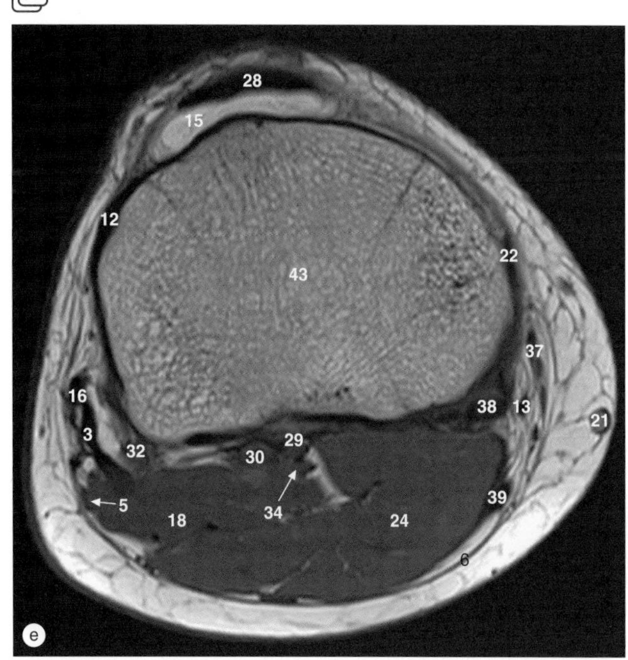

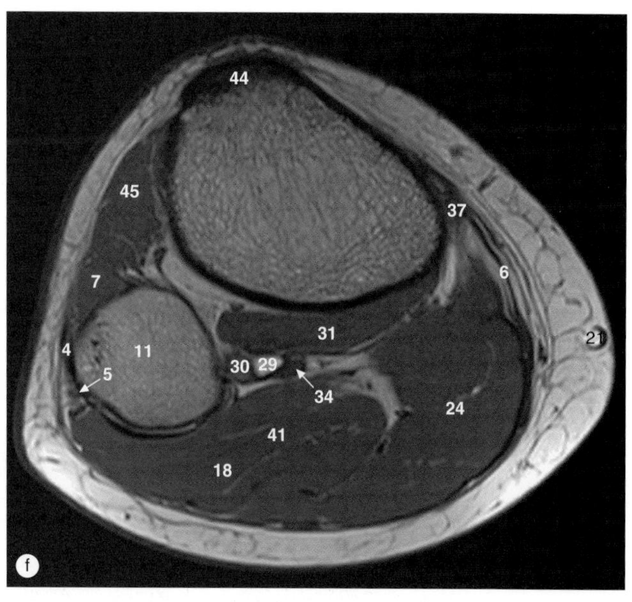

（a）～（f）膝关节，轴位 MR 图像，从上至下

1. 前交叉韧带
2. 外侧半月板前根
3. 股二头肌腱
4. 联合腱
5. 腓总神经
6. 深筋膜（阔筋膜）
7. 趾长伸肌
8. 股骨髁间切迹
9. 股骨干骺端
10. 股骨滑车沟
11. 腓骨
12. 胫骨 Gerdy 结节
13. 股薄肌腱
14. 髂胫束
15. 髌下（Hoffa）脂肪垫
16. 外侧副韧带
17. 股骨外侧髁
18. 腓肠肌外侧头
19. 髌骨外侧支持带
20. 外侧半月板（体部）
21. 大隐静脉
22. 内侧副韧带
23. 股骨内侧髁
24. 腓肠肌内侧头
25. 髌骨内侧支持带
26. 半月板股骨韧带（板股韧带）
27. 髌骨
28. 髌腱
29. 腘动脉
30. 腘静脉
31. 腘肌
32. 腘肌腱
33. 后交叉韧带
34. 胫后神经
35. 股四头肌脂肪垫
36. 股四头肌腱
37. 缝匠肌
38. 半膜肌 / 肌腱
39. 半腱肌腱
40. 小隐静脉
41. 比目鱼肌
42. 髌上囊
43. 胫骨
44. 胫骨粗隆
45. 胫骨前肌
46. 股内侧肌

第 231 ～ 232 页共用编号 1 ～ 46 的注释。

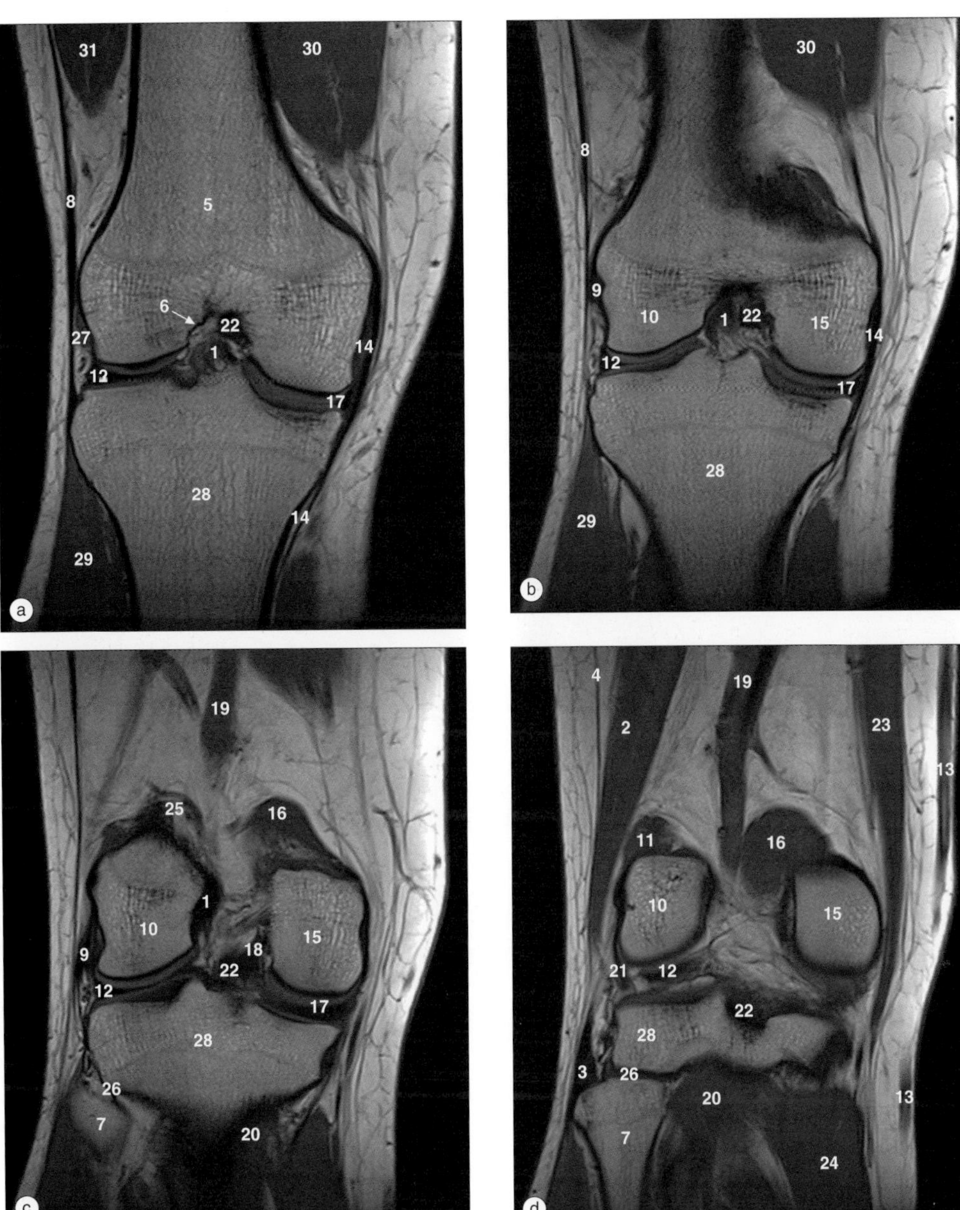

(**a**)～(**d**)膝关节，冠状位 MR 图像，从前至后

1. 前交叉韧带
2. 股二头肌
3. 联合腱
4. 深筋膜（阔筋膜）
5. 股骨
6. 股骨髁间切迹
7. 腓骨
8. 髂胫束
9. 外侧副韧带
10. 股骨外侧髁
11. 腓肠肌外侧头
12. 外侧半月板
13. 大隐静脉
14. 内侧副韧带
15. 股骨内侧髁
16. 腓肠肌内侧头
17. 内侧半月板
18. 半月板股骨后韧带（Wrisberg 韧带）
19. 腘血管
20. 腘肌
21. 腘肌腱
22. 后交叉韧带
23. 半膜肌
24. 比目鱼肌
25. 膝上外侧血管
26. 上胫腓关节
27. 滑膜隐窝（上外侧）
28. 胫骨
29. 胫骨前肌
30. 股内侧肌
31. 股外侧肌

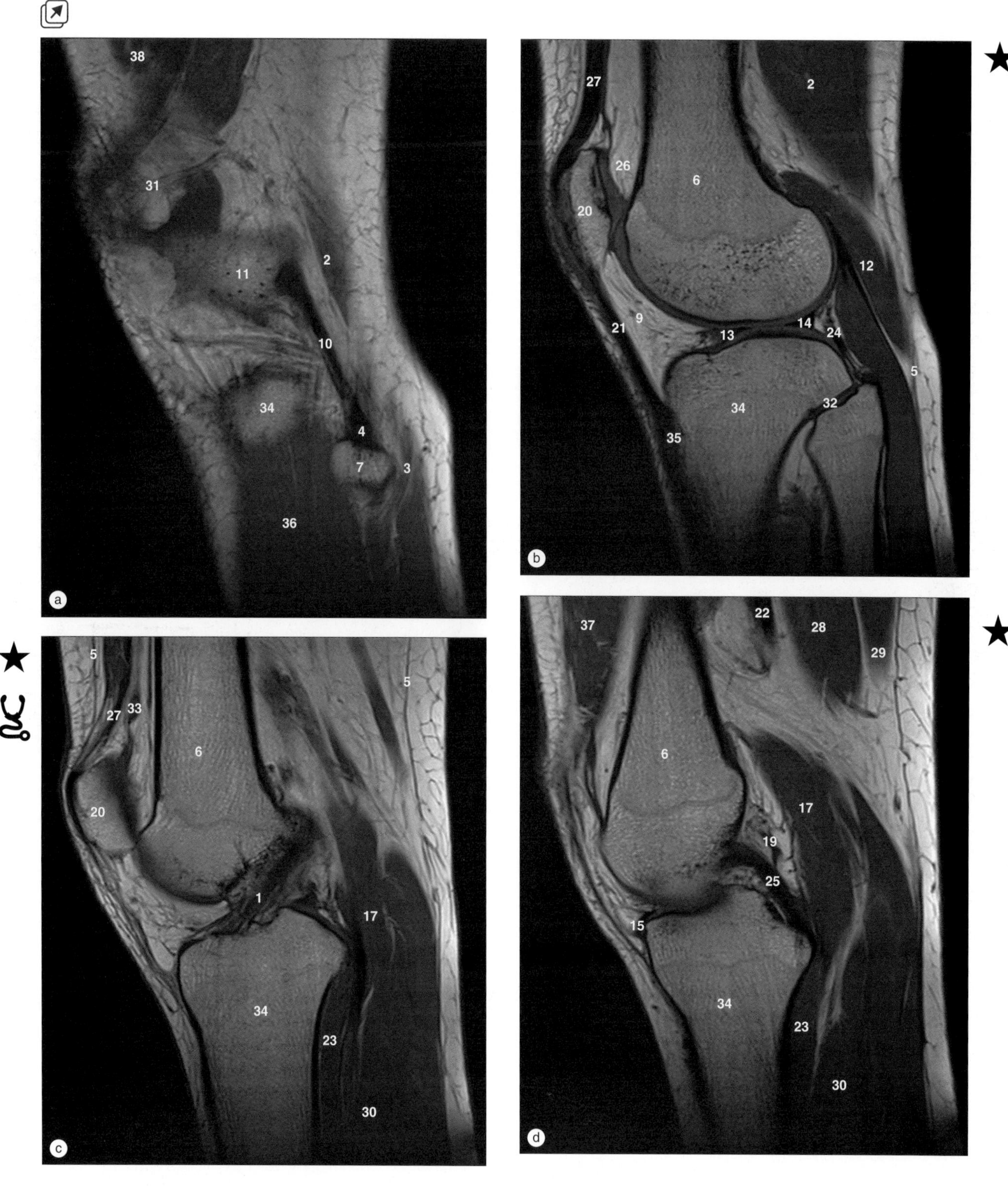

（a）～（f）膝关节，矢状位 MR 图像，从外至内

注释见第 235 页。

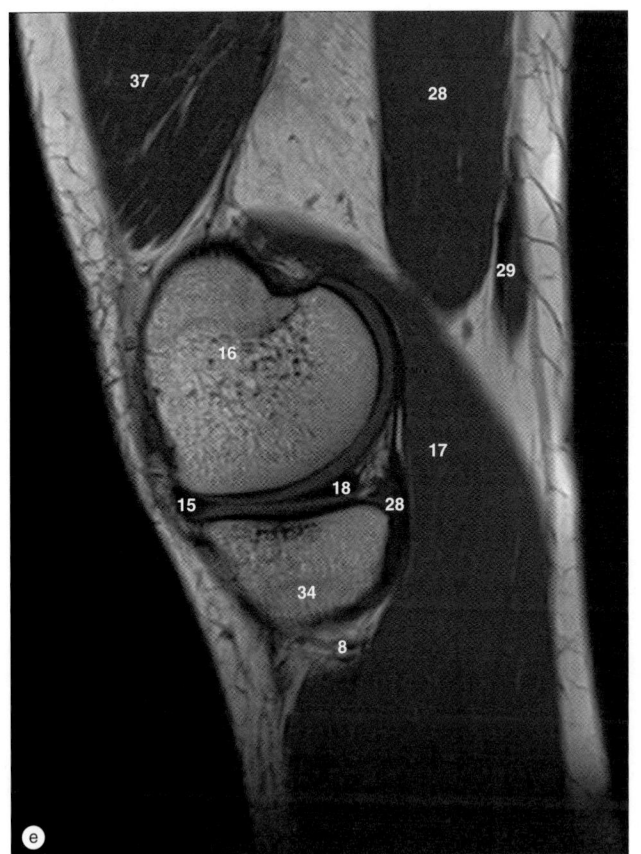

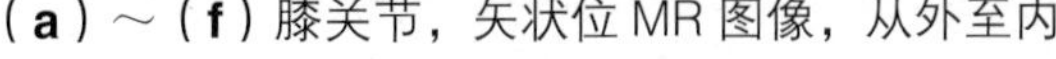

(a)～(f) 膝关节，矢状位 MR 图像，从外至内

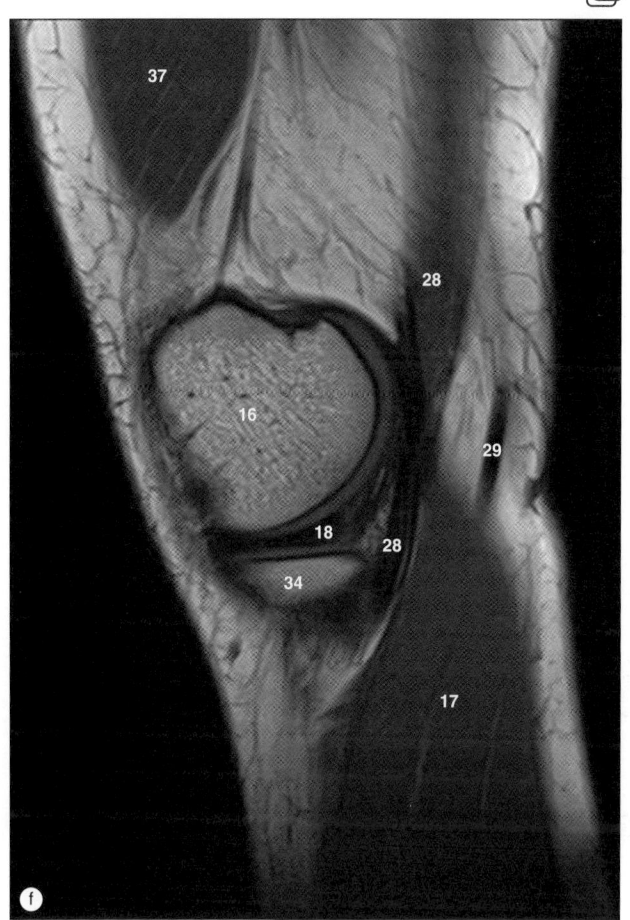

1. 前交叉韧带
2. 股二头肌
3. 腓总神经
4. 联合腱
5. 深筋膜（阔筋膜）
6. 股骨
7. 腓骨头
8. 膝下血管
9. 髌下（Hoffa）脂肪垫
10. 外侧副韧带
11. 股骨外侧髁
12. 腓肠肌外侧头
13. 外侧半月板前角
14. 外侧半月板后角
15. 内侧半月板前角
16. 股骨内侧髁
17. 腓肠肌内侧头
18. 内侧半月板后角
19. 半月板股骨后韧带（Wrisberg 韧带）
20. 髌骨
21. 髌腱
22. 腘血管
23. 腘肌
24. 腘肌腱
25. 后交叉韧带
26. 股四头肌脂肪垫
27. 股四头肌腱
28. 半膜肌腱
29. 半腱肌腱
30. 比目鱼肌
31. 膝上外侧血管
32. 上胫腓关节
33. 髌上囊
34. 胫骨
35. 胫骨粗隆
36. 胫骨前肌
37. 股内侧肌
38. 股外侧肌

第 234～235 页共用编号 1～38 的注释。

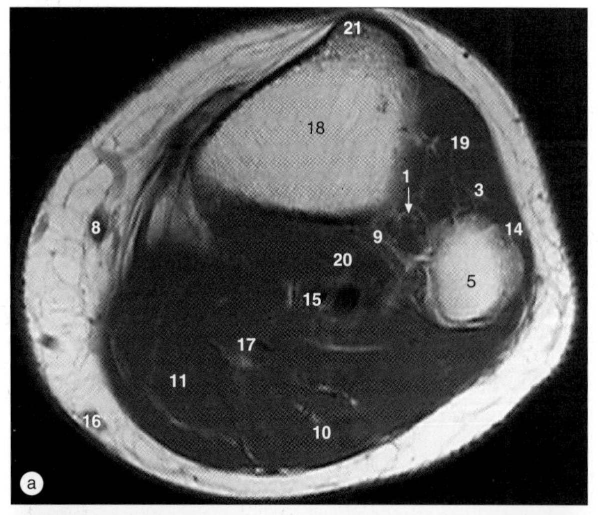

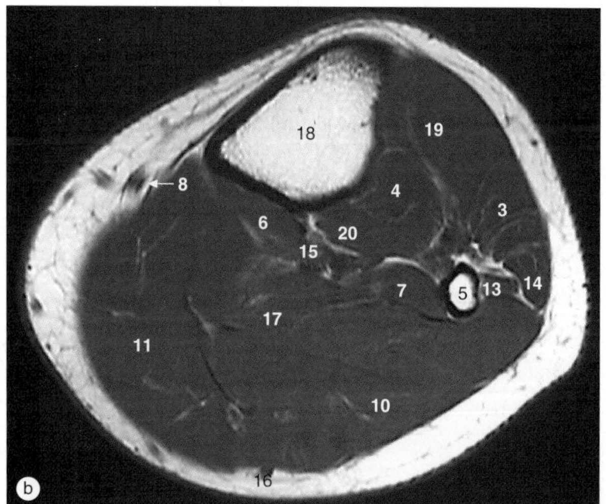

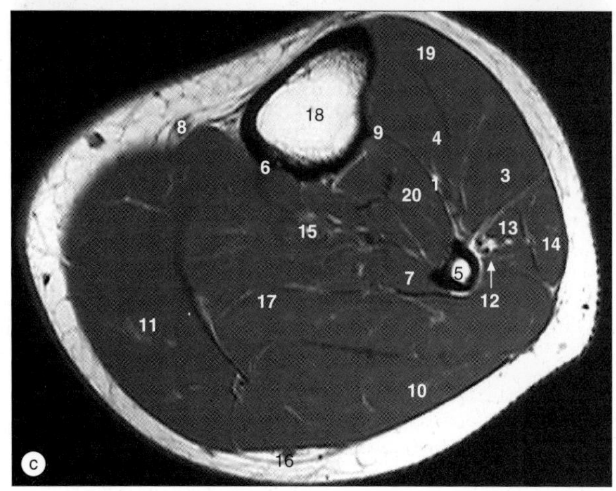

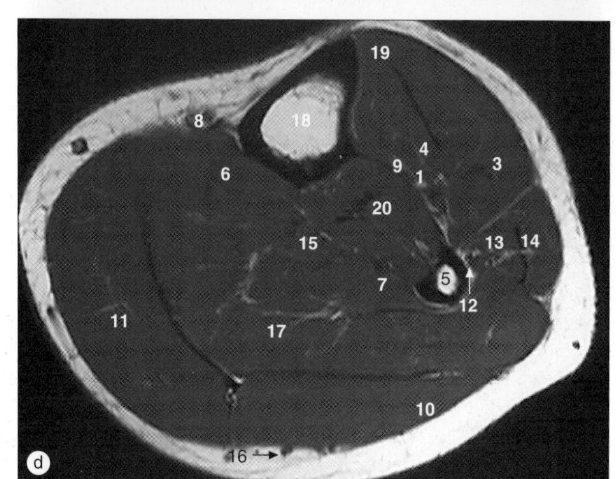

（**a**）～（**e**）小腿，轴位 MR 图像，从上至下

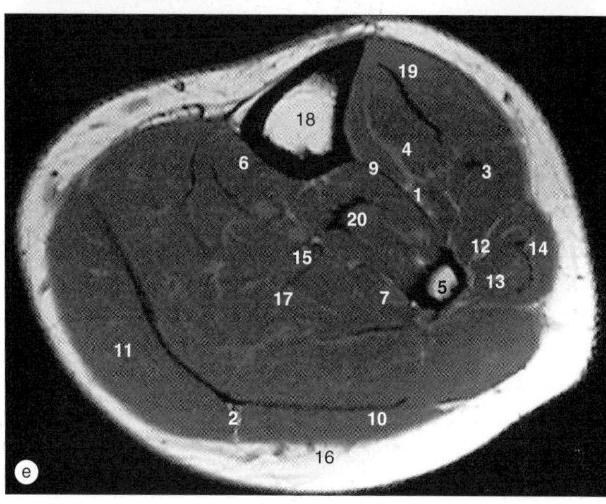

1. 胫前动脉
2. 腓肠肌腱膜
3. 趾长伸肌
4. 跗长伸肌
5. 腓骨
6. 趾长屈肌
7. 跗长屈肌
8. 大（长）隐静脉
9. 骨间膜
10. 腓肠肌外侧头
11. 腓肠肌内侧头
12. 腓动脉
13. 腓骨短肌
14. 腓骨长肌
15. 胫后动脉
16. 小隐静脉
17. 比目鱼肌
18. 胫骨
19. 胫骨前肌
20. 胫骨后肌
21. 胫骨粗隆

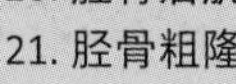

★

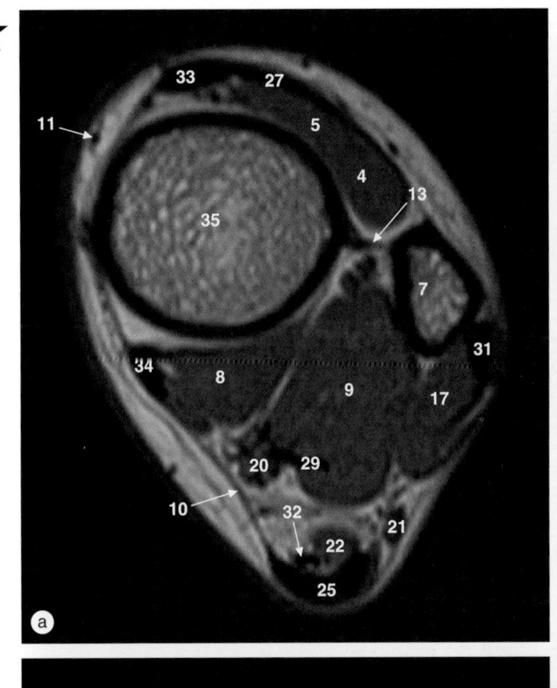

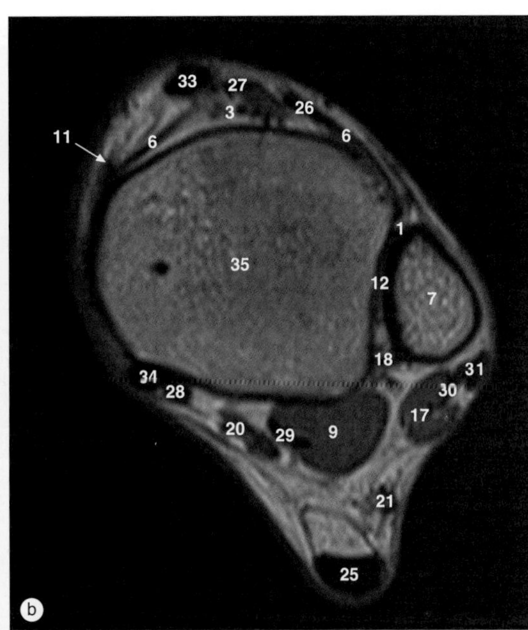

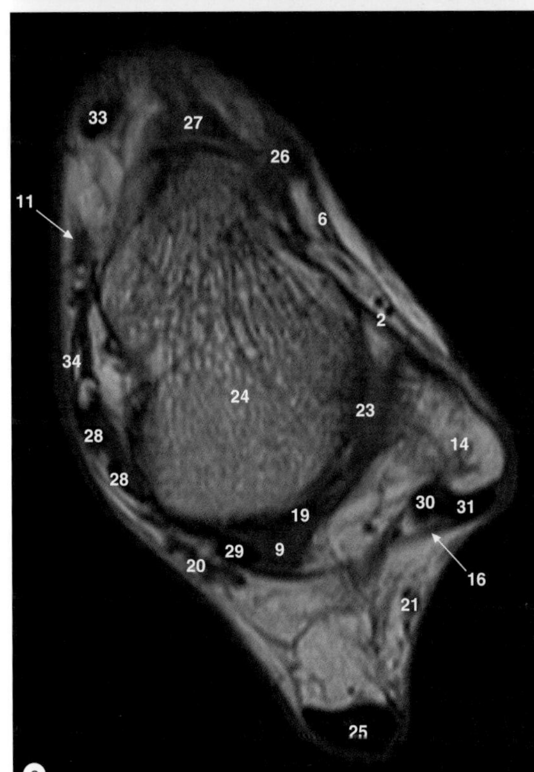

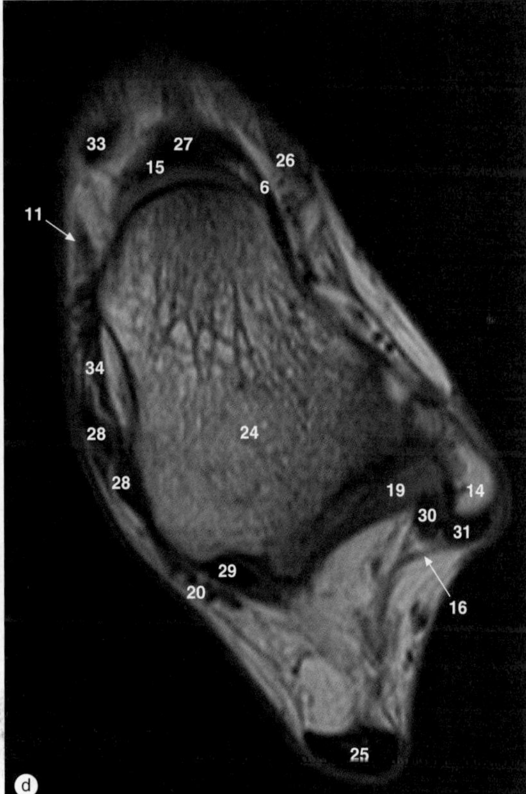

1. 下胫腓前韧带
2. 距腓前韧带
3. 胫前血管
4. 趾长伸肌
5. 蹈长伸肌
6. 伸肌支持带
7. 腓骨
8. 趾长屈肌
9. 蹈长屈肌
10. 屈肌支持带
11. 大（长）隐静脉
12. 下胫腓关节
13. 骨间膜
14. 外踝
15. 舟骨
16. 腓骨支持带
17. 腓骨短肌
18. 下胫腓后韧带
19. 距腓后韧带
20. 胫后神经血管束
21. 小隐静脉
22. 比目鱼肌
23. 距腓关节
24. 距骨
25. 跟腱（Achilles 腱）
26. 趾伸肌腱
27. 蹈长伸肌腱
28. 趾长屈肌腱（高位分叉）
29. 蹈长屈肌腱
30. 腓骨短肌腱
31. 腓骨长肌腱
32. 跖肌腱
33. 胫骨前肌腱
34. 胫骨后肌腱
35. 胫骨

（**a**）~（**d**）踝关节，轴位 MR 图像，从上至下

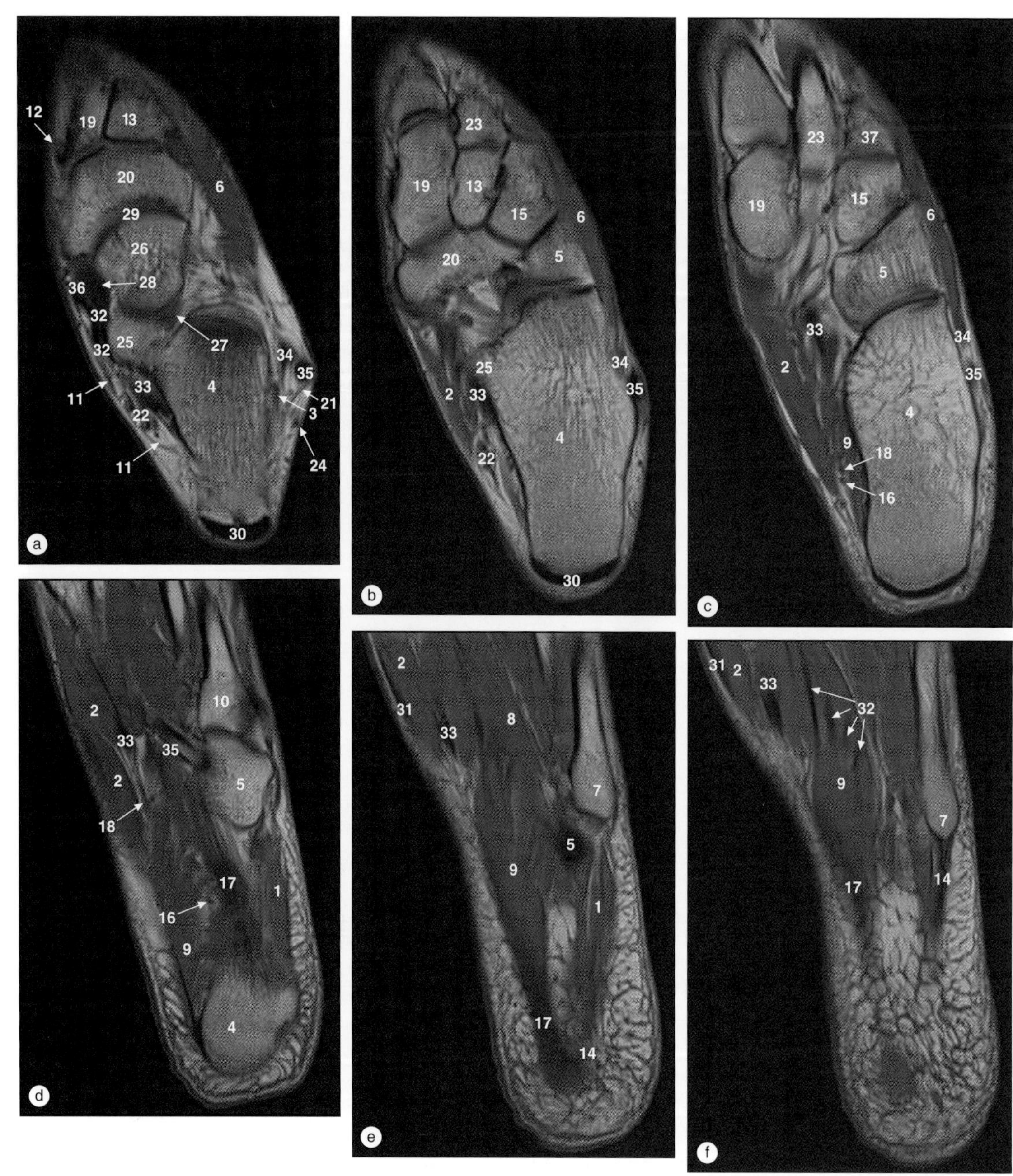

（a）～（f）前足，轴位 MR 图像，从上至下

1. 小趾展肌
2. 踇展肌
3. 跟腓韧带
4. 跟骨
5. 骰骨
6. 趾短伸肌
7. 第 5 跖骨基底（粗隆）
8. 趾短屈肌
9. 副屈肌（足底方肌）
10. 第 4 跖骨基底
11. 屈肌支持带
12. 大隐静脉
13. 中间楔骨
14. 跖腱膜（足底筋膜）外侧束
15. 外侧楔骨
16. 足底外侧神经血管束
17. 跖腱膜（足底筋膜）内侧束
18. 足底内侧神经血管束
19. 内侧楔骨
20. 舟骨
21. 腓骨支持带
22. 胫后神经血管束
23. 第 2 跖骨
24. 小（短）隐静脉
25. 载距突
26. 距骨头
27. 距跟（颈）韧带
28. 距跟舟韧带（跳跃韧带）
29. 距舟关节
30. 跟腱（Achilles 腱）
31. 踇展肌腱
32. 趾长屈肌腱（高位分叉）
33. 踇长屈肌腱
34. 腓骨短肌腱
35. 腓骨长肌腱
36. 胫骨后肌腱
37. 第 3 跖骨

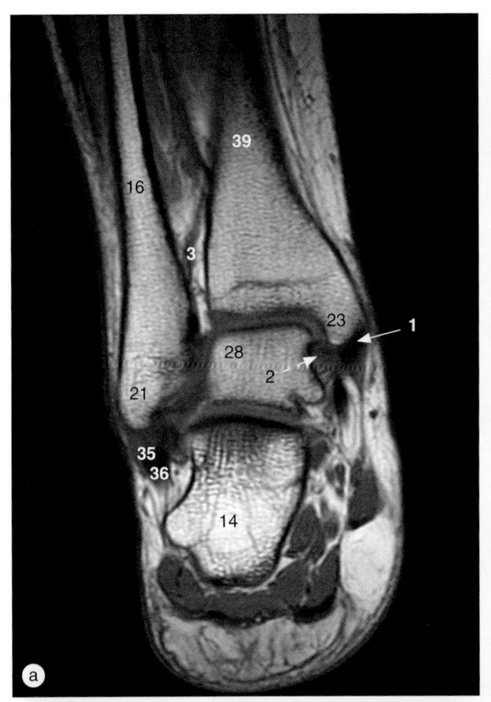

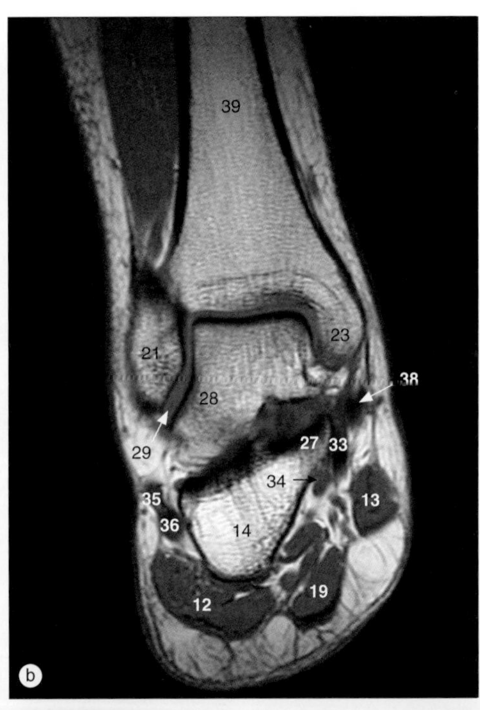

1. 三角韧带，浅束
2. 三角韧带，深束
3. 胫腓韧带
4. 第 1 跖骨
5. 第 2 跖骨
6. 第 3 跖骨
7. 第 4 跖骨
8. 第 5 跖骨
9. 大（长）隐静脉
10. 跟舟足底韧带（跳跃韧带）
11. 趾短伸肌
12. 小趾展肌
13. 踇展肌
14. 跟骨
15. 骰骨
16. 腓骨
17. 副屈肌

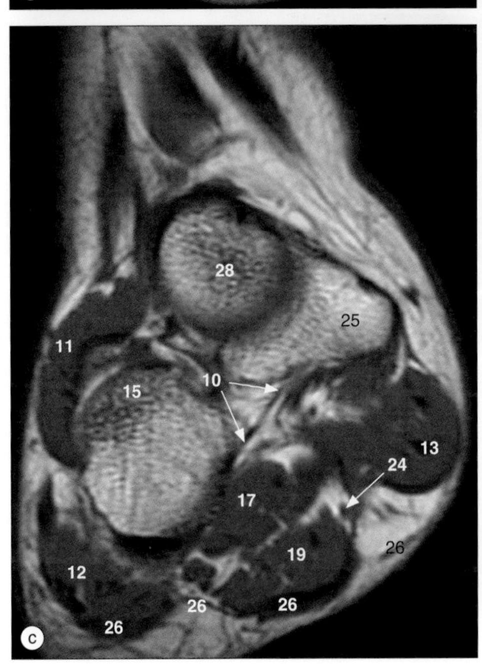

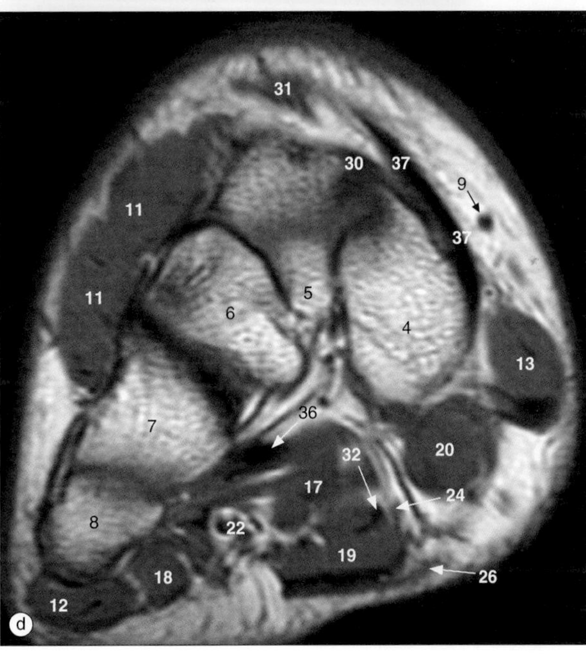

（a）～（d）踝关节和足，冠状位 MR 图像，从后至前

18. 小趾屈肌
19. 趾短屈肌
20. 踇短屈肌
21. 外踝
22. 足底外侧神经和血管
23. 内踝
24. 足底内侧神经和动脉
25. 舟骨
26. 跖腱膜
27. 载距突
28. 距骨
29. 距腓关节
30. 趾长伸肌腱
31. 踇长伸肌腱
32. 趾短屈肌腱
33. 趾长屈肌腱
34. 踇长屈肌腱
35. 腓骨短肌腱
36. 腓骨长肌腱
37. 胫骨前肌腱
38. 胫骨后肌腱
39. 胫骨

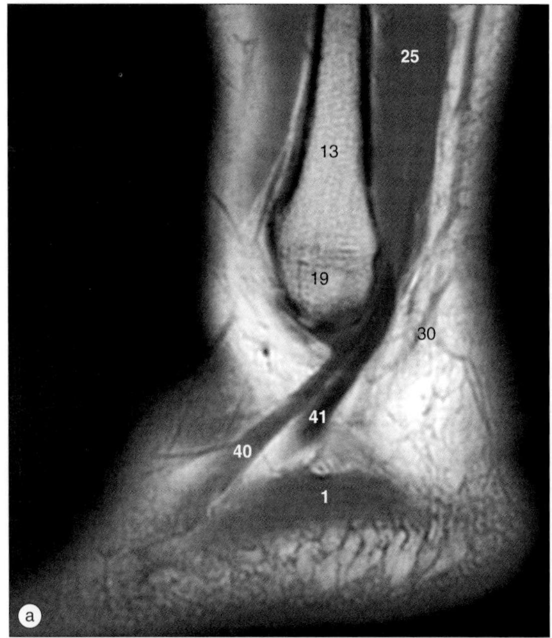

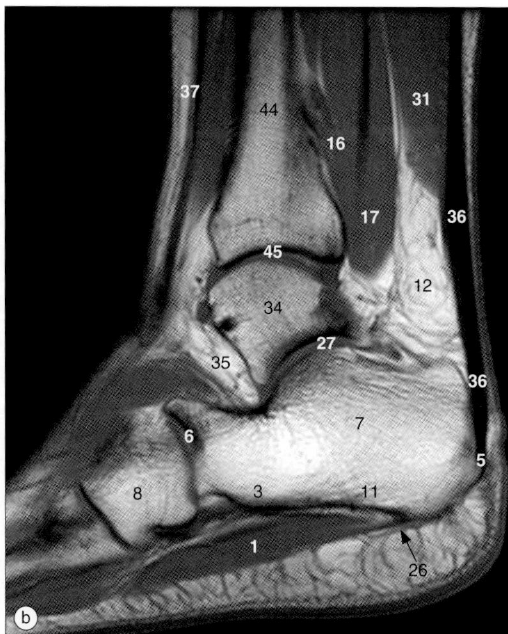

1. 小趾展肌
2. 蹈展肌
3. 跟骨前结节
4. 关节软骨
5. 跟腱止点
6. 跟骰关节
7. 跟骨
8. 骰骨
9. 楔舟关节
10. 趾短伸肌
11. 跟骨外侧突
12. 脂肪垫
13. 腓骨
14. 第1跖骨
15. 趾短屈肌
16. 趾长屈肌
17. 蹈长屈肌
18. 距骨头
19. 外踝
20. 内侧楔骨
21. 内踝
22. 距下关节中关节面
23. 舟骨
24. 距骨颈
25. 腓骨短肌
26. 跖腱膜
27. 后距下关节
28. 胫后动脉和静脉
29. 跖骨基底
30. 小（短）隐静脉
31. 比目鱼肌
32. 载距突
33. 距舟关节
34. 距骨

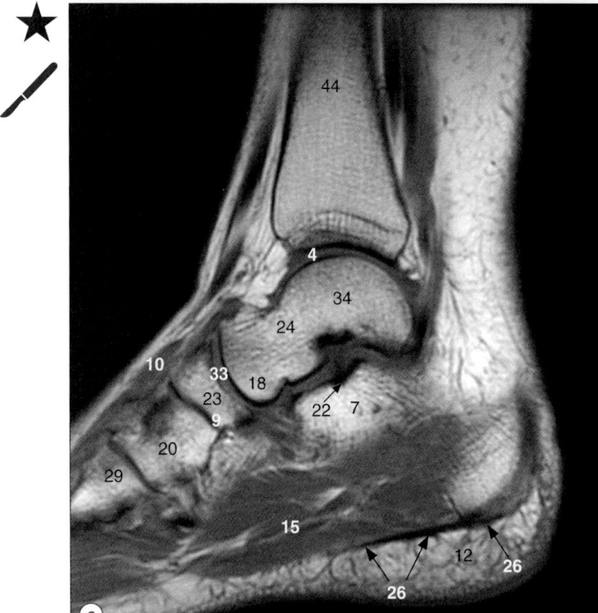

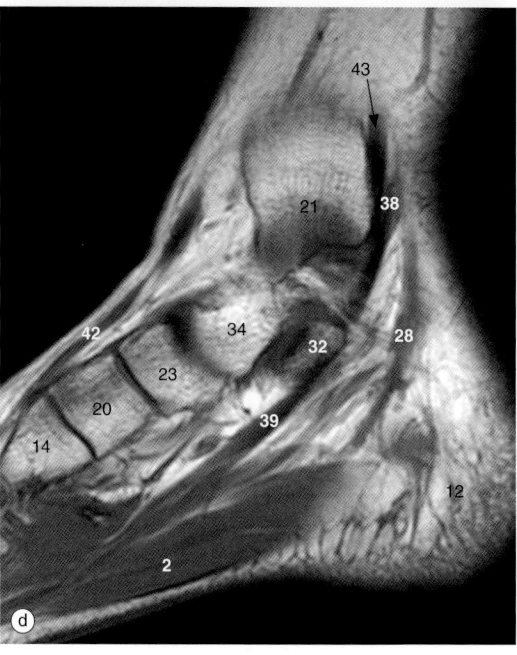

（**a**）～（**d**）踝关节，矢状位MR图像，从外至内

35. 跗骨窦
36. 跟腱（Achilles腱）
37. 趾伸肌腱
38. 趾长屈肌腱
39. 蹈长屈肌腱
40. 腓骨短肌腱
41. 腓骨长肌腱
42. 胫骨前肌腱
43. 胫骨后肌腱
44. 胫骨
45. 踝胫距关节

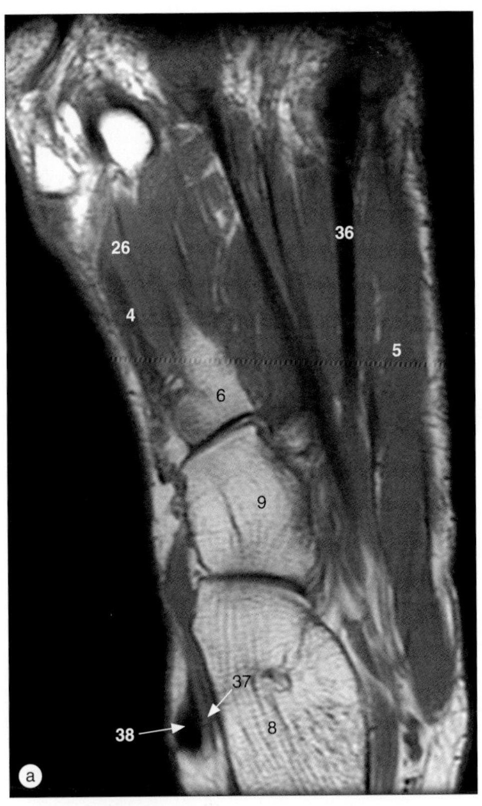

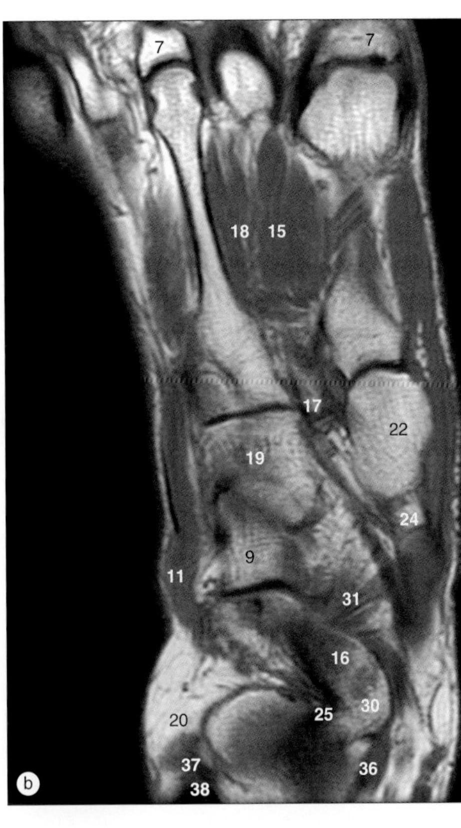

1. 第 1 跖骨头
2. 踇短屈肌籽骨
3. 趾长屈肌
4. 小趾展肌
5. 踇展肌和肌腱
6. 跖骨基底
7. 近节趾骨基底
8. 跟骨
9. 骰骨
10. 背侧骨间肌
11. 趾短伸肌
12. 副屈肌（足底方肌）
13. 小趾屈肌
14. 趾短屈肌
15. 踇短屈肌
16. 距骨头
17. 中间楔骨
18. 骨间肌
19. 外侧楔骨
20. 外踝

（**a**）～（**b**）足，轴位 MR 图像

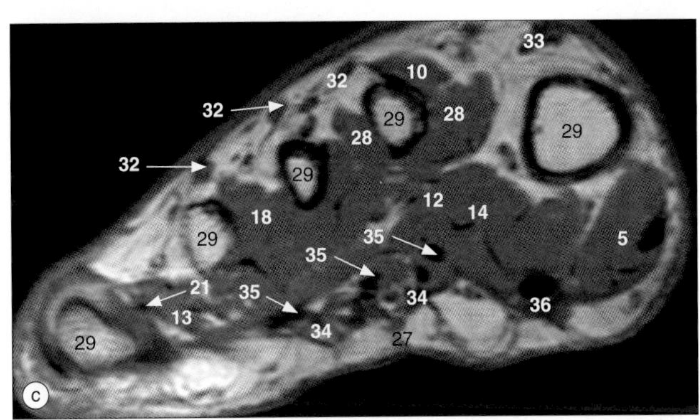

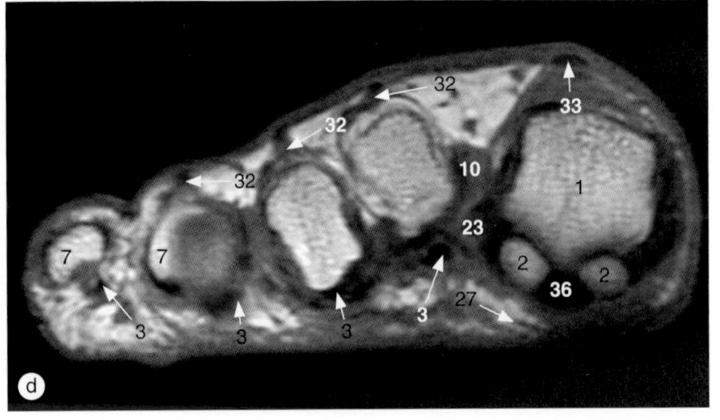

（**c**）～（**d**）足，冠状位 MR 图像

21. 跖外侧神经
22. 内侧楔骨
23. 足底内侧神经和动脉
24. 舟骨
25. 距骨颈
26. 小趾对掌肌
27. 跖腱膜
28. 足底骨间肌
29. 第 1 至第 5 跖骨体
30. 距骨
31. 跗骨窦
32. 趾长伸肌腱
33. 踇长伸肌腱
34. 趾短屈肌腱
35. 趾长屈肌腱
36. 踇长屈肌腱
37. 腓骨短肌腱
38. 腓骨长肌腱

附赠电子资源

1. 解剖结构 X 线特征“幻灯片”：骨盆正位 X 线片（女性），右膝关节正位 X 线片，膝关节侧位 X 线片，左踝关节侧位 X 线片，左踝关节踝穴位 X 线片
2. 断层影像图集：右膝关节 MR 矢状位 T2 加权梯度回波序列，大腿 MR 轴位 T1WI
3. 摘自本书第 4 版的页面
4. 病理学教程：教程 8
5. 超声视频：视频 11.1，腓总神经动态超声（横断面）；视频 11.2，踝关节至小腿中部屈肌间室动态超声（横断面）
6. 单选自测题

解剖变异

变异	发生率	临床意义
第三腓骨肌	63%	可引起距上疼痛弹响（起源于小腿前间室，插入第 5 跖骨底背侧面）
股深动脉分支	42%	18% 旋股内侧动脉起源于 SFA，15% 的 LFCA 起源于 SFA，4% 均起源于 SFA，3% 重复 LFCA 起源于 SFA 或股深动脉。了解这些情况可以预防外科手术和介入治疗中的意外医源性损伤，例如肌瓣、动脉旁路（股深动脉较少发生动脉粥样硬化）、血管成形术
重复股静脉	33%	多普勒 US 漏检重复静脉的深静脉血栓形成（重复静脉血栓形成的风险增加）
腓肠豆	20%	由于软骨软化引起腓肠豆综合征，导致膝关节后外侧疼痛及伸膝时疼痛加剧
第四腓骨肌	10%（MRI）至 20%（超声）	可引起运动员踝关节外侧疼痛和不稳定，原因是由于其跟骨附着部肥大，以及其他腓骨肌腱拥挤、前半脱位导致的腓骨腱鞘炎。其肌腱可模拟邻近腓骨肌腱的纵向撕裂。如果识别出来，可用于修复腓骨支持带损伤
腓动脉为足部主要供血动脉	7% ～ 12%	5.6% 的病例中，胫后动脉起源于腓动脉远端。（正常情况下，胫后动脉为足部主要供血动脉，由胫后动脉发出腓动脉。）
副趾长屈肌	6% ～ 8%	12% 的踝管综合征由踝管内胫骨后神经血管束表面肥厚的纤维引起
外侧盘状半月板	3% ～ 6%（西方），20%（亚洲）	不规则半月板囊韧带连接导致不稳定；周围胶原结构紊乱易导致撕裂。年幼儿童可出现无痛弹响和伸膝受限，年长儿童可表现为疼痛和膝关节交锁。最近以来，推荐保守治疗
重复小隐静脉	3% ～ 5%	多普勒 US 或手术中未能识别可导致静脉曲张早期复发
二分髌骨	2%	偶有症状，男性发生率高 9 倍
重复大隐静脉	1%	多普勒 US 或手术中未能识别可导致静脉曲张早期复发

LFCA，旋股外侧动脉；MRI，磁共振成像；SFA，股浅动脉；US，超声

第 12 章 功能成像

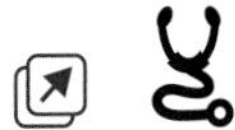

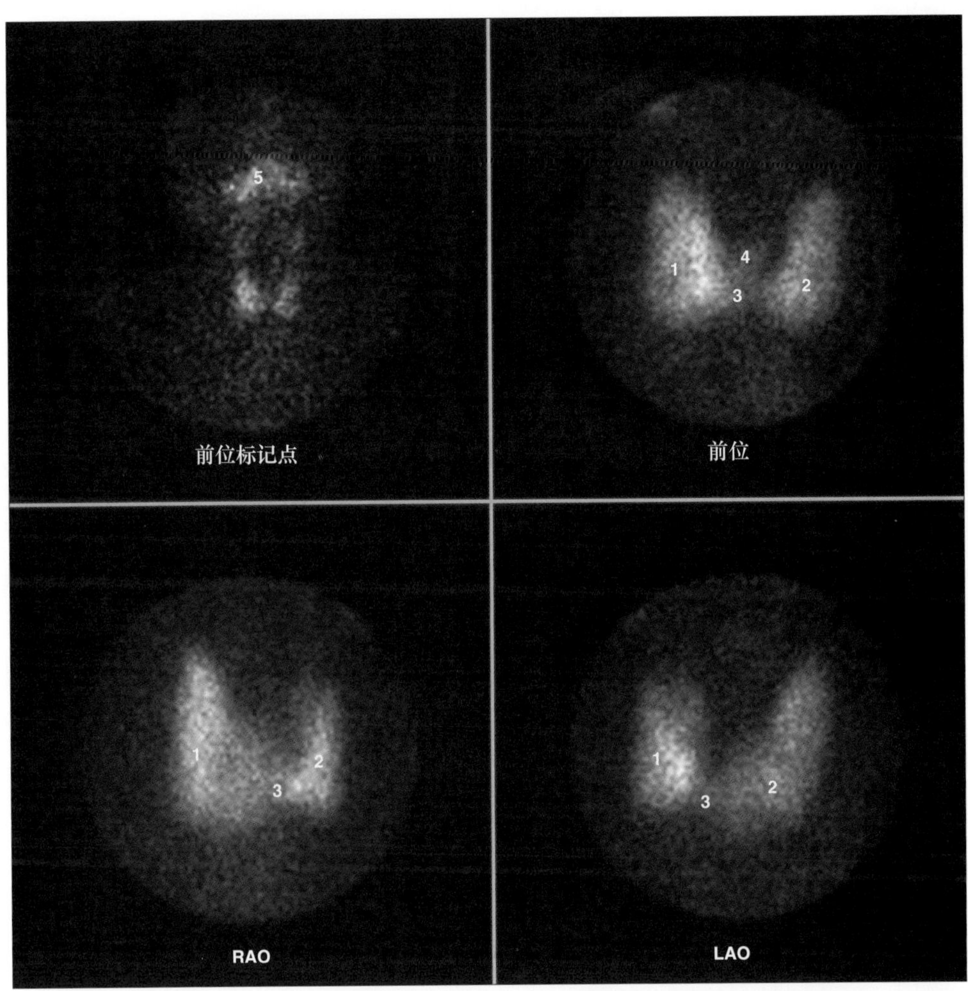

正常甲状腺显像（显像剂为 Tc-99m 高锝酸盐）。这是甲状腺的四个标准显像图。前位标记点图像视野包括大部分的头和上胸部，视野中央为甲状腺，其上方是唾液腺。另外三幅图像为甲状腺前位、右前斜位（RAO）和左前斜位（LAO）的放大采集图像

1. 甲状腺右叶
2. 甲状腺左叶
3. 峡部
4. 锥状叶
5. 唾液腺

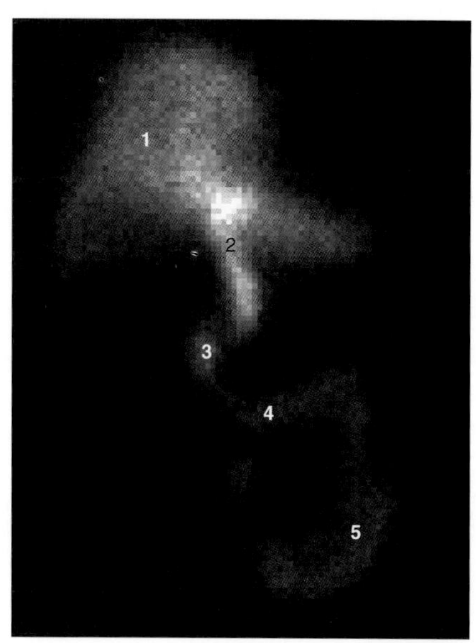

肝胆扫描。肝的肝细胞摄取了注射的大部分示踪剂，并将其分泌至肝内胆管。示踪剂从那里流入肝总管和胆总管。在注射放射性药物的 1 h 内，药物被动地充填胆囊并使其显影。本图中胆囊并未显影。胆囊不显影的原因可能是手术切除、胆囊扩张或在显像过程中收缩活跃，或者患者在显像前禁食时间较长。药物随后通过 Vater 壶腹进入十二指肠，最终进入小肠

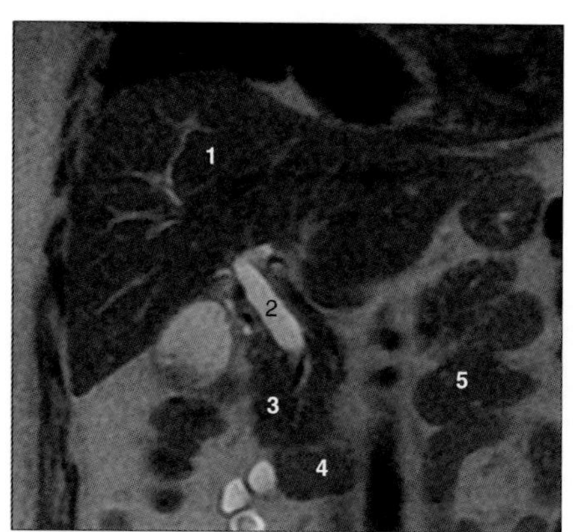

肝冠状位图像，用于磁共振胰胆管成像（MRCP）的解剖学对照

1. 肝
2. 胆管
3. 十二指肠降部（第 2 段）
4. 十二指肠水平部（第 3 段）
5. 空肠

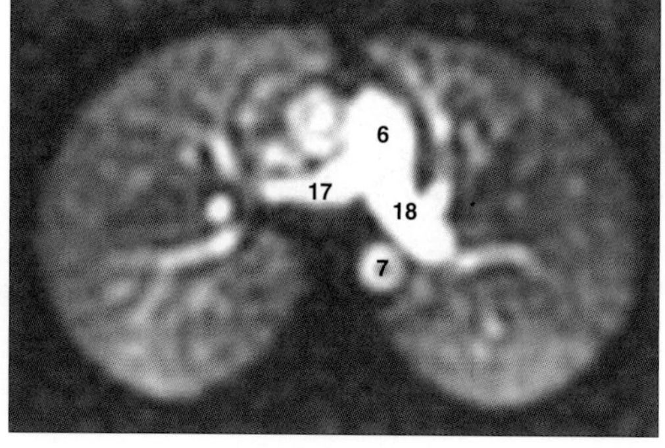

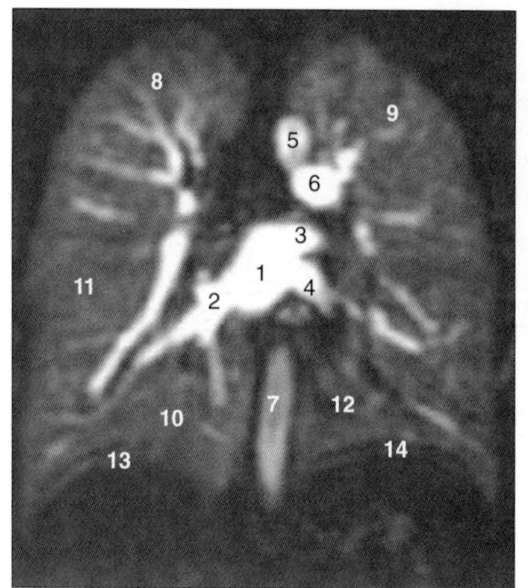

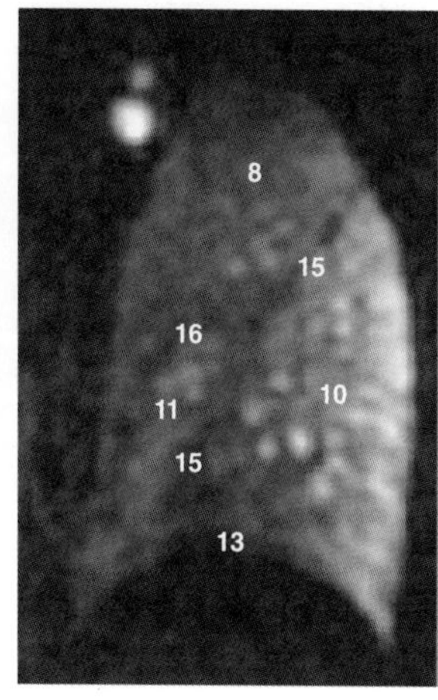

静脉注射钆对比剂时肺的磁共振功能灌注成像。这些图像显示增强达到峰值时的动态增强灌注图像，时间分辨率为 1 s，各向同性空间分辨率为 4 mm。

矢状位图像显示了灌注时的重力依赖性（与白度较低的前部相比，后部更白）。矢状位和冠状位图像也显示了肺的叶间裂

1. 左心房
2. 右下肺静脉
3. 左上肺静脉
4. 左下肺静脉
5. 主动脉弓
6. 肺动脉干
7. 胸降主动脉
8. 右肺上叶
9. 左肺上叶
10. 右肺下叶
11. 右肺中叶
12. 左肺下叶
13. 右半膈
14. 左半膈
15. 右大裂
16. 右小裂
17. 右主肺动脉
18. 左主肺动脉

肺的 MR 图像由威斯康星大学麦迪逊分校的 Scott Nagle、Sean Fain 和 Robert Cadman 提供。

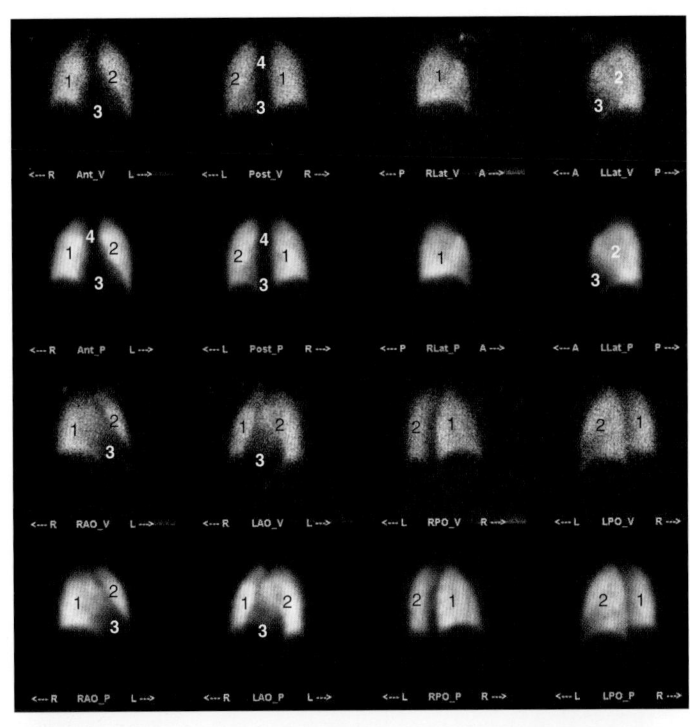

肺显像。肺显像包括肺通气显像和肺灌注显像。正常时，通气显像和灌注显像的影像表现应该相同且匹配。通气和灌注显像的顺序取决于所使用的示踪剂。通气和灌注显像都从 8 个体位［前位、后位、右侧位、左侧位、右前斜位（RAO）、左前斜位（LAO）、右后斜位（RPO）和左后斜位（LPO）］对肺进行评估。第一排和第三排是通气图像，第二排和第四排是与之匹配的灌注图像

1. 右肺
2. 左肺
3. 心脏轮廓
4. 纵隔

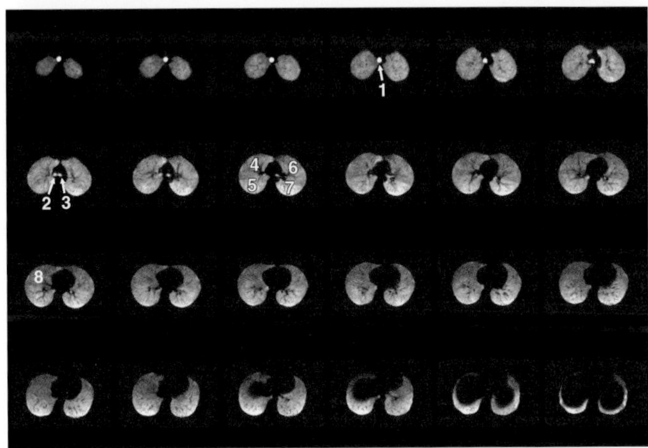

肺的连续轴位 MRI（从上至下）显示吸入 ^{3}He 气体屏气时肺的正常通气

1. 气管
2. 右主支气管
3. 左主支气管
4. 右肺上叶
5. 右肺下叶
6. 左肺上叶
7. 左肺下叶
8. 右肺中叶

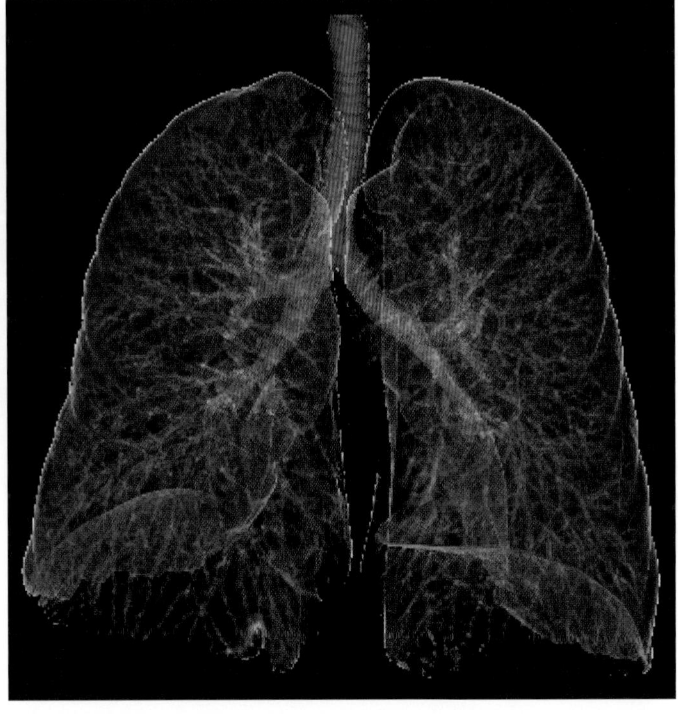

肺和气道，用于解剖对照的三维 CT 图像。见第 7 章“胸部：不含心脏”（第 100 页）

肺的 MR 图像由威斯康星大学麦迪逊分校的 Scott Nagle、Sean Fain 和 Robert Cadman 提供。

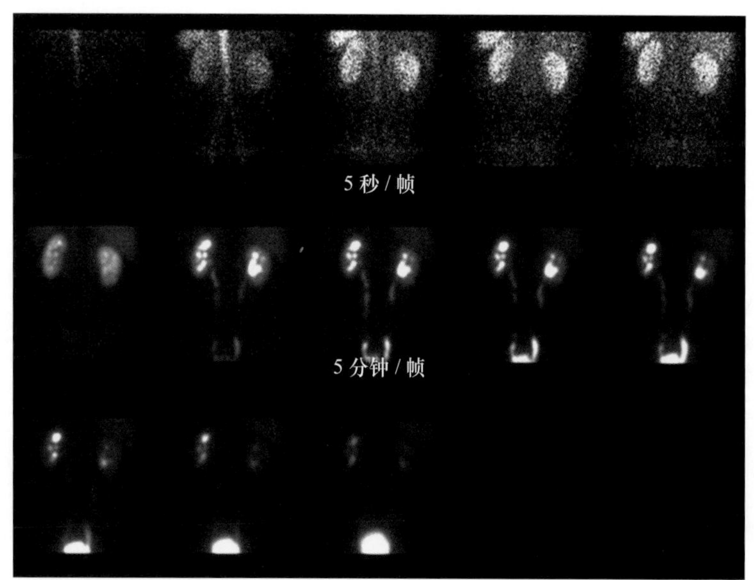

肾显像：静脉注射放射性药物 Tc-99m DTPA 或 Tc-99m MAG3 后采集的系列图像。初始图像（左上角）显示了放射性药物在主动脉中，随后的图像显示了放射性药物从肾皮质到髓质，并最终排泄进入输尿管和膀胱的过程。DTPA，二乙烯三胺五乙酸；MAG3，巯基乙酰基三甘氨酸

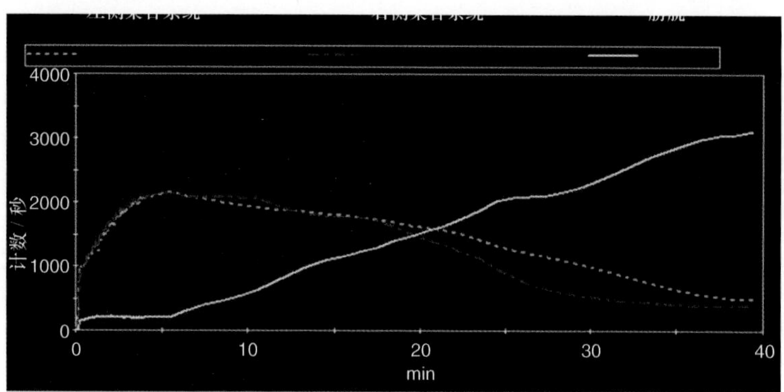

正常时间-放射性活度曲线（肾图）。肾集合系统内的活度逐渐增加，然后达到最大值；随着集合系统内活度的减少，膀胱内活度逐渐增加

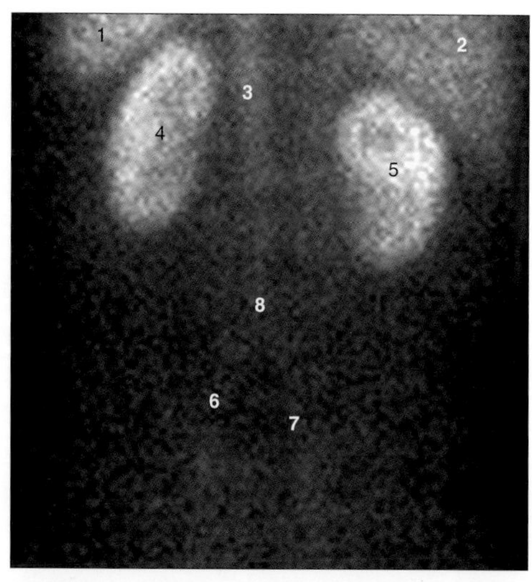

肾显像通常是把探头置于离肾最近的位置采集影像，一般患者采取仰卧位。MAG3 肾显像可以评估灌注、摄取、排泄和引流。灌注相上，一些药物残留在血池中使得主动脉和髂动脉分支、肝和脾显影

1. 脾
2. 肝
3. 腹主动脉
4. 左肾
5. 右肾
6. 左髂总动脉
7. 右髂总动脉
8. 腹主动脉分叉

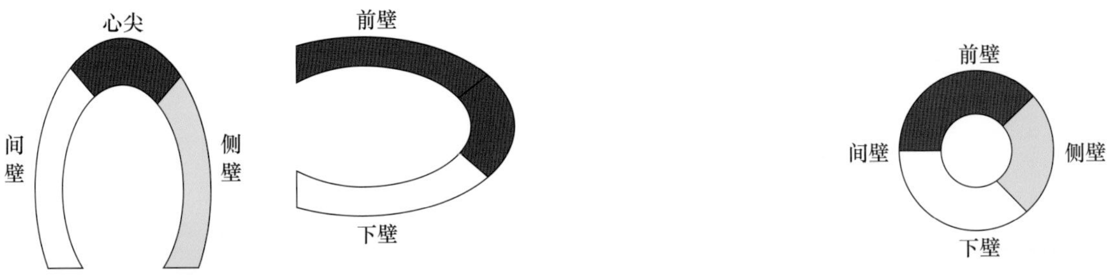

心尖
间壁
侧壁
前壁
下壁
前壁
间壁
侧壁
下壁

ED
ES
ANT
BASE
SEPT
APEX
INF

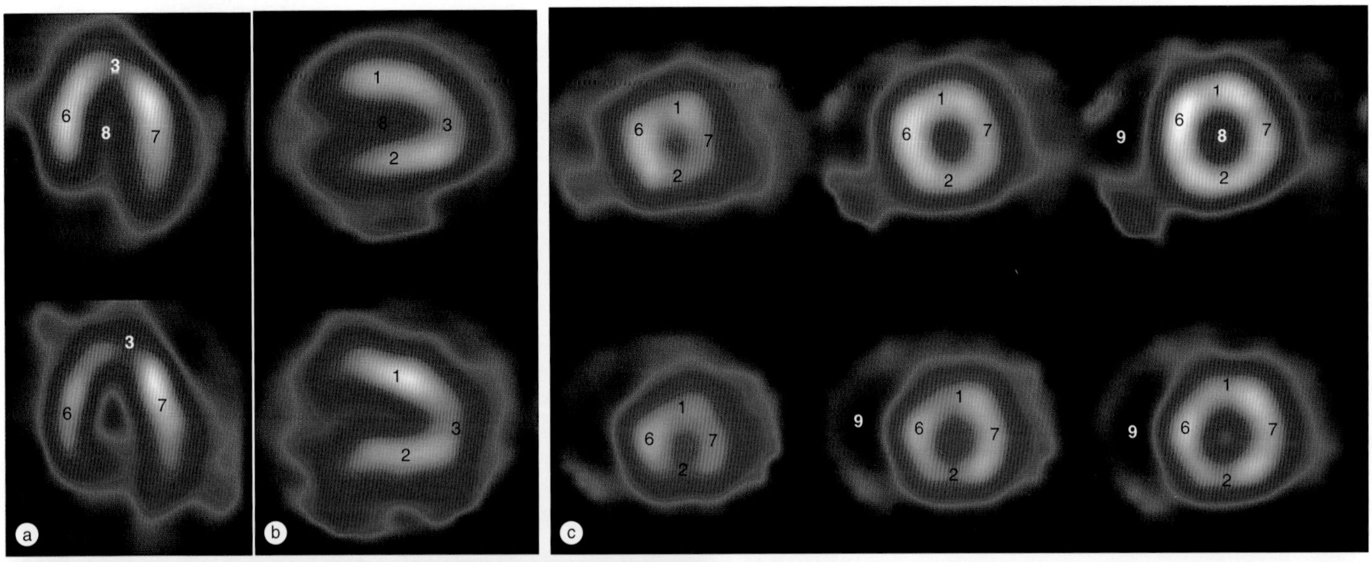

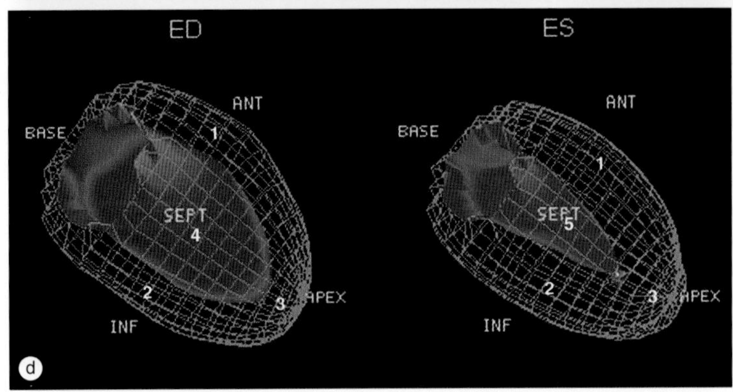

心脏显像。(**a**)～(**c**)上排为负荷(运动或药物)显像，下排为静息显像。如果放射性分布缺损是固定的(即静息与负荷状态下的灌注减低区是一致的)，则提示心肌梗死或慢性心肌缺血；反之，如果缺损是可逆的(即负荷状态下灌注减低，静息状态下灌注改善)，则提示诱导性心肌缺血。根据不同心肌断层上的放射性分布缺损，可以评估病变心肌的位置及其供血血管。左心室心肌在垂直长轴(**a**)和水平长轴(**b**)上呈马蹄形，在短轴(**c**)上呈"甜甜圈"形。左心室前壁、心尖和部分间壁心肌由前降支供血。右冠状动脉供应左心室下壁和部分间壁心肌，回旋支供应左心室侧壁心肌。

心脏显像。(**d**)左心室舒张末期(ED)和收缩末期(ES)的三维重建。心室容积 ED 减 ES 即为收缩期射血量

1. 左心室前壁
2. 左心室下壁
3. 左心室心尖部
4. 左心室舒张末期血池容量
5. 左心室收缩末期血池容量
6. 室间隔
7. 左心室侧壁
8. 左心室腔
9. 右心室腔

图1 正位脊柱骨密度

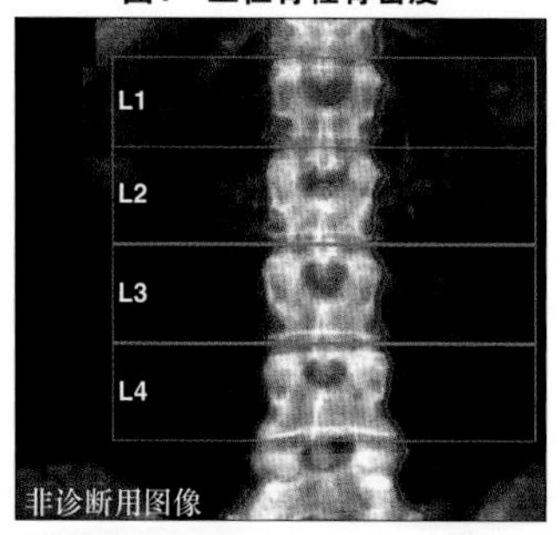

图2 美国（联合NHANES/Lunar）正位脊柱：L1～L4（骨密度）

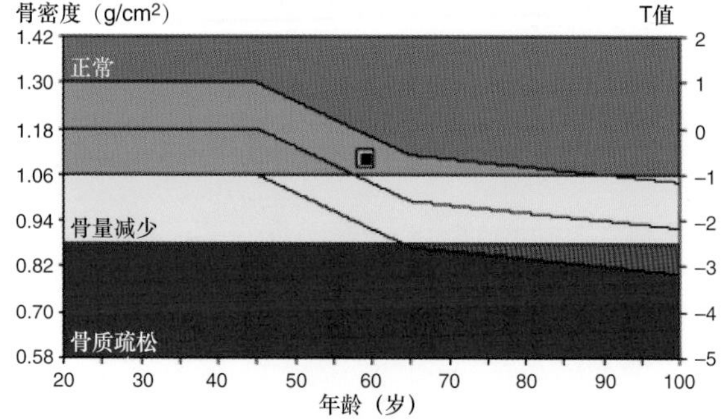

图3 双侧股骨骨密度

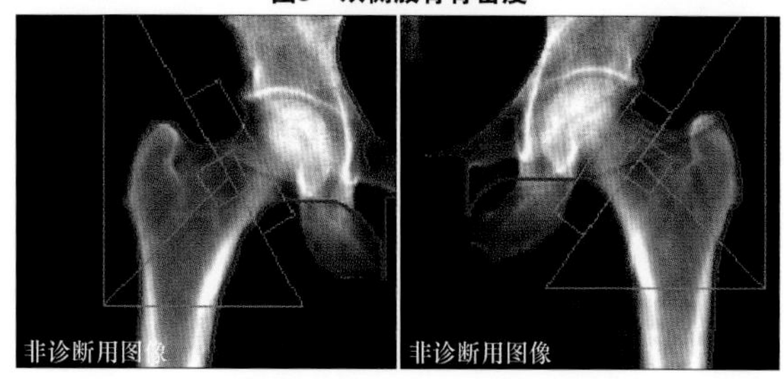

图4 美国（联合NHANES/Lunar）双侧股骨：总计（骨密度）

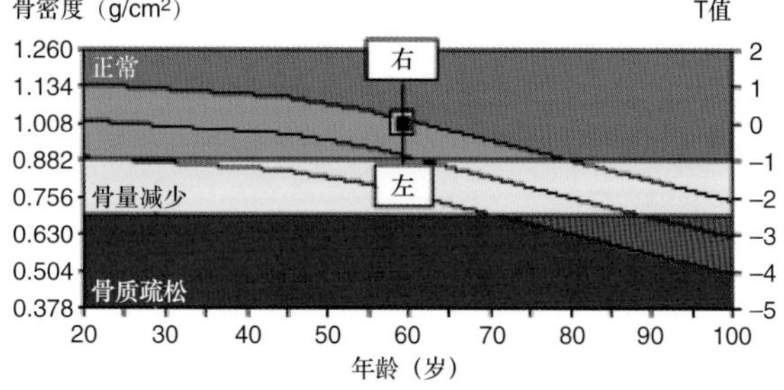

采用双能骨密度测定法测量骨密度，用于评估骨密度减低和骨质疏松。检查结果可以和匹配的数据库比较，以获得5年或10年的骨折风险预测。骨密度通常是在髋部、腰椎和手腕测量的。结果与基于体重、身高、性别和年龄的正常值进行比较

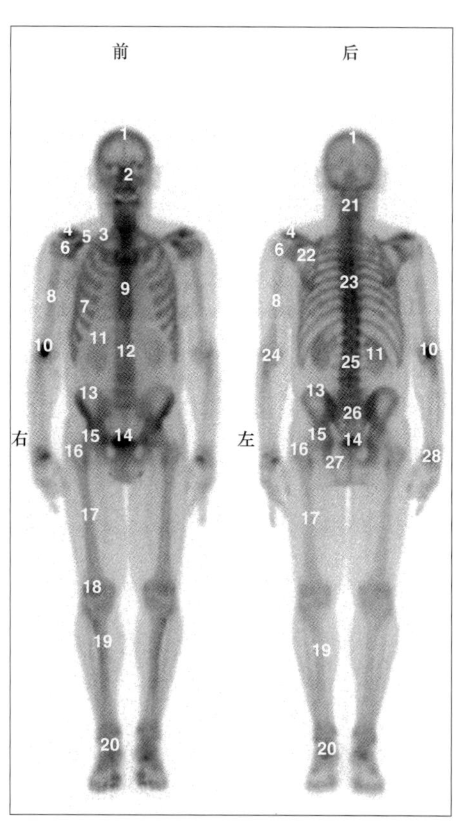

全身骨扫描。骨扫描使用生理试剂来检测骨代谢异常。骨扫描用于显示感染性、创伤性、先天性、代谢性和恶性疾病的骨骼异常。在多时相骨扫描中，图像是在灌注期、血池期和摄取期获得的。放射性示踪剂由肾排泄

1. 颅骨
2. 鼻和面骨
3. 第1肋骨
4. 肩锁关节
5. 锁骨
6. 肱骨头
7. 第5肋骨
8. 肱骨体
9. 胸骨
10. 肘前窝注射部位示踪剂外渗
11. 右肾
12. 腰椎体
13. 髂嵴
14. 膀胱
15. 股骨头
16. 股骨大转子
17. 股骨体
18. 髌骨
19. 胫骨
20. 踝
21. 颈椎
22. 肩胛骨
23. 胸椎
24. 肘
25. 第3腰椎体
26. 骶骨
27. 坐骨结节
28. 腕

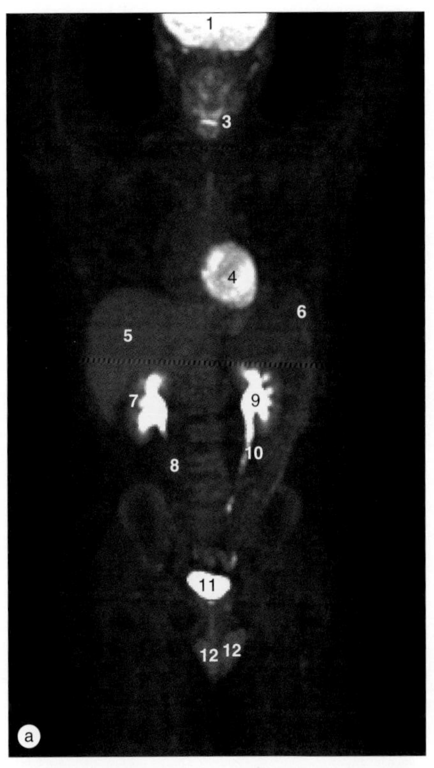

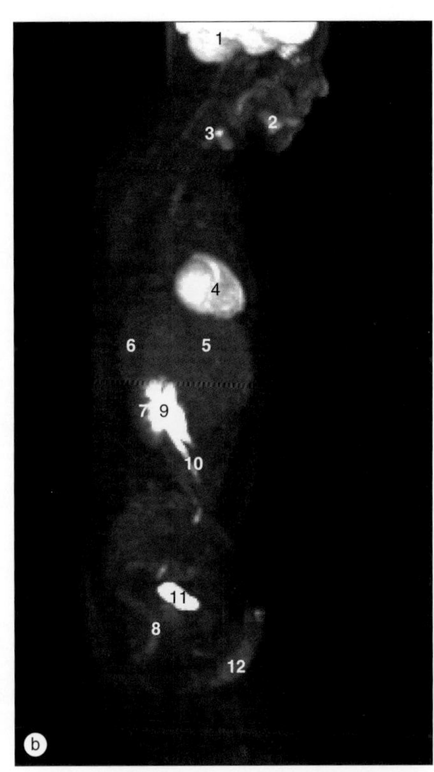

最大密度投影（MIP）图像，正位与侧位

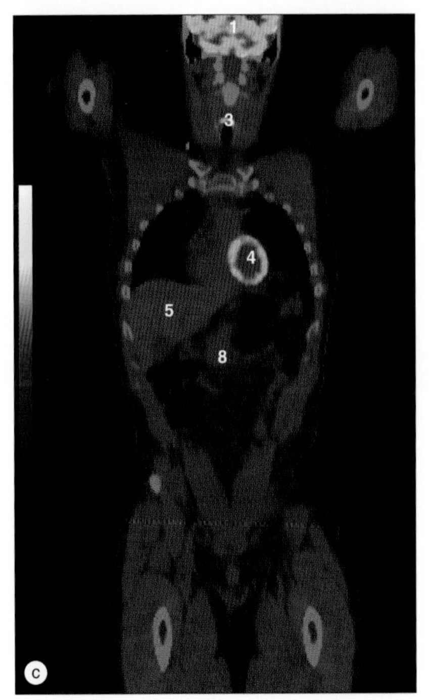

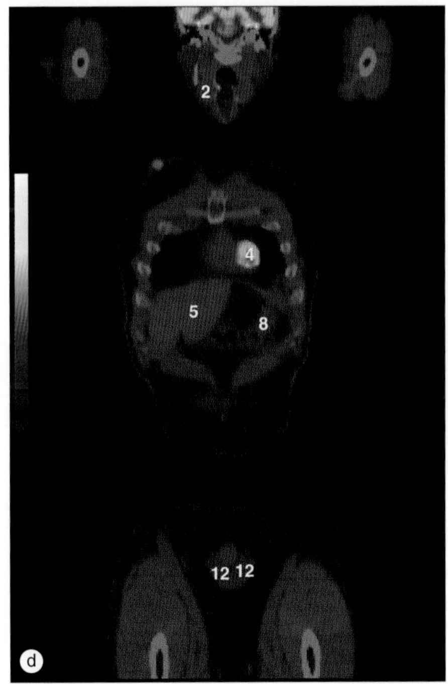

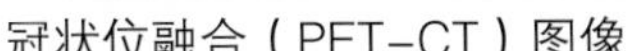

冠状位融合（PET-CT）图像

注释见第 250 页。

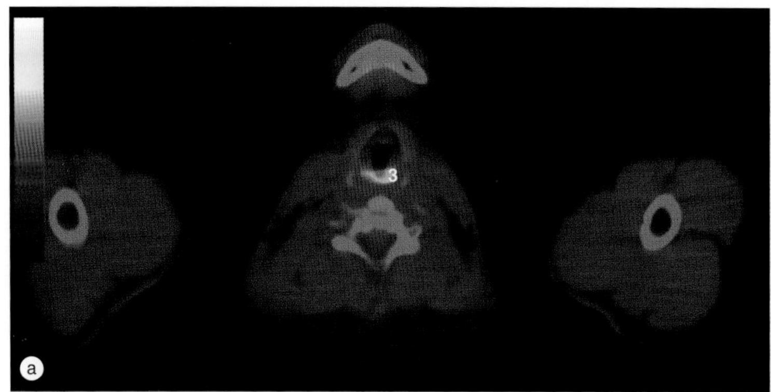

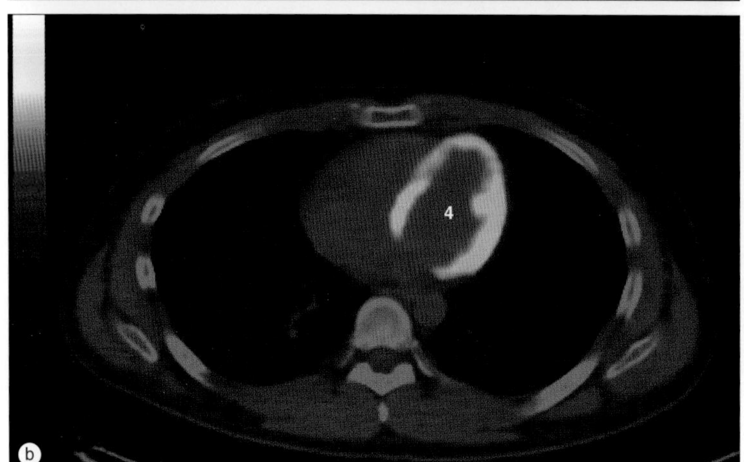

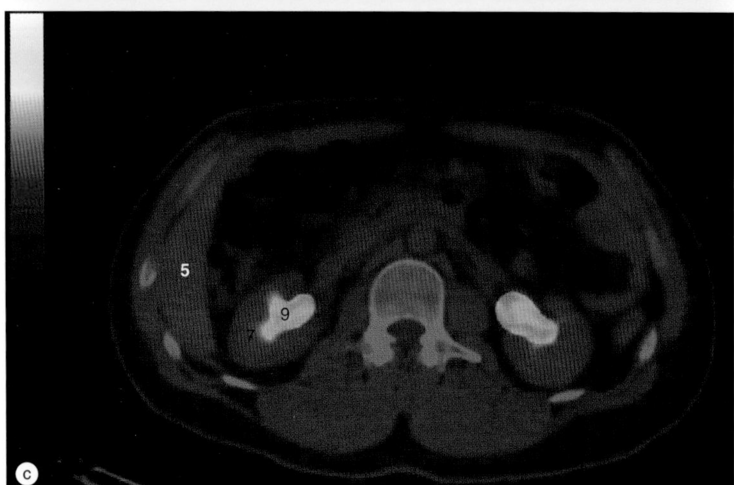

轴位融合（PET-CT）图像

PET 显像中最常用的放射性示踪剂是氟脱氧葡萄糖（FDG）。FDG 是一种葡萄糖类似物，为了优化显像，检查前患者应禁食且血糖低于 100 mg/dl。检查前一天应避免剧烈运动，以最大限度地减少正常肌肉对放射性示踪剂的摄取。示踪剂注射后，患者必须安静休息 1 h 才能进行显像。大多数 PET 显像用于评估癌症，但它也可以用来评估感染、血管炎、心肌活性和脑显像。图为正常男性受检者影像，显示以下结构的正常生理性摄取。

1. 脑
2. 唾液腺（下颌下腺）
3. 声带
4. 心脏
5. 肝
6. 脾
7. 肾
8. 结肠
9. 肾集合系统
10. 输尿管
11. 膀胱
12. 睾丸

功能磁共振成像（functional MR imaging，fMRI）用于评估癫痫或脑肿瘤患者大脑的运动、感觉和关联处理区域。对于可能从手术干预中获益的患者，在手术前了解病灶与这些大脑功能区的距离是有帮助的。

功能磁共振成像的基础是血红蛋白中氧的变化。氧气通过毛细血管红细胞中的血红蛋白输送到神经元。当神经元活动增加时，对氧气的需求增加，局部反应表现为神经活动增强区域的血流量增加。血红蛋白在氧化时是抗磁性的，而在脱氧时是顺磁性的。根据氧合程度的不同，这种磁性上的差异可以导致血液 MR 信号的细微差别。由于血氧水平随神经活动水平的不同而不同，我们可以利用这些差异检测大脑活动。这种形式的 MRI 称为血氧水平依赖（BOLD）成像。

执行一些功能测试可以定位语言和运动功能。患者在进行测试的同时被扫描，在不同的成像设定之间让患者休息。用于定位语言皮质的测试包括无声词语生成（表达语言的 Broca 区）、文本阅读与符号辨别对比，以及真假陈述与符号匹配的对比（接受语言的 Wernicke 区）。运动测试包括手指或脚敲击试验、舌的运动，以及根据视觉线索噘嘴。

弥散张量成像（diffusion tensor imaging，DTI）在患者静息状态下进行。磁共振成像可以测量大脑中微观的水分子扩散运动。白质中的水在平行于内部结构（即沿着神经纤维）的方向扩散更快，而垂直于该方向则扩散较慢。因此，DTI 是水在组织中三维扩散特性的活体探针。DTI 可以用来评估脑白质的完整性，或显示从一个区域到另一个区域的神经纤维连接。

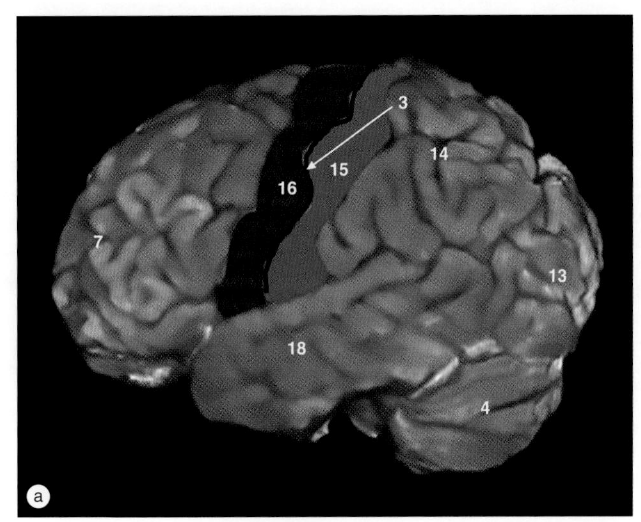

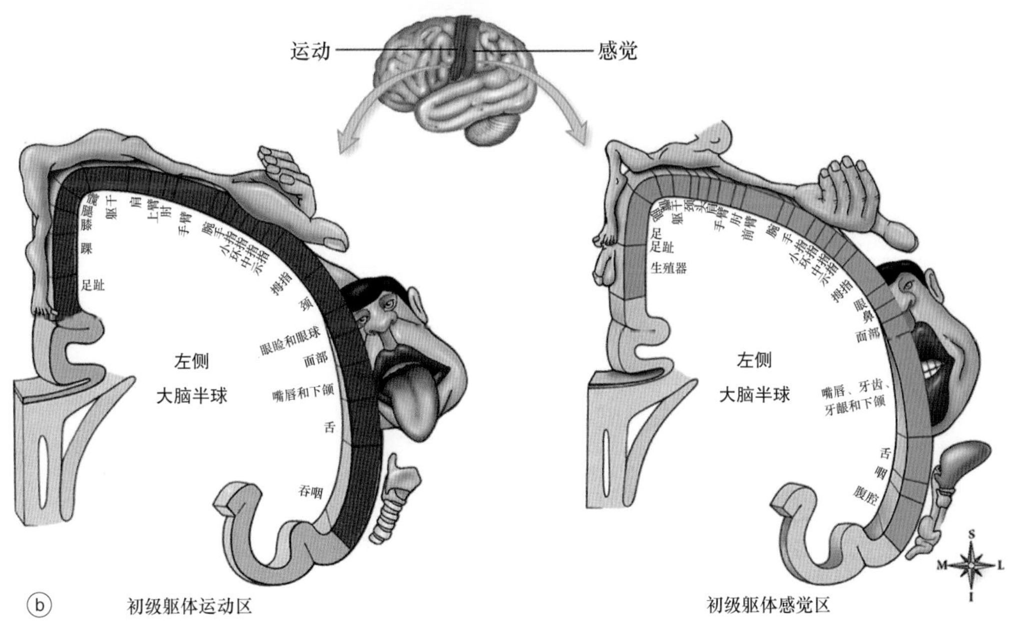

注释见第 252 页。

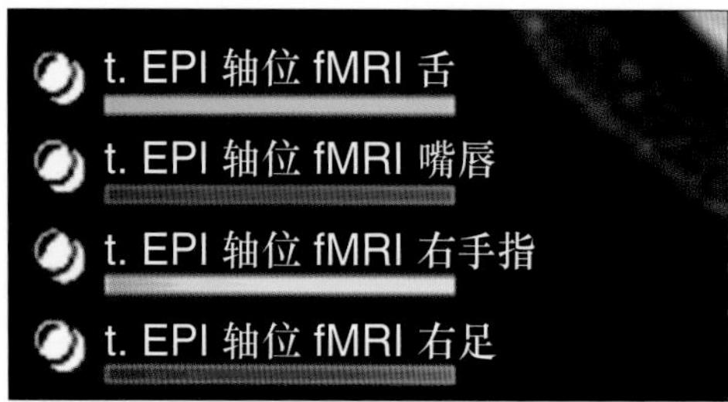

EPI，平面回波成像

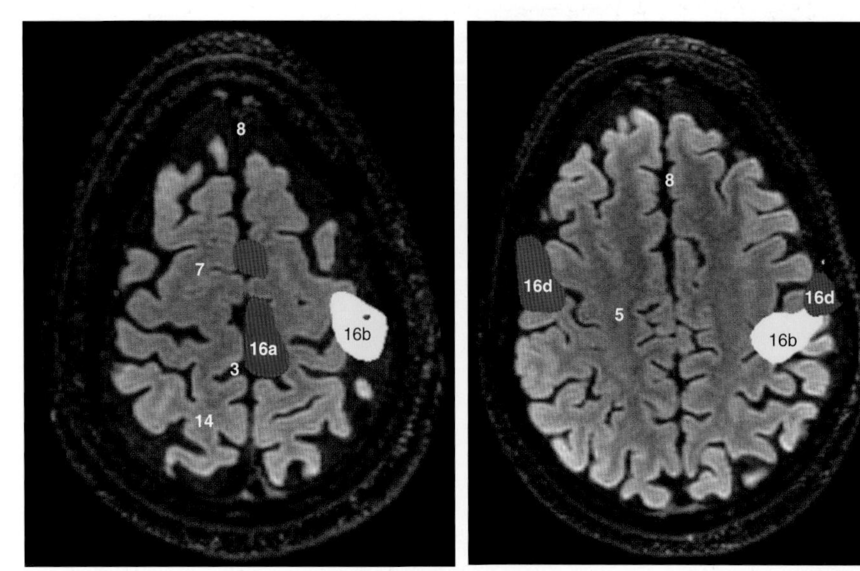

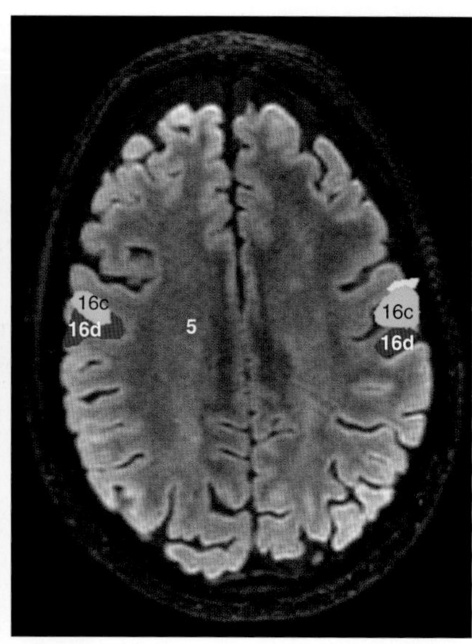

fMRI 和 DTI 的图像由威斯康星大学麦迪逊分校的 Aaron Field、Vivek Prabhakaran 和 Tammy Heydle 提供。

1. Broca 区
   1a. 文本符号处理
   1b. 真 / 假处理
   1c. 反义词与无声词处理
2. 尾状核头
3. 中央沟
4. 小脑
5. 辐射冠
6. 胼胝体
7. 额叶
8. 纵裂
9. 内囊，前肢
10. 内囊，膝部
11. 内囊，后肢
12. 侧脑室
13. 枕叶
    13a. 视觉皮质（查看正文）
14. 顶叶
15. 中央后回（躯体感觉皮质）
16. 中央前回（初级运动皮质）
    16a. 右足运动
    16b. 右手指运动
    16c. 闭嘴时舌的左右移动
    16d. 嘴唇的运动（撅嘴）
17. 壳核
18. 颞叶
19. 丘脑
20. Wernicke 区
    20a. 文本符号处理
    20b. 真 / 假处理

第 251 ～ 255 页共用编号 1 ～ 20 的注释。

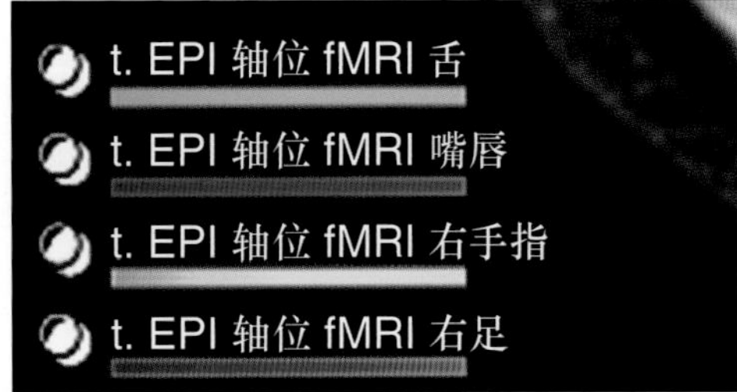
t. EPI 轴位 fMRI 舌
t. EPI 轴位 fMRI 嘴唇
t. EPI 轴位 fMRI 右手指
t. EPI 轴位 fMRI 右足

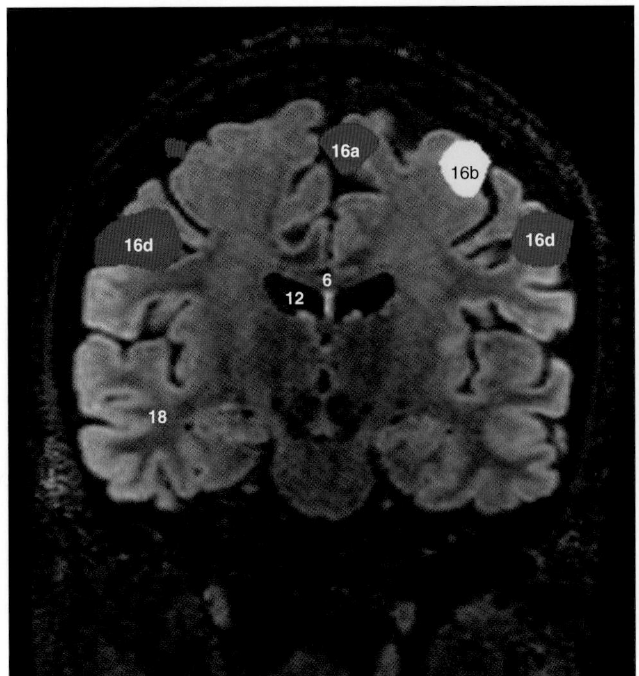
16a
16b
16d
16d
6
12
18

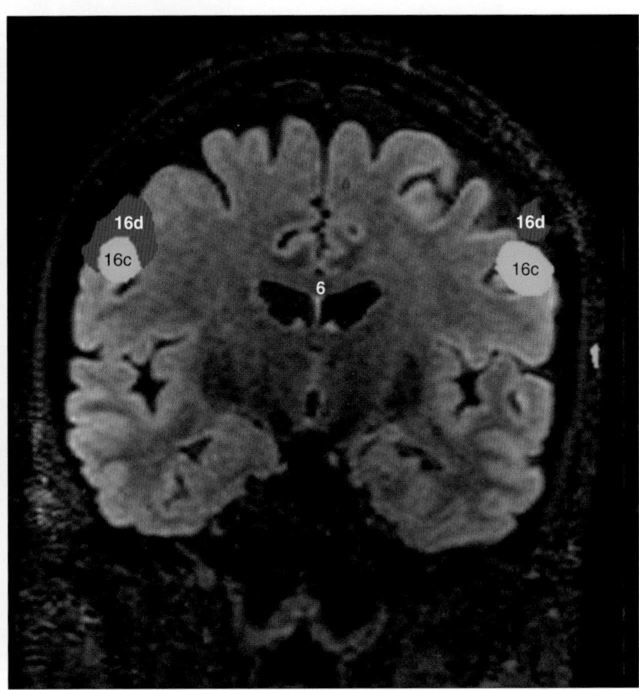
16d
16c
16d
16c
6

注释见第 252 页。

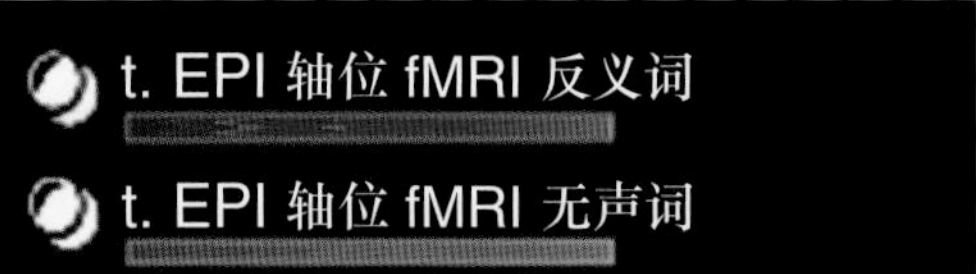

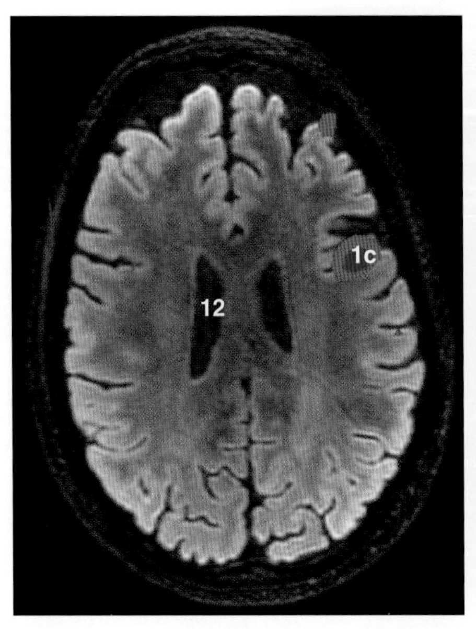

（轴位）

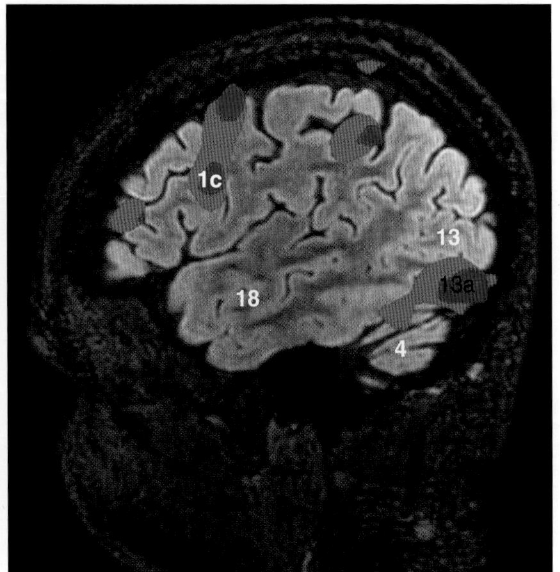

（矢状位）

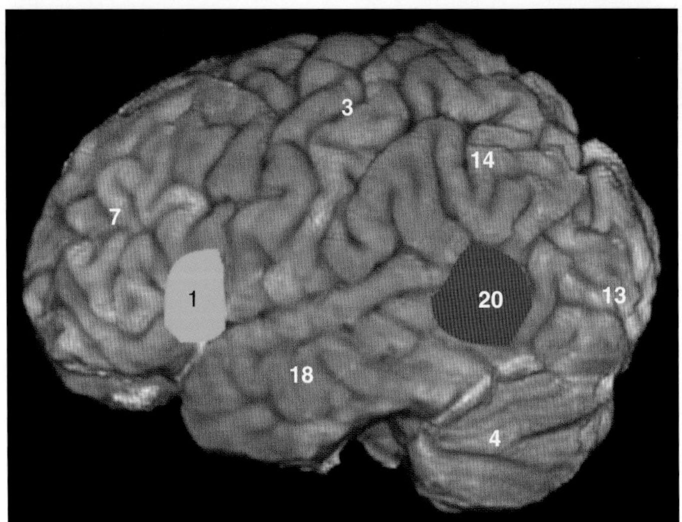

脑的三维（3D）成像及功能 MRI 图像显示了 Broca 区和 Wernicke 区的大致位置

注释见第 252 页。

EPI 轴位 fMRI 文本符号

EPI 轴位 fMRI 真/假

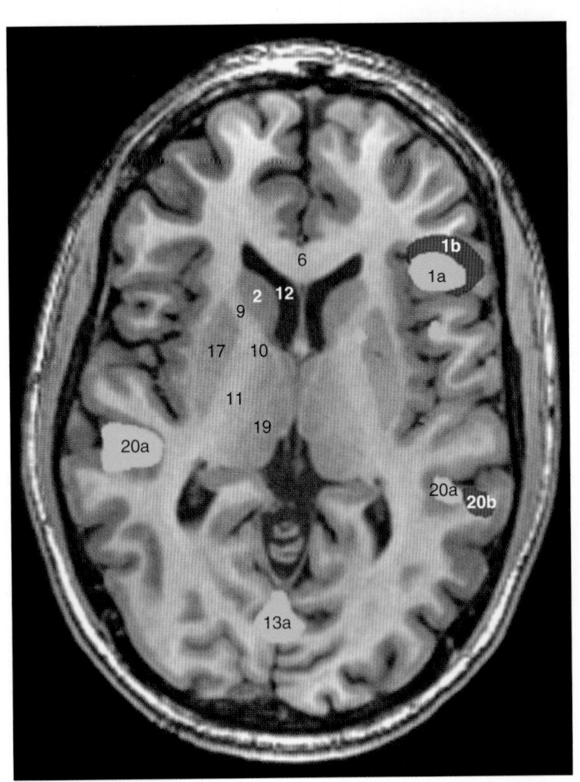

（轴位）

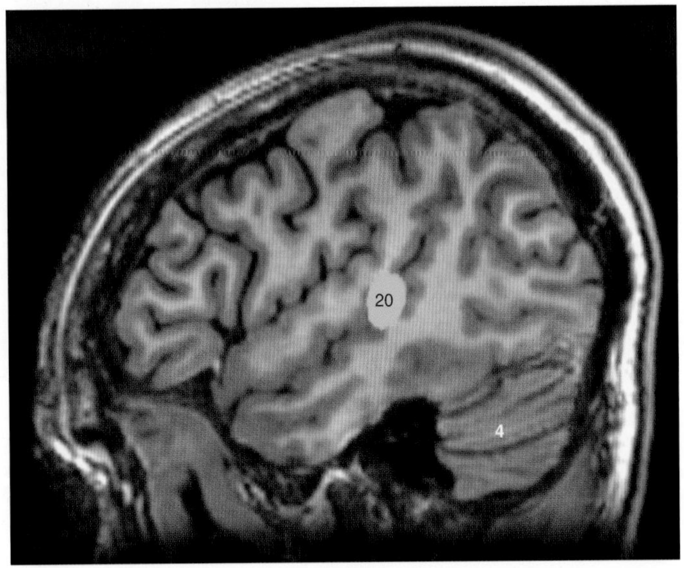

（矢状位）

Broca 和 Wernicke 试验

注释见第 252 页。

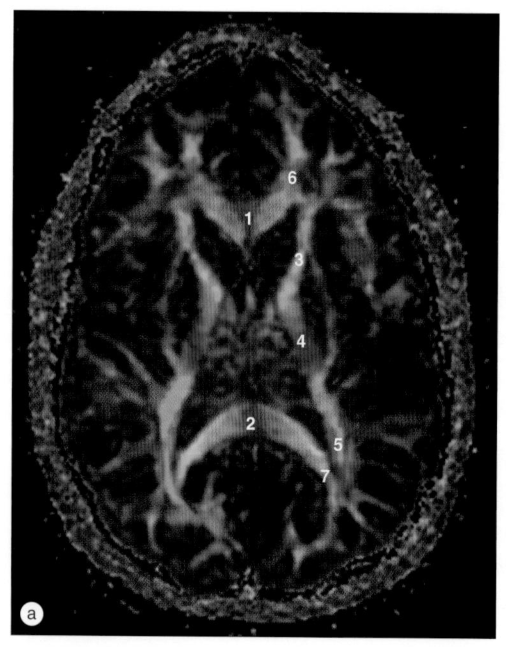

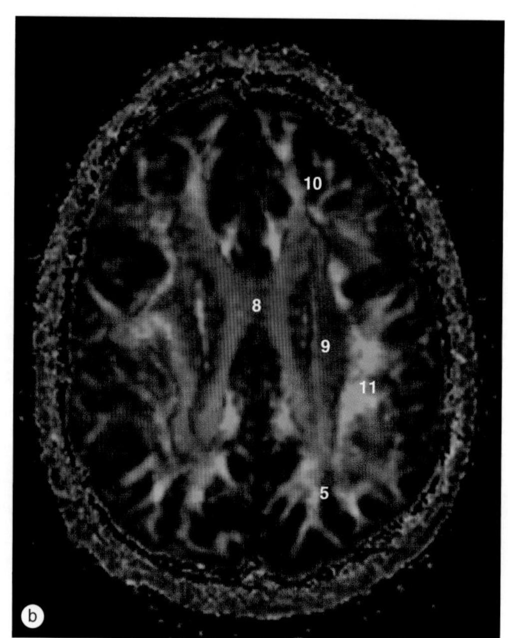

脑的纤维束成像

1. 胼胝体，膝部
2. 胼胝体，压部
3. 内囊前肢
4. 内囊后肢
5. 辐射冠后区
6. 小钳
7. 大钳
8. 胼胝体
9. 辐射冠上区
10. 辐射冠前区
11. 上纵束
12. 穹窿
13. 皮质脊髓束
14. 辐射冠

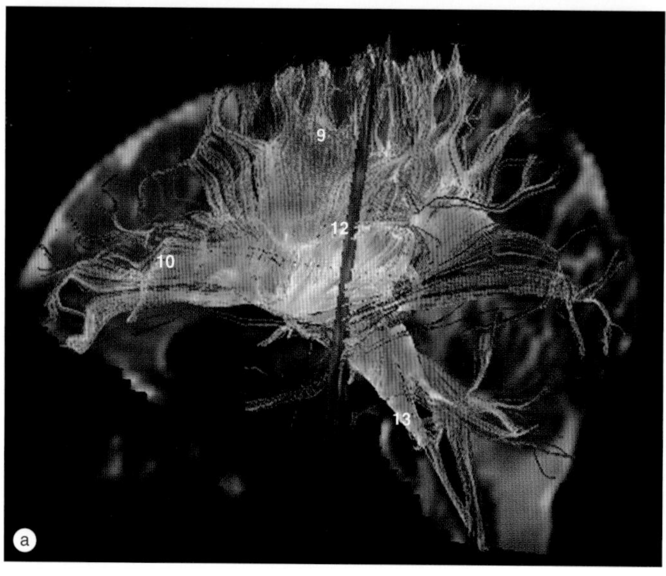

脑的纤维束成像

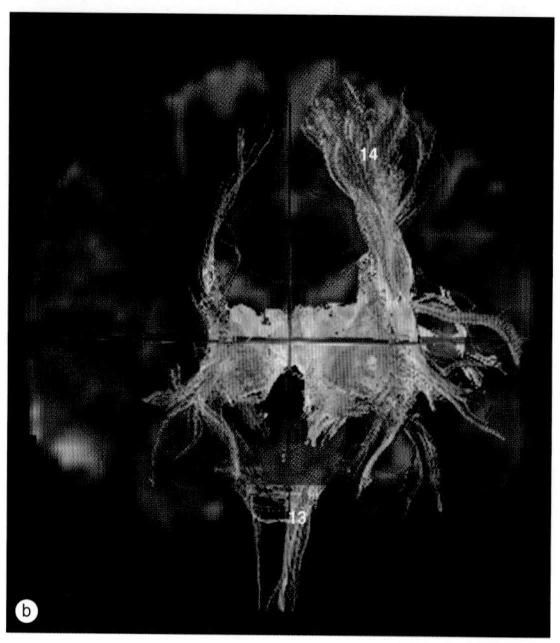

附赠电子资源

病理学教程：教程 9

解剖变异

变异	发生率	临床意义
心肌显影		不规则的显影很常见。如果没有相应的心脏病史支持，局灶摄取增加或减少的区域不能被认为是疾病的证据
甲状腺弥漫性摄取 FDG		正常甲状腺组织的 SUV 值为 1.3。较高水平的摄取可见于 Graves 病和慢性甲状腺炎。一般来说，SUV 在良性和恶性之间的界值是 2.0 ～ 2.5。较低的 SUV 值是良性的，较高的 SUV 值更有可能是恶性的
乳腺摄取 FDG		轻度显影在绝经前妇女中是正常的，摄取量随着年龄的增长而减少。哺乳可导致乳腺弥漫性摄取增加。局灶性摄取可以是良性和恶性疾病的征象
肠道 FDG 分布		小肠比大肠显影淡，右半结肠显影最显著。局灶性或节段性显影经常提示疾病
泌尿生殖道显影		肾排出滤过的 FDG。肾集合系统、输尿管和膀胱都有放射性活度分布。可能导致假阳性和假阴性
前哨淋巴结引流至内乳淋巴结或对侧腋窝		将放射性标记的胶体注射到乳腺用于标记前哨淋巴结。淋巴结摄取这种药物有助于提示需要手术切除。有时如果淋巴系统被肿瘤细胞堵塞，药物将无法标记受累的淋巴结
异常的肝内胆管	5% ～ 13%	胆管可汇入肝总管、胆总管、胆囊管、肝右管和胆囊。如果在介入手术中切断可能会导致胆漏
胆囊发育不全	＜ 1%	HIDA 显像上看不到胆囊，可能导致假阳性
先天性胆道闭锁	在新生儿中发生率为 1/10 000 ～ 1/15 000	肝外胆管树缺如或严重不足，是儿童肝移植最常见的原因。在男性中更为常见。在出生后的前 3 个月内出现；大多数在出生时是正常的
支气管闭锁		段支气管近端管腔闭塞。由于气流阻滞发生肺气肿，可能出现类似于气胸或团状放射性浓聚的改变。在肺显像中通气显像结果异常而灌注显像结果正常

FDG，氟脱氧葡萄糖；HIDA，肝胆亚氨基二乙酸；SUV，标准摄取值

中英文专业词汇对照索引

A

鞍背（dorsum sellae） 24-25，34-35，38-39
鞍结节（tuberculum sellae） 24
鞍上池（suprasellar cistern） 8，14，17

B

Broca 区（Broca's area） 252
白线（linea alba） 144，146
白质（white matter） 9
板障（diplo） 9，24
半规管（semicircular canal） 19，36
半腱肌（semitendinosus muscle） 146，229
半腱肌腱（semitendinosus tendon） 163，177-178，232，235
半卵圆中心（centrum semiovale） 9
半膜肌（semimembranosus muscle） 146，229，232-233
半膜肌腱（semimembranosus tendon） 163，177，232，235
半奇静脉（hemiazygos vein） 103，105-106，130，135
半月板股骨后韧带（Wrisberg 韧带）[ligamentum meniscofemorale posterius（Wrisberg ligament）] 233，235
半月板股骨韧带（板股韧带）（meniscofemoral ligament） 232
半月线（linea semilunaris） 146
瓣叶间三角（interleaflet triangle） 127
背侧骨间肌（dorsal interosseous muscle） 86，241
背侧骨间肌腱（tendon of dorsal interosseous muscle） 86
背根神经节（dorsal root ganglion） 59
背静脉弓（dorsal venous arch） 85
背阔肌（latissimus dorsi muscle） 79，106，135，137，139，141，152，156-157
鼻（nose） 45
鼻腭神经（nasopalatine nerve） 34
鼻骨（nasal bone） 27，30-31，34
鼻孔（nares） 29
鼻泪管（nasolacrimal duct） 7，30，32，34，40
鼻前棘（anterior nasal spine） 50
鼻腔（nasal cavity） 29
鼻胃管（nasogastric tube） 204
鼻咽（nasopharynx） 10，12-13，17，29，32-33，45，48
鼻中隔（nasal septum） 7，23，25，27，29，31，46，50
比目鱼肌（soleus muscle） 232-233，235-237，240
闭孔（obturator foramen） 190，214-215
闭孔动脉（obturator artery） 146，199
闭孔静脉（obturator vein） 146
闭孔内肌（obturator internus muscle） 146，152，154，161，163，165，167，169，173，177-178，180，182-183，226-227，229
闭孔内肌腱（obturator internus tendon） 165，174，178
闭孔神经（obturator nerve） 163，167，174，180
闭孔神经血管束（obturator neurovascular bundle） 165，167，169，174，180
闭孔外肌（obturator externus muscle） 146，152，154，163，165，167，169，177-178，180，182，226-227，229
闭孔外肌腱（obturator externus tendon） 180
闭孔血管（obturator vessel） 161，163
壁层腹膜（parietal peritoneum） 161
髌骨（patella） 216-217，232，235，248
髌骨内侧支持带（medial patella retinaculum） 232
髌骨外侧支持带（lateral patella retinaculum） 232
髌腱（patellar tendon） 232，235
髌上囊（suprapatellar bursa） 232，235
髌下（Hoffa）脂肪垫[infrapatellar（Hoffa's）fat pad] 232，235
玻璃体（vitreous body） 7-8，40

C

Cleland 韧带（Cleland's ligament） 89
苍白球（globus pallidus） 9，14
侧块（lateral mass） 15，53-54，61
侧脑室（lateral ventricle） 10-12，252
侧脑室颞角（temporal horn of lateral ventricle） 8，14
侧脑室前角（frontal horn of lateral ventricle） 9，13，17
侧脑室三角区（trigone of lateral ventricle） 8，16
侧脑室体部[body（atrium）of lateral ventricle] 9-10，14
侧脑室枕角（occipital horn of lateral ventricle） 8
侧切牙（lateral incisor） 50
长收肌（adductor longus muscle） 145，162，166，168，176，181-183，226-228
长收肌腱（adductor longus tendon） 176，181-183
肠系膜上动脉（superior mesenteric artery） 115，117，119，138，140，149，152，158，187，189，195，197，201，203
肠系膜上动脉回肠分支（ileal branches of superior mesenteric artery） 142，150，197
肠系膜上动脉空肠分支（jejunal branches of superior mesenteric artery） 142，150，195，197
肠系膜上静脉（superior mesenteric vein） 138，140，149，158，187，189，201
肠系膜下动脉（inferior mesenteric artery） 141，198-199
肠系膜下静脉（inferior mesenteric vein） 198
超声探头（transducer） 209
尺侧副韧带（ulnar collateral ligament） 89
尺侧腕屈肌（flexor carpi ulnaris muscle） 81-85
尺侧腕屈肌腱（tendon of flexor carpi ulnaris muscle） 85，87
尺侧腕伸肌（extensor carpi ulnaris muscle） 84

尺侧腕伸肌腱（tendon of extensor carpi ulnaris muscle） 85，87
尺动脉（ulnar artery） 73，75，81，84-85
尺骨（ulna） 67-70，72，74，81-82，84-85，87
尺骨冠突（coronoid process of ulna） 67
尺骨滑车切迹（trochlear notch of ulna） 67
尺骨茎突（styloid process of ulna，ulnar styloid） 70-71，85，87
尺骨头（head of ulna） 71
尺骨鹰嘴（olecranon of ulna，olecranon process of ulna） 67，81-83
尺神经（ulnar nerve） 81，84-85
尺神经浅支（superficial branch of the ulnar nerve） 85
尺神经深支（deep branch of the ulnar nerve） 85
齿突［odontoid process（dens），odontoid peg］ 15，44，53，58
耻骨（pubic bone） 161，215，226，229
耻骨后间隙（Retzius 穴）［retropubic space（cave of Retzius）］ 170，181-183
耻骨肌（pectineus muscle） 146，148，163，167，169，174，177，180-181，226-227，229
耻骨结节（pubic tubercle） 174，177，190
耻骨联合（pubic symphysis，symphysis pubis） 57，146，148，163，167，170，174，177，180-181，183，187，189-190，214-215
耻骨上支（superior pubic ramus，superior ramus of pubis） 57，146，150，163，167，171，175，180，187，189，190，214
耻骨下支（inferior pubic ramus，inferior ramus of pubis） 145，163-164，166，169，176，180，182，190，214，226，229
耻骨阴道肌（pubovaginalis muscle） 167
耻骨直肠肌（puborectalis muscle） 163，165，174，177-178，180，182-183，187，189
穿动脉（perforating artery） 222
穿静脉（perforating vein） 224
垂体（pituitary gland） 8，10-13，17，20，39
垂体柄（pituitary stalk） 17
垂体后叶（posterior pituitary gland） 17
垂体前叶（anterior pituitary gland） 17
垂体窝底（floor of hypophysial fossa） 23
垂体窝（蝶鞍）［hypophysial fossa（sella turcica）］ 24，34
锤骨（malleus） 28，36

D

大（长）隐静脉［great（long）saphenous vein］ 162，167，177，181，223-224，226，228，232-233，236-239
大多角骨（trapezium） 70-72，85，87
大脑大静脉（Galen 静脉）［great cerebral vein（of Galen）］ 6，10-12，16
大脑后动脉（posterior cerebral artery，PCA） 4，8，15，21，38
大脑脚（cerebral peduncle） 8，10，15，21，38
大脑镰（falx cerebri） 9，13
大脑内静脉（internal cerebral vein） 6，8，10-11，16
大脑前动脉（anterior cerebral artery，ACA） 4，8-13，17，133
大脑外侧裂（外侧沟）［sylvian fissure（lateral sulcus）］ 8，10，13
大脑中动脉（middle cerebral artery，MCA） 4，8-10，13-14，38，133
大脑纵裂（interhemispheric fissure） 9，17，252
大钳（forceps major） 9，256
大收肌（adductor magnus muscle） 145，162，164，166，168，176，178-179，226，228
大阴唇（labium majus） 148，162，166
大圆肌（teres major muscle） 77，79
大转子（greater trochanter） 227
胆管（bile duct） 244
胆囊（gall bladder） 135，137，147，149，157，186，188，194
胆囊底部（fundus of gall bladder） 186，188
胆囊管（cystic duct） 186，188，194
胆囊颈（neck of gall bladder） 194
胆总管（common bile duct） 137，186，188，194
岛回（insular gyri） 8，13
骶骨（sacrum） 144，146，153，155，157-158，161，165，182-183，248
骶骨岬（sacral promontory） 56-57，60，62
骶骨上关节突（superior articular process of sacrum） 57
骶骨体（sacral body） 170，175，178
骶骨翼（ala of sacrum，sacral ala） 57，144，165，170，175，178，207
骶管（sacral canal） 57
骶棘韧带（sacrospinous ligament） 146，161，170，175，182-183
骶结节韧带（sacrotuberous ligament） 163，170，175，177
骶静脉丛（sacral venous plexus） 63
骶孔（sacral foramen） 57，144，156
骶髂关节（sacroiliac joint） 56-57，144，153，155，165，170，175，178，190，192，207，229
骶前（Waldeyer）筋膜［presacral（Waldeyer's）fascia］ 161，171，175，182-183
骶前孔（anterior sacral foramen） 190
骶神经（sacral nerve） 165
骶外侧动脉（lateral sacral artery） 199
骶外侧静脉（lateral sacral veins） 63
骶正中动脉（median sacral artery） 199
骶正中嵴（median sacral crest） 57，190
第二磨牙（second molar） 50
第二前磨牙（posterior premolar） 50
第三磨牙（智齿）［third molar（wisdom tooth）］ 50
第三脑室（third ventricle） 8，11-12，14
第四脑室（fourth ventricle） 7，10-12，16-18
第四脑室上隐窝（superior recess，fourth ventricle） 38
第一磨牙（first molar） 50
第一前磨牙（anterior premolar） 50
蝶鞍（sella turcica） 27
蝶鞍底（floor of sella） 30
蝶顶窦（sphenoparietal sinus） 6
蝶窦［sphenoid sinus（antrum），sphenoidal sinus］ 7，12-13，17，23-24，26-27，30，32-33，38，47
蝶腭孔（sphenopalatine foramen） 32
蝶骨大翼（greater wing of sphenoid） 13，23-24，26-28，30，32
蝶骨底（basisphenoid） 15
蝶骨联嵴（sphenoidal yoke） 23
蝶骨平台（planum sphenoidale） 23-24
蝶骨体（body of sphenoid） 7，14，23，35
蝶骨体（未气化）［sphenoid body（non-pneumatised）］ 11
蝶骨小翼（lesser wing of sphenoid） 23，27，32
蝶枕软骨结合（spheno-occipital synchondrosis） 10，15，24
顶下沟（subparietal sulcus） 12
顶叶（parietal lobe） 9，14，17，252
顶枕裂（parieto-occipital fissure） 11-12
动眼神经池（oculomotor cistern） 20

动眼神经（第Ⅲ对脑神经）[oculomotor nerve（CN Ⅲ）] 14，20
豆状核（lentiform nucleus） 10
窦板（sinus plate） 28
窦房结支（sinu-atrial nodal artery branch） 126
窦汇 [confluence of sinuses（torcular Herophili）] 6-7，11-12
短收肌（adductor brevis muscle） 145，162，164，166，168，176，178-179，181-183，226，228
对角支（diagonal branch） 126-127
钝缘支（obtuse marginal artery） 127
多裂肌（multifidus muscle） 59

E

额窦 [frontal sinus（antrum）] 8，11-12，23-24，27，31，33
额窦漏斗（infundibulum of frontal sinus） 8
额骨（frontal bone） 31
额骨眶顶（frontal bone，orbital roof） 32-33
额骨颧突（zygomatic process of frontal bone） 27
额骨筛凹（fovea ethmoidalis，frontal bone） 32
额极动脉（frontopolar artery） 9
额叶（frontal lobe） 9，13，252
额叶静脉（frontal veins） 40
额叶眶皮质（orbital cortex of frontal lobe） 10
腭扁桃体（palatine tonsils） 48
腭垂（悬雍垂）（uvula） 43-44，47
腭大孔（greater palatine foramen） 26，32-33
腭帆提肌（levator veli palatini muscle） 43，48
腭骨水平板（horizontal plate of palatine bone） 27
腭咽肌（palatopharyngeus muscle） 47
耳后动脉（posterior auricular artery） 49
耳廓（pinna of ear） 7，28，43
耳颞神经（auriculotemporal nerve） 15
耳蜗（cochlea） 7，19，15，36
二腹肌后腹（posterior belly of digastric） 43
二腹肌前腹（anterior belly of digastric muscle） 42，44，46
二尖瓣（mitral valve） 100-101，107，111，113-114，116，121
二尖瓣后瓣（mural leaflet of mitral valve） 129

F

房间隔（interatrial septum） 106，110，112
房室沟（atrioventricular sulcus） 125
房室结支（atrioventricular nodal artery branch） 126
腓肠肌腱膜（aponeurosis of gastrocnemius muscle） 236
腓肠肌内侧头（medial head of gastrocnemius muscle） 232-233，235-236
腓肠肌外侧头（lateral head of gastrocnemius muscle） 232-233，235-236
腓动脉（peroneal artery） 222-223，236
腓骨（fibula） 217-219，232-233，236-237，239-240
腓骨长肌（peroneus longus muscle） 236
腓骨长肌腱 [tendon of peroneus（fibularis）longus muscle] 237-241
腓骨短肌（peroneus brevis muscle） 236-237，240
腓骨短肌腱 [tendon of peroneus（fibularis）brevis muscle] 237-241
腓骨尖（茎突）[apex（styloid process）of fibula] 216
腓骨颈（fibula neck） 216
腓骨头（fibular head） 216-217，235
腓骨外踝（lateral malleolus of fibula） 218
腓骨支持带 [peroneal（fibular）retinaculum] 237-238
腓总神经 [common peroneal（fibular）nerve] 232，235
肺动脉（pulmonary artery） 102，104，120，132，149
肺动脉瓣（pulmonary valve） 100-101，111，113-114，116，129，132
肺动脉干（pulmonary trunk） 100，107，110，112，114，116，119，128-129，133，244
肺动脉流出道（pulmonary outflow tract） 125，159
肺动脉圆锥（pulmonary conus） 147
肺静脉（pulmonary vein） 128-129
分叉棘突（bifid spinous process） 54
缝间骨（沃姆骨）[sutural（Wormian）bone] 23
缝匠肌（sartorius muscle） 144，146，148，161，163，167，175，177，226-227，229，232
跗骨窦（tarsal sinus） 240-241
辐射冠（corona radiata） 9-10，14，252，256
附睾（epididymis） 145
副半奇静脉（accessory hemiazygos vein） 130
副屈肌（足底方肌）[flexor accessorius muscle（quadratus plantae）] 238-239，241
副肾动脉（accessory renal arteries） 195
副胰管（Santorini 管）[accessory pancreatic duct（Santorini's duct）] 194
副舟骨（os naviculare） 220
腹壁浅动脉（superficial epigastric artery） 144
腹壁浅血管（superficial epigastric vessels） 161
腹壁下血管（inferior epigastric vessels） 160，166，173
腹部浅筋膜（superficial fascia of the abdomen） 171
腹股沟淋巴结（inguinal lymph nodes） 211
腹股沟韧带（inguinal ligament） 160，162，173，176，181
腹股沟输出淋巴管（efferent inguinal lymphatics） 210-211
腹股沟输入淋巴管（afferent inguinal lymphatics） 210
腹横肌（transversus abdominis muscle） 140-141，144，147，167，175
腹横筋膜（transversalis fascia） 157
腹膜外脂肪（extraperitoneal fat） 162，168，182-183
腹膜外脂肪线（腹脂线）（properitoneal fat line） 185
腹内斜肌（internal oblique muscle） 139，141，144，147，166，173
腹腔干（coeliac trunk） 115，117-118，135，152，158，186，188，195
腹外斜肌（external oblique muscle） 137，139，141，144，147，166，172
腹外斜肌腱膜（external oblique aponeurosis） 160
腹直肌（rectus abdominis muscle） 138-139，141，143，146-147，157，159，161，163，170，174，181-183，187，189，226，229
腹直肌腱（rectus abdominis tendon） 163，187，189
腹直肌鞘（rectus sheath） 170，174，181，183
腹主动脉（abdominal aorta） 111，113，115，117，154，186，188，195，199，222，246
腹主动脉分叉（abdominal aortic bifurcation） 246

G

Grayson 韧带（Grayson's ligament） 89
肝（liver） 95-96，100，103，105，119，136，155，159，185，244，246，250
肝动脉（hepatic artery） 186，188，195-196，202
肝静脉（hepatic vein） 151，153，157-158，186，188，200，202

肝肾隐窝（hepatorenal recess） 186，188
肝实质（parenchyma of liver） 202
肝尾状叶（caudate lobe of liver） 186，188
肝胰壶腹（Vater 壶腹）[hepatopancreatic（Vater's）ampulla] 194
肝右动脉（right hepatic artery） 187，189，196
肝右静脉（right hepatic vein） 135，138，187，189，202
肝右叶（right lobe of liver） 107，135，138，147，149，153，157，187，189
肝中静脉（middle hepatic vein） 135，137，186，188，202
肝总动脉（common hepatic artery） 135，152
肝总管（common hepatic duct） 194
肝左动脉（left hepatic artery） 196
肝左静脉（left hepatic vein） 135，186，188
肝左叶（left lobe of liver） 136，147，149，186，188
冈上肌（supraspinatus muscle） 77，79，107，156
冈上肌腱（supraspinatus tendon） 77，79
冈下肌（infraspinatus muscle） 77，79，106，156
冈下肌腱（infraspinatus tendon） 77，79
肛管（anal canal） 145，162，164，176，178，183
肛管直肠交界处（anorectal junction） 162
肛门（anus） 168
肛门外括约肌（external anal sphincter） 145，162，164，168，176，178
肛提肌（levator ani muscle） 57，146，148，157，165，167，173，178，180，226，229
肛提肌（耻骨直肠肌）[levator ani muscle（puborectalis）] 160
肛尾缝（anococcygeal raphe） 145，168，183
肛尾韧带（anococcygeal ligament） 162
睾丸（testis） 146，250
睾丸血管（testicular vessels） 142
膈（diaphragm） 128-129，135，204
膈动脉（phrenic artery） 196
膈下动脉（inferior phrenic artery） 204
膈下静脉（inferior phrenic vein） 204
根最大动脉（Adamkiewicz 动脉）[arteria radicularis magna（Adamkiewicz artery）] 63
跟腓韧带（calcaneofibular ligament） 238
跟骨（calcaneus） 218-219，220-221，238-241
跟骨内侧动脉（medial calcaneal artery） 223
跟骨内侧突（medial process of calcaneus） 218
跟骨前结节（anterior tubercle of calcaneus） 240
跟骨外侧突（lateral process of calcaneus） 218，240
跟骨载距突（sustentaculum tali of calcaneus） 218
跟腱（Achilles 腱）[tendo calcaneus（Achilles' tendon）] 237-238，240
跟腱止点（insertion of Achilles' tendon） 240
跟骰关节（calcaneocuboid joint） 240
跟舟足底韧带（跳跃韧带）[plantar calcaneonavicular（spring）ligament] 239
弓状动脉（arcuate artery） 204
弓状隆起（arcuate eminence） 15
肱动脉（brachial artery） 73，81-83
肱动脉肌支（muscular branches of brachial artery） 73
肱二头肌（biceps brachii muscle） 81-83
肱二头肌长头肌腱（biceps brachii tendon，long head） 76，78
肱二头肌短头（biceps brachii muscle，short head） 76，78
肱二头肌肌腱（tendon of biceps brachii muscle） 81-83
肱二头肌腱膜（bicipital aponeurosis） 81
肱骨（humerus） 67-70，77，79，81-83，101
肱骨大结节[greater tubercle（tuberosity）of humerus] 65-66，77，79
肱骨冠突窝（coronoid fossa of humerus） 67
肱骨滑车（trochlea of humerus） 67-69，82-83
肱骨结节间沟（intertubercular groove of humerus） 65
肱骨解剖颈（anatomical neck of humerus） 65
肱骨内上髁（medial epicondyle of humerus） 67-69，70
肱骨体（humeral shaft） 248
肱骨头（humeral head） 65-66，77，79，248
肱骨外科颈（surgical neck of humerus） 65
肱骨外上髁（lateral epicondyle of humerus） 67-69，70
肱骨小结节[lesser tubercle（tuberosity）of humerus] 65
肱骨小头（capitulum of humerus） 67-69，82-83
肱骨鹰嘴窝（olecranon fossa of humerus） 67，81-83
肱肌（brachialis muscle） 81-83
肱肌腱（brachialis tendon） 81
肱桡肌（brachioradialis muscle） 81-84
肱三头肌长头（long head of triceps brachii muscle） 77，79，81-82
肱三头肌肌腱（tendon of triceps brachii muscle） 81-83
肱三头肌内侧头（medial head of triceps brachii muscle） 77，81-83
肱三头肌外侧头（lateral head of triceps brachii muscle） 77，79，81-83
肱深动脉（profunda brachii artery） 73，81
宫颈内口（internal cervical os） 160，164，169
宫颈外口（external cervical os） 160，164，168
巩膜（sclera） 40
钩骨（hamate） 70-72，85，87
钩骨钩（hook of hamate） 70-71，85，87
钩突[posterolateral lip（uncus）] 53-54，58
钩椎（Luschka）关节[uncovertebral（Luschka）joint] 53
股薄肌（gracilis muscle） 145，164，166，168，178，180，226，228
股薄肌腱（gracilis tendon） 232
股动脉（femoral artery） 145，150，227
股二头肌（biceps femoris muscle） 145，164，228，233，235
股二头肌腱（biceps femoris tendon） 162，176，232
股方肌（quadratus femoris muscle） 146，163，165，174，177-178，227
股骨（femur） 153，215-217，228，233，235
股骨粗线（linea aspera of femur） 229
股骨大转子（greater trochanter of femur） 145，164，214，226，228，248
股骨干骺端（femoral metaphysis） 232
股骨滑车沟（femoral trochlear groove） 232
股骨颈（femoral neck） 146，162，164，166，176，180，214-215，226-228
股骨髁间切迹（femoral intercondylar notch） 232-233
股骨内侧髁（medial condyle of femur） 216，232-233，235
股骨内上髁（medial epicondyle of femur） 216
股骨体（femoral shaft） 248
股骨头（femoral head） 145，150，152，158，160，162，164，166，172，180，208，214，227-228，248
股骨头凹（fovea capitis femoris） 226，228
股骨外侧髁（lateral condyle of femur） 216，232-233，235
股骨外上髁（lateral epicondyle of femur） 216

股骨小转子（lesser trochanter of femur） 146，162，165，177-178，214，226，229
股骨转子间嵴（intertrochanteric crest of femur） 214
股骨转子间区（intertrochanteric region of femur） 164
股管（femoral canal） 162，166，172，181
股静脉（femoral vein） 145，150，224
股静脉肌支（muscular tributary of femoral vein） 224
股内侧肌（vastus medialis muscle） 229，232-233，235
股浅动脉（superficial femoral artery） 146，163，177，181，199，222，229
股浅静脉（superficial femoral vein） 163，181，226，229
股深动脉（profunda femoris artery） 146，163，177，180，181，199，222
股深静脉（profunda femoris vein） 180-181
股深血管（profunda femoris vessels） 229
股神经（femoral nerve） 160，162，166，172，176，181，228
股四头肌腱（quadriceps tendon） 232，235
股四头肌脂肪垫（quadriceps fat pad） 232，235
股外侧肌（vastus lateralis muscle） 146，167，180-181，226，229，233，235
股直肌（rectus femoris muscle） 146，161，163，167，174，177，181，226-227，229
股直肌反折头（reflected head of rectus femoris muscle） 167，175，180-181
股直肌腱（rectus femoris tendon） 229
股直肌腱（直头）[rectus femoris tendon（straight head）] 181
股中间肌（vastus intermedius muscle） 146，167，227，229
股总动脉（common femoral artery） 160，162，166，168，172，176，181，222，226，228
股总静脉（common femoral vein） 160，162，166，172，176，181，226，228
股总血管（common femoral vessels） 157
骨间后动脉（posterior interosseous artery） 73
骨间肌（interossei muscles） 241
骨间膜（interosseous membrane） 84，236-237
骨间前动脉（anterior interosseous artery） 73，84
骨间总动脉（common interosseous artery） 73
鼓环（tympanic annulus） 36
鼓膜张肌腱（tendon of tensor tympani muscle） 36
鼓室盾板（scutum） 36
鼓室盖（tegmen tympani） 28
鼓室上隐窝（epitympanum） 35
关节结节（articular eminence） 28，33
关节盘后带（posterior band of articular disc） 28
关节盘前带（anterior band of articular disc） 28
关节软骨（articular cartilage） 240
关节突关节[facet（zygapophyseal）joint] 59
关节盂窝（glenoid fossa） 76，78
冠突（coronoid process） 83
冠状缝（coronal suture） 23-25
冠状静脉窦（coronary sinus） 106，125
贵要静脉（basilic vein） 74-75，81-82，84-85
腘动脉（popliteal artery） 222-223，232
腘肌（popliteus muscle） 232-233，235
腘肌腱（popliteus tendon） 232-233，235
腘静脉（popliteal vein） 224，232
腘绳肌共同起点（common hamstring origin） 164，172，176，226，228
腘绳肌腱（hamstring tendon） 178
腘血管（popliteal vessel） 233，235

H

海马（hippocampus） 8，14
海绵窦（cavernous sinus） 6，13，40
海绵体（corpus cavernosum） 208
黑质（substantia nigra） 21
横窦（transverse sinus） 6
横窦沟（groove for transverse sinus） 24-25
横结肠（transverse colon） 136，138，140-141，147，158，185，187，189，192-193
横结肠系膜（transverse mesocolon） 148
横韧带（附着处）[transverse ligament（attachment）] 58
横突（transverse process） 49，53-56，58，61，107，154-155，165
横突后结节（posterior tubercle of transverse process） 53-54，58
横突结节间板（intertubercular lamella of transverse process） 53
横突孔（transverse foramen） 58，61
横突前结节（anterior tubercle of transverse process） 53，58
喉（larynx） 159
喉间隙（laryngeal space） 45
喉室（laryngeal ventricle） 48
喉咽（laryngopharynx，hypopharynx） 11，45
骺线（epiphysial line，epiphyseal line） 66，68-69，72，214-215，217，219
后半规管（posterior semicircular canal） 7，16
后床突（posterior clinoid process） 17，24
后段支气管（posterior segmental bronchus） 102，104，122
后基底段支气管（posterior basal segmental bronchus） 103，105，122
后交叉韧带（posterior cruciate ligament） 232-233，235
后交通动脉（posterior communicating artery） 4，133
后连合（posterior commissure） 8-9，11
后肋膈角（posterior costophrenic angle） 101
后室间沟（posterior interventricular sulcus） 125
后室间静脉（posterior interventricular vein） 125
后室间支（又称后降支）(posterior interventricular artery） 125-126
后斜角肌（posterior scalene muscle） 43
后纵韧带（posterior longitudinal ligament） 60
后组筛窦（posterior ethmoidal cells） 30，33
滑车神经（第Ⅳ对脑神经）[trochlear nerve（CN Ⅳ）] 14，20
滑膜隐窝（synovial recess） 233
踝（ankle） 248
踝胫距关节（tibiotalar part of ankle joint） 240
环池（ambient cistern） 8，20
环指（ring finger） 71-72
环状滑车（annular pulley） 89
环状骺板（annular epiphysial discs） 55
环状软骨（cricoid cartilage） 44-45，48
寰枢关节（atlanto-axial joint） 23，54
寰椎（atlas） 54，58，61
寰椎（C1）侧块[lateral mass of atlas（C1）] 15，23，34，36，53-54，58，61
寰椎横突孔（foramen transversarium of atlas） 58
寰椎横突（transverse process of atlas） 33，36，54，58
寰椎横突结节（tubercle of transverse process of atlas） 34
寰椎后弓（posterior arch of atlas） 10-12，34，44，53，58

寰椎后结节（posterior tubercle of atlas） 53，61
寰椎前弓（anterior arch of atlas） 10-12，15，24，26，29，34-35，39，44，48，53-54，58，61
黄韧带（ligamentum flavum） 59-60
灰质（grey matter） 9
回肠（ileum） 139，141，148，150，152，159-160，164，166，168
回结肠动脉（ileocolic artery） 142，195，197
回结肠静脉（ileocolic vein） 201
回盲瓣（ileocaecal valve） 192
回旋支（circumflex artery） 125-127
会厌（epiglottis） 42，44-45，48，53，58
会厌谷（epiglottic vallecula） 43-45，48，58
会阴动脉（perineal artery） 208
会阴横肌（尿生殖膈）[transverse perinei muscle（urogenital diaphragm）] 177，180，182-183
会阴浅隙[superficial perineal space（pouch）] 167
会阴深隙[deep perineal space（pouch）] 166
会阴体（perineal body） 163，165，169，177-178，183
喙肱肌（coracobrachialis muscle） 76，78
喙肱韧带（coracohumeral ligament） 76，78
喙锁韧带（coracoclavicular ligament） 76，78
喙突（coracoid process） 66，76，78

J

鸡冠（crista galli） 8，23，31，38
基底动脉（basilar artery） 4，7-8，10-12，15，18，38-39，49，133
基底静脉（Rosenthal 静脉）[basal vein（of Rosenthal）] 8，16
奇静脉（azygos vein） 103，105-106，130，135，154
奇静脉弓（azygos arch） 100，130
奇静脉-食管隐窝（azygo-oesophageal recess） 100
棘间韧带（interspinous ligament） 60
棘孔（foramen spinosum） 26，30
棘上韧带（supraspinous ligament） 59，165
棘突（spinous process） 53-56，58-59，62，155，165
脊神经根（spinal nerve root） 59
脊神经根血管（radicular vessel） 60
脊神经后根（dorsal root of spinal nerve） 61
脊神经前根（ventral root of spinal nerve） 61
脊髓（spinal cord） 7，16，43-44，59，155，158
脊髓白质（white matter of spinal cord） 59
脊髓灰质（grey matter of spinal cord） 59
脊髓颈膨大（cervical cord enlargement） 61
脊髓前动脉（anterior spinal artery） 61，63
脊髓圆锥（conus medullaris） 59-60，62
颊肌（buccinator muscle） 42
甲板（nail plate） 89
甲床（nail bed） 89
甲状颈干（thyrocervical trunk） 49，131，133
甲状软骨（thyroid cartilage） 45
甲状软骨板（lamina of thyroid cartilage） 43-44
甲状软骨下角（inferior cornu of thyroid cartilage） 43
甲状舌骨肌（thyrohyoid muscle） 48
甲状腺（thyroid gland） 44，48
甲状腺上动脉（superior thyroid artery） 49
甲状腺上静脉（superior thyroid vein） 49
甲状腺峡部（isthmus of thyroid gland） 43，45
甲状腺下动脉（inferior thyroid artery） 49，131，133
甲状腺下静脉（inferior thyroid vein） 49
甲状腺叶（lobe of thyroid gland） 43，45
甲状腺右叶（right lobe of thyroid gland） 49，243
甲状腺中静脉（middle thyroid vein） 49
甲状腺左叶（left lobe of thyroid gland） 243
假声带（false vocal cords） 42
尖段支气管（apical segmental bronchus） 103，105，122
尖后段支气管（apicoposterior segmental bronchus） 103
肩峰（acromion） 66，76，78
肩关节囊后部（posterior capsule of shoulder joint） 77，79
肩关节囊前部（anterior capsule of shoulder joint） 76，78
肩胛冈（spine of scapula） 65，77，79，100
肩胛骨（scapula） 65，77，79，101，156，248
肩胛骨喙突（coracoid process of scapula） 44，65
肩胛骨肩峰（acromion of scapula） 65-66
肩胛上动脉（suprascapular artery） 49，131，133
肩胛舌骨肌（omohyoid muscle） 43-44
肩胛提肌（levator scapulae muscle） 43
肩胛下动脉（subscapular artery） 73，133
肩胛下肌（subscapularis muscle） 77，79，107，156
肩胛下肌腱（subscapularis tendon） 77，79
肩胛盂（glenoid of scapula） 76，78
肩胛盂窝（glenoid fossa of scapula） 65-66
肩锁关节（acromioclavicular joint） 76，78，156，248
剑突（xiphisternum，xiphoid process） 107，111，113，115，117，128，147，159
腱索（chordae tendinae） 129
降结肠（descending colon） 59，135，137，139，141，148，150-151，154，158，166，181，185，193
降主动脉（descending aorta） 100，103，105-106，110，112，114，116，118，131
交感神经链（sympathetic chain） 165
角膜（cornea） 40
角切迹（incisura angularis） 191
脚间池（interpeduncular cistern） 8，15，17，20
结肠（colon） 250
结肠袋[sacculation（haustration）of colon] 193
结肠肝曲（结肠右曲）[hepatic flexure of colon（right colic flexure）] 138，140，147，150-151，157，185-186，188，193
结肠脾曲（结肠左曲）[splenic flexure of colon（left colic flexure）] 135，137，139，147，150-151，185，187，189，193
结肠缘动脉（Drummond 边缘动脉）（marginal artery of Drummond） 198
结肠中动脉（middle colic artery） 197
睫状体（ciliary body） 38
近节指（趾）骨（proximal phalanx） 71-72，89，220-221，241
茎乳孔（stylomastoid foramen） 19，36
茎突（styloid process） 29，33，35，43，58
茎突舌骨肌（stylohyoid muscle） 43
茎突舌肌（styloglossus muscle） 43
晶状体（lens） 7-8，38，40
晶状体悬韧带（suspensory ligament of lens） 40
精阜[seminal colliculus（verumontanum）] 175，183，208-209
精囊（seminal vesicle） 146，144，175，178，180，182-183，187，189，209

精索（spermatic cord） 146，175，177，183
颈长肌（longus colli muscle） 43
颈动脉窦（carotid sinus） 133
颈动脉沟（carotid sulcus） 24
颈动脉管（carotid canal） 26
颈动脉虹吸部（carotid siphon） 4，133
颈横动脉（transverse cervical artery） 49
颈静脉孔（jugular foramen） 7，18，26，36
颈静脉球（jugular bulb） 49
颈静脉上球（superior jugular bulb） 6
颈阔肌（platysma muscle） 43-44，46
颈内动脉（internal carotid artery） 4，7，10，13，18，38-40，43-44，48-49，133
颈内动脉（床突上段）［internal carotid artery（supraclinoid part）］ 8，13，17
颈内动脉分叉部（bifurcation of internal carotid artery） 8，17
颈内动脉管垂直岩骨段（vertical petrous internal carotid artery canal） 30
颈内动脉管水平岩骨段（horizontal petrous internal carotid artery canal） 30
颈内动脉（海绵窦段）［internal carotid artery（cavernous part）］ 7，17
颈内动脉破裂孔段（internal carotid artery in foramen lacerum） 30，35
颈内动脉岩部（petrous portion of internal carotid artery） 49
颈内动脉（岩骨内水平段）［internal carotid artery(intrapetrous horizontal part）］ 33，35
颈内静脉（internal jugular vein） 6-7，15，43-45，49，59，118，133，157
颈前静脉（anterior jugular vein） 42，44
颈神经根（root of cervical nerve） 61
颈升动脉（ascending cervical artery） 49，131
颈髓（cervical cord） 10-12，61
颈外动脉（external carotid artery） 4，42，44，49
颈外静脉（external jugular vein） 42，44
颈椎（cervical spine） 248
颈总动脉（common carotid artery） 42，44-45，59
胫腓干（tibio-peroneal trunk） 222-223
胫腓韧带（tibiofibular ligament） 239
胫骨 Gerdy 结节（Gerdy's tubercle of tibia） 232
胫骨（tibia） 216-219，221，232-233，235-237，239-240，248
胫骨粗隆（tibial tuberosity） 216-217，232，235-236
胫骨后肌（tibialis posterior muscle） 236
胫骨后肌腱（tendon of tibialis posterior muscle） 237-240
胫骨内侧髁（medial condyle of tibia） 216
胫骨内踝（medial malleolus of tibia） 218
胫骨前肌（tibialis anterior muscle） 232-233，235-236
胫骨前肌腱（tendon of tibialis anterior muscle） 237，239-240
胫骨外侧髁（lateral condyle of tibia） 216
胫后动脉（posterior tibial artery） 222-223，236，240
胫后动脉肌支（muscular branches of posterior tibial artery） 222-223
胫后静脉（posterior tibial veins） 224，240
胫后神经（posterior tibial nerve） 232
胫后神经血管束（posterior tibial neurovascular bundle） 237-238
胫前动脉（anterior tibial artery） 222-223，236
胫前动脉肌支（muscular branches of anterior tibial artery） 222-223
胫前静脉（anterior tibial vein） 224
胫前血管（anterior tibial vessel） 237
静脉瓣（venous valves） 224
静脉韧带裂（fissure for ligamentum venosum） 137
距腓关节（talofibular joint） 237，239
距腓后韧带（posterior talofibular ligament） 237
距腓前韧带（anterior talofibular ligament） 237
距跟（颈）韧带［talocalcaneal（cervical）ligament］ 238
距跟舟韧带（跳跃韧带）［talocalcaneonavicular（spring）ligament］ 238
距骨（talus） 218-221，237，239-241
距骨后突（posterior process of talus） 218
距骨颈（neck of talus） 218，240-241
距骨内侧结节（medial tubercle of talus） 218
距骨头（talar head） 218，238，240-241
距下关节（subtalar joint） 240
距舟关节（talonavicular joint） 238，240

K

颏结节（mental tubercle） 50
颏舌骨肌（geniohyoid muscle） 42，44，46
颏舌肌（genioglossus muscle） 42，44，46
颏下动脉（submental artery） 49
髁间隆起结节（tubercle of intercondylar eminence） 216
髁间窝（intercondylar fossa） 216
空肠（jejunum） 137，139，141，148，150，152，157，159，194，244
空肠环状皱襞［valvulae conniventes（plicae circulares）of jejunum］ 192
空肠静脉（jejunal vein） 201
口轮匝肌（orbicularis oris muscle） 45
口腔（oral cavity） 46
口咽（oropharynx） 13，29，33，43-45，48
扣带沟（cingulate sulcus） 10，12
扣带回（cingulate gyrus） 9-13，17
髋关节（hip joint） 207
髋关节囊（hip joint capsule） 160，162，166，180
髋关节囊（轮匝带）［capsule of hip joint（zona orbicularis）］ 226，228
髋臼（acetabulum） 145，153，164，172，214，226，228
髋臼唇（acetabular labrum） 160，166，226，228
髋臼顶（acetabular roof） 57，145，161，166，179，227
髋臼横韧带（transverse acetabular ligament） 227
髋臼后唇（posterior acetabular labrum） 227
髋臼内壁（medial wall of acetabulum） 163，165
髋臼前唇（anterior acetabular labrum） 227
髋臼切迹（acetabular notch） 227
髋臼上唇（superior acetabular labrum） 227
髋臼窝（acetabular fossa） 179
眶后缘（posterior margin of orbit） 26
眶后脂肪（retro-orbital fat） 7
眶上静脉（supraorbital vein） 40
眶上裂（superior orbital fissure） 23，27，30，32，34
眶下动脉（infra-orbital artery） 49
眶下管（infraorbital canal） 31
眶下孔（infraorbital foramen） 27
眶下裂（inferior orbital fissure） 30，32，34

阔筋膜（fascia lata） 160，226，228
阔筋膜张肌（tensor fasciae latae muscle） 144，146，161，163，226，229

L

Luschka 孔（foramen of Luschka） 7，19
阑尾（appendix） 142，192
阑尾动脉（appendicular artery） 141，197
肋骨（rib） 42，53，49，54-56，61-62，95，140-141，147，155-157，185，207，248
肋骨头（head of rib） 106
肋横突关节（costotransverse joint） 106
肋间动脉（intercostal artery） 63，130-131
肋间肌（intercostal muscle） 156
肋间静脉（intercostal veins） 130
肋颈干（costocervical trunk） 49，131
肋软骨（costal cartilage） 147
肋椎关节（costovertebral joint） 106
泪导管（lacrimal catheters） 40
泪点（lacrimal punctum） 40
泪囊（lacrimal sac） 40
泪腺（lacrimal gland） 8，37
梨状肌（piriformis muscle） 144，146，157，161，165，169，174，178，182，226，229
梨状窝（pyriform fossa） 43
犁骨（vomer bone） 26，29，34，43，47
镰状韧带裂（fissure for falciform ligament） 135，147
淋巴结（lymph node） 43，93，160，162，173，180
隆突（carina） 153
漏斗（infundibulum） 21
颅底点（枕骨大孔前缘中点）（basion） 34
颅盖（calvaria） 9
颅骨（cranium，skull） 248
颅骨板障（diploe of calvaria） 11-12
颅骨内板（inner table of calvaria） 9
颅骨外板（outer table of calvaria） 9
颅前窝底（floor of anterior cranial fossa） 27
卵巢血管（ovarian vessel） 161
卵圆孔（foramen ovale） 26
轮匝带（环形纤维囊）[zona orbicularis（circular fibrous capsule）] 227

M

Meckel 腔（Meckel's cave） 19-20
马尾（cauda equina） 59-60，62，158
脉络丛（choroid plexus） 9，14
脉络膜（choroid） 40
脉络膜血管（choroidal vessels） 9
蔓状静脉丛（pampiniform plexus of vein） 200
盲肠（caecum） 142-143，148，150，152，157，160，166，185，192-193
门静脉（portal vein） 135，138，149，151，157，186，188，201
迷路动脉（labyrinthine artery） 7
迷走神经（第Ⅹ对脑神经）[vagus nerve（CN Ⅹ）] 18
面动脉（facial artery） 49，133
面动脉唇支（labial branch of facial artery） 49
面骨（facial bone） 248
面神经（第Ⅶ对脑神经）[facial nerve（CN Ⅶ）] 7，15，18
末端回肠（terminal ileum） 157
拇（踇）长屈肌[flexor pollicis（hallucis）longus muscle] 85，236-237，240
拇（踇）长屈肌腱[tendon of flexor pollicis（hallucis）longus muscle] 85-86，237-241
拇（踇）长伸肌[extensor pollicis（hallucis）longus muscle] 84，236-237
拇（踇）长伸肌腱[tendon of extensor pollicis（hallucis）longus muscle] 85-86，237，239，241
拇（踇）短屈肌[flexor pollicis（hallucis）brevis muscle] 86-87，239，241
拇长展肌（abductor pollicis longus muscle） 84
拇长展肌腱（tendon of abductor pollicis longus muscle） 85，87
拇短伸肌腱（tendon of extensor pollicis brevis muscle） 85-86
拇短展肌（abductor pollicis brevis muscle） 85-87
拇对掌肌（opponens pollicis muscle） 86
拇收肌（adductor pollicis muscle） 86
拇指近节指骨（proximal phalanx of thumb） 71，86
拇指远节指骨（distal phalanx of thumb） 71，86
拇主要动脉（princeps pollicis artery） 75
踇展肌（abductor hallucis muscle） 238-241
踇展肌腱（tendon of abductor hallucis muscle） 238

N

脑（brain） 250
脑岛（insula） 17
脑脊液（cerebrospinal fluid，CSF） 60
脑膜中动脉（middle meningeal artery） 49，133
脑膜中动脉沟（grooves for middle meningeal vessels） 24
脑桥（pons） 7，10-12，15，18，38-39
脑桥被盖（tegmentum of pons） 10-12
内侧半月板（medial meniscus） 233
内侧半月板后角（medial meniscus posterior horn） 235
内侧半月板前角（medial meniscus anterior horn） 235
内侧动脉（中叶）[medial artery（middle lobe）] 128
内侧副韧带（medial collateral ligament） 232-233
内侧和外侧膝状体（medial and lateral geniculate bodies） 38
内侧髁上嵴（medial supracondylar ridge） 81-82
内侧髋臼（medial acetabulum） 167，180
内侧连结静脉（medial collateral vein） 40
内侧楔骨（medial cuneiform） 220-221，238，240-241
内侧缘静脉（medial marginal vein） 223
内耳（inner ear） 33
内耳半规管（semicircular canals of inner ear） 30
内耳道（internal acoustic meatus） 7，15，20，23，25，30，34，36
内耳耳蜗（cochlea of inner ear） 30
内踝（medial malleolus） 239-240
内囊（internal capsule） 9，13
内囊后肢（posterior limb of internal capsule） 252，256
内囊前肢（anterior limb of internal capsule） 252，256
内囊，膝部（internal capsule，genu） 252
内上髁（medial epicondyle） 81-83
内直肌（medial rectus muscle） 7-8，37-38，40
内眦静脉（angular veins） 40

尿道（urethra） 163，167，171，209
尿道海绵体（corpus spongiosum） 176，179，181-183
尿道海绵体部（penile urethra） 177，180-182，208
尿道括约肌（sphincter urethralis） 167
尿道膜部（membranous urethra） 146，177，180，183，208
尿道内口（internal urethral meatus） 173，180，183
尿道前列腺部（prostatic urethra） 180，208
尿道球部（bulbous urethra） 208
尿生殖膈（urogenital diaphragm） 165，167，171
颞骨弓状隆起（arcuate eminence of temporal bone） 25
颞骨颧突（zygomatic process of temporal bone） 26-28
颞骨乳突（mastoid process of temporal bone） 28
颞骨岩部（petrous part of temporal bone） 7，23
颞肌（temporalis muscle） 7，13，17，28-29，32，40，47
颞浅动脉（superficial temporal artery） 4，49，133
颞下颌关节（temporomandibular joint） 48
颞下颌关节结节（articular tubercle for temporomandibular joint） 24
颞下窝（infratemporal fossa） 14
颞叶（temporal lobe） 7，9-10，13，17，28，30，252
颞叶钩回（uncus of temporal lobe） 8，16
颞中回（middle temporal gyrus） 7

P

膀胱（urinary bladder） 143，145，148，150，153，157-158，160，166，168，172，179，181-183，187，189，200，206-207，209，227，248，250
膀胱底（bladder base） 162
膀胱颈（bladder neck） 162，208
膀胱内括约肌（internal sphincter of bladder） 166
膀胱三角（trigone of bladder） 167，171，175，182-183
膀胱上动脉（superior vesical artery） 199
膀胱上血管（superior vesical vessels） 167，180
膀胱输尿管连接处（vesicoureteric junction） 163，175，182-183
皮肤（skin） 91，94-95
皮下筋膜（subcutaneous fascia） 136，140
皮质脊髓束（corticospinal tract） 256
皮质静脉（cortical vein） 9-10
脾（spleen） 119，136，150-151，153，156，159，185，187，189，201，246，250
脾动脉（splenic artery） 136，152-153，159，187，189，195-196
脾静脉（splenic vein） 136，138，149，153，158，187，189，197，201
胼缘动脉（callosomarginal artery） 9，13
胼胝体（corpus callosum） 17，252，256
胼胝体体部（body of corpus callosum） 10-13
胼胝体膝部（genu of corpus callosum） 9-13，256
胼胝体压部（splenium of corpus callosum） 9-12，16，256
胼胝体周围池（pericallosal cistern） 12
胼胝体嘴（rostrum of corpus callosum） 12
屏状核（claustrum） 8
破裂孔（foramen lacerum） 26，30，35

Q

脐（umbilicus） 142
脐正中韧带（median umbilical ligament） 169
气管（trachea） 43-45，48-49，54-55，59，100-101，103，105，107，111，113，115，117，122，151，158，245
气管隆突（carina） 100，122
气管隆突（气管分叉）[carina（bifurcation of trachea）] 106，110，112
气管内插管（endotracheal tube） 49
髂股韧带（iliofemoral ligament） 160，162
髂骨（iliac bone，ilium） 142-143，150，152，155，157-158，160，164，168，173，178，180-181，190，215，226-228
髂骨翼（iliac wing） 166
髂肌（iliacus muscle） 143，149，152，154，159-160，162，164，166，168，173，176，180-181，226-228
髂嵴（iliac crest） 56-57，148，164，166，190，248
髂胫束（iliotibial tract） 145，232-233，228
髂内动脉（internal iliac artery） 169，178，180，182-183，199
髂内动脉后干（posterior trunk of internal iliac artery） 199
髂内动脉前干（anterior trunk of internal iliac artery） 199
髂内静脉（internal iliac vein） 169，178，180，182-183，200
髂内淋巴结（internal iliac lymph nodes） 211
髂内血管（internal iliac vessel） 164
髂前上棘（anterior superior iliac spine） 172，190，226，228
髂前下棘（anterior inferior iliac spine） 160，172，181，190，214
髂外动脉（external iliac artery） 145，150，160，166，168，172，180-181，199，227
髂外静脉（external iliac vein） 145，150，160，168，172，180-181，200
髂外淋巴结（external iliac lymph nodes） 210-211
髂小肌（iliocapsularis muscle） 162
髂腰动脉（iliolumbar artery） 199
髂腰肌（iliopsoas muscle） 145，148-149，157，162，226-228
髂腰肌腱（iliopsoas tendon） 162，164，166，176，178，180，228
髂腰静脉（iliolumbar vein） 200
髂总动脉（common iliac artery） 166，179，182-183，195，197，199，206
髂总静脉（common iliac vein） 166，179，182-183，200
髂总淋巴结（common iliac lymph nodes） 210-211
前床突（anterior clinoid process） 13，24，32，34，38
前段支气管（anterior segmental bronchus） 102
前房（anterior chamber） 40
前基底段支气管（anterior basal segmental bronchus） 103，105
前交叉韧带（anterior cruciate ligament） 232-233，235
前交通动脉（anterior communicating artery） 4，8
前锯肌（serratus anterior muscle） 107，138，136，150
前肋软骨（anterior costal cartilage） 111，113
前连合（anterior commissure） 8，12，38
前连结静脉（anterior collateral vein） 40
前列腺（prostate） 146，182-183，187，189
前列腺外周带（peripheral zone of prostate） 174，177，180，209
前列腺移行带（transitional zone of prostate） 209
前列腺（中央带和移行带）[prostate（central and transitional zones）] 174，180
前室间支（又称前降支）（anterior interventricular artery） 125
前庭（vestibule） 15
前庭襞（vestibular fold） 48
前庭神经（vestibular nerve） 19
前庭蜗神经（第Ⅷ对脑神经）[vestibulocochlear nerve（CN Ⅷ）] 7，15，18
前斜角肌（anterior scalene muscle） 42

前囟（bregma） 24
前盂唇（anterior glenoid labrum） 76，78
前正中裂（anterior median fissure） 62
前纵隔（anterior mediastinum） 101
前纵韧带（anterior longitudinal ligament） 60
前组筛窦（anterior ethmoidal cells） 30-31，33
浅筋膜层（Camper 筋膜）[superficial fascial layer（Camper's fascia）] 163
浅连接静脉（superficial connecting vein） 40
桥静脉（bridging vein） 6
桥前池（prepontine cistern） 10-11，15，17
壳核（putamen） 9，13，252
切牙管（incisive canal） 10，29
切牙孔（incisive foramen） 7，34
穹窿（fornix） 256
丘脑（thalamus） 8-9，15，17，252
球海绵体肌（bulbospongiosus muscle） 176，179，183
球后脂肪（retrobulbar fat） 39-40
屈肌支持带（flexor retinaculum） 85，237-238
屈肌总腱（common flexor origin） 81-82
颧额缝（frontozygomatic suture） 27
颧弓（zygomatic arch） 7，24-27，30，32-33，35，47
颧骨（zygoma，zygomatic bone） 26，29，32-33，47
颧骨额突（frontal process of zygoma） 23-24，27
颧骨颞突（temporal process of zygomatic bone） 26-27
犬牙（canine tooth） 50

R

桡侧副韧带（radial collateral ligament） 89
桡侧腕长伸肌（extensor carpi radialis longus muscle） 81-84
桡侧腕长伸肌腱（extensor carpi radialis longus tendon） 84-85
桡侧腕短伸肌（extensor carpi radialis brevis muscle） 81-84
桡侧腕短伸肌腱（tendon of extensor carpi radialis brevis muscle） 85
桡侧腕屈肌（flexor carpi radialis muscle） 81-82，84
桡侧腕屈肌腱（tendon of flexor carpi radialis muscle） 85，87
桡尺关节（radioulnar joint） 67，87
桡动脉（radial artery） 73，75，81，84-86
桡骨（radius） 67-72，74，81-85，87
桡骨背结节（dorsal tubercle of radius） 71，85
桡骨尺切迹（ulnar notch of radius） 71
桡骨粗隆（tuberosity of radius） 67，70，82
桡骨茎突（styloid process of radius） 70-71
桡骨颈（neck of radius） 67
桡骨头（head of radius） 67-69，81-83
桡神经（radial nerve） 81，84
桡神经浅支（superficial branch of the radial nerve） 85
人字缝（lambdoid suture） 23-25
乳房（breast） 147
乳房内血管（intramammary vessels） 95-96
乳尖牙（deciduous canine tooth） 50
乳糜池（cisterna chyli） 211-212
乳内淋巴结（intramammary lymph node） 96
乳头（nipple） 91，94
乳头肌（papillary muscles） 107，110，112，129
乳头-乳晕复合体（nipple-areolar complex） 95-96
乳头体（下丘脑）[mammillary body（of hypothalamus）] 11，15，17，21
乳突（mastoid process） 7，23-24，27，36，51
乳突气房（mastoid air cells） 7，16，23-24，26，29，36，58
乳腺后区（retromammary zone） 91
乳腺前区（premammary zone） 91
乳腺区（mammary zone） 91
乳腺纤维腺体组织（mammary fibroglandular tissue） 96
乳腺脂肪（mammary fat） 95
乳牙第二前磨牙（deciduous posterior premolar） 50
乳牙第一前磨牙（deciduous anterior premolar） 50
乳晕（areola） 94
乳状突（mammillary process） 56
软腭（soft palate） 14，24，27，33，43-45，47

S

腮腺（parotid gland） 7，14，43，47
腮腺（Stensen）管 [parotid（Stensen's）duct] 7，43，51
腮腺囊（parotid capsule） 43
三叉神经（第Ⅴ对脑神经）[trigeminal nerve（CN Ⅴ）] 15，20
三叉神经节（trigeminal ganglion） 14
三尖瓣（tricuspid valve） 100-101，107，111，113，115，117，132，187，189
三角骨（triquetral bone） 70-72，85，87
三角肌（deltoid muscle） 76，78，95
三角肌肌腱（deltoid tendon） 76，78
三角韧带，浅束（deltoid ligament，superficial portion） 239
三角韧带，深束（deltoid ligament，deep portion） 239
三角纤维软骨（triangular fibrocartilage） 87
筛窦（ethmoidal sinus，ethmoidal cells） 7，10，23-24，26-27，38，40
筛骨垂直板（perpendicular plate of ethmoid bone） 23，26，32
筛骨筛状板（cribriform plate of ethmoid bone） 32，34
筛骨纸样板（lamina papyracea of ethmoid bone） 30-31
上半规管（superior semicircular canal） 7，15，25
上鼻道（superior meatus） 31
上鼻甲（superior concha，superior turbinate bone） 29，31
上关节突（关节面）[superior articular process（facet）] 53-56，58
上颌动脉（maxillary artery） 4，49，133
上颌窦 [maxillary sinus（antrum）] 7，10，23-24，26-27，29，31，33，39，43，46，50
上颌窦底 [floor of maxillary sinus（antrum）] 23
上颌窦后壁 [posterior wall of maxillary sinus（antrum）] 26-27
上颌窦内侧壁 [medial wall of maxillary sinus（antrum）] 29
上颌窦前壁 [anterior wall of maxillary sinus（antrum）] 27
上颌窦外侧壁 [lateral wall of maxillary sinus（antrum）] 29，32
上颌骨（maxilla） 32
上颌骨腭突（palatine process of maxilla） 24，27
上颌骨眶底（orbital floor of maxillary bone） 32-33
上颌骨前鼻棘（anterior nasal spine of maxilla） 34
上颌骨颧突（zygomatic process of maxilla） 24，27
上颌骨上牙槽嵴（upper alveolar ridge of maxilla） 32
上颌骨牙槽嵴（alveolar ridge of maxilla） 46
上颌神经（maxillary nerve） 14
上睑提肌（levator palpebrae superioris muscle） 37，39
上胫腓关节（superior tibiofibular joint） 233，235
上泪小管（superior canaliculus） 40

上腔静脉（superior vena cava） 49，74，100，102，105，107，111，113，115，117，119，125，128，133，149，151，158
上丘（superior colliculus） 8，10，16
上舌段支气管（superior lingular segmental bronchus） 103，105
上矢状窦（superior sagittal sinus） 6，8-9，11-13，19
上髓帆（superior medullary velum） 10-11
上斜肌（superior oblique muscle） 37
上牙槽后动脉（posterior superior alveolar artery） 49
上眼睑（upper eyelid） 31
上盂肱韧带（superior glenohumeral ligament） 77，79
上直肌（superior rectus muscle） 8，10，37-39
上孖肌（superior gemellus muscle） 161，165，175，178，226，229
上纵束（superior longitudinal fasciculus） 256
杓状会厌皱襞（aryepiglottic fold） 42
杓状软骨（arytenoid cartilage） 42，44
舌（tongue） 14，33，45
舌动脉（lingual artery） 49，133
舌段支气管（lingular segmental bronchus） 102，104
舌根（base of tongue） 45
舌骨（hyoid bone） 42，44，50-51，54
舌骨大角（greater horn of hyoid bone） 45，58
舌骨舌肌（hyoglossus muscle） 43，46
舌骨体（body of hyoid） 45
舌横肌（transverse muscle of tongue） 47
舌静脉（lingual vein） 49
舌血管（lingual vessels） 43
舌咽神经（第Ⅸ对脑神经）[glossopharyngeal nerve（CN Ⅸ）] 18
舌中隔（lingual septum） 46
舌纵肌（longitudinal muscle of tongue） 47
射精管（ejaculatory duct） 209
伸肌腱末端（terminal extensor tendon） 89
伸肌支持带（extensor retinaculum） 237
伸肌总腱（common extensor origin） 81-82
深筋膜（阔筋膜）[deep fascia（fascia lata）] 232-233，235
神经出口孔（neural exit foramen） 58
神经根（nerve root） 43，53，56-57，169-170，173，175，178，182-183
神经孔（neural foramen） 56
肾（kidney） 60，118，250
肾大盏（major calyx） 206-207
肾动脉主干（main renal artery） 204
肾窦脂肪（renal sinus fat） 138，186，188
肾集合系统（renal collecting system） 250
肾筋膜（renal fascia） 135，138，140
肾静脉入口（entrance of renal veins） 200
肾囊静脉（renal capsular veins） 200，204
肾旁脂肪（pararenal fat） 137，139
肾皮质（renal cortex） 135，138-139
肾乳头（renal papilla） 187，189，206
肾上腺上动脉（superior suprarenal arteries） 204
肾上腺腺瘤（adenoma in suprarenal gland） 204
肾小盏（minor calyx） 206-207
肾盂（renal pelvis） 138，140，154，206-207
肾盂-输尿管连接处（pelvi-ureteric junction） 206-207
肾周脂肪（perirenal fat） 138-139
升结肠（ascending colon） 137，139，141，143，148，150-151，154，185，192-193
升主动脉（ascending aorta） 101，103，105-106，110，112，114，116，118，126-128，131，133，149，151，159
声带（vocal cords） 250
声带肌（vocalis muscle） 44，48
声门（glottis） 42，44
十二指肠（duodenum） 135，137-139，140，150，185-186，188，191-192，194，244
十二指肠-空肠曲（duodenal-jejunal flexure） 140
食管（oesophagus） 43-44，102，104，107，135，151，153，158
食管入口（entrance to oesophagus） 45
食管胃交界处（oesophagogastric junction） 152
矢状带（sagittal band） 86
矢状缝（sagittal suture） 23，25
示指（index finger） 71
示指桡侧动脉（arteria radialis indicis） 75
示指伸肌腱（tendon of extensor indicis muscle） 85-86
视辐射（optic radiation） 9
视交叉（optic chiasma） 8，10-13，17，21，38
视觉（距状沟）皮质 [visual（calcarine）cortex] 38
视神经（第Ⅱ对脑神经）[optic nerve（CN Ⅱ）] 7-8，10，30，40
视神经管（optic canal） 32，34
视神经（管内段）(optic nerve，intracanalicular segment) 38
视神经（眶内段）(optic nerve，intraorbital segment) 38
视神经（颅内段）(optic nerve，intracranial segment) 38-39
视神经（眼内段）(optic nerve，intraocular segment) 39
视神经 / 鞘复合体（optic nerve/sheath complex） 37
视束（optic tract） 14，17，38
视网膜（retina） 40
室间隔（interventricular septum） 129，247
室间隔肌部（muscular interventricular septum） 107，110，112，114，116
室间隔膜部（membranous interventricular septum） 110，112
室间孔（Monro 孔）[interventricular foramen（of Monro）] 10-11，15
室上嵴（supraventricular crest） 129
枢椎（axis） 15，29，34-35，44，53-54，58
枢椎（C2）侧块 [lateral mass of axis（C2）] 53
枢椎齿突 [odontoid process（dens）of axis] 15，23-27，29，34-35，39，44，53-54，58
枢椎横突孔（foramen transversarium of axis） 34，58
枢椎椎弓板（lamina of axis） 58
输精管（ductus deferens，vas deferens） 144，172，180-183，209
输精管壶腹（ampulla of ductus deferens） 209
输卵管（uterine tube，fallopian tube） 161，167，205
输卵管壶腹（ampulla of uterine tube） 205
输卵管峡部（isthmus of uterine tube） 205
输尿管（ureter） 163，165，175，180，182-183，200，250
竖脊肌（erector spinae muscle） 59，106，135，137，139，142-143，155，159，164，168，178，182-183
水平裂（horizontal fissure） 101-102，104，122
斯基恩（Skene）腺（Skene's glands） 163
四叠体池（quadrigeminal cistern） 8，11-12，16
松果体（pineal gland） 8，10-12，16
髓核（nucleus pulposus） 60
髓核中央裂隙（internuclear cleft） 60
锁骨（clavicle） 42，44，53，55，65-66，76，78，100，106，110，112，147，149，156-157，248

锁骨下动脉（subclavian artery） 49，96
锁骨下肌（subclavius muscle） 44
锁骨下静脉（subclavian vein） 74，96

T

提肌三角止点（deltoid insertion of levator muscle） 45
头半棘肌（semispinalis capitis muscle） 43
头臂动脉（brachiocephalic artery） 49
头臂干（brachiocephalic trunk） 102，104，106，110，112，114，116，118，131，133，149
头臂静脉（brachiocephalic vein） 74，133
头长肌（longus capitis muscle） 7，43
头夹肌（splenius capitis muscle） 43
头静脉（cephalic vein） 74-75，81-85，87
头下斜肌（obliquus capitis inferior muscle） 43-44
头状骨（capitate） 70-72，85，87
骰骨（cuboid） 218-221，238-241
透明隔（septum pellucidum） 13，17
臀大肌（gluteus maximus muscle） 144-145，152，155-158，160，162，164，168，172，178，182-183，226-228
臀沟（natal cleft） 161，163，169，173，177
臀上动脉（superior gluteal artery） 199
臀上动脉和静脉（superior gluteal artery and vein） 144
臀上血管（superior gluteal vessels） 161，165，171，178，226，229
臀下动脉（inferior gluteal artery） 199
臀下动脉和静脉（inferior gluteal artery and vein） 145
臀下血管（inferior gluteal vessels） 164，169，173，178，226，228
臀小肌（gluteus minimus muscle） 144-145，160，164，166，172，178，180，226-228
臀中肌（gluteus medius muscle） 144-145，150，152，160，164，166，172，178，180，226-228
唾液腺（salivary glands） 243，250

W

Wernicke 区（Wernicke's area） 252
外半规管（lateral semicircular canal） 16
外侧半月板（lateral meniscus） 232-233，235
外侧副韧带（lateral collateral ligament） 232-233，235
外侧沟（大脑外侧裂）[lateral sulcus（Sylvian fissure）] 17
外侧髁上嵴（lateral supracondylar ridge） 81-82
外侧孔（Luschka 孔）[lateral foramen（of Luschka）] 16
外侧缘静脉（lateral marginal vein） 223
外耳道（external acoustic meatus，external auditory canal） 24，28，30，36，48，61
外耳耳屏（tragus of auricle） 15
外踝（lateral malleolus） 237，239-241
外基底段支气管（lateral basal segmental bronchus） 105
外括约肌（尿道括约肌）[external sphincter（sphincter urethrae）] 208
外囊（external capsule） 9，13
外上髁（lateral epicondyle） 81-83
外直肌（lateral rectus muscle） 7-8，37-38，40
豌豆骨（pisiform bone） 70-71，85，87
腕（wrist） 248
腕尺管（Guyon 管）（guyon's canal） 85
网膜动脉（epiploic artery） 202
尾骨（coccyx） 57，145，158，162，164，168，172，183，190，207
尾骨肌（coccygeus muscle） 169，182-183
尾状核头（head of caudate nucleus） 9-10，13，252
胃（stomach） 187，189，192，194
胃大弯（greater curvature of stomach） 135，191
胃底（fundus of stomach） 135，148，151，153，159，191
胃窦（antrum of stomach） 148，158，191
胃短静脉（short gastric veins） 197
胃十二指肠动脉（gastroduodenal artery） 196，202-203
胃体（body of stomach） 135，137，148，159，191
胃网膜右动脉（right gastro-epiploic artery） 196，202-203
胃网膜左动脉（left gastro-epiploic artery） 196，203
胃小弯（lesser curvature of stomach） 135，137，191
胃幽门部（pyloric part of stomach） 138
胃右动脉（right gastric artery） 197
胃左动脉（left gastric artery） 136，152，159，195-197
胃左静脉（left gastric vein） 197
胃左血管（left gastric vessels） 186，188
蜗神经（cochlear nerve） 19

X

膝上内侧动脉（superior medial genicular artery） 222-223
膝上外侧动脉（superior lateral genicular artery） 222
膝上外侧血管（superior lateral genicular vessels） 233，235
膝下内侧动脉（inferior medial genicular artery） 222-223
膝下外侧动脉（inferior lateral genicular artery） 222-223
膝下血管（inferior genicular vessels） 235
峡部（isthmus） 243
下鼻道（inferior meatus） 29，31
下鼻甲（inferior concha，inferior turbinate） 7，12，23，29，31，33，46
下鼓室（hypotympanum） 35
下关节突（关节面）[inferior articular process（facet）] 53-56，58
下颌骨（mandible bone） 10，25，27，43-46，51，54，159
下颌骨冠突（coronoid process of mandible） 7，14，24，26-27，29，33，50-51
下颌骨髁突（mandibular condyle） 7，24-28，33，48
下颌骨髁突颈（condylar neck of mandible） 28-29，50
下颌骨髁突头（condylar head of mandible） 29，35，50
下颌骨小舌（lingula of mandible） 58
下颌管（mandibular canal） 50
下颌后静脉（retromandibular vein） 7，15，43，48
下颌角（angle of mandible） 24，50，53
下颌舌骨肌（mylohyoid muscle） 43，44，47
下颌体（mandibular body） 26，50
下颌头（head of mandible） 14
下颌窝（mandibular fossa） 28，35
下颌下腺（submandibular gland） 43，47
下颌下腺主导管（Wharton 导管）[main submandibular（Wharton's）duct] 51
下颌支（mandibular ramus） 7，23-24，29，32，35，47，50
下间壁乳头肌（inferoseptal papillary muscle） 129
下胫腓关节（inferior tibiofibular joint） 218，237
下胫腓后韧带（posterior inferior tibiofibular ligament） 237
下胫腓前韧带（anterior inferior tibiofibular ligament） 237
下泪小管（inferior canaliculus） 40

下腔静脉（inferior vena cava） 59，100-101，106，110，112，114，116，125，128，135，137，139，141，149，151，158，186，188，200，202
下丘（inferior colliculus） 8，10，16
下丘脑（hypothalamus） 15
下舌段支气管（inferior lingular segmental bronchus） 103，105
下矢状窦（inferior sagittal sinus） 9，16
下斜肌（inferior oblique muscle） 39
下牙槽孔（inferior alveolar foramen） 58
下牙槽神经（inferior alveolar nerve） 14
下牙槽血管（inferior alveolar vessels） 14
下咽部（hypopharynx） 43
下眼睑（lower eyelid） 31
下叶肺动脉（inferior lobe pulmonary artery） 120
下叶外基底段支气管（lateral basal segmental of inferior lobe bronchus） 103
下盂唇（inferior glenoid labrum） 77，79
下盂肱韧带（inferior glenohumeral ligament） 77，79
下直肌（inferior rectus muscle） 10，37，39
下终板（inferior end plate） 56
下孖肌（inferior gemellus muscle） 162，164，173，178，226，228
纤维环（annulus fibrosus） 60
纤维腺体组织（fibroglandular tissue） 93-95
项韧带（nuchal ligament，ligamentum nuchae） 43-44，59
小肠（small bowel） 167，187，189
小肠（空肠）[small bowel（jejunum）] 191
小肠系膜（small bowel mesentery） 148，150，161，167，171
小（短）隐静脉[small（short）saphenous vein] 223，232，236-238，240
小多角骨（trapezoid bone） 70-72，85，87
小关节（关节突关节）[facet（zygapophyseal joint）] 53，56，58
小脑（cerebellum） 10-12，252
小脑半球（cerebellar hemisphere） 7，10，16，18
小脑扁桃体（cerebellar tonsil） 7，11-12，16
小脑齿状核（dentate nucleus of cerebellum） 16
小脑后下动脉（posterior inferior cerebellar artery） 61
小脑幕（tentorium cerebelli） 10-12，16
小脑脑桥角（cerebellopontine angle） 7
小脑前下动脉（anterior inferior cerebellar artery） 19
小脑绒球小结叶（flocculonodular lobe of cerebellum） 7
小脑上动脉（superior cerebellar artery） 4，15
小脑上脚（superior cerebellar peduncle） 7，10，16，20
小脑上蚓部（superior cerebellar vermis） 8
小脑下脚（inferior cerebellar peduncle） 16
小脑下蚓部（inferior cerebellar vermis） 7
小脑小结（nodule of cerebellum） 16
小脑叶（cerebellar folia） 8，10-12，16
小脑蚓部（vermis） 19
小脑中脚（middle cerebellar peduncle） 7，10，16，19
小钳（forceps minor） 9，256
小腿静脉丛（venous calf plexus） 224
小叶间动脉（interlobular artery） 204
小阴唇（labia minora） 162，166
小圆肌（teres minor muscle） 77，79
小指伸肌腱（tendon of extensor digiti minimi muscle） 85-86
小指（趾）对掌肌（opponens digiti minimi muscle） 86-87，241
小指（趾）屈肌（flexor digiti minimi muscle） 86-87，239，241
小指（趾）展肌（abductor digiti minimi muscle） 85-87，238-241
小转子（lesser trochanter） 215
楔骨（cuneiform bone） 218-221，238，241
楔舟关节（cuneonavicular joint） 240
斜方肌（trapezius muscle） 16，43，44，77，79，107，157
斜裂（oblique fissure） 102，104，122
斜坡（clivus） 7，19，24，30，34，39，44，61
心包（pericardium） 103，105，107，110，112，114，116，129
心包上隐窝（superior pericardial recess） 102，104，107
心大静脉（great cardiac vein） 125
心室尖（ventricular apex） 126
心脏（heart） 95-96，103，105，250
心脏轮廓（cardiac silhouette） 245
心中静脉（middle cardiac vein） 125
性腺血管（gonadal vessels） 173
胸大肌（pectoralis major muscle） 79，95-96，107，149
胸导管（thoracic duct） 211-212
胸骨（sternum） 101-102，104，248
胸骨柄（manubrium of sternum） 100，102，104，107，111，113，115，117，147，158
胸骨甲状肌（sternothyroid muscle） 43
胸骨舌骨肌（sternohyoid muscle） 43-44
胸骨体（body of sternum） 95-96，106，111，113-114，116，128-129，147，158
胸肌（pectoralis muscle） 91，93
胸肩峰动脉（thoraco-acromial artery） 73，133
胸肩峰动脉三角肌支（deltoid branch of thoraco-acromial artery） 131
胸降主动脉（descending thoracic aorta） 126，128-129，153，244
胸廓内动脉和静脉（internal thoracic artery and vein） 95-96，106
胸廓内动脉（内乳动脉）[internal thoracic artery（internal mammary artery）] 118，128，131，133
胸上动脉（superior thoracic artery） 73，131
胸髓（thoracic cord） 61-62
胸锁关节（sternoclavicular joint） 107
胸锁乳突肌（sternocleidomastoid muscle） 7，15，43-45，48
胸外侧动脉（lateral thoracic artery） 73，96
胸外侧动脉和静脉（lateral thoracic artery and vein） 95
胸小肌（pectoralis minor muscle） 77，79，95-96，107，149
胸腰筋膜（thoracolumbar fascia） 171，182
胸椎（thoracic vertebra，thoracic vertebrae） 42，55，100，106，114，116，128-129，248
嗅皮质（olfactory cortex） 13
嗅束（olfactory tract） 8，38
嗅束和嗅球（olfactory tract and bulb） 21
旋肱后动脉（posterior circumflex humeral artery） 73
旋肱前动脉（anterior circumflex humeral artery） 73
旋股内侧动脉（medial circumflex femoral artery） 222
旋股内侧血管（medial circumflex femoral vessels） 167，180-181
旋股外侧动脉（lateral circumflex femoral artery） 199，222
旋股外侧血管（lateral circumflex femoral vessels） 167，180-181
旋后肌（supinator muscle） 81，83-84
旋肩胛动脉（circumflex scapular artery） 73
旋髂深动脉（deep circumflex iliac artery） 199
旋髂深血管（deep circumflex iliac vessels） 160，180-181
旋前方肌（pronator quadratus muscle） 71，85，87
旋前圆肌（pronator teres muscle） 81-84

Y

Y 形软骨（triradiate cartilage） 215
牙槽骨（alveolar bone） 50
牙槽嵴（alveolar ridge） 10
牙槽窝（tooth socket，alveolar recess） 7，29
牙槽缘（alveolar rim） 29
牙根（dental root） 42，50
牙冠（crown of tooth） 50
牙髓腔（pulp chamber of tooth） 50
咽扁桃体（pharyngeal tonsil） 34，47
咽鼓管（欧氏管）[auditory（Eustachian）tube] 26，30，48
咽鼓管圆枕（torus tubarius） 29
咽后间隙（retropharyngeal space） 43
咽后软组织（retropharyngeal soft tissues） 45
咽基底缝（pharyngobasilar raphe） 15
咽旁间隙（parapharyngeal space） 29，43
咽上缩肌（superior constrictor muscle of pharynx） 43-44
咽升动脉（ascending pharyngeal artery） 49
延髓（medulla oblongata） 7，10-12，16，18
岩骨气化（pneumatisation in petrous bone） 26
岩尖部（petrous apex） 30
岩上窦（superior petrosal sinus） 6
岩斜韧带（petroclinoid ligament） 7
眼动脉（ophthalmic artery） 40
眼睑（eyelid） 40
眼轮匝肌（orbicularis oculi muscle） 39
眼球（eyeball，bulbus oculi，globe of eye） 10，20，30-31，33，37，39
眼球玻璃体腔（vitreous chamber of globe） 38
眼球前房（anterior chamber of globe） 38
眼上静脉（superior ophthalmic vein） 37，40
眼神经（ophthalmic nerve） 14
眼下静脉（inferior ophthalmic vein） 40
腰大肌（psoas major muscle） 59，138-139，143，154，157，165，167，170，174，180-181
腰大肌腱（psoas major tendon） 174，180
腰骶干（lumbosacral trunk） 165
腰动脉（lumbar artery） 141，195，197
腰方肌（quadratus lumborum muscle） 139，141，154-155，165
腰肌（psoas muscle） 60，149，152，161，177，185-189
腰肌腱（psoas tendon） 177
腰肌轮廓（psoas muscle outline） 56
腰脊神经（lumbar spinal nerve） 62
腰静脉（lumbar vein） 141，143
腰神经（lumbar nerve） 165
腰神经根（lumbar nerve root） 154
腰升静脉（ascending lumbar vein） 63，200
腰椎（lumbar vertebra） 101，248
咬合块（bite block） 50
咬肌（masseter muscle） 7，13，29，32-33，43，47
叶动脉（lobar artery） 204
叶间动脉（interlobar artery） 204
腋部血管（axillary vessels） 76，78
腋动脉（axillary artery） 73，133
腋静脉（axillary vein） 74
腋神经（axillary nerve） 77，79
腋尾部乳内淋巴结［intramammary lymph node（axillary tail）］ 96
腋尾部乳腺组织（axillary tail breast tissue） 95
腋窝淋巴结（axillary lymph nodes） 96
胰背动脉（dorsal pancreatic artery） 196，202-203
胰大动脉（pancreatica magna artery） 196
胰管（pancreatic duct） 137，186，188，194
胰管壶腹部（ampullary part of pancreatic duct） 194
胰横动脉（transverse pancreatic artery） 196，202-203
胰颈（neck of pancreas） 135，137，149，186，188
胰十二指肠上动脉（superior pancreaticoduodenal artery） 196，202-203
胰十二指肠下动脉（inferior pancreaticoduodenal artery） 197，202-203
胰体（body of pancreas） 135，137，149，152，159，186，188
胰头（head of pancreas） 135，137，149，186，188
胰尾（tail of pancreas） 136，138，152，159，187，189
胰腺（pancreas） 157
乙状窦（sigmoid sinus） 6，49
乙状结肠（sigmoid colon） 144，150-151，154-155，157-158，161，165，167，171，180-183，185，193
乙状结肠动脉（sigmoid artery） 152，198
乙状结肠静脉（sigmoid vein） 198
乙状结肠系膜（sigmoid mesentery） 161，165，171，180
翼腭窝（pterygopalatine fossa） 30，32-33，39
翼管（pterygoid canal） 30，32
翼内肌（medial pterygoid muscle） 7，14，17，29，32，43，47
翼突内侧板（medial pterygoid plate） 7，29，32，58
翼突外侧板（lateral pterygoid plate） 7，29，32，58
翼外肌（lateral pterygoid muscle） 7，14，17，29，32-33，47
翼窝（pterygoid fossa） 29
阴部内动脉（internal pudendal artery） 208
阴部内动脉和静脉（internal pudendal artery and vein） 145
阴部内神经血管束（Alcock 管）[internal pudendal neurovascular bundle（Alcock's canal）] 163-164，169，177-178
阴道（vagina） 153，155，158，163，165，167，171
阴道后穹窿（posterior fornix of vagina） 161，165，169
阴道口（vaginal introitus） 171
阴道前穹窿（anterior fornix of vagina） 160，164，168
阴茎背动脉（dorsal artery of penis） 208
阴茎背血管（dorsal vessels of penis） 176，180-183
阴茎动脉（artery of penis） 208
阴茎海绵体（corpus cavernosum penis） 176，179，182-183
阴茎脚（crus of penis） 176，180，183
阴茎球（bulb of penis） 145，176，179，183
阴茎深动脉（deep artery of penis） 208
蚓状肌（lumbrical muscle） 86
硬腭（hard palate） 7，10，13，23，26，29，31，33，40，42，46
硬膜囊（dural sac） 60，136，138，140，144，171，178，182-183
硬膜外间隙（epidural space） 60
硬膜外脂肪（epidural fat） 59
幽门（pylorus） 138
幽门管区（region of pyloric canal） 191
右半膈（right hemidiaphragm） 107，148，152，154-155，157，159，244
右大裂（right major fissure） 244
右肺（right lung） 122，149，151，158，245
右肺底（right lung base） 187，189

右肺动脉（right pulmonary artery） 100，102，104，107，111，113，115，117，119-120，128-129，132，151，159
右肺上叶（right upper lobe of lung） 102，104，122，157，244-245
右肺水平裂（right horizontal fissure） 100
右肺下叶（right inferior lobe of lung） 122，136，151，157，244-245
右肺斜裂（right oblique fissure） 101
右肺中叶（right middle lobe of lung） 122，157，244-245
右肝管（right hepatic duct） 194
右睾丸静脉（right testicular vein） 200
右膈顶（right dome of diaphragm） 100-101，115，117，187，189
右膈脚（right crus of diaphragm） 135，138，140，152，154-155，158，187，189
右冠状动脉（right coronary artery） 115，117，125-127，129，131
右结肠动脉（right colic artery） 197
右颈总动脉（right common carotid artery） 49，111，113，131，133
右卵巢（right ovary） 161，167，170
右髂内动脉（right internal iliac artery） 143，157
右髂内静脉（right internal iliac vein） 143
右髂外动脉（right external iliac artery） 143，157
右髂外静脉（right external iliac vein） 143，157
右髂总动脉（right common iliac artery） 142-143，149，157，197，246
右髂总静脉（right common iliac vein） 142-143，152
右上肺动脉（right superior pulmonary artery） 111，113
右上肺静脉（right superior pulmonary vein） 102，104，107，111，113，115，117，119，121，128
右上叶支气管（right upper lobe bronchus） 102，104，107，122，151
右肾（right kidney） 135，138，140，151，153，156-157，185，187，189，207，246，248
右肾动脉（right renal artery） 138，140，151，187，189，195
右肾静脉（right renal vein） 138，140，187，189
右肾上极（upper pole of right kidney） 206
右肾上腺（right suprarenal gland） 136，138，153
右肾下极（lower pole of right kidney） 206
右输尿管（right ureter） 142-143，197，206-207
右锁骨下动脉（right subclavian artery） 49，111，113，131，133
右锁骨下静脉（right subclavian vein） 49，111，113
右头臂静脉（right brachiocephalic vein） 49，102，104，107，111，113
右下肺静脉（right inferior pulmonary vein） 103，105，107，111，113，115，117，119，121，128，244
右下叶支气管（right lower lobe bronchus） 103，105，107，122
右小裂（right minor fissure） 244
右心耳［right atrial appendage（auricle）］ 107，125，129
右心房（right atrium） 74，107，111，113-114，116，119，125-126，128-129，132，149，151，158，187，189
右心房缘（right atrial border） 100
右心室（right ventricle） 100-101，107，111，113，115，117，119，125-126，128-129，132，147，149，159，187，189
右心室壁（right ventricular wall） 111，113，115，117
右心室肌小梁（trabeculae of right ventricle） 132
右心室流出道（right ventricular outflow tract） 115，117，119，132
右心室漏斗部（infundibulum of right ventricle） 101
右心室腔（right ventricle cavity） 247
右心室缘（right ventricular border） 101
右胸廓内动脉（right internal thoracic artery） 49，111，113
右缘支（又称锐缘支）（right marginal branch of right coronary artery） 125
右支气管动脉（right bronchial artery） 130
右主肺动脉（right main pulmonary artery） 101，244
右主支气管（right main bronchus） 55，100-102，104，107，111，113-114，116，122，151，153，245
右椎动脉（right vertebral artery） 49，133
盂唇（glenoid labrum） 77，79
盂肱关节腋隐窝（axillary recess of glenohumeral joint） 76，78
盂肱韧带（glenohumeral ligament） 77，79
圆孔（foramen rotundum） 23，30，32
圆韧带（ligamentum teres） 226-227，229
圆锥支（conal branch of right coronary artery） 126-127
远节指（趾）骨（distal phalanx） 72，89，220
月骨（lunate） 70-72，85，87

Z

载距突（sustentaculum tali） 238-240
展神经［abducens nerve（CN Ⅵ）］ 14，18
掌板（volar plate） 89
掌背静脉（dorsal metacarpal veins） 86
掌侧骨间肌（palmar interossei muscle） 86-87
掌侧骨间肌腱（tendon of palmar interosseous muscle） 86
掌长肌（palmaris longus muscle） 81，84
掌长肌腱（tendon of palmaris longus muscle） 85
掌短肌（palmaris brevis muscle） 85
掌骨（metacarpal） 71
掌骨干（metacarpal shaft） 71，86
掌骨基底部（base of metacarpal） 70-71，85-87
掌骨头（head of metacarpal） 71，86
掌筋膜（palmar fascia） 85-86
掌浅弓（superficial palmar arch） 75，86
掌深弓（deep palmar arch） 73，75，86
掌指关节囊（metacarpophalangeal joint capsule） 86
枕大池（cisterna magna） 7，16-17
枕大池（小脑延髓池）［cisterna magna（cerebellomedullary cistern）］ 10-12，61
枕导静脉（occipital emissary vein） 7
枕动脉（occipital artery） 49
枕骨（occipital bone） 54，58，61
枕骨大孔（foramen magnum） 7，10-12，16，25-26，59，61
枕骨基底部（basilar part of occipital bone，basi-occiput） 15，23-24，35，53
枕骨鳞部（squamous occipital bone） 25
枕骨隆凸（枕内隆凸）［inion（internal occipital protuberance）］ 7
枕髁（occipital condyle） 7，26，29，34，53
枕内隆凸（internal occipital protuberance） 24
枕外隆凸（external occipital protuberance） 24
枕叶（occipital lobe） 9，252
枕叶距状裂皮质（calcarine cortex of occipital lobe） 7
真声带（true vocal cords） 43
砧骨（incus） 36
正中孔（Magendie 孔）［median foramen（of Magendie）］ 16
正中神经（median nerve） 81，84-86
正中神经掌支（palmar branch of median nerve） 85
脂肪垫（fat pad） 240
脂肪皱褶（fat creases） 215

直肠（rectum） 57，144，146，154-155，158，161，163，165，170，174，178，180，182-183，185，187，189，193
直肠膀胱陷凹（rectovesical pouch） 182-183
直肠壁（rectal wall） 209
直肠横襞（Houston 瓣）[transverse rectal fold（of Houston）] 165
直肠上动脉（superior rectal artery） 198
直肠上静脉（superior rectal vein） 198
直肠上血管（superior rectal vessels） 165，171，180，182-183
直肠系膜（mesorectum） 161，173
直肠下神经血管束（inferior rectal neurovascular bundle） 164，178
直肠下血管和神经（inferior rectal vessels and nerve） 173
直肠乙状结肠交界处（rectosigmoid junction） 161，165，170，174
直肠中血管（middle rectal vessels） 165
直肠子宫陷凹（Douglas 陷凹）[recto-uterine pouch（of Douglas）] 161，170
直窦（straight sinus） 6，8
直回（gyrus rectus） 38
跖骨（metatarsal） 220-221，238-240
跖骨基底（base of metatarsal） 238，240-241
跖骨头（head of metatarsal） 241
跖肌腱（tendon of plantaris muscle） 237
跖腱膜（plantar aponeurosis） 239-241
跖腱膜（足底筋膜）内侧束 [medial bundle of plantar aponeurosis（fascia）] 238
跖腱膜（足底筋膜）外侧束 [lateral bundle of plantar aponeurosis（fascia）] 238
跖外侧神经（lateral plantar nerve） 241
指动脉（digital artery） 89
指腹（finger pulp） 89
指静脉（digital vein） 75
指掌侧固有动脉（proper palmar digital artery） 75
指掌侧静脉（volar digital vein） 89
指掌侧总动脉（common palmar digital artery） 75
指掌动脉（palmar digital artery） 86
指掌神经（palmar digital nerve） 86
指（趾）背静脉（dorsal digital vein） 86，89
指（趾）背神经（dorsal digital nerve） 86
指（趾）长屈肌（flexor digitorum longus muscle） 236-237，240-241
指（趾）长屈肌腱（tendon of flexor digitorum longus muscle） 237-241
指（趾）浅屈肌（flexor digitorum superficialis muscle） 81-85
指（趾）浅屈肌腱（tendon of flexor digitorum superficialis muscle） 85-87，89
指（趾）伸肌（extensor digitorum muscle） 84
指（趾）伸肌腱（tendon of extensor digitorum muscle） 85-87，237，240
指（趾）深屈肌（flexor digitorum profundus muscle） 81-85
指（趾）深屈肌腱（tendon of flexor digitorum profundus muscle） 85-87，89
指（趾）神经（digital nerve） 89
趾长伸肌（extensor digitorum longus muscle） 232，236-237
趾长伸肌腱（tendon of extensor digitorum longus muscle） 239，241
趾短屈肌（flexor digitorum brevis muscle） 238-241
趾短屈肌腱（tendon of flexor digitorum brevis muscle） 239，241
趾短伸肌（extensor digitorum brevis muscle） 238-241
中鼻道（middle meatus） 29，31
中鼻甲（middle concha，middle turbinate） 23，29，31，34，46
中耳（middle ear） 30，33
中耳听小骨（砧骨和锤骨）[ossicles of middle ear（incus and malleus）] 30
中间块（massa intermedia） 10-11，15
中节指（趾）骨（middle phalanx） 71-72，89，220-221
中脑 [midbrain（mesencephalon）] 8，16，20，38
中脑大脑脚（cerebral peduncle of midbrain） 11
中脑导水管（Sylvius 水管）[cerebral aqueduct（of Sylvius）] 8，11-12，16，38
中脑顶盖 [tectum（quadrigeminal plate）of midbrain] 11，16
中脑红核（red nucleus of midbrain） 21
中切牙（medial incisor） 50
中斜角肌（middle scalene muscle） 43
中央凹（fovea centralis） 214
中央骶管（central sacral canal） 160
中央沟（central sulcus） 9，252
中央后回（postcentral gyrus） 9
中央后回（躯体感觉皮质）[postcentral gyrus（somatosensory cortex）] 252
中央前回（precentral gyrus） 9
中央前回（初级运动皮质）[precentral gyrus（primary motor cortex）] 252
中叶肺动脉（middle lobe pulmonary artery） 120，128
中叶内段支气管（medial segmental bronchus of middle lobe） 103，105
中叶外段支气管（lateral segmental bronchus of middle lobe） 103，105
中叶支气管（middle lobe bronchus） 103，105
中指（middle finger） 71-72
中组筛窦（middle ethmoidal cells） 30
终板（lamina terminalis） 11
终丝（filum terminale） 168，182-183
舟骨（navicular，scaphoid） 70-72，85，87，218-221，237-241
舟月韧带（scapholunate ligament） 87
肘（elbow） 248
肘关节（elbow joint） 67
肘肌（anconeus muscle） 81，84
肘正中静脉（median cubital vein） 74
蛛网膜粒（arachnoid granulation） 9
蛛网膜下腔（subarachnoid space） 59，62
主动脉（aorta） 59，121，129，135，137，139，141，149，151，158，197
主动脉瓣（aortic valve） 100-101，106，110，112，114，116，129，131，133
主动脉瓣叶（aortic leaflet） 129
主动脉杈（aortic bifurcation） 150
主动脉根（aortic root） 125
主动脉弓（aortic arch） 49，101-102，104，106，110，112，114，116，118，121，131，133，151，244
主动脉弓（结）[aortic arch（knuckle）] 100，153
主动脉无冠窦（non-coronary aortic sinus） 127
主动脉右冠窦（right aortic sinus） 126-127
主动脉左冠窦（left aortic sinus） 126-127
主韧带（宫颈横韧带）（transverse cervical ligament） 161，171
主胰管（main pancreatic duct） 194
转子间线（intertrochanteric line） 214
椎动脉（vertebral artery） 4，7，10，15，61，131
椎弓板（lamina of vertebra） 53-54，56，58-59，106
椎弓根（pedicle of vertebra） 53，55-56，58，60，107

椎弓峡部（pars interarticularis） 53，56
椎管（spinal canal） 58，107，154，165
椎间孔（intervertebral foramen） 53-54，60
椎间孔内脊神经根（spinal nerve root in intervertebral foramen） 60
椎间盘（intervertebral disc） 53，55-56，62，164，166，169，180，182-183，186，188
椎间盘静脉（intervertebral veins） 63
椎间盘髓核（nucleus pulposus of intervertebral disc） 59
椎间隙（intervertebral disc space） 56
椎内静脉（intravertebral vein） 63
椎前肌肉（prevertebral muscle） 45
椎体（vertebral body） 44，53-56，60，62，135，137，141，153，158，180，187，189
椎体静脉（basivertebral vein） 59-60，63
椎下切迹（inferior vertebral notch） 55-56
锥状肌（pyramidalis muscle） 183
锥状叶（pyramidal lobe） 243
孖肌（gemellus muscle） 145，227
子宫（uterus） 154-155，158，199
子宫底（uterine fundus，fundus of uterus） 161，167，171，205
子宫骶韧带（uterosacral ligament） 161，165
子宫动脉（uterine artery） 199
子宫肌层（uterine myometrium） 161，167，171
子宫角（cornu of uterus） 205
子宫颈（cervix of uterus） 155，158，168，205
子宫颈壁（cervical wall） 160
子宫静脉（uterine vein） 155
子宫阔韧带（broad ligament of uterus） 164，166，168
子宫内膜（uterine endometrium） 161，165，167，171
子宫体（body of uterus） 205
子宫血管（uterine vessels） 165，171
子宫圆韧带（round ligament of uterus） 161，167
籽骨（sesamoid bone） 71，220，241
纵隔（mediastinum） 122，245
纵向椎静脉丛（longitudinal vertebral venous plexi） 63
总泪小管（common lacrimal canaliculus） 40
足背动脉（dorsalis pedis artery） 223
足背静脉弓（dorsal venous arch of foot） 223
足底动脉弓（plantar arterial arch） 223
足底骨间肌（plantar interossei muscle） 241
足底内侧动脉（medial plantar artery） 223
足底内侧神经和动脉（medial plantar nerve and artery） 239，241
足底内侧神经血管束（medial plantar neurovascular bundle） 238
足底皮肤静脉丛（plantar cutaneous venous plexus） 223
足底外侧动脉（lateral plantar artery） 223
足底外侧神经和血管（lateral plantar nerve and vessels） 239
足底外侧神经血管束（lateral plantar neurovascular bundle） 238
足近端淋巴管（proximal foot lymphatic channels） 212
左半膈（left hemidiaphragm） 106，148，152，154-155，159，244
左肺（left lung） 122，149，151，159，245
左肺底（left lung base） 186，188
左肺动脉（left pulmonary artery） 100，102，104，106，110，112，114，116，118，120，128-129，132-133，151
左肺上叶（left upper lobe of lung） 122，244-245
左肺上叶尖后段（apicoposterior segment of left superior lobe） 102，104
左肺下叶（left inferior lobe of lung） 122，136，244-245
左肺斜裂（left oblique fissure） 101
左肝管（left hepatic duct） 194
左睾丸动脉（left testicular artery） 140，142
左睾丸静脉（left testicular vein） 140，142
左膈顶（left dome of diaphragm） 100-101，115，117，186，188
左膈脚（left crus of diaphragm） 135，137，139，154-155
左股血管（left femoral vessels） 159
左冠状动脉（left coronary artery） 125-127，131
左结肠动脉（left colic artery） 198
左结肠动脉降支（descending branch of left colic artery） 198
左结肠动脉升支（ascending branch of left colic artery） 198
左结肠静脉（left colic vein） 198
左颈总动脉（left common carotid artery） 49，102，104，106，110，112，114，116，118，131，133，151
左肋膈角（left costophrenic angle） 100
左肋膈隐窝（left costodiaphragmatic recess） 129
左卵巢（left ovary） 160，164，167，169
左髂内动脉（left internal iliac artery） 143
左髂内静脉（left internal iliac vein） 143
左髂外动脉（left external iliac artery） 143
左髂外静脉（left external iliac vein） 143
左髂总动脉（left common iliac artery） 142-143，149，246
左髂总静脉（left common iliac vein） 142-143，152，154，159
左上肺静脉（left superior pulmonary vein） 106，110，112，121，128，244
左上叶支气管（left superior lobe bronchus） 102，104，106，122，151
左肾（left kidney） 135，137，139，153，156，185，207，246
左肾动脉（left renal artery） 137，152，186，188，195
左肾静脉（left renal vein） 137，151，158，186，188，204
左肾上极（upper pole of left kidney） 206
左肾上腺（left suprarenal gland） 135，137，153，204
左肾上腺静脉（left suprarenal vein） 204
左肾下极（lower pole of left kidney） 206
左输卵管（left uterine tube） 160
左输尿管（left ureter） 142-143，206-207
左锁骨下动脉（left subclavian artery） 49，102，104，106，110-114，116，118，131，133
左头臂静脉（left brachiocephalic vein） 49，102，104，106，110，112，118，149，159
左下叶支气管（left lower lobe bronchus） 102，104，106，122
左心耳［left atrial appendage（auricle）］ 100，106，110，112，121，125，129
左心房（left atrium） 101，106，110，112，114，116，118，121，125，128-129，151，153，159，244
左心房缘（left atrial border of heart） 101
左心膈角（left cardiophrenic angle） 100
左心室（left ventricle） 100，107，110，112，114，116，118，125，128-129，131，147，149，151
左心室壁（left ventricular wall） 110，112
左心室侧壁（lateral wall of left ventricle） 126，247
左心室尖（apex of left ventricle） 126
左心室流出道（left ventricular outflow tract） 118，129
左心室流入道（left ventricular inflow tract） 129
左心室前壁（anterior wall of left ventricle） 126，247
左心室腔（left ventricle cavity） 247
左心室收缩末期血池容量（blood pool volume within the left ventricle at end systole） 247
左心室舒张末期血池容量（blood pool volume within the left ventricle

at end diastole） 247
左心室下壁（inferior wall of left ventricle） 126，247
左心室心尖部（apical portion of left ventricle） 247
左心室缘（left ventricular border） 100
左胸大肌（left pectoralis major muscle） 159
左胸廓内动脉（left internal thoracic artery） 49，111，113
左腋动脉（left axillary artery） 111，113
左右腰干（腰升淋巴链）(ascending lumbar chains of lymph nodes） 210-212
左缘支（又称钝缘支）(left marginal branch of the circumflex artery） 125
左主肺动脉（left main pulmonary artery） 101，244
左主支气管（left main bronchus） 55，100，102，104，106，110，112，114，116，122，151，153，245
左椎动脉（left vertebral artery） 49，133
坐耻骨支（ischiopubic ramus） 183
坐骨（ischium） 146，156-158，160，162，165，169，173，177，180，215，229
坐骨肛门窝（ischioanal fossa） 57，145，160，162，165，169，173，176，183
坐骨海绵体肌（ischiocavernosus muscle） 177-178，180，182-183
坐骨棘（ischial spine） 145，160，169，173，190，214
坐骨结节（ischial tuberosity） 162，164，169，173，176，178，214，226，229，248
坐骨结节骨化中心（ossification centre for ischial tuberosity） 190
坐骨神经（sciatic nerve） 146，156，161，163，165，170，175，177-178，229
坐骨支（ischial ramus） 190